U0656540

全国中等医药卫生职业教育"十二五"规划教材

外 科 护 理

（供护理、助产专业用）

主　审　孙兆林（贵州省人民医院）

主　编　李俊华（贵州省人民医院护士学校）

副主编　（按姓氏笔画排序）

　　　　刘　军（哈尔滨市卫生学校）

　　　　杨　松（普洱卫生学校）

　　　　赵小义（咸阳市卫生学校）

　　　　俞茹云（无锡卫生高等职业技术学校）

编　委　（按姓氏笔画排序）

　　　　王　娟（咸阳市卫生学校）

　　　　江　燕（成都中医药大学附属医院针灸学校）

　　　　李　强（大同市第五人民医院）

　　　　李　楠（郑州市卫生学校）

　　　　李云飞（贵州省人民医院护士学校）

　　　　李少民（安阳职业技术学院）

　　　　孟增果（天水市卫生学校）

　　　　章本义（毕节市卫生学校）

　　　　鲁卫东（牡丹江市卫生学校）

　　　　谢　珊（绍兴护士学校）

中国中医药出版社

·北　京·

图书在版编目（CIP）数据

外科护理/李俊华主编 . —北京：中国中医药出版社，2013.8（2014.8 重印）

全国中等医药卫生职业教育"十二五"规划教材

ISBN 978 – 7 – 5132 – 1504 – 6

Ⅰ . ①外… Ⅱ . ①李… Ⅲ . ①外科学 – 护理学 – 中等专业学校 – 教材 Ⅳ . ①R473. 6

中国版本图书馆 CIP 数据核字（2013）第 131151 号

中国中医药出版社出版

北京市朝阳区北三环东路 28 号易亨大厦 16 层

邮政编码 100013

传真 010 64405750

北京市松源印刷有限公司印刷

各地新华书店经销

*

开本 787×1092 1/16 印张 28 字数 623 千字

2013 年 8 月第 1 版 2014 年 8 月第 2 次印刷

书 号 ISBN 978 – 7 – 5132 – 1504 – 6

*

定价 59.00 元

网址 www.cptcm.com

全国中等医药卫生职业教育"十二五"规划教材
专家指导委员会

前　　言

"全国中等医药卫生职业教育'十二五'规划教材"由中国职业技术教育学会教材工作委员会中等医药卫生职业教育教材建设研究会组织，全国120余所高等和中等医药卫生院校及相关医院、医药企业联合编写，中国中医药出版社出版。主要供全国中等医药卫生职业学校护理、助产、药剂、医学检验技术、口腔修复工艺专业使用。

《国家中长期教育改革和发展规划纲要（2010－2020年）》中明确提出，要大力发展职业教育，并将职业教育纳入经济社会发展和产业发展规划，使之成为推动经济发展、促进就业、改善民生、解决"三农"问题的重要途径。中等职业教育旨在满足社会对高素质劳动者和技能型人才的需求，其教材是教学的依据，在人才培养上具有举足轻重的作用。为了更好地适应我国医药卫生体制改革，适应中等医药卫生职业教育的教学发展和需求，体现国家对中等职业教育的最新教学要求，突出中等医药卫生职业教育的特色，中国职业技术教育学会教材工作委员会中等医药卫生职业教育教材建设研究会精心组织并完成了系列教材的建设工作。

本系列教材采用了"政府指导、学会主办、院校联办、出版社协办"的建设机制。2011年，在教育部宏观指导下，成立了中国职业技术教育学会教材工作委员会中等医药卫生职业教育教材建设研究会，将办公室设在中国中医药出版社，于同年即开展了系列规划教材的规划、组织工作。通过广泛调研、全国范围内主编遴选，历时近2年的时间，经过主编会议、全体编委会议、定稿会议，在700多位编者的共同努力下，完成了5个专业61本规划教材的编写工作。

本系列教材具有以下特点：

1. 以学生为中心，强调以就业为导向、以能力为本位、以岗位需求为标准的原则，按照技能型、服务型高素质劳动者的培养目标进行编写，体现"工学结合"的人才培养模式。

2. 教材内容充分体现中等医药卫生职业教育的特色，以教育部新的教学指导意见为纲领，注重针对性、适用性以及实用性，贴近学生、贴近岗位、贴近社会，符合中职教学实际。

3. 强化质量意识、精品意识，从教材内容结构、知识点、规范化、标准化、编写技巧、语言文字等方面加以改革，具备"精品教材"特质。

4. 教材内容与教学大纲一致，教材内容涵盖资格考试全部内容及所有考试要求的知识点，注重满足学生获得"双证书"及相关工作岗位需求，以利于学生就业，突出中等医药卫生职业教育的要求。

5. 创新教材呈现形式，图文并茂，版式设计新颖、活泼，符合中职学生认知规律及特点，以利于增强学习兴趣。

6. 配有相应的教学大纲，指导教与学，相关内容可在中国中医药出版社网站

（www.cptcm.com）上进行下载。本系列教材在编写过程中得到了教育部、中国职业技术教育学会教材工作委员会有关领导以及各院校的大力支持和高度关注，我们衷心希望本系列规划教材能在相关课程的教学中发挥积极的作用，通过教学实践的检验不断改进和完善。敬请各教学单位、教学人员以及广大学生多提宝贵意见，以便再版时予以修正，使教材质量不断提升。

中等医药卫生职业教育教材建设研究会

中国中医药出版社

2013 年 7 月

编写说明

《外科护理》是"全国中等医药卫生职业教育'十二五'规划教材"之一。该系列教材根据"全国中等职业教育教学改革创新工作会议"的精神,为适应我国中等医药卫生职业教育发展的需要,全面推进素质教育,培养21世纪技能型人才而编写。

在我国护理专业学科的划分中,外科护理是护理专业的主干课程。人体作为一个统一的整体,在疾病发生、发展以及治疗、恢复的全过程中,需要对外科护理所涉及的知识进行理解与运用。现代护理理论要求将疾病和病人看作一个整体,从维护人的整体健康的概念出发,去发现病人存在的问题,并从整体的角度去分析问题、解决问题。

本教材坚持以育人为本,以提高教材质量为核心,编写的基本思路为:①与国家教育目标相一致,以全面提高医学生的素质为目的,紧紧围绕外科护理课程的基本要求,注意夯实基础理论和基本知识,强化临床思维和护理技能训练,促进医学理论与临床实践的相结合。②淡化学科意识,本着以培养目标为中心,以"精理论、强实践;精基础、强临床;精学科构架、强社会需要;培养应用型的实用人才"为本教材编写的核心指导思想。③体现中职护理教育的特点,根据护理专业的发展趋势,强调以"整体护理"为方向、以"护理程序"为框架,按照器官系统详细阐述疾病的发生、发展和转归,突出了以"人的健康"为中心的护理理念,在疾病的预防、治疗、护理和康复中强调整体护理的思想,具有科学性、先进性和实用性。④在强调外科护理特色的同时,注意与其他学科的联系,编写时注重突出外科护理的特点,同时又要注意与相关学科进行双向或多向交流,以便使相关教材之间减少不必要的内容重复,又避免重要内容的遗漏,从而使全套教材达到"整体、优化"的目的。因此,本教材将使得学生更充分理解、掌握所学的知识,提高动手能力,从而符合应用型人才的要求。

编写分工:李俊华编写第一、第六章,赵小义编写第二、第十五章,鲁卫东编写第三、第九章,李云飞编写第四章,孟增果编写第五章,李少民编写第七、第八章,章本义编写第十章,俞茹云编写第十一、第十二章,王娟编写第十三章,刘军编写第十四章,杨松编写第十六章,谢珊编写第十七、第十八章,李楠编写第十九章,李强编写第二十章,江燕编写第二十一章。

本教材的编写得到了各参编院校的大力支持与协助,以及中国中医药出版社领导的悉心指导。各位编写人员克服了困难,按时圆满完成任务,在此谨向各级领导和同仁们表示诚挚的谢意。由于编写时间较紧,书中难免存在错误与疏漏,敬请同仁提出宝贵意见,以便进一步修订提高。

《外科护理》编委会
2013 年 7 月

目　录

第一章 绪 论

第一节 外科护理的范畴

外科护理是护理学的一大分支，它包含了医学基础理论、外科学基础理论和护理学基础理论与技术，其发展与外科学的发展密不可分。随着外科范畴的不断外延和内容在广度、深度方面的迅速发展，外科护理也发生了相应的变化。时代的进步、人类对新事物的不断加深认识、现代护理观念的建立和各学科间的交叉，极大地丰富了外科护理的内涵，对从事外科护理专业者的要求也越来越高。外科护理工作者应具备高度的责任心、优良的业务素质，不断更新知识，更好地为人类健康服务。

外科护理的范畴，应从以下三个方面来理解。

1. 外科护理是以医学基础理论、外科学基础理论及护理学基础理论与技术为基础的一门应用学科，其中必然涉及护理心理学、护理伦理学和社会学等人文学科的知识。

2. 外科护理的研究对象是患有创伤、感染、肿瘤、畸形、梗阻及结石等各类疾病的患者。研究的内容包括如何配合医生对这些患者进行治疗；如何根据患者的身心、社会和精神文化等需要，以健康为中心，以护理程序为框架，提供个体化的整体护理。

3. 外科护理的任务已从治疗疾病扩展到预防疾病和维护健康，外科护士的工作场所已从医院扩展到社区和家庭。外科护士在这些场所为服务对象（包括患者和健康人）提供全方位的服务，如参与各种疾病的普查，协助患者组织各种社团，定期对患者进行康复、保健指导或提供咨询，到学校、工矿、企业和地段等开展卫生宣传教育等。

第二节 如何学习外科护理

一、树立正确的人生观和价值观

学习外科护理的基本目的是为了掌握知识，更好地为人类健康服务。只有学习目的明确、具有学习的欲望和准备献身于护理事业者，才能心甘情愿地付出精力并学好护理。

为人类健康服务并非一句宣言，需要有实质性的内容。那就是要在实践中运用知识、奉献爱心。只有当一个人所学的知识为人所需、为人所用时，才能真正体现自身的价值。

二、以现代护理观念为指导

1977 年美国恩格尔提出了生物－心理－社会医学模式。1980 年美国护理学会提出了"护理学是诊断和治疗人类对存在的和潜在的健康问题的反应"，明确了护理专业要为人类的身心健康服务。

新的医学模式拓宽了护士的职能。护士不仅要帮助和护理患者，还需要提供健康咨询和指导服务，因此，护士是护理的提供者、决策者、管理者、沟通者、研究者及教师和督导。护士具有的这种特殊地位，有助于与患者建立良好的信任关系。护理是护士与患者之间的互动过程，护理的目的是增强患者的应对和适应能力，满足患者的各种需要，使之达到最佳的健康状态。

外科护士在护理实践中，应严格要求自己，始终以人为本，以现代护理观念为指导，依据以护理程序为框架的整体护理模式，收集和分析资料，发现患者现有的和潜在的护理问题，采取有效的护理措施并评价其效果。

三、注意理论与实践相结合

医学发展的本身就体现了理论与实践相结合的原则，外科护理的学习过程同样如此。一方面要认真学习书本上的理论知识，另一方面必须参加实践，将书本知识与外科护理实践灵活结合，使学习过程不仅仅停留于继承的水平，更要成为吸收、总结、提高的过程。

在护理实践中，不能只看到局部问题，还要注意由局部病变导致的全身反应；作为护士必须具备整体观念，仔细观察，加强护理，及时评价护理效果，将感性认识与理论知识紧密结合，提高发现问题、分析问题和解决问题的能力。对于不能解决的问题，从新回到书本中学习；书本中没有答案的，可通过动物和人体实验研究获得答案。只有这样，才能不断拓展自己的知识范围和提高业务水平，塑造成一名合格的外科护士。

四、掌握外科护理的特点

外科急症多、抢救多、卧床患者多，且病情变化多端，有效抢救时机常较为短暂，加之外科医生往往手术繁忙，在病房的时间相对较少，要求护理人员要有高度的责任感和牺牲精神，在需要时能独立思考，当机立断，及时有效地抢救患者的生命。

第三节　外科护士应具备的素质

一、具有高尚的职业道德素质

首先要热爱护理事业，把解除病痛、促进健康看成是自己的天职。外科患者一般术前心里都很紧张，害怕手术时会疼痛，担心手术是否成功。过度紧张的患者，生命体征就会发生改变，不利于手术的正常进行。这时，护士要针对不同病种的患者，耐心、细致地进行宣教，对患者要有亲人般的关怀和安抚，用真诚的语言和行为，最大限度地降低患者的恐惧心理，使他们充分信任医务人员。同时，任何手术对于患者都存在一定的风险性，随时都有发生意外的可能。手术护士必须要有高度的责任心，不可以存在侥幸心理，一定要认真、严谨地对待每一位患者、每一台手术，严格按照规章制度做好每一项工作。

二、具有过硬的技术技能

手术室护士对于手术的患者有着重要性，因为她们直接参与到医生对患者的治疗过程中，所以知识面要更广，技术性要更强。既要有护理专业的基础理论和基本技能，还要熟悉与手术相关的知识，如人体解剖知识、病理生理知识、药理知识、麻醉知识等。只有用这些理论充实自己，才能做好医生的得力助手。

三、身体素质

护理工作是一个特殊的职业，是体力与脑力劳动相结合的工作，且服务对象是人，关系到人的生命，工作中稍有不慎就会断送一条生命，因而工作时精神要高度集中，因此要求护士要有健康的身体，才能去面对护理过程中的挑战。

第二章 体液代谢失衡患者的护理

体液是人体组成的一部分，正常情况下，在体内具有一定的含量、一定的分布和一定的浓度，始终保持动态平衡，是保证人体内环境恒定最基本的条件。体液代谢平衡主要由水、电解质、酸碱、渗透压所决定，它们之间相互作用、相互影响，并通过一定的调节机制维持机体正常的体液代谢，维持细胞、组织及各器官的生理功能。当机体受到有害因素的影响时，可破坏此平衡，超过人体的代偿能力，便会产生疾病，并影响疾病的转归。

第一节 体液平衡

体液平衡：主要包括水平衡、电解质平衡、酸碱平衡，其次是渗透压平衡。

一、体液组成与分布

体液的主要成分是水和电解质。其总量因年龄、性别和体型的不同而异。一般来说，肌肉含水量最多，为机体总水量的 75%～80%，脂肪含水量为 10%～30%。肌肉越发达，体液越多；脂肪越多，体液越少。正常成年男性的体液约占体重的 60%，女性约占 55%，婴幼儿可高达 70%～80%。随着年龄的增大，体液有所下降，14 岁之后体液占体重的比例近乎于成人。体液由细胞内液和细胞外液两部分组成。正常成年男性的细胞内液占体重的 40%，正常成年女性占 35%，而男、女性细胞外液均占体重的20%。细胞外液又可分为组织间液和血管内液两部分，组织间液约占体重的 15%，血管内的液体为血浆，约占 5%（图 2－1）。绝大部分的组织间液能迅速与细胞内液和血浆进行交换并取得平衡，在维持机体水和电解质平衡方面起着重要作用，称为功能性细

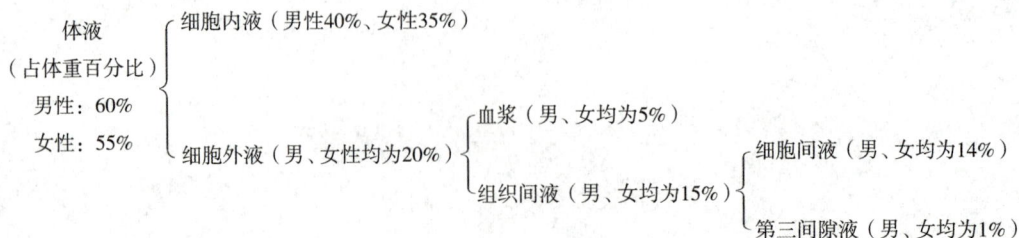

体液
（占体重百分比）{
男性：60%
女性：55%
- 细胞内液（男性40%、女性35%）
- 细胞外液（男、女性均为20%）{
  - 血浆（男、女均为5%）
  - 组织间液（男、女均为15%）{
    - 细胞间液（男、女均为14%）
    - 第三间隙液（男、女均为1%）
  }
}

图 2－1 正常体液的分布

胞外液。另一部分的细胞外液，如消化液、脑脊液、关节液等，它们具有各自的功能，在维持体液平衡方面作用很小，称为无功能性细胞外液，约占体重的1%～2%。虽然无功能，但其剧烈变化时仍会导致机体水、电解质、酸碱平衡明显失调，如急性肠梗阻、肠腔积液导致的体液代谢失调。

护考链接

在体液分布的比例中，下列哪项有误（　　　）

A. 细胞内液约为体重的40%　　　　　B. 细胞外液约为体重的20%

C. 组织间液约为体重的10%　　　　　D. 血浆约为体重的5%

E. 组织间液约为体重的15%

细胞内液和细胞外液中，所含的离子成分有很大的差异。细胞外的主要阳离子是Na^+，主要阴离子是Cl^-、HCO_3^-和蛋白质。细胞内液中的主要阳离子是K^+和Mg^{2+}，主要阴离子是HPO_4^{2-}和蛋白质。细胞内、外的渗透压相等，临床上常以血浆的渗透压来表示，正常的血浆渗透压为290～310mmol/L。渗透压是维持细胞内、外液平衡的基本因素。

二、水、电解质平衡及调节

1. 水平衡　体液的水和电解质不断进行更新变化，但总体保持动态平衡。每日水的出入量可因生活习惯、环境因素、季节因素、活动情况及体型特点而有所不同。正常情况下每日水的总体出入量是相对恒定的。一般成年人每日水的出入情况如表2-1所示。

表2-1　正常成年人每日水的摄入、排出量的平衡情况

类别	摄入量	类别	排出量
固体食物含水	700ml	呼吸道蒸发	350ml
饮料	1000～1500ml	皮肤蒸发	500ml
代谢氧化内生水	300ml	粪便	150ml
—	—	尿	1000～1500ml
总量	2000～2500ml	总量	2000～2500ml

护考链接

正常成年人每日无形失水量为（　　　）

A. 200ml　　　　　　　　　　　B. 850ml

C. 400ml　　　　　　　　　　　D. 1000ml

E. 1200ml

2. 电解质平衡　体液中的电解质以离子形式存在，分布于细胞内、外。细胞外液中的 Na^+，具有维护体液渗透压、兴奋神经－肌肉和心肌的生理功能；Cl^- 主要与 Na^+ 维护体液渗透压；HCO_3^- 在调节酸碱平衡方面起着重要作用。细胞内液中的 K^+、Mg^{2+}，具有参与细胞代谢的生理功能，K^+ 还具有兴奋神经－肌肉和抑制心肌的生理功能，Mg^{2+} 还具有抑制神经－肌肉和心肌的生理功能；HPO_4^{2-} 参与酸碱平衡的调节。体液中溶质"粒子"数的多少，决定着渗透压的大小，从而决定着水的流向，在有半透膜存在的前提下，水总是从低渗压一侧向高渗透压一侧流动。

正常情况下，Na^+、Cl^- 以氯化钠的形式、K^+ 以氯化钾的形式，通过饮食供给机体。成年人每日需要摄入氯化钠 $5\sim9g$，氯化钾 $3\sim4g$。多余的钠离子、钾离子、氯离子主要经尿液排出体外，少量经汗液排出，以此来维持 Na^+、K^+、Cl^- 的平衡，使血清钠离子浓度保持在 $135\sim150mmol/L$ 之间，钾离子浓度保持在 $3.5\sim4.5mmol/L$ 之间。Ca^{2+}、Mg^{2+} 来源于食物，其排出速度较慢，长时间的损失或禁食可导致其缺乏。

护考链接

细胞外液最主要的阳离子为（　　　）

A. Ca^{2+}　　　　B. K^+　　　　C. Na^+　　　　D. Mg^{2+}　　　　E. Fe^{2+}

3. 水、电解质平衡调节　水、电解质及渗透压的平衡是通过神经－内分泌系统和肾素－血管紧张素－醛固酮系统的相互调节实现的，其中，对水、钠的调节作用最明显。

（1）**抗利尿激素（Anti Diuretic Hormone，ADH）调节**　当体内的水分丢失，渗透压升高或血容量严重下降时，细胞外的渗透压升高，刺激下丘脑－垂体后叶－抗利尿激素系统，产生口渴，增加饮水；同时，神经垂体释放 ADH 增多，促进肾远曲小管和集合管对水的重吸收，尿量减少，水分保留到体内，达到降低细胞外渗透压的效果。反之，尿量增多，使细胞外渗透压升高。

（2）**醛固酮（ADS）调节**　当血容量下降及细胞外液缺钠时，刺激肾素－血管紧张素－醛固酮系统，使肾素分泌增多，肾小球滤过率下降。肾素使血浆中的血管紧张素原转为血管紧张素Ⅰ和Ⅱ，后者刺激肾上腺皮质分泌醛固酮，促进肾保钠、保水、排钾作用加强，从而维护体液容量和血钠的平衡；反之，排钠、排尿增加。

三、酸碱平衡及调节

1. 酸碱平衡　正常体液保持着一定的酸碱度，通常用血 pH 来表示。正常血 pH 在 $7.35\sim7.45$ 之间，维持机体正常的生理功能。细胞能够正常代谢的 pH 范围是 $6.8\sim7.8$。若机体在代谢过程中，产生的酸或碱超过人体的代偿能力，血 pH 就会发生变化，当 pH 在 6.8 以下或 7.8 以上时，细胞代谢停止，人不能生存，可见，酸碱平衡对人体来说极其重要。

2. 酸碱平衡调节　人体每天都在不停地摄入和产生酸性物质和碱性物质，使体内的氢离子浓度发生改变。但机体通过调节，始终维持着酸碱平衡，主要是通过缓冲系统、肺、肾等途径调节。

（1）**缓冲系统**　体液中存在着不同的缓冲对，血浆中最重要的缓冲对有 HCO_3^-/H_2CO_3、$HPO_4^{2-}/H_2PO_4^-$ 和 Pr^-/HPr。其中，以 HCO_3^-/H_2CO_3 最为重要，其比值为 $20:1$，此时，血浆 pH 维持在 7.4。当体内的酸性物质增多时，H^+ 浓度升高，H^+ 和 HCO_3^- 结合形成 H_2CO_3，H_2CO_3 分解成 H_2O 和 CO_2，CO_2 通过肺排出，H^+ 浓度下降。当碱性物质增多时，H^+ 浓度下降，H_2CO_3 解离成 H^+ 和 HCO_3^-，多余的 HCO_3^- 通过肾排出，以此来调节酸碱平衡。

（2）**肺的调节**　主要通过排出 CO_2 来调节酸碱平衡。当体内的 CO_2 浓度升高时，化学感受器兴奋，使呼吸加深、加快，促进体内排出 CO_2，降低血中 CO_2 分压，使 HCO_3^-/H_2CO_3 的比值维持在 $20:1$。

（3）**肾的调节**　肾是调节体内酸碱平衡的主要器官。其主要通过排出有机酸、HCO_3^- 重吸收、分泌 NH_4^+、Na^+-H^+ 交换等方式调节体内的酸碱平衡。

护考链接

调节体内酸碱平衡最重要的器官是（　　　）
A. 肾　　　　B. 肺　　　　C. 肝　　　　D. 心　　　　E. 脑

第二节　水和钠代谢失衡患者的护理

病案引导

患者，男，48 岁。夏天在田间干活时，大量出汗，突感头晕，乏力，极度口渴，尿量减少，最后晕倒。查体：血压 90/65mmHg，脉搏 120 次/分，该患者可能是何种病变，该如何处理？

水、钠代谢失衡分两种：一种是量的减少，称为缺水；另一种是量的增多，称为水中毒。临床上常见的是缺水，本节主要介绍缺水。

一、缺水

缺水是指体内水与钠的丢失。按失水和失钠的比例不同，缺水可分为三种：①高渗性缺水：又称原发性缺水、细胞内缺水。失水多于失钠，体内钠的浓度升高，细胞外液呈高渗透状态，血清钠 >150mmol/L。②低渗性缺水：失钠多于失水，体内钠浓度降低，细胞外液呈低渗透状态，血清钠 <135mmol/L。绝大多数的患者是失水后处理不当

而发病，故又称继发性缺水或慢性缺水。此型缺水对人体的生命威胁最大。③等渗性缺水：水和钠成比例地丧失，血钠在正常范围，细胞外液渗透压保持正常。等渗性缺水是患者短时间内大量失水所致，故又称急性缺水或混合型缺水，是外科临床上最常见的缺水类型。

【护理评估】

1. 健康史

（1）**高渗性缺水** 多见于以下几种情况：①水分摄入不足，如食管癌晚期患者进水受限、昏迷患者无法进水、过分地控制患者的水量。②水分丢失过多，如大量出汗、烧伤后超常失水、大面积开放性损伤创面蒸发大量水分、糖尿病高渗性利尿等，患者的重要器官（如心、肝、肺、肾）功能障碍。

（2）**等渗性缺水** 多见于以下几种情况：①消化道急性失液，如大量呕吐、肠瘘及腹泻等。②局部大量积液，如肠梗阻后肠腔积液、急性腹膜炎、腹腔内或腹膜后感染、大面积烧伤等。

（3）**低渗性缺水** 多见于任何原因失水后，只补充水分而未补充钠，或虽给水给盐而给盐总量不足。

2. 身体状况

（1）**高渗性缺水** 细胞外液呈高渗，细胞内液外渗，使细胞内液进一步减少（图2-2中"A"）。细胞外液的高渗状态：①刺激视丘下部的口渴中枢，患者出现口渴感，主动饮水。②刺激ADH分泌增加，肾小管对水的吸收加强，尿量减少，比重增高。严重时，脑细胞因缺水而发生功能障碍。临床上一般将高渗性缺水分为三度：轻度、中度和重度。各度的临床表现详见表2-2。

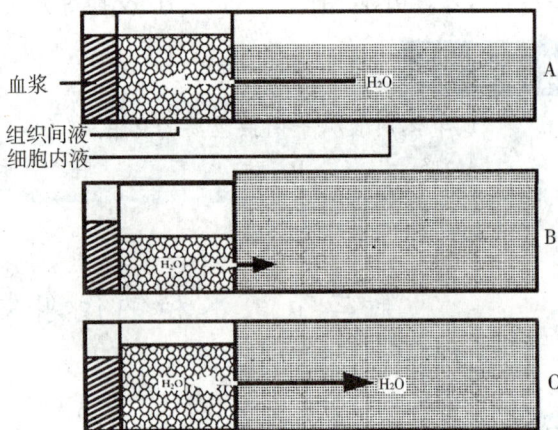

A：高渗性缺水　B：低渗性缺水　C：等渗性缺水

图2-2　三种类型缺水发生后体液的分布

表2-2　高渗性缺水各度的临床特征

临床分度	临床特征	失水量（占体重%）
轻度	口渴但能耐受，尿量减少	2%~4%
中度	严重口渴、乏力、尿少、尿比重高、唇舌干燥、舌纵沟增多、皮肤弹性差、眼窝下陷，小儿前囟凹陷、烦躁不安	4%~6%
重度	除上述表现加重外，可有躁狂、幻觉、谵妄、高热甚至昏迷等脑功能障碍的表现；脉搏细速、血压下降甚至休克等循环系统功能障碍的表现	>6%

护考链接

高渗性缺水早期的主要表现是（　　）
A．尿量减少　　　　　B．血压下降　　　　C．口渴
D．神志淡漠　　　　　E．烦躁

（2）**等渗性缺水**　细胞外液量的急剧减少，刺激肾小球动脉壁的压力感受器，促进肾小管对水、钠的吸收，使尿少、尿比重高。因细胞外液呈等渗状态（图2-2中"C"），故一般无口渴。如不处理或处理不当，可转变为高渗性或低渗性缺水。患者出现恶心、厌食、乏力、尿少等缺水症状，无明显口渴。当病情加剧时，出现口舌干燥，眼窝凹陷，皮肤干燥、松弛。若短期内体液丧失达体重的5%，即丧失细胞外液的25%，可出现脉搏细数、肢端湿冷、血压下降等血容量不足的征象。当体液继续丧失达体重的6%~7%（即丧失细胞外液的20%~35%），则出现严重的休克表现。

（3）**低渗性缺水**　细胞外液低渗使细胞外水内移（图2-2中"B"），细胞水肿，血容量不足加剧，较早出现低血容量休克。由于细胞外液低渗，口渴中枢抑制，早期无口渴，休克时出现口渴。早期尿量正常或稍多，后期尿量减少，尿比重低。组织缺水征象较明显，甚至出现低血容量性休克。

根据血清钠的浓度，可将低渗性缺水分为轻、中、重三度。各度的表现详见表2-3。

表2-3　低渗性缺水的临床分度

临床分度	血清钠浓度（mmol/L）	临床特征	失NaCl量（g/kg体重）
轻度	130~135	头晕、疲乏、恶心呕吐、手足麻木、表情淡漠等低钠的一般表现；尿量正常或增多，尿比重低	0.5
中度	120~130	除上述表现加重外，出现脉细数、血压下降、直立性晕倒、视觉模糊、浅静脉萎陷等明显缺水征和血容量不足所致的循环功能异常的征象，尿少，尿比重低	0.5~0.75
重度	<120	在上述表现的基础上，出现神志不清、意识模糊、昏迷、肌肉抽搐、腱反射减弱或消失、木僵等神经系统症状，常伴明显休克	0.75~1.25

3. 心理-社会状况　体液失衡常以疾病的并发症出现，不同的原发疾病可引起患者不同的心理与社会反应，加之体液的急性丢失，容易引起患者及其家属的焦虑、恐惧以及对疾病治疗的担忧。

4. 辅助检查　缺水的辅助检查主要是化验血液和尿液。不同的缺水类型，血、尿液的检查结果各异，详见表2-4。

表 2 – 4 三种缺水类型的血、尿液检查结果

检查项目	高渗性缺水	低渗性缺水	等渗性缺水	临床意义
红细胞计数、血红蛋白含量、血细胞比容	升高	升高	升高	提示血容量不足、血液浓缩
血清钠浓度	>150mmol/L	<135mmol/L	135~150mmol/L	决定缺水性质、缺水的程度
血尿素氮含量	可升高	可升高	可升高	提示肾不能有效地排出机体代谢废物，尿量减少
尿钠、氯含量	升高	明显减少	正常或稍升高	反映肾的有效调节
尿比重	升高	尿比重常在1.010以下	升高	反映尿液浓缩和尿钠、氯的排出状况

5. 治疗要点与反应 治疗原则，尽早去除病因，防止体液继续丢失，合理补液。三种缺水的治疗详见表 2 – 5。

表 2 – 5 三种缺水的治疗

	高渗性缺水	低渗性缺水	等渗性缺水
轻度缺水	鼓励饮水	不需特殊处理，鼓励喝含盐饮料	不需特殊处理
中度缺水	不能饮水者，先静脉输注5%葡萄糖液，待高渗状态基本缓解后，适量补给生理盐水	中度缺水患者静脉输注等渗盐水	静脉补给等渗盐水或平衡盐溶液
重度缺水	先静脉输注5%葡萄糖液，再静脉输注5%葡萄糖盐溶液	补给3%~5%氯化钠液200~300ml，以提高细胞外液的渗透压，补充细胞外液量	静脉输注大量平衡盐扩容，再纠正缺水

【护理诊断及合作性问题】

1. 体液不足 与水分丢失过多、摄入不足有关。

2. 焦虑 与担心疾病的预后、治疗效果有关。

3. 潜在并发症 失液性休克、脑水肿、肺水肿等。

【护理目标】

1. 患者的体液得到改善。

2. 焦虑心情得到缓解。

3. 并发症得到有效的预防。

【护理措施】

1. 一般护理

(1) 休息与活动 根据原发病和缺水的程度，指导患者休息和活动。中、重度患者需卧床休息，避免意外受伤。病情稳定后，根据情况适当活动。

(2) 饮食 鼓励患者饮水，能进食者，给予高蛋白、高能量、高维生素饮食。

（3）加强基础护理　保持床单清洁干燥，定时翻身，预防压疮；对禁食者，加强口腔护理，防治口腔溃疡。

2. 液体疗法的护理　液体疗法又叫静脉输液，主要是通过静脉补液来防治体液失衡的方法。它是体液失衡患者最常用、最有效的治疗方法。输液的前提是建立有效的静脉通道，遵医嘱实施液体疗法。输液的总原则：缺什么、补什么；缺多少、补多少；边治疗、边观察、边调整。输液时要考虑补什么（液体种类）、补多少（补液总量）、怎么补（输液方法）的问题。

（1）补液总量　原则：缺多少、补多少、宁少勿多。

1）总量组成包括：①生理需要量：是指维持正常人体生理功能每日需要液体的量，简称日需量。正常成年人，每日需要水分 2000～2500ml、氯化钠 5～9g、氯化钾 2～3g、葡萄糖 100～150g 以上。②已经丧失量：又称累积失衡量，是指发病到就诊时累计已丧失的体液总量。根据缺水、缺钠的程度来估计。以体重 60kg 的患者为例，如系中度高渗性缺水，缺水占体重的 4%～6%，平均为 5%，所以，失水量约为 60kg×5%＝3kg，即 3000ml 水；如系中度低渗性缺水，每千克体重丧失氯化钠 0.5～0.75g，所以，失盐量为 60kg×0.6g/kg＝36g 氯化钠，相当于生理盐水 4000ml。③继续损失量：即额外损失量，是指治疗过程中非生理性的体液丢失量。如系发热患者，体温每升高 1℃，每日每千克体重皮肤多蒸发 3～5ml 水分；大汗湿透一身衬衣，约丢失 1000ml 低渗液体，含氯化钠 0.25%；气管切开者，每日经呼吸道蒸发的水分为 800～1200ml。正常生理性尿量不属于"继续损失量"；如果使用了利尿药，超出正常范围以外的尿量属于"继续损失量"。

2）补液量的计算：第 1 日补液量为生理需要量加上 1/2 已经丧失量；第 2 日补液量为生理需要量加上 1/2 已经丧失量（酌情减免）加上前一日继续丧失量；往后每日补液总量为生理需要量加上前一日继续损失量。首日补液是治疗的关键，通常可大体纠正体液失衡，可使病情好转。在补液过程中避免机械地执行计算值，根据治疗反应随时调节输液速度和输液量。

（2）液体种类　按照缺水的类型及程度补给不同的液体。机体具有一定的调节作用，在输液时掌握宁少勿多的原则，避免矫枉过正而形成新的体液代谢失衡。①生理需要量：一般成人每日可予 5%～10% 葡萄糖溶液 1500ml，生理盐水或 5% 葡萄糖盐水 500～1000ml，10% 氯化钾溶液 20～30ml，总水量 2000～2500ml。②已经丧失量：依据缺水性质而定。高渗性缺水，以 5%～10% 葡萄糖溶液为主，待症状好转后，改用 5% 葡萄糖盐水。等渗性缺水，以平衡盐溶液为主。低渗性缺水，先输入 3%～5% 盐水溶液，再输入平衡盐溶液。③继续损失量：遵循"同质原则"，按照实际丢失液体的成分补充。如出汗湿一身衬衣，丢失 1000ml 低渗液体，输 5%～10% 葡萄糖溶液 750ml、生理盐水 250ml；气管切开患者，每日丢失 700～1000ml 水分，以 5% 葡萄糖溶液补充；消化液丢失者，用林格溶液或平衡盐溶液补给；消化液丢失量大或持续时间较久者，结合具体的消化液性质和血清电解质监测加以配置。

（3）临床常用液体　包括水、晶体溶液和胶体溶液（表 2-6）。①水：通常指

5%～10%葡萄糖溶液，葡萄糖溶液输入后，经机体氧化利用后很快失去渗透压作用，代谢的最终产物是二氧化碳和水，故视为水分补充。②晶体溶液：包括3%～5%氯化钠溶液、生理盐水、平衡盐溶液（乳酸钠林格溶液、碳酸氢钠等渗盐水）、10%氯化钾溶液等。生理盐水（0.9%氯化钠溶液）是等渗液体，实际所含的［Cl⁻］高出正常血清［Cl⁻］的1/3，过多输入生理盐水，可引起高氯性酸中毒，所以有"生理盐水不生理"的说法。平衡盐溶液是指电解质含量接近于血浆内含量的等渗电解质溶液，无论输入多少，都不会发生某种电解质浓度增高，更符合生理，故临床上常用。常用的平衡盐溶液有乳酸钠林格溶液、碳酸氢钠等渗盐水两种，其中，乳酸钠林格溶液在体内以乳酸的形式存在，最终在肝代谢，因此，不宜用于休克、肝功能不全和缺血患者，以免加剧乳酸蓄积和肝的负担。③胶体溶液：包括全血、血浆、人体清蛋白以及中分子右旋糖酐等，主要用于血容量不足的患者。

表 2 - 6　临床常用液体的成分与作用

溶液名称	渗透压	电解质（mmol/L）							糖（g/L）	用途
		Na^+	K^+	Ca^{2+}	Mg^{2+}	HCO_3^-	乳酸根	Cl^-		
5%葡萄糖	等渗								50	补充水分及热量
0.9%氯化钠	等渗	154						154		补充水分及钠盐
林格溶液	等渗	147	4	3				157		补充水分及多种电解质
3%氯化钠	高渗	510						510		用于纠正严重的低渗性缺水
乳酸钠林格溶液	等渗	130	4	2			27	111		用于扩充血容量
碳酸氢钠等渗盐水	等渗	153				50		103		用于扩充血容量
血浆	等渗	142	5	2.5	1	24	5	103		用于扩充血容量

护考链接

高渗性缺水的患者，液体疗法首先输入的是（　　　）

A. 平衡盐　　　　　B. 5%葡萄糖液　　　　　C. 林格液

D. 右旋糖酐　　　　E. 3%～5%盐水

（4）**补液程序及注意事项**　①补液途径：以口服最为安全，尽量口服补液；不能口服或病情较重者静脉补液。②补液程序：先盐后糖（高渗性缺水例外）；先晶后胶，先输入晶体溶液，以改善血液浓缩与微循环，后用胶体恢复血容量；先快后慢，迅速改善缺水、缺钠状态后，应减慢滴速，以防心、肺负担加剧，发生心、肺功能衰竭；尿畅补钾，一般尿量在40ml/h以上方可补钾；交替补液，同时输注多种液体时，轮流交替补给，以免造成新的失衡。③注意事项：休克者，首先要遵医嘱扩充血容量，休克得到控制后，再纠正电解质、酸碱失衡。心、肺功能障碍者，静脉滴注高渗盐水，或经静脉特殊用药，如钾盐、脂肪乳剂及血管活性药物等，要控制滴注的速度。成人静脉滴注10%葡萄糖溶液不宜过快，一般不超过250ml/h（即每小时每千克体重不超过0.5g），大约是60滴/分钟，否则会形成渗透性利尿。

3. 病情观察

（1）**保持输液通畅** 避免输液管折叠、受压、堵塞。根据病情及全身情况决定输液速度，按要求控制滴注速度。一般成人补液速度以维持尿量在50ml/h左右为宜，相应的滴速为每小时250～400ml（每分钟60～100滴）。

（2）**记录液体出入量** 准确记录24小时出入量，为制订输液方案提供依据。

（3）**监测心、肺功能** 年老体弱、心功能不良的患者，在快速、大量输液时，要加强心、肺监测。除观察心率、脉搏、血压、呼吸外，往往需要监测中心静脉压，在中心静脉压的监测下进行输液。

（4）**观察治疗反应** 治疗反应包括有效反应和不良反应。后者包括输液反应、肺水肿、心力衰竭。①输液的有效指标：患者由烦躁转为安静；临床缺水表现减轻或消失；生命体征恢复正常；尿量恢复正常；血、尿液有关检查结果恢复正常。其中，尿量是判断缺水是否纠正的最简单、最有效的客观指标。②肺水肿、心力衰竭：在快速输液时，患者出现心率增快、呼吸急促、口唇紫绀、颈静脉怒张、咳粉红色泡沫痰、两肺有湿啰音，这是肺水肿、心力衰竭的表现。处理：立即减慢或停止输液，强心，吸氧（将湿化瓶内的液体换为低浓度的酒精）。③输液反应：如果出现寒战、高热、恶心等表现，可能为输液反应。应减慢或停止输液，遵医嘱使用抗过敏性药物或地塞米松，检查所用液体和输液器具有无异常，并对症处理。

4. 心理护理 对患者及其家属出现的焦虑、恐惧等各种情绪表示理解，并进行有效沟通，缓解患者及其家属的心理压力，减轻其恐惧、焦虑心理，增强患者战胜疾病的信心。

5. 健康指导 出汗较多者，要及时补充含盐饮料。急性胃肠炎频繁呕吐与腹泻者应尽早诊治，及时补充液体，预防体液失衡，注意易导致体液代谢失调的因素，加强原发病的治疗。

【护理评价】

患者的体液是否得到补充；焦虑心情是否缓解；并发症是否得到有效的控制和治疗。

二、水中毒

水中毒是指机体水的入量超过出量，水潴留在体内，使血浆渗透压下降，循环血量增多。本病在外科临床上较少见。

1. 护理评估要点

（1）**致病因素** 常见的病因有：肾功能衰竭，不能排出多余的水分；心功能不全而引起ADH分泌增多，肾对水的吸收增加；摄入大量不含电解质的液体，静脉补水过多、过快。

（2）**身体状况** 临床上将水中毒分为急性水中毒和慢性水中毒两种。急性水中毒主要表现为脑水肿、肺水肿和心力衰竭，如头痛、烦躁、谵妄、惊厥甚至昏迷，严重时发生脑疝，出现相应的症状，详见颅脑损伤一章；咳嗽、气短、咳粉红色的泡沫痰；心率加快，全身水肿，早期血压升高，晚期血压下降。慢性水中毒主要出现体重增加、软弱无力、呕吐、嗜睡等表现。

（3）**辅助检查** 红细胞计数、血红蛋白含量、血细胞比容、血浆蛋白含量、血浆渗透压均下降，红细胞体积增大，血清钠离子浓度降低（小于135mmol/L）。

2. 主要护理措施 病情较轻者，限制水的摄入。病情严重者，严禁水的摄入，遵医嘱静脉滴注20%甘露醇250ml（30分钟内滴完），缓解细胞肿胀和低渗状态；限制钠盐的摄入，成年人每日补充氯化钠不超过20克；遵医嘱使用利尿剂，通过增加尿量，排出体内多余的水分。肺水肿者，吸氧；心力衰竭者，强心、利尿治疗。

第三节 钾代谢失衡患者的护理

病案引导

患者，男，60岁，晨起饮冷牛奶后腹泻，去社区服务中心就诊，医生连续4天给患者静脉滴注抗生素，病情无好转，腹泻加重，出现腹胀、全身麻木、乏力等症状，又给予静脉滴注抗生素，3天后出现胸闷、心慌。送至上级医院，化验发现血钾浓度为2.08mmol/l。被安排在普通病房，未进行重点监护。给予静脉输液，补10%氯化钾30ml，次日凌晨3点15分心脏骤停，经抢救无效而死亡。

分析：1. 患者死于何种原因？

2. 在整个治疗护理过程中有哪些不妥？

钾是细胞内最主要的电解质，体内98%的钾分布于细胞内，细胞外液中钾含量仅占2%。血清钾离子浓度的高低对神经－肌肉系统、心肌功能的正常发挥具有重要的意义。正常血清［K^+］为3.5～5.5mmol/L。血清钾低于3.5mmol/L，即为低钾血症；血清钾超过5.5mmol/L，即为高钾血症。钾的代谢一旦发生异常，就可能发生心律失常，严重时引起心脏停搏。

一、低钾血症

钾在体内的代谢特点为：多进多排、少进少排、不进也排，故临床上较多见。

【护理评估】

1. 健康史

（1）**致病因素** 引起低钾的因素较多，总体可归为摄入过少、丢失过多以及细胞外钾内移三大类。①摄入不足：食管癌、昏迷等患者长时间不能正常进食，钾尚未得到及时补充。②排出过多：肾外途径丢失，主要是经胃肠道，常见于严重呕吐、腹泻、胃肠减压、肠瘘等，导致大量的消化液丢失，消化液中含有大量的钾离子，使体内钾离子减少；肾性排钾增多，多见于长期使用排钾利尿剂（如呋噻米）利尿、糖皮质激素等药物，加快肾对钾的排出。③体内转移：大量输注葡萄糖溶液，尤其与胰岛素合用时，细胞内合成糖原，糖原的合成需要消耗钾离子，可促使细胞外钾向细胞内转移；碱中毒时可促使钾向细胞内转移（图 2-3）。

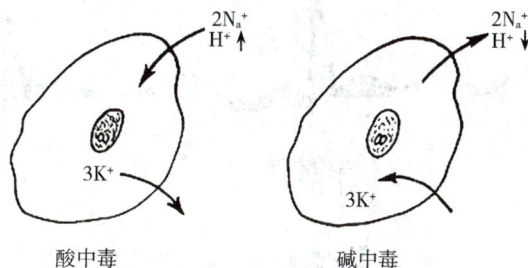

图 2-3　酸碱中毒引起的 K^+ 的转移

（2）既往健康状况　了解患者以往有无糖尿病、心脏病、肾功能不全等病史，是否治疗，疗效如何，是否继续服药。

（3）有无酸碱失调　体内总钾量减少时，并不一定出现低钾血症，在酸中毒时，细胞内 K^+ 外移，即使缺钾，患者可能无低钾血症。一旦酸中毒被纠正，就会出现低钾血症的表现。

2. 身体状况　缺钾可引起全身各系统功能改变，以神经肌肉的应激性降低和心功能障碍较为常见。其临床表现与血清钾下降程度、发生的速度、原发病及机体状况等有关。

（1）运动系统功能障碍　肌无力为最早的表现。先是四肢肌肉软弱无力，之后波及呼吸肌及躯干肌肉，出现翻身困难、呼吸困难及窒息；严重者腱反射减退、消失甚至软瘫。

（2）消化系统功能障碍　胃肠道蠕动减慢，有恶心、呕吐；严重时肠麻痹，导致腹胀、肠鸣音减弱或消失等。

（3）中枢神经系统抑制　患者表现为表情淡漠、反应迟钝、嗜睡，严重者神志不清。

（4）心功能异常　主要为传导阻滞和心律异常。表现为第一心音低钝、心动过速、心律不齐。当血清钾离子浓度小于 2.7mmol/L 时，可发生心室纤颤而致心脏停搏。

（5）代谢性碱中毒　血清钾过低时，细胞内钾外移，细胞外液 Na^+、H^+ 被交换到细胞内而发生细胞外液碱中毒；肾小管上皮细胞将尿液中的 K^+ 与细胞内的 Na^+、H^+ 交换，结果是尿液中的 H^+ 增多，呈酸性尿，称为反常尿。

3. 心理-社会状况　患者及其家属多因原发病和低钾血症的乏力、翻身困难甚至软瘫而引起担忧和恐惧。长时间的静脉补钾，可引起患者烦躁。

4. 辅助检查

（1）实验室检查　血清钾离子浓度低于 3.5mmol/L，它是早期判断低钾血症的重要客观指标。伴有代谢性碱中毒者，血气分析异常。

（2）心电图检查　低钾血症患者，T 波低平或倒置、S－T 段降低、Q－T 间期延长、U 波出现（图 2－4）。U 波是低钾血症特有的心电图表现，但出现得较晚，不能作为早期诊断低钾血症的指标。

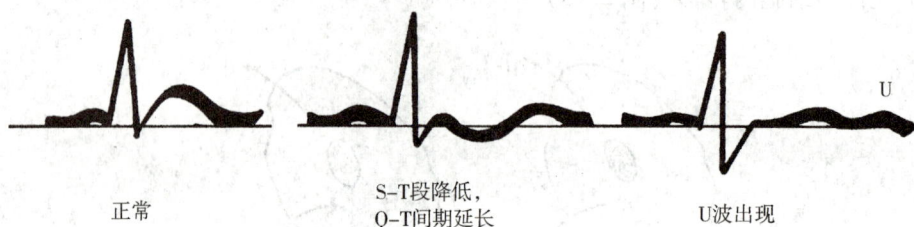

正常　　　　　　　S-T段降低，　　　　　　　U波出现
　　　　　　　　　Q-T间期延长

图 2－4　低钾血症的心电图变化

5. 治疗要点与反应　去除引起低钾血症的病因，减少或终止钾继续丢失，及时补充血钾。低钾患者能口服者尽量口服，不能口服者静脉补钾。

【护理诊断及合作性问题】

1. 有受伤的危险　与肌力减弱、意识恍惚有关。

2. 潜在并发症　心律失常。

【护理目标】

1. 意外伤害得到有效的预防。

2. 并发症得到有效的预防。

【护理措施】

1. 一般护理　根据病情的轻重决定休息与活动，病情轻者适当活动，病情重者卧床休息，生命体征平稳者一般采取半卧位，休克者采用平卧位或休克位；协助乏力、软瘫的患者变换体位，改善舒适度，防止压疮；病情好转或情况允许者，逐渐下床活动；活动早期，加强陪护，避免意外损伤。

2. 病情观察　观察精神状态，从表情淡漠、反应迟钝转为思维敏捷，表明病情好转；经治疗后，生命体征平稳、原发病症状好转、尿量增多，表明治疗有效；血钾及心电图恢复正常，标志着低钾血症已基本纠正。

3. 治疗配合

（1）病因治疗　是纠正低钾血症的根本措施。积极治疗原发病，恢复患者的饮食，防止钾继续丢失。根据不同的原发病采取相应的治疗措施。

（2）补钾疗法　常用的补钾途径有口服和静脉滴注两种，其中以口服最为安全，严禁静脉推注。口服常用 10% 氯化钾溶液，每次 10～20ml，每日 3 次。不能口服者或缺钾严重者，可经静脉补钾。静脉补钾时，常用 10% 氯化钾注射液，加到 5% 葡萄糖溶液或等渗盐水中进行静脉滴注。静脉滴注时应注意四点：①尿畅补钾，成年人尿量超过40ml/h，儿童超过25ml/h，表明肾功能基本正常，补钾较为安全。②浓度不宜过高，静滴氯化钾的安全浓度不超过40mmol/L，相当于含钾浓度不超过0.3%（氯化钾3g/L），即每500ml的5%葡萄糖溶液或等渗盐水中，只能加1.5g氯化钾，相当于10%氯化钾注射液15ml。③滴速不宜过快，一般成年人不宜超过60滴/分，相当于补钾不超过20mmol/h。④总量不宜过大，成年人一日补钾总量不超过6~8g，一般为2~3g。对严重低钾者，在心电监护下尽快提升血清钾浓度。补钾主要是补充细胞内钾，恢复原有的细胞内、外钾平衡。静脉滴注或口服，首先使钾进入细胞外液，经过数日至数周才能进入细胞内，保持细胞内、外平衡，因此，临床补钾需要数日。

护考链接

不符合静脉补钾原则的是（　　）

A. 尿量须在30ml/h以上　　　　B. 输液中的氯化钾浓度<0.3%

C. 滴速<60滴/分　　　　　　　D. 每日补充钾总量<6~8g

E. 可先静脉推注少量10%氯化钾

4. 心理护理　加强与患者的沟通，了解患者的心理动向，鼓励患者说出心里的感受。对焦虑或恐惧者进行积极疏导，增强患者治疗的信心。

5. 健康指导　静脉补钾时，告知患者及其家属不能自行调快滴速，否则可使血中的钾离子浓度暂时升高，抑制心肌，严重时心脏停搏。长期使用排钾利尿药者，应口服10%氯化钾溶液，防止血钾过低。

【护理评价】

患者的意外伤害是否得到防范；并发症是否得到有效的控制和治疗。

二、高钾血症

血清钾的浓度大于5.5mmol/L，并出现相应的临床症状，称为高钾血症。

【护理评估】

1. 健康史

（1）**致病因素**　引起血清钾离子浓度升高的原因较多，归纳起来有摄入过多、排出减少、体内转移三类。①摄入过多：静脉补钾过量、过快或浓度过高；库存血中钾离子浓度较高，当大量输入库存血液时，血钾浓度增高。②排出减少：多见于急、慢性肾功能衰竭的少尿期；长期使用保钾利尿剂，如螺内酯、氨苯喋啶等。③体内转移：大面积烧伤、溶血、严重挤压伤等，体内大量的红细胞、肌细胞被破坏，钾自细胞内释出，使细胞外钾离子的浓度升高；酸中毒时，通过氢钠钾交换，细胞内的钾外移，继发高钾血症。

（2）**既往健康状况**　有无糖尿病、心脏病、肾功能不全等病史。

（3）**掩盖病情因素** 碱中毒或大量使用碱性药物时，细胞外 K^+ 内移，即使已处于高钾状态，但患者暂时无高钾的表现，或表现较轻，或被原发病的表现掩盖。

2. 身体状况 高钾血症主要影响的是神经-肌肉和循环系统。

（1）**神经-肌肉功能异常** 神经-肌肉应激性发生改变，患者由兴奋转入抑制，出现典型高钾血症的表现。远端肢体感觉异常、麻木，手部小肌群酸痛，可伴轻微的肌肉震颤；病情进一步发展，出现肢体软弱无力；严重者出现腱反射消失、软瘫、呼吸困难。中枢神经系统早期表现为烦躁不安，后期神志淡漠、反应迟钝，严重时昏迷。

（2）**心血管改变** 高血钾对心血管系统的影响是先兴奋后抑制。早期出现皮肤苍白、湿冷、血压升高；后期可出现心动过缓、血压下降、心律不齐。当血清钾离子浓度大于 7mmol/L 时，心脏骤停于舒张期。

（3）**酸中毒** 患者细胞外钾离子浓度增高，钾向细胞内移，细胞内氢离子、钠离子外移，导致细胞外酸中毒。在肾小管，钾移向尿液，尿中的氢离子移向细胞内，最终尿液呈碱性，临床上将此种现象称为反常尿。

（4）**消化道异常** 可有腹胀、腹泻、肠麻痹等表现。

护考链接

低钾血症与高钾血症相同的症状是（　　）

A. 心动过速　　　B. 乏力、软瘫　　　C. 舒张期停搏
D. 腹胀、呕吐　　　E. 心电图 T 波低平

3. 心理-社会状况 高钾血症常危及患者的生命，患者及其家属因担心预后，常表现出焦虑或恐惧等情绪反应。

4. 辅助检查

（1）**实验室检查** 血 K^+ 浓度大于 5.5mmol/L，是高钾血症患者确定诊断的主要依据；酸中毒时，血气分析异常。

（2）**心电图检查** T 波高耸、Q-T 间期延长、QRS 波群增宽、P-R 间期延长（图2-5）。

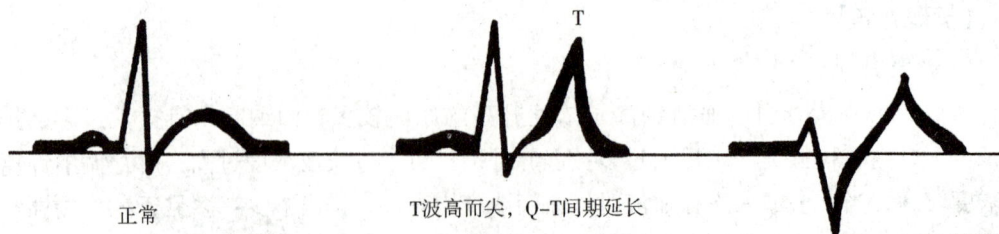

图 2-5 高钾血症的心电图变化

5. 治疗要点与反应 治疗原则：严禁摄入含钾物质，促进钾向细胞内转移，改善肾功能，促进钾的排出，拮抗高钾对心肌的抑制作用，去除病因。在大量输入碱性药物时，可引起低钙血症，出现低钙性抽搐，应及时补充钙离子。

【护理诊断及合作性问题】

1. 活动无耐力　与骨骼肌活动抑制有关。

2. 潜在并发症　心律失常。

【护理目标】

1. 体力得到恢复。

2. 并发症得到有效的预防和治疗。

【护理措施】

1. 一般护理　立即停止输注或口服氯化钾及含钾药物，禁食含钾食品，禁输库存血液；病情稳定后采取半卧位；定时协助患者翻身拍背，改善舒适度，防止压疮形成；病情缓解后，鼓励患者下床活动，活动时遵循循序渐进的原则；加强陪护，避免意外损伤。

2. 病情观察　观察患者原发病的病情变化、生命体征、精神状态、尿量；监测血钾水平及心电图的改变。根据观察结果，调整治疗方案及方法。

3. 治疗配合　除尽快处理原发病和改善肾功能外，还必须采取以下三方面的措施：

（1）**拮抗钾对心肌的毒性作用**　遵医嘱缓慢静脉推注10％葡萄糖酸钙溶液20ml或10％氯化钙20ml，必要时重复，能有效拮抗钾对心肌的抑制作用。临床实践证明，氯化钙比葡萄糖酸钙更有效。

（2）**促使钾转入细胞内**　钾离子浓度过高时，容易诱发心脏停搏，须立即降低血钾浓度。促进钾转入细胞内是暂时降低血清钾的有效措施，其方法有以下三种：①促进糖原的合成：静脉滴注高渗葡萄糖及胰岛素溶液，常用10％葡萄糖溶液1000～1500ml，每5g糖加入胰岛素1U，静脉滴注。②碱化血液：静脉输注5％碳酸氢钠液以碱化细胞外液，促进K^+向细胞内转移和肾排钾。③促进蛋白质合成：氨基酸合成蛋白质时需要消耗钾离子，使血钾浓度降低。常采用的方法：静脉输注复方氨基酸注射液250～500ml，肌肉注射苯丙酸诺龙注射液25mg。

（3）**加速钾的排出**　加速钾的排出有以下几种方法：①经消化道排出：口服阳离子交换树脂，每次15g，每日4次，促使钾从消化道排出；口服困难者，可采取保留灌肠排钾。②利尿排钾：加速输液，稀释血钾，降低钾离子浓度，同时增加尿量，也可使用排钾利尿剂，增加尿量，促进钾的排出。③透析疗法：肾衰竭者，当血清钾进行性升高时，尽快采用透析疗法。

4. 心理护理　加强护患沟通，缓解患者的心理压力，减轻其焦虑情绪，增强患者的治疗信心。

5. 健康指导　肾功能减退和长期使用保钾利尿药者，应限制含钾食物和药物的摄入，定期复诊，监测血钾浓度，防止发生高钾血症。

【护理评价】

患者的体力是否得到恢复；并发症是否得到有效的控制和治疗。

第四节 酸碱代谢失衡患者的护理

适宜的体液酸碱度是维持机体细胞、组织、器官功能正常的重要保证。人体通过体内的缓冲系统、肺、肾来调节机体内的酸碱平衡。在致病因素的影响下，机体调节功能障碍或酸、碱异常增多，超过机体的代偿能力，可发生酸碱代谢失衡。凡是血 pH 小于 7.35 者，称为酸中毒；凡是血 pH 大于 7.45 者，称为碱中毒。

酸碱代谢失衡有四种基本类型：代谢性酸中毒、代谢性碱中毒、呼吸性酸中毒和呼吸性碱中毒。外科临床上最常见的是代谢性酸中毒，单纯的一种类型的酸碱失衡较少见，多为两种或两种以上的基本类型同时存在，称混合型酸碱失衡。判断是代谢性还是呼吸性，主要取决于血中 $[HCO_3^-]$ 与 $[H_2CO_3]$ 谁为原发性改变。凡是 $[HCO_3^-]$ 先发生改变者，属于代谢性酸碱失衡。$[HCO_3^-]$ 增高者，为代谢性的碱中毒；$[HCO_3^-]$ 降低者，为代谢性的酸中毒。如果 $[H_2CO_3]$ 先发生改变，属于呼吸性酸碱失衡。$[H_2CO_3]$ 增高者，为呼吸性酸中毒；$[H_2CO_3]$ 降低者，为呼吸性碱中毒。无论是哪一种酸碱失衡，机体都要进行代偿性调节，调节的目标是为了尽量维持 $[HCO_3^-]$ / $[H_2CO_3]$ 的比例为 20:1，从而维护血 pH 的稳定。经机体代偿调节后发生改变者为继发性改变，临床上常用血气分析结果来判断酸碱失调的类型，四种基本酸碱紊乱的血气分析结果详见表2-7。

表 2-7　四种基本酸碱紊乱的血气分析结果

紊乱	pH	HCO_3^-	PCO_2	CO_2CP	BE（剩余碱）
	7.35~7.45	22~27mmol/L	35~45mmHg	23~31mmol/L	-3~+3mmol/L
代谢性酸中毒	升高	降低	继发性降低	降低	降低
代谢性碱中毒	降低	继发性升高	升高	升高	升高
呼吸性酸中毒	降低	升高	继发性升高	继发性升高	降低
呼吸性碱中毒	升高	继发性降低	降低	继发性降低	升高

一、代谢性酸中毒

代谢性酸中毒是指体内酸性产物增多，体液中 $[HCO_3^-]$ 原发性减少的一种酸碱失衡。

【护理评估】

1. 健康史　引起代谢性酸中毒的病因较多，常见的有以下四个方面的因素：

（1）**产酸增多**　如长时间饥饿、高热、糖尿病时酮体积聚等；缺血缺氧、休克、心搏骤停、严重感染时（如急性腹膜炎、化脓性阑尾炎、化脓性胆囊炎等）乳酸堆积。

（2）**排酸减少**　肾功能不全、醛固酮缺乏或应用肾毒性药物，致肾排泄酸性物质功能障碍。

（3）**碱性物质丢失过多**　如严重腹泻、肠瘘、胆瘘、胰瘘等，使大量消化液丢失。

（4）**氢离子转移** 高钾血症时，细胞内液中的 H^+ 向细胞外转移，以致发生酸中毒。

2. 身体状况 评估患者既往健康状况，是否存在其他体液失衡因素，代谢失衡后处理情况，效果如何。轻者常被原发病掩盖，重者出现呼吸系统、循环系统、中枢神经系统、运动系统的表现。

（1）**呼吸系统** 典型的表现为呼吸加深、加快（如典型的 Kussmaul 呼吸），并带有酮味（烂苹果气味）。呼吸加快，过多排出 CO_2，引起 H_2CO_3 浓度继发性下降。酮味多见于糖尿病、严重饥饿等患者，酮体生成过多，患者呼气出现烂苹果气味。

（2）**循环系统** 心肌抑制、血管扩张。表现为心率加快、心音弱、血压偏低、面色潮红、口唇呈樱桃红色，休克患者皮肤、黏膜缺氧发绀。

（3）**中枢神经系统** 酸中毒时，脑内抑制性递质 γ-氨基丁酸生成增多，患者表现为头痛、头晕、嗜睡，严重时神志不清，甚至昏迷。

（4）**运动系统** 四肢酸胀困痛，疲乏无力，肌张力降低，腱反射减弱或消失。

护考链接

呼吸深而快是以下哪种酸碱失衡的特征（　　　）
A. 代谢性酸中毒　　　　B. 代谢性碱中毒　　　　C. 呼吸性酸中毒
D. 呼吸性碱中毒　　　　E. 混合性碱中毒

3. 心理－社会状况 代谢性酸中毒对呼吸、循环功能的影响明显，加之原发疾病产生的不适，使患者及其家属常产生焦虑或恐惧心理。

4. 辅助检查 血液 pH 和 HCO_3^- 明显下降，$PaCO_2$ 正常，当发生代偿时，$PaCO_2$ 值有一定程度的降低。血清钾离子的浓度升高。

5. 治疗要点与反应 治疗原则：积极处理原发病，消除诱因，逐步纠正酸中毒。

根据原发疾病的不同，采取不同的治疗措施。对于酸中毒，轻度者通过适当补液便可纠正；重度者需补充碱性药液，一般首选 5% $NaHCO_3$ 溶液。对于重症患者，过速地使用 $NaHCO_3$ 可使血中钙离子浓度降低，发生手足抽搐、神志改变或其他不良反应。

【护理诊断及合作性问题】

1. 焦虑 与病情加重、担心预后有关。

2. 活动无耐力 与神经－肌肉的兴奋抑制有关。

3. 潜在并发症 意识障碍、高钾血症。

【护理目标】

1. 患者的焦虑心情得到缓解。

2. 体力得到恢复。

3. 并发症得到预防和治疗。

【护理措施】

1. 一般护理 对于精神萎靡、乏力者，嘱其卧床休息，协助患者变换体位，改善舒适度，防止压疮；意识障碍者，加强生活护理，避免意外伤害；病情好转后，鼓励其下床活动，注意循序渐进，防止跌倒；加强饮食指导，避免酸性物质在体内蓄积。

知识链接

酸碱食物

凡在体内氧化生成带阳离子碱性物质的食物，叫碱性食物。如含有金属元素钾、钠、钙、镁较多的水果和蔬菜、大豆等食物。

凡在体内氧化后能生成带阴离子酸根物质的食物，叫酸性食物。如含有金属元素磷、硫、氯较多的肉、鱼、禽、蛋及谷物类等食物。

2. 心理护理　与患者进行有效沟通，了解患者的心理动向，加强疏导，减轻其顾虑，增强患者治疗的信心。

3. 病情观察　观察患者意识、生命体征及原发疾病的变化；了解血清电解质、血气分析等动态检测的结果；静脉输入碱性药物时，注意血清 K^+、Ca^{2+} 浓度的变化。

4. 治疗配合　配合医生治疗原发病；遵医嘱输液，静脉滴注碱性药物；酸中毒时，血清钾离子增多，血清中解离的钙离子也增多，掩盖了低钾血症和低钙血症的表现，当补充碳酸氢钠后，低钾血症和低钙血症的表现明显，必要时遵医嘱进行补钾、补钙治疗。

5. 健康指导　改变不良的饮食习惯，注意酸、碱性食物搭配，保持肉类食物与水果、蔬菜的平衡摄取。对患有胃肠疾病，如呕吐、腹泻、肠梗阻、肠瘘等患者，要及早治疗，避免代谢性酸中毒等并发症的发生。糖尿病患者注意控制饮食，预防酮症酸中毒的发生。改善肺、肾等重要器官的功能，保持调节系统功能正常，维持酸碱平衡。

二、代谢性碱中毒

代谢性碱中毒是指体液中 $[HCO_3^-]$ 原发性增多所引起的一种酸碱失调。

1. 护理评估要点

（1）**病因**　常见的原因有以下三方面因素：①酸性物质丢失过多：如严重呕吐、长期胃肠减压等，使胃酸大量丢失，体内氢离子的浓度下降。②碱性物质摄入过多：常见于静脉输碱过量；长期服用碱性药物。③细胞内、外转移：血中钾离子浓度下降时，细胞内的钾离子向细胞外转移，细胞外液中的 Na^+、H^+ 向细胞内转移，细胞外液中的氢离子浓度下降，发生碱中毒。

（2）**身体状况**　代谢性碱中毒主要表现为以下三个方面：①呼吸改变：氢离子浓度下降，呼吸中枢抑制，呼吸变浅、变慢，减少 CO_2 的排出，引起 H_2CO_3 浓度继发性升高。②组织缺氧：碱中毒时，血红蛋白氧离曲线左移，使氧与血红蛋白的结合不易释放，引起组织缺氧，以脑组织为主，出现头昏、嗜睡、谵妄、精神错乱及昏迷。③电解质紊乱：细胞内的 H^+ 外移，细胞外的 K^+ 内移，引起低钾血症；血清中游离 Ca^{2+} 在碱中毒时，加速沉积于骨组织中，血钙浓度下降，引起低钙血症，患者可出现手足麻木、抽搐等症状。

（3）辅助检查　血 pH 和 $[HCO_3^-]$ 值明显增高，$PaCO_2$ 正常。

2. 主要护理措施　积极配合医生治疗原发病；轻度碱中毒者，遵医嘱补给等渗盐水和氯化钾溶液，既恢复细胞外液量，又补充了 Cl^- 和 K^+；重症者，补给稀盐酸溶液或氯化铵溶液；有抽搐者可经静脉缓慢推注 10% 葡萄糖酸钙溶液或氯化钙溶液。

三、呼吸性酸中毒

呼吸性酸中毒是指肺泡的通气和换气功能障碍，体内 CO_2 蓄积，血液中的 $PaCO_2$ 增高、$[H_2CO_3]$ 明显升高的一种酸碱代谢失衡。

1. 护理评估要点　凡能引起肺泡的通气和换气功能不足的因素均可引起呼吸性碱中毒。常见于呼吸道梗阻；胸部疾患，如肺水肿、血气胸、严重肺气肿等；呼吸中枢抑制，如颅脑外伤、麻醉过深、吗啡类药物中毒等；呼吸肌麻痹，如高位脊髓压迫等导致呼吸功能障碍；呼吸机使用不当。

常表现为胸闷、气短、呼吸困难、缺氧、紫绀。当 $PaCO_2 > 65mmHg$ 时（正常值 $35 \sim 45mmHg$），可出现头痛、谵妄、昏迷；当血中钾离子浓度升高时，出现心律失常、室颤等表现。

2. 主要护理措施　护理的关键在于及时配合医生处理原发病，改善呼吸道通气并给氧，必要时做气管插管、气管切开；呼吸机使用不当者，及时调整呼吸频率及各项参数，促进体内蓄积的二氧化碳排出；遵医嘱补液、补碱，以纠正酸中毒；吸氧时注意氧浓度，高浓度的氧可减弱呼吸中枢对氧的敏感性，使呼吸受到抑制，不利于二氧化碳从体内排出。

四、呼吸性碱中毒

呼吸性碱中毒是指因肺过度换气使血液的 $PaCO_2$ 降低，$[H_2CO_3]$ 原发性下降而引起的一种酸碱平衡失调。

1. 护理评估要点　常见于癔症、高热、疼痛、颅脑外伤、感染以及人工辅助呼吸持续时间过长、呼吸过频、过深等。多无明显症状，部分患者早期呼吸快而深，后转为浅而促或不规则。急性呼吸性碱中毒者，出现手足麻木及针刺感、肌肉震颤、手足搐搦及 Trousseau 征阳性，并可有眩晕、胸闷以及意识障碍等表现。血气分析示 pH 增高，$PaCO_2$ 和 $[H_2CO_3]$ 下降。

2. 主要护理措施　积极配合医生治疗原发疾病，同时对症治疗。为提高血 $PaCO_2$，用纸筒罩住口鼻进行呼吸，以增加呼吸道死腔，减少二氧化碳的呼出；吸入含 5% CO_2 的氧气；遵医嘱补液、补酸，纠正电解质紊乱。

小　结

在水、电解质、酸碱平衡失调患者的护理工作中，要注意纠正原发病，只有原发病得到治愈，体液失调才能得到彻底纠正。要注重及时评估，严密监测，及时发现、及时治疗。液体疗法是体液失调患者最常用、最有效的方法，一定要掌握输液原则，仔细观察输液的并发症。钾代谢紊乱易引起心律失常，一定要进行心电监护。在护理患者时，要注意患者的心理护理，做好健康宣教。

同步训练

1. 患者体温每升高 1℃，每千克体重要多损失水（　　）
    A. 1～2ml
    B. 2～3ml
    C. 3～5ml
    D. 6～7ml
    E. 7～9ml

2. 下列最易引起高渗性缺水的是（　　）
    A. 急性肠梗阻
    B. 胃穿孔腹膜炎
    C. 大面积烧伤
    D. 慢性消化道瘘
    E. 气管切开

3. 下列心电图的表现中，哪项不是低钾血症的表现（　　）
    A. P－R 间期延长
    B. T 波变宽、降低、双向
    C. S－T 段降低
    D. Q－T 间期延长
    E. 出现 U 波

4. 代谢性酸中毒最典型的临床表现是（　　）
    A. 疲乏、头昏甚至昏迷
    B. 嗜睡
    C. 面部潮红，心率快
    D. 呼吸深而快，有烂苹果味
    E. 二氧化碳结合力下降，尿呈酸性

5. 液体疗法中，每日补液量的估算方法为（　　）
    A. 1/2 已失量 +1/2 继续丧失量 +1/2 生理需要量
    B. 1/2 已失量 + 继续丧失量 + 生理需要量
    C. 已失量 +1/2 继续丧失量 + 生理需要量
    D. 已失量 + 继续丧失量 +1/2 生理需要量
    E. 已失量 + 继续丧失量 + 生理需要量

6. 患者，男，32 岁。不明原因的高热，用退热药后大汗，衬衣裤尽湿，又因呼吸道阻塞而做气管切开，24 小时此二项失水约（　　）
    A. 500ml
    B. 1000ml
    C. 2000ml
    D. 3000ml
    E. 4000ml

7. 患者，女，34 岁，体重 50kg，等渗性脱水伴低钾血症，BP 12/9.4kPa（90/70mmHg），CVP 5cmH$_2$O，尿量每小时 18ml，拟静脉输液并补充钾盐，下列哪项恰当（　　）
    A. 缓慢滴入 0.3% 氯化钾
    B. 先静脉推注少量 10% 氯化钾，再快速输液
    C. 先快速输液，待尿量增加后，再滴入 0.3% 氯化钾
    D. 加速输液，暂不补钾
    E. 将氯化钾加入右旋糖酐滴注

第三章　休克患者的护理

病案引导

　　患者，男性，35 岁，因车祸发生脾破裂，就诊时烦躁不安；面色苍白，四肢湿冷；血压 60/30mmHg，脉搏 108 次/分，呼吸急促，腹部查体可见移动性浊音。该患者可能发生了什么？应如何急救和护理？

　　休克是机体受到强烈的致病因素侵袭后，有效循环血量锐减，微循环灌注不足，细胞缺氧，以及各重要器官功能代谢紊乱的一种危急的临床综合征。微循环灌注不足、氧供给不足和需求增加是休克的本质，有效循环血量是指单位时间内在心血管系统中运行的血液量，占全身血容量的 80%~90%，其依赖充足的血容量、有效的心搏出量和适宜的周围血管张力三个因素维持。休克的分类方法很多，按病因分为低血容量性休克、心源性休克、神经源性休克、过敏性休克和感染性休克五类。外科休克多为大量失血失液、严重创伤和感染所致，故以低血容量性休克和感染性休克最为常见。

【病理生理】

　　有效循环血量锐减以及急性微循环灌流不足、细胞代谢紊乱和全身重要脏器功能障碍，是各类休克的共同病理生理改变。根据微循环障碍不同阶段的病理生理特点可分为 3 期。

　　1. 微循环收缩期　又称为缺血缺氧期。机体有效循环血量锐减，动脉血压下降，组织灌注不足和细胞缺氧，刺激主动脉弓和颈动脉窦压力感受器，引起血管舒缩，交感-肾上腺髓质系统兴奋，引起大量儿茶酚胺释放及肾素-血管紧张素分泌增加等反应，使心跳加快，心排出量增加以维持循环稳定；并选择性地使外周小血管、微血管平滑肌收缩，使循环血量重新分布，人体肝、肺、腹腔的储存血大量释放，也称自体输血，以保证心、脑等重要器官的有效灌注。由于毛细血管前括约肌强烈收缩，动、静脉短路和直捷通道开放，微循环处于"少进少出"的低灌注状态，增加了回心血量。随着真毛细血管网内血量减少，毛细血管内静脉压降低，血管外液进入血管，可在一定程度上补充循环血量。故称此期为休克代偿期。若能在此时去除病因，休克较容易得到纠正。

　　2. 微循环扩张期　又称为瘀血缺氧期。若休克继续发展，微循环将进一步因动、静脉短路和直捷通道大量开放而使原有的组织灌注不足加重，流经毛细血管的血流量继续减少，细胞因严重缺氧而处于无氧代谢状态，大量酸性产物蓄积，使毛细血管前括约肌舒张；而后括约肌对缺氧的耐受力强，处于相对收缩状态。微循环处于"多进少出"的再灌注状态，血液滞留于毛细血管，毛细血管网内静脉压升高而致血浆外渗，血液浓缩，血黏稠度增加，进一步降低了回心血量，心搏出量继续减少，血压下降，心、脑器官灌注不足，休克加重而进入抑制期。

3. 微循环衰竭期　又称为弥散性血管内凝血期。随着病情继续发展，滞留在毛细血管内的血液浓缩并且在酸性环境下处于高凝状态，红细胞与血小板容易发生凝集而在血管内形成微血栓，甚至引起弥散性血管内凝血（DIC）。微循环处于"不进不出"的停滞状态，组织器官缺氧更加严重。同时，凝血因子大量消耗和继发纤维蛋白溶解系统激活，导致严重的内脏或全身广泛出血，细胞因严重缺氧和能量缺乏而坏死，最终导致大片组织坏死、器官功能受损。同时或短时间内相继出现两个以上的器官功能障碍，形成多器官功能障碍综合征（MODS）。此期为休克失代偿期。

【病因和分类】

外科休克患者多为失血性、创伤性和感染性原因引起。根据休克的原因和血流动力学变化，对休克有不同的分类。

1. 按休克的原因分类　可分为低血容量性、感染性、心源性、神经源性和过敏性休克。

（1）低血容量性休克　常因大量出血或体液积聚在组织间隙，导致有效循环量降低所致。如大血管破裂及脏器（如肝、脾）破裂出血、大面积烧伤及大手术引起血液及血浆的同时丢失。又称为失血性休克。

（2）感染性休克　主要由于细菌及毒素作用所造成。常继发于以释放内毒素为主的革兰阴性杆菌感染，如急性化脓性腹膜炎、急性梗阻性化脓性胆管炎、绞窄性肠梗阻、泌尿系统感染及脓毒血症等，又称内毒素性休克。

（3）心源性休克　主要由心功能不全引起，常见于大面积急性心肌梗死、心力衰竭、急性心肌炎、心包填塞等。

（4）神经源性休克　常由剧烈疼痛、脊髓损伤、麻醉平面过高或各种创伤（如骨折、挤压综合征）等引起。

（5）过敏性休克　常由接触、进食或注射某些致敏物质，如花粉、药物（如青霉素）、血清制剂或疫苗、异体蛋白质等而引起。

2. 按休克时血流动力学的特点分类　可分为低排高阻型休克、高排低阻型休克。

（1）低排高阻型休克　又称低动力型休克，其血流动力学的特点是外周血管收缩致外周血管阻力增高，心排出量减少。由于皮肤血管收缩、血流量减少，使皮肤温度降低，故又称为"冷休克"。低血容量性、心源性、创伤性和大多数感染性休克均属此类，临床上最常见。

（2）高排低阻型休克　又称高动力型休克，其血流动力学的特点是外周血管扩张致外周血管阻力降低，心排出量正常或增加。由于皮肤血管扩张、血流量增多，使皮肤温度升高，故又称"暖休克"。多见于感染性休克。

【护理评估】

1. 健康史

（1）了解患者有无外伤大出血病史；有无肠梗阻、严重腹泻、大面积烧伤渗液等大量失液；是否存在严重的局部感染或脓毒症；发病以来是否进行补液等治疗干预。

（2）患者以往的身体状况如何；是否伴随心血管疾病、糖尿病、严重低蛋白血症及慢性肝肾疾病。

2. 身体状况　由于休克的发病原因不同，临床表现各异，但其共同的病程演变过程为：休克前期、休克期和休克晚期。主要表现在神志、生命体征、皮肤黏膜、尿量等方面的改变。

（1）休克前期　机体失血量低于总血容量的 20%。由于机体的代偿作用，患者中枢神经系统兴奋性提高，交感 - 肾上腺轴兴奋，表现为精神紧张，烦躁不安；面色苍白，四肢湿冷；脉搏增快（<100 次/分），呼吸增快，血压变化不大，但脉压缩小，< 30mmHg（4kPa）；尿量正常或减少（25~30ml/h）。若处理及时、得当，休克可很快得到纠正。否则，病情继续发展，很快进入休克期。

（2）休克期　机体失血量达总血容量的 20%~40%。患者表情淡漠，反应迟钝；皮肤黏膜发绀或花斑，四肢冰冷；脉搏细速（>120 次/分），呼吸浅促，血压进行性下降；尿量减少；浅静脉萎陷，毛细血管充盈时间延长；患者出现代谢性酸中毒的症状。

（3）休克晚期　机体失血量超过总血容量的 40%。患者意识模糊或昏迷；全身皮肤、黏膜明显发绀，甚至出现瘀点、瘀斑，四肢厥冷；脉搏微弱，血压在 70mmHg 以下或测不出，呼吸微弱或不规则，体温不升；无尿；并发 DIC 者，可出现鼻腔、皮下、内脏出血等。

3. 心理 - 社会状况　因病情危重，患者起病急，病情进展快，并发症多，加之抢救过程中使用的监护仪器较多，易使患者和家属产生病情危重及面临死亡的感受，出现不同程度的紧张、焦虑或恐惧，护士应注意评估患者及家属的情绪变化、心理承受能力及对治疗和预后的了解程度，并了解引起其不良情绪反应的原因。

4. 辅助检查　血、尿和便常规、血生化、出凝血机制和血气分析检查等可了解患者全身和各脏器的功能状况。中心静脉压（CVP）测定有助于判断循环血容量和右心功能。实验室检查见于以下几种：

（1）血、尿和便常规检查　红细胞计数、血红蛋白值降低可提示失血，反之则提示失液；血细胞比容增高提示有血浆丢失。白细胞计数和中性粒细胞比例增高常提示感染的存在。尿比重增高常表明血液浓缩或容量不足。消化系统出血时粪便隐血阳性或呈黑便。

（2）动脉血气分析　有助于了解呼吸功能及酸碱平衡动态。休克时，因缺氧和乏氧代谢，可出现 pH 和 PaO_2 降低，而 $PaCO_2$ 明显升高。

（3）中心静脉压（CVP）测定　CVP 代表右心房或者胸腔段腔静脉内的压力，其变化可反映血容量和右心功能。正常值为 5~12cmH₂O（0.49~1.18kPa）。CVP 降低表示血容量不足；增高提示有心功能不全。

（4）肺毛细血管楔压（PCWP）　应用 Swan - Ganz 漂浮导管测量，反映肺静脉、左心房和右心室的压力。PCWP 降低提示血容量不足，增高提示肺循环阻力增加。

（5）血生化检查　包括肝、肾功能、动脉血乳酸盐、血糖、血电解质等检查，了解患者是否合并多器官功能衰竭、细胞缺氧及酸碱平衡失调的程度等。

（6）DIC 的检测　包括血小板、出凝血时间、纤维蛋白原、凝血酶原时间及其他凝血因子等多项指标，当出现以上五项检查中三项以上异常时，结合临床微血管栓塞症状和出血倾向，可诊断 DIC。

5. 治疗要点与反应　治疗原则：尽早去除病因，迅速恢复有效循环血量，纠正微循环障碍，恢复组织灌注，增强心肌功能，恢复正常代谢，防止多器官功能障碍综合征（MODS）。

护考链接

休克早期的临床表现是（　　　）

A. 表情淡漠　　　　　　　　B. 发绀，四肢厥冷

C. 血压下降，脉速　　　　　D. 脉压小，尿量减少

E. 抽血时血液黏稠易凝

【护理诊断及合作性问题】

1. 体液不足　与大量失血、失液有关。

2. 气体交换受损　与肺微循环障碍、肺不张致氧弥散障碍、呼吸形态改变有关。

3. 体温调节无效　与感染、组织灌注不足有关。

4. 有感染的危险　与免疫力降低、抵抗力下降、侵入性治疗有关。

5. 潜在并发症　压疮、感染、MODS。

【护理目标】

1. 体液失衡得到改善，生命体征平稳，尿量正常，面色红润，肢体温暖。

2. 呼吸道通畅，呼吸平稳，血气分析结果维持在正常范围内。

3. 体温恢复正常。

4. 无感染发生或感染发生后被及时发现和处理。

5. 患者恐惧感减轻或消除，情绪稳定，能配合诊疗护理工作，未发生意外损伤。

【护理措施】

1. 急救护理

（1）积极处理原发病　包括创伤处包扎、固定、制动和控制大出血。如局部压迫或扎止血带等，必要时可使用抗休克裤。充气后对腹部与腿部加压，可促使血液回流，改善重要脏器的供血，同时可通过局部压迫作用控制腹部和下肢出血。

（2）保持呼吸道通畅和给氧　为患者松解领扣等，解除气道压迫；使头部仰伸，清除呼吸道异物或分泌物，保持气道通畅。早期予以鼻导管或面罩吸氧，增加动脉血氧含量，改善组织缺氧状态。严重呼吸困难者，可做气管插管或气管切开，予以呼吸机人

工辅助呼吸。

（3）平卧位或采取休克卧位 急救时可取平卧位，最理想的卧位是仰卧中凹位，即头和躯干抬高20°~30°，下肢抬高15°~20°，以增加回心血量。

（4）其他措施 注意保暖，必要时应用镇痛剂等。

2. 一般护理

（1）休息与体位 ①将患者安排在通风好、温湿度适宜的抢救室或单间病房，设专人护理，减少搬动和探视，定时进行室内消毒，避免院内感染。②患者在扩容得到初步保障的条件下宜采取平卧位。③病情允许时，定时为患者翻身、拍背，按摩受压部位的皮肤，及时更换床单和衣物，保持皮肤干燥，预防压疮的发生。

（2）保证呼吸道通畅和吸氧 及时清理呼吸道异物，必要时做气管切开；对昏迷或神志不清的患者，应将其头偏向一侧，避免误吸、窒息；常规给氧，氧流量为每分钟6~8L。

（3）维持正常体温 注意保暖，若患者出现体温下降、畏寒，可提高室内温度，室内温度以20℃左右为宜，加盖棉被；禁用热水袋、电热毯等体表局部加温方法，以免皮肤血管扩张、休克加重和耗氧量增加，同时也避免烫伤患者。

（4）预防损伤 对烦躁不安或神志不清的患者，应加床边护栏，夹板固定输液肢体，避免坠床等意外损伤。不可强制束缚患者。

3. 病情观察与监测

（1）意识和精神 反应脑组织的血液灌注和全身循环状况。若神志清醒，说明循环血量已基本足够；休克加重时，表情淡漠、烦躁不安、谵妄、嗜睡或昏迷，则说明缺血缺氧已致脑功能障碍。

（2）生命体征 ①血压：评估患者的血压和脉压是否正常。休克时患者的收缩压常低于90mmHg（12kPa），脉压常<20mmHg（2.7kPa）。②脉搏：休克早期脉率增快，加重时脉细弱。临床常用脉率/收缩压（mmHg）计算休克指数，帮助判定休克的有无和轻重。指数为0.5多提示无休克；>1.0~1.5提示有休克；>2.0为严重休克。③呼吸：评估呼吸次数及节律，注意有无呼吸急促、变浅、不规则；呼吸增至30次/分以上或降至8次/分以下表示病情危重。④体温：患者体温是否偏低或高热，多数患者体温偏低，但感染性休克患者可有高热，若体温突升至40℃以上或骤降至36℃以下，常提示病情危重。

（3）皮肤色泽及温度 是体表灌流情况的标志。应观察患者有无皮肤和口唇黏膜苍白、发绀、花斑，有无四肢湿冷等；补充血容量后是否出现四肢转暖、皮肤干燥等末梢循环好转的征象。暖休克患者也可表现为皮肤干燥潮红、手足温暖，应注意鉴别。

（4）尿量 是反映肾血液灌注情况的重要指标。若尿量<25ml/h，且比重增加，则表明血容量仍不足。若血压正常，而尿量仍少且比重降低，则提示有急性肾衰竭的可能。当尿量维持在30ml/h以上时，则表明休克在改善。

（5）辅助检查的动态监测 了解各项实验室相关检查和血流动力学监测的结果，了解休克状态和治疗效果，及时调整并制订护理计划。

4. 治疗配合

（1）**扩容护理**　迅速补充血容量，是治疗休克最基本和首要的措施。①建立静脉通路：迅速建立两条以上的静脉输液通道，大量快速补液（除心源性休克外）。若周围血管萎陷或肥胖患者静脉穿刺困难时，应立即行中心静脉穿刺置管，并同时监测 CVP。②合理补液：根据心肺功能、失血量、失液量、血压及 CVP 值调整输液量和速度。若血压及中心静脉压均低时，提示血容量严重不足，应予以快速大量补液；若血压降低而中心静脉压升高，提示患者有心功能不全或血容量超负荷，应减慢速度，限制补液量，并强心治疗，以防肺水肿及左心功能衰竭。③补液试验：取等渗盐水 250ml，于 5 ~ 10 分钟内经静脉滴入，若血压升高而 CVP 不变，提示血容量不足；若血压不变而 CVP 升高 3 ~ 5cmH$_2$O（0.29 ~ 0.49kPa），则提示心功能不全。

（2）**观察病情变化**　定时监测脉搏、呼吸、血压及 CVP 变化，并观察患者的意识、面唇色泽、肢端皮肤颜色、温度及尿量变化。患者意识变化可反映脑组织的灌流情况，若患者从烦躁转为平静，淡漠迟钝转为对答自如，提示病情好转。皮肤色泽、温度可反映体表的灌流情况，若患者唇色红润、肢体转暖，则提示休克好转。

（3）**准确记录出入量**　动态监测尿量与尿比重：留置尿管，并测定每小时尿量和尿比重，这是反映肾组织灌流情况最佳的定量指标。若患者每小时尿量 >30ml，提示休克好转。尿比重还可帮助鉴别少尿的原因是血容量不足还是肾衰，这对指导临床治疗具有重要意义。输液时，尤其在抢救过程中，应有专人准确记录输入液体的种类、数量、时间、速度等，并详细记录 24 小时出入量，以作为后续治疗的依据。

（4）**纠正代谢紊乱，维护重要脏器的功能**　①休克患者大多伴随酸中毒，一般患者经补液扩容即可缓解，严重者应遵医嘱补充碱性溶液，常用药物为 5% 碳酸氢钠，作用迅速而确切。首次可于 1 小时内静脉滴入 100 ~ 200ml，以后根据动脉血气分析的结果，决定是否继续应用。②为了调节休克患者的应激反应，常需要遵医嘱使用糖皮质激素，多采用大剂量短程突击疗法，可选用氢化可的松 200 ~ 500mg，疗程 1 ~ 3 日为宜。③改善细胞代谢，常用三磷腺苷、辅酶 A、细胞色素 C 等药物，可增加细胞内能量供应，恢复细胞功能，有利于保护重要脏器的功能。④保持呼吸通畅和吸氧，维护肺功能。如吸氧状态下仍有低氧血症，应配合医生做气管插管和辅助通气，维持 PaO$_2$ 在 70mmHg 以上，预防肺功能障碍。对休克合并心力衰竭、急性肺水肿者，可遵医嘱用药，以增强心肌的收缩功能。对于休克伴尿少的患者，遵医嘱在积极扩容的基础上使用利尿剂，预防急性肾衰竭。

（5）**应用血管活性药的护理**　①浓度和速度：使用血管活性药物时，应从低浓度、慢速度开始，根据血压测定值调整药物的浓度和滴速，以防血压骤升或骤降而引起不良后果。血压平稳后，应逐渐降低药物的浓度，减慢速度后撤除，以防突然停药而引起不良反应。②监测：用心电监护仪每 5 ~ 10 分钟测 1 次血压，血压平稳后每 15 ~ 30 分钟测 1 次。③防药液外渗：若发现注射部位红肿、疼痛，应立即更换滴注部位，并用 0.25% 普鲁卡因封闭穿刺处，以免发生皮下组织坏死。④血管扩张药必须在补充血容量的基础上使用，否则会导致血压急剧下降。⑤维持有效的气体交换。

（6）**改善缺氧状况** 经鼻导管给氧，氧浓度为40%～50%，氧流量为6～8L/min，以提高肺静脉的血氧浓度。严重呼吸困难者，应协助医生行气管插管或气管切开，尽早使用呼吸机辅助呼吸。①监测呼吸功能：密切观察患者的呼吸频率、节律、深浅度及面唇色泽的变化，动态监测动脉血气，了解缺氧程度及呼吸功能。若发现患者呼吸频率＞30次/分或＜8次/分则提示病情危重；若患者出现进行性呼吸困难、发绀、氧分压＜8kPa，吸氧后无改善，则提示已出现呼吸衰竭（ARDS），应立即报告医师，同时积极做好抢救准备并协助抢救。②避免误吸、窒息：对昏迷患者，应将其头偏向一侧或置入通气管，以防舌后坠或呕吐物、气道分泌物等误吸而引起窒息。有气道分泌物或呕吐物时应予以及时清除。③维持呼吸道通畅：在病情允许的情况下，鼓励患者定时做深呼吸，协助拍背，并鼓励其有效咳嗽、排痰；对气管插管或气管切开者，应及时吸痰；定时观察患者的呼吸音变化，若发现肺部湿啰音或喉头痰鸣时，应及时清除呼吸道分泌物，保持呼吸道通畅。协助患者定时做双上肢运动，促进肺扩张，改善缺氧状况。

（7）**观察和防治感染性休克时机体处于应激状态** 此时患者的免疫功能下降，抵抗力减弱，容易继发感染，应注意预防。严重感染的患者应及时控制感染。①严格按照无菌技术原则执行各项护理操作。②按医嘱合理应用有效的抗菌药。③避免误吸，以防肺部感染。④按常规加强留置尿管的护理，预防泌尿道感染。⑤有创面或伤口者，应注意观察，及时更换敷料，保持创面或伤口清洁干燥。

护考链接

1. 男性，外伤出血发生了休克，对其治疗的关键是（　　　）
A. 补充血容量　　　　　　　　B. 纠正酸碱失衡
C. 维护重要脏器的功能　　　　D. 应用血管活性药物
E. 应用肾上腺皮质激素
2. 休克患者可以采取的体位是（　　　）
A. 平卧位　　　　　　　　　　B. 半卧位
C. 俯卧位　　　　　　　　　　D. 侧卧位
E. 中凹位

【护理评价】

患者体液平衡是否得以维持，呼吸是否平稳，体温是否恢复正常，恐惧感是否减轻或消除。

【健康指导】

1. 加强自我保护，避免损伤或其他意外伤害。
2. 介绍意外损伤后的初步处理和自救知识，如骨折妥善固定、伤处加压包扎止血等。
3. 告知发生高热或感染时应及时到医院就诊，避免延误诊治。

小　结

　　休克（Shock）是一种急性组织灌注量不足而引起的临床综合征，是临床各科严重疾病中常见的并发症。常见的休克有低血容量性休克（包括失血性休克、创伤性休克）、感染性休克、心源性休克、神经源性休克和过敏性休克。不同病因引起的休克，发病机制不同，但各类型休克的共同特征是有效循环血量锐减，组织和细胞的血液灌注经代偿仍受到严重的限制，从而引起全身组织和脏器的血液灌注不良，导致组织缺氧、微循环瘀滞、脏器功能障碍和细胞的代谢功能异常等一系列病理生理改变。因此，休克的发病规律一般是从代偿性低血压（组织灌注减少）发展到微循环衰竭，最后导致细胞膜的损伤和细胞死亡。其主要临床表现有血压下降，收缩压降低至 12kPa（90mmHg）以下，脉压差小于 2.67kpa（20mmHg），面色苍白，四肢湿冷和肢端紫绀，浅表静脉萎陷，脉搏细弱，全身无力，尿量减少，烦躁不安，反应迟钝，神志模糊，甚至昏迷等。休克患者可取平卧位，或临时安置患者于头和躯干抬高 20°～30°、下肢胎高 15°～20°卧位，以暂时增加回心血量。处理原则：最基本的措施是建立静脉通道，补充血容量；根本措施是控制原发病，纠正酸中毒，应用血管活性药物，应用糖皮质激素，维护重要器官的功能，防治感染。应用血管活性药物时应注意：①要从小剂量，低浓度开始，遵医嘱控制输入速度。②血管扩张药物必须在补足血容量的基础上使用，否则会导致血压急剧下降。③避免收缩剂漏到皮下而造成组织坏死。遇到休克患者时，应注意将其安置合适的体位，监测生命体征，迅速补充血容量，维持体液平衡，改善组织灌注，促进气体交换（吸氧），保持正常体温，防治感染和各种并发症。适当向患者或家属说明病情变化、有关的治疗方法及护理措施的意义，使他们能够正确认识疾病及其变化过程，很好地配合治疗与护理。熟练掌握休克患者各期的临床表现及护理要点，迅速、准确地配合医师进行抢救，并制订出相应的护理措施，在护理过程中密切观察病情的变化。动态观测各项指标有利于提高休克患者的抢救成功率。

同步训练

　　1. 各类休克基本的病理生理变化是（　　）

　　　　A. 血压下降　　　　　　　　　　　　B. 中心静脉压下降

　　　　C. 脉压减少　　　　　　　　　　　　D. 尿量减少

　　　　E. 有效循环血量锐减

　　2. 休克时应用血管扩张剂的条件是（　　）

　　　　A. 心功能正常　　　　　　　　　　　B. 血容量补足

　　　　C. 尽早应用　　　　　　　　　　　　D. 同时应用血管收缩药物

　　　　E. 同时应用糖皮质激素

　　3. 抗休克的根本措施是（　　）

　　　　A. 纠正酸碱平衡失调　　　　　　　　B. 吸氧

C. 补充血容量
D. 应用血管活性药物

E. 应用糖皮质激素

4. 休克患者宜取哪种体位（　　）

A. 半卧位
B. 中凹位

C. 头高足低位
D. 头低足高位

E. 侧卧位

5. 休克患者在补足液体后，BP 偏低，CVP 正常，正确的处理方法是（　　）

A. 给予碳酸氢钠
B. 加快补液速度

C. 使用氢化可的松
D. 使用利尿剂

E. 给予强心药

6. 急性肠梗阻引起的休克是哪种类型（　　）

A. 感染性休克
B. 过敏性休克

C. 神经性休克
D. 心源性休克

E. 低血容量性休克

7. 休克患者尿量少于多少提示已经发生肾衰（　　）

A. 35ml/h
B. 17ml/h

C. 20ml/h
D. 25ml/h

E. 30ml/h

第四章　营养支持及营养代谢支持患者的护理

病案引导

　　李某，男，65岁，2型糖尿病患者，发病两年，一直口干、多尿，近年来出现头晕、视力模糊、耳鸣、失眠等症状，体重明显减轻。两个星期前到营养门诊就诊，医生对他的饮食、生活习惯、身体指标等作了分析后，得出个体化的营养方案，并要求患者配以适当的运动。李某严格按照医嘱饮食并加以适当的运动，现血糖已基本恢复正常。那么，究竟什么是营养支持呢？

第一节　概　　述

　　营养支持是指在饮食摄入不足或不能进食的情况下，通过肠外或肠内途径补充或提供维持人体必需的营养素。

　　许多危重患者，包括急性严重创伤或严重感染、器官急慢性功能障碍等，他们多呈高代谢状态，分解代谢高于合成代谢。营养支持则是保持危重患者机体组织器官结构功能、维护细胞代谢、参与生理功能调控与组织修复、促进患者健康的重要治疗措施。

一、外科患者的代谢特点

　　1. 饥饿状态下的代谢变化特点　　由于某些疾病造成患者进食困难或不能进食，使得患者机体处于饥饿状态，机体为了维持代谢稳定，内分泌活动发生改变，在机体自身神经－体液的调解下进行代谢。长时间饥饿，体内储存的糖原耗尽，为了维持糖代谢稳定，机体将使肌蛋白分解加速，释放谷氨酰胺，通过糖异生供能。同时进一步动员脂肪，经肝代谢产生大量的酮体，大脑、红细胞等组织逐渐适应以酮体为能源，减少糖的需求，从而减少肌蛋白的分解。长期的饥饿可造成机体水、电解质缺乏；蛋白质、脂肪的消耗使体内酶、激素和其他重要蛋白质的合成不足，从而导致各系统组织、器官重量减轻、功能下降，甚至死亡。

　　2. 严重创伤或感染时的代谢变化特点　　创伤、烧伤、感染等危重患者的机体处于严重的应激状态，体内促分解代谢激素（包括儿茶酚胺、糖皮质激素、胰高血糖素）的分泌增多，而胰岛素的分泌减少或不变，致糖原分解和糖异生均增加，体内出现高血糖；同时，体内的胰岛素阻抗现象致葡萄糖利用发生障碍。同时，患者体内分解激素增加致脂肪动员增加，脂肪分解显著增加，脂肪氧化增多，血液中的极低密度脂蛋白、甘油三酯及游离脂肪酸的浓度增加。机体蛋白分解加剧，骨骼肌等组织的蛋白质释放出氨基酸，肝脏尿素合成增加，从尿液中大量排出，形成负氮平衡。

二、外科患者的营养需求

1. 人体所需的营养物质

（1）**碳水化合物**　葡萄糖为人体的重要能量来源。人体内的肝糖原储存有限，仅能提供一日的能量需求。

（2）**脂肪**　为人体另一重要的能量来源，其水解生成的脂肪酸分为必需脂肪酸和非必需脂肪酸两种。

（3）**蛋白质**　在人体生命活动中起到极其重要的作用。成人平均每日需要蛋白质1g/kg 体重，用于身体的生长、组织的修复、维持血浆蛋白含量及制造酶等。

（4）**水和电解质**　正常人每日需水 2000 ～ 2500ml。电解质为钾、钠、氯、钙、磷、镁。

（5）**维生素**　分为水溶性和脂溶性两种。脂溶性维生素可被人体储存，水溶性维生素不能储存，必需每日摄入。

（6）**微量元素**。

2. 能量需求　健康人的基础能量消耗与身高、体重、年龄、性别等有关。机体的能量储备包括糖原、蛋白质和脂肪。糖原只能提供机体半天的能量，脂肪是人体最大的能源储存库，饥饿时主要消耗脂肪来供能，同时也消耗一定量的蛋白质氧化供能。

知识链接

人体每日的基础能耗（BEE）计算公式：

男性 BEE（kcal）＝ $66.5 + 13.7 \times W + 5.0 \times H - 6.8 \times A$

女性 BEE（kcal）＝ $65.1 + 9.56 \times W + 1.85 \times H - 4.68 \times A$

注：W 为体重（kg），H 为身高（cm），A 为年龄（岁），BEE 以 kcal 为计算单位，1kcal＝4.184kJ。

3. 营养需求　正常成人一般每日约需能量 7535kJ，每千克体重需能量 104.6kJ。人体内可供作能量贮备的物质包括糖原、蛋白质及脂肪。在应激状态下，机体对葡萄糖的利用率下降，大量使用高渗葡萄糖作为热源，容易引起高糖高渗性昏迷、肝功能损害、胆汁淤积等并发症，所以营养支持的底物由碳水化合物、脂肪和氨基酸混合组成。

三、营养支持的方法

营养支持的方法可分为肠内营养和肠外营养两大类。

1. 肠内营养　肠内营养（EN）是指将患者所需的合理配比的营养物质从肠道补

充。如患者所需的全部营养素完全经肠道供给，称为完全肠内营养（TEN）。

（1）**适应证** ①经口摄食不能、不足或禁忌：如口腔手术、脓毒病、知觉丧失等。②胃肠道疾病：如短肠综合征、胃肠道漏等。③其他：如心血管疾病、肝肾功能衰竭等。

（2）**禁忌证** ①年龄小于3个月的婴儿不能耐受高张液体膳食的喂养。②胃部分切除后不能耐受高渗糖的膳食，易产生倾倒综合征。③空肠瘘的患者由于缺乏足够的吸收面积，不能冒然管饲，以免加重病情。④处于严重应激状态、麻痹性肠梗阻、上消化道出血、顽固性呕吐、腹膜炎和腹泻急性期，均不宜给予 TEN。⑤症状明显的糖尿病、接受高剂量类固醇药物治疗的患者，不能耐受膳食的高糖负荷，不宜给予 TEN。

（3）**输入途径** 包括口服、鼻胃管管饲、胃造口、空肠造口等。临床上常用鼻胃插管和空肠造口两种途径。

（4）**输注方法** 口服或管饲。

2. 肠外营养 肠外营养（PN）是指从静脉途径补充患者所需的营养物质。如果营养物质全部从静脉补充，称为完全肠外营养（TPN）。

（1）**适应证** ①严重营养不良伴胃肠功能障碍。②大的手术创伤及复合性外伤。③妊娠剧吐或神经性拒食。④需接受大手术或强烈化疗的中度营养不良。⑤入院后7～10天内不能建立充足的肠内营养。

（2）**禁忌证** ①胃肠道功能正常，能获得足够的营养。②估计 TPN 应用不超过5天。③原发病需及早手术，不宜强求于术前行人工胃肠支持。④预计发生人工胃肠支持并发症的危险大于其可能带来的益处。

（3）**给药途径** ①周围静脉途径：因营养液的渗透压较高，短期内即可发生血栓性静脉炎，仅限于只需短期 TPN 支持的患者，且营养液中葡萄糖与氨基酸的浓度不宜过高。②中心静脉途径：上腔静脉因其血流速度快，血管管径较大，明显减少了血栓性静脉炎的发生率，因此被认为是进行有效的长期 TPN 支持治疗的最为适宜的途径。最常用的为锁骨下静脉或颈内静脉穿刺置管。

第二节 营养代谢支持患者的护理

【护理评估】

1. 健康史 评估患者的年龄、身高、体重、饮食习惯；有无胃肠功能障碍的疾病，如肠瘘、肠梗阻等；了解患者有无高代谢疾病，如大面积烧伤、急性化脓性腹膜炎、大手术术后等；还要评估患者有无慢性消耗性疾病，如结核、恶性肿瘤等。

2. 身体状况

（1）**体重** 体重变化可以直接反映营养状况，但要除外脱水或水钠潴留等因素的影响。体重低于标准体重的15%，提示存在营养不良。

（2）**肱三头肌皮褶厚度** 取尺骨鹰嘴至肩胛骨喙突的中点测量肱三头肌皮肤褶折的厚度，来判断体内脂肪储存和肌肉储存。

知识链接

肱三头肌皮褶厚度的正常参考值：男性为 11.3~13.7mm；

女性为 14.9~18.1mm。

3. 实验室检查

（1）**内脏蛋白的测定**　是主要的营养监测指标之一，临床上常用的有白蛋白、前白蛋白、转铁蛋白等，但由于各自的半衰期不同而导致其血清水平出现先后的改变。

（2）**淋巴细胞计数**　周围血液淋巴细胞总计数可反映机体的免疫状态，营养不良时下降。

（3）**氮平衡试验**　用于初步评判体内蛋白质合成和分解代谢情况。正常情况下，24 小时氮排出量 = 尿中尿素氮 +4g（4g 指皮肤丢失 0.5g，肠道丢失 1.5g，为测定蛋白分解产物丢失 2g）。营养支持的患者，粪便中的氮量仅为 0.5g。

【护理诊断及合作性问题】

1. 营养失调，低于机体需要　与摄入不足等有关。

2. 有误吸的危险　与意识障碍、体位不当等有关。

3. 有黏膜受损的危险　与长期留置饲管有关。

4. 潜在并发症　气胸、空气栓塞等。

【护理目标】

1. 患者未发生误吸或误吸的危险性降低。

2. 患者未发生与静脉穿刺置管和肠外营养支持相关的并发症。

3. 患者未发生黏膜、皮肤的损伤。

4. 患者未发生与肠内营养支持相关的感染。

【护理措施】

1. 肠内营养

（1）根据医师的配方当日配制营养液，一次配量不超过 2000ml，并保存于 4℃的冰箱中，24 小时内使用完，保持清洁，避免污染。

（2）营养液应该由小剂量、低浓度缓慢注入，逐渐过渡到全量。灌注营养液的温度为 38℃~40℃，浓度为 12%~25%，输注量由 50ml 增至 300~400ml。使用输液泵应由 50ml/h，经 3~4 天后增至 100ml/h。

（3）输注前检查鼻胃管的位置是否在胃内，以免误吸。

（4）鼻胃管输注前取半卧位，床头抬高 30°或更高，以防反流误吸。

（5）保持鼻胃管通畅，输注营养液或药物前后，每隔 4 小时用温开水或生理盐水冲洗导管一次。

（6）加强口腔、鼻腔的护理，避免黏膜受损。保持造瘘口周围皮肤干燥、清洁，定时换药。

（7）观察并预防并发症。

1）呕吐、误吸：呕吐常见于虚弱、意识不清的患者，由于胃肠蠕动缓慢，胃液潴留，或输注量过大、过快而引起腹胀、呕吐。此时患者易发生误吸而引起严重的吸入性肺炎。所以，应注意鼻胃管的位置及输注速度，抬高床头，避免夜间输注，如果回抽液量 > 100 ~ 150ml，减慢或停止输入。若患者突然出现呕吐、呛咳，呼吸急促，咳出营养液似的痰，应立即停止输注，有误吸或鼻饲管移位的可能。立即将患者放平侧卧，鼓励并帮助患者咳嗽，有利于排出吸入物，若不缓解应立即通知医生并急请专科会诊，必要时经气管镜取出误吸物。

2）腹泻：为 EN 最常见的并发症，少数患者因腹泻而被迫停用 EN，重者可伴有脱水、电解质紊乱。腹泻的原因有：①营养液的渗透压过高。②营养液输注的速度过快、温度太低。③饮食中的葡萄糖被肠内细菌转变为乳酸。④营养液被细菌或真菌污染。⑤低蛋白血症等。腹泻常发生在 EN 的开始和开始使用高渗饮食时，预防方法：保持输注营养液的新鲜配制并低温保存；使用低浓度营养液；放慢输入时的速度；在营养液中酌情加入阿片酊等药物以减慢肠蠕动，可控制腹泻，同时静脉补充白蛋白，以增加肠道的吸收能力。

2. 肠外营养

（1）观察和预防并发症

1）静脉穿刺置管时的并发症：①气胸：当患者于静脉穿刺时或置管后出现胸闷、胸痛、呼吸困难、同侧呼吸音减弱时，应疑及气胸的发生，立即通知医师并协助处理，包括做胸部 X 线检查，视气胸的严重程度予以观察，胸腔抽气减压或胸腔闭式引流及护理。对依靠机械通气的患者，须加强观察，因为此类患者即使胸膜损伤很小，也可能会引起张力性气胸。②血管损伤：在同一部位反复穿刺易损伤血管，表现为局部出血或血肿形成等，应立即退针并压迫局部。③胸导管损伤：多发生于左侧锁骨下静脉穿刺时。穿刺时若见清亮的淋巴液渗出，应立即退针或拔除导管；偶可发生乳糜瘘，多数患者可自愈，少数需做引流或手术处理。④空气栓塞：可发生于静脉穿刺置管过程中，或因导管塞脱落或连接处脱离所致。大量空气进入可立即致死，故锁骨下静脉穿刺时，应置患者于平卧位、屏气；置管成功后及时连接输液管道；牢固连接；输液结束应旋紧导管塞。一旦疑及空气进入，立即置患者于左侧卧位，以防发生空气栓塞。

2）静脉置管后输液期间的并发症

①导管移位：锁骨下或其他深静脉穿刺置管后可因导管固定不妥而移位。临床表现为输液不畅或患者感觉颈、胸部酸胀不适，X 线透视可明确导管位置。导管移位所致液体渗漏可使局部组织肿胀；若位于颈部，可压迫气管，导致呼吸困难，甚至并发感染等。因此，静脉穿刺置管成功后必须妥善固定导管。一旦发生导管移位，应立即停止输液，拔管，做局部处理。

②感染：长期深静脉置管和禁食、TPN，易引起导管性和肠源性感染，须加强观察和预防。a. 导管护理：每天清洁、消毒静脉穿刺部位，更换敷料，加强局部护理。若用 3M 透明胶布贴封导管穿刺处者，胶布表面应标明更换日期并按时予以更换。观察穿

刺部位有无红、肿、痛、热等感染征象。若患者发生不明原因的发热、寒战、反应淡漠或烦躁不安，应疑为导管性感染。一旦发生上述现象，应及时通知医师，协助拔除导管并做微生物培养和药物敏感试验。避免经导管抽血或输血；输液结束时，可用肝素稀释液封管，以防导管内血栓形成和保持导管通畅。b. 营养液的配制和管理：营养液应在层流环境、按无菌操作技术配制；保证配制的营养液在 24 小时内输完；TNA 液输注系统和输注过程应保持连续性，期间不宜中断，以防污染；避免因营养液长时间暴露于阳光和高温下而导致变质。c. 尽早经口饮食或肠内营养：TPN 患者可因长期禁食，胃肠道黏膜缺乏食物刺激和代谢的能量而致肠黏膜结构和屏障功能受损、通透性增加，导致肠内细菌和内毒素易位，并发肠源性的全身性感染。故当患者胃肠功能恢复或允许进食时，鼓励患者经口饮食。

③代谢紊乱：a. 糖代谢紊乱：当单位时间内输入的葡萄糖量超过人体的代谢能力和胰岛素相对不足时，患者可出现高血糖，甚至非酮性高渗性高血糖性昏迷；但亦可因突然停输高渗葡萄糖溶液而出现反应性低血糖。前者主要表现为血糖异常升高，严重者可出现渗透性利尿、脱水、电解质紊乱、神志改变，甚至昏迷。此时护士应立即报告医师并协助处理：停输葡萄糖溶液或含有大量糖的营养液；输入低渗或等渗氯化钠溶液，内加胰岛素，使血糖逐渐下降；但应注意避免因血浆渗透压下降过快而致急性脑水肿。后者则主要表现为脉搏加速、面色苍白、四肢湿冷和低血糖性休克；应立即协助医师积极处理，推注或输注葡萄糖溶液。故肠外营养支持时，应加强临床观察和输液护理，葡萄糖的输入速度应小于 5mg/（kg·min），当发现患者出现糖代谢紊乱征象时，先抽血送检血糖值，再根据结果予以相应的处理。b. 脂肪代谢紊乱：脂肪乳剂输入速度过快或总量过多并超过人体的代谢能力时，患者可发生高脂血症或脂肪超载综合征；后者表现为发热、急性消化道溃疡、血小板减少、溶血、肝脾肿大、骨骼肌肉疼痛等。一旦发现类似症状，应立即停输脂肪乳剂。对长期应用脂肪乳剂的患者，应定期做脂肪廓清试验，以了解患者对脂肪的代谢、利用能力。通常 20% 的脂肪乳剂 250ml 需输注 4～5 小时。

④血栓性浅静脉炎：多发生于经外周静脉输注营养液时。主要发病原因：a. 输液的静脉管径细小，高渗营养液不能得到有效稀释，血管内皮受到化学性损伤。b. 置有导管的静脉跨越关节时，导管与静脉壁的碰触致静脉受到机械性损伤。可见输注部位的静脉呈条索状变硬、红肿、触痛，少有发热现象。一般经局部湿热敷、更换输液部位或外涂可经皮吸收的具抗凝、消炎作用的软膏后可逐步消退。

（2）增进患者舒适感　肠外营养液输注速度过快并超过机体代谢营养物质的速度时，患者可因发热和恶心等而不耐受，但若慢速输注时，患者又可因长时间卧床而感到不适，须采取有效措施增进其舒适感。

1）体位：在妥善固定静脉穿刺针或深静脉导管的前提下，协助患者选择舒适的体位。

2）控制输液速度：根据提供的葡萄糖、脂肪和氨基酸量，合理控制输液速度，以免快速输注时导致患者因脸部潮红、出汗、高热和心率加快等而感觉不适。

3）高热患者的护理：营养液输注过程中出现的发热，多因输液过快引起；输液结束时，不经特殊处理可自行消退。对部分高热患者可根据医嘱予以物理降温或服用退热药。

4）注意 TNA 液的输注温度和保存时间：①TNA 液配制后若暂时不输注，应以 4℃保存于冰箱内；但为避免输注液体过冷而致患者不适，须在输注前 0.5～1 小时取出，置室温下复温后再输注。②由于 TNA 液中所含成分达几十种，常温下长时间搁置后可使其中某些成分降解、失稳定或产生颗粒沉淀，输入体内后可致患者不适。因此，TNA 液应在配制后 24 小时内输完。

(3) 合理输液，维持患者体液平衡　①合理安排输液种类和顺序：为适应人体的代谢能力和使所输入的营养物质被充分利用，应慢速输注。但对已有缺水者，为避免慢速输注营养液而致体液不足，应先补充部分平衡盐溶液后再输注 TNA 液；已有电解质紊乱者，先予以纠正，再输注 TNA 液。②加强观察和记录：观察患者有无发生水肿或皮肤弹性消失，尿量是否过多或过少，并予以记录。根据患者的出入水量，合理补液和控制输液速度。

护考链接

全胃肠外营养支持患者可能发生最严重的代谢并发症是（　　　）

A. 高渗性非酮症昏迷　　　　B. 高钾血症

C. 高血糖　　　　　　　　　D. 低钾血症

E. 肝功能异常

【健康教育】

1. 长期摄入不足或因慢性消耗性疾病致营养不良的患者，应及时到医院检查和治疗，以防发生严重营养不良和免疫防御能力下降。

2. 患者出院时，若营养不良尚未完全纠正，应继续增加饮食的摄入，并定期到医院复诊。

小　结

营养支持是指在饮食摄入不足或不能进食时，通过肠内或肠外途径补充或完全提供人体所需营养的一种技术。临床上，大约有 50% 的外科患者存在营养不良，其中不少患者因创伤、感染等应激状态而出现营养代谢紊乱。恰当的营养支持能够有效改善代谢状况，阻止疾病发展，促进创伤愈合，使患者早日康复。外科护士应了解患者的代谢特点，主动配合临床治疗工作，及时对患者的营养状况作出评估，制订相应的护理计划，做好营养代谢支持患者的护理工作。

同步训练

1. 不属于管饲的途径是（　　）
    A. 鼻饲   B. 胃造口
    C. 空肠造口   D. 中心静脉滴入
    E. 经高位空肠瘘插管
2. 营养支持以什么为主（　　）
    A. 水   B. 蛋白质
    C. 热量   D. 无机盐
    E. 维生素
3. 对"全胃肠外营养"概念的正确提法是（　　）
    A. 指从静脉供给患者所需的全部营养
    B. 必须从中心静脉滴入
    C. 操作容易，无菌要求较低
    D. 管理方便，患者不需住院
    E. 并发症少而轻
4. 在无菌条件下配制的营养液，冷藏有效期为（　　）
    A. 2 小时   B. 4 小时
    C. 8 小时   D. 12 小时
    E. 24 小时
5. 不需要用管饲饮食的患者是（　　）
    A. 昏迷患者   B. 手术后不能张口进食者
    C. 拒绝进食者   D. 晚期食管癌患者
    E. 高热患者需补充高热量流食时

第五章　麻醉患者的护理

第一节　概　　述

病案引导

男性患者，46岁，吸烟史28年，高血压病史8年，胃溃疡史6年。近1个月来上腹不适、疼痛、反酸、嗳气等症状明显加重。经胃镜检查确诊为胃癌，拟行胃大部切除术。请问：对该患者最好采用哪种麻醉方法？如何预防麻醉后的并发症？常见的护理诊断有哪些？对该患者实施哪些护理措施？

麻醉（Anesthesia）是指应用药物或其他方法，使患者完全或部分暂时失去感觉。理想的麻醉能达到安全、无痛、精神安定和适当的肌肉松弛，为手术创造良好的条件。但是，麻醉药物对机体的生理功能却有不同程度的干扰，有时还会发生意外，甚至危及患者的生命。随着外科手术技术和麻醉学的发展，麻醉的应用范围已经不局限于消除手术中的切口疼痛（临床麻醉），同时也包括了镇静镇痛、重症监测和急救复苏等领域。根据麻醉作用的部位和所给药物的不同，临床麻醉可分为局部麻醉、椎管内麻醉及全身麻醉三类。

【局部麻醉】

简称局麻，又称部位麻醉。麻醉药只作用于周围神经系统，使手术区内神经阻滞，患者痛觉暂时消失。局麻操作简便、安全有效、患者意识清醒、并发症较少，但去痛效果不完全，也没有肌肉松弛作用，因此，适用于部位较表浅、局限的手术。

按照化学结构的不同，局麻药可分为酯类和酰胺类。临床常用的酯类局麻药有普鲁卡因、丁卡因等，一般酯类可引起药物过敏反应，使用前应常规进行药物过敏试验，明确阴性者方可使用；酰胺类有利多卡因、布比卡因、罗哌卡因等。临床常用局部麻醉药的麻醉效能、作用时间及最大剂量见表5-1。

表 5 - 1　常用局部麻醉药的特点和用量

	普鲁卡因	丁卡因	利多卡因	布比卡因
麻醉效能	弱	强	中等	强
弥散效能	弱	弱	强	中等
用途	局部浸润麻醉、神经阻滞	表面麻醉、神经阻滞	表面麻醉、局部浸润麻醉、神经阻滞	神经阻滞、局部浸润麻醉
作用时间（小时）	0.75~1	2~3	1~2	5~6
一次限量（成人）（mg）	1000	40（表面麻醉）；80（神经阻滞）	100（表面麻醉）；400（局部浸润麻醉、神经阻滞）	150

根据药物作用部位的不同，局麻方法分为 4 种。

1. 表面麻醉　将穿透力强的局麻药施于黏膜表面，药物透过黏膜而阻滞黏膜下的神经末梢，使黏膜产生麻醉作用的方法。常用于眼、鼻、咽喉、气管、尿道等部位的浅表手术或内镜检查。临床滴眼常用 0.5%~1% 丁卡因；涂敷鼻、咽喉及气管喷雾和尿道灌入常用 1%~2% 丁卡因或 2%~4% 利多卡因。

2. 局部浸润麻醉　将局麻药分层注入手术区组织内，阻滞神经末梢而达到麻醉作用，是应用广泛的局麻方法（图 5 - 1）。其基本操作方法是沿手术切口线，由浅入深分层注射局麻药，逐层阻滞组织中的神经末梢。每次注药前应回抽，以免药液注入血管。常用药物为 0.5% 普鲁卡因或 0.25%~0.5% 利多卡因，如无禁忌，局麻药液中加入少量肾上腺素，可减缓药液的吸收，延长麻醉的作用时间和减少出血。一般用于较小范围的手术。

3. 区域阻滞麻醉　在手术区周围及底部注射局麻药，以阻滞支配手术区内的神经纤维而达到麻醉作用（图 5 - 2）。主要适用于头皮手术、乳房良性肿瘤切除术和腹股沟疝修补术等局部肿块切除术。

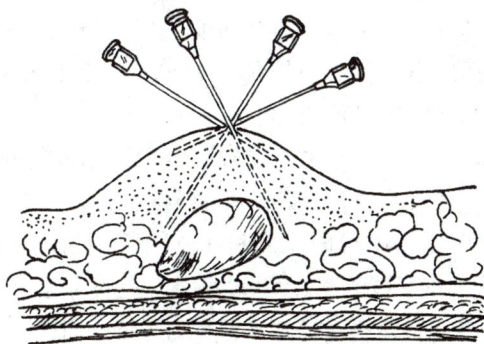

图 5 - 1　局部浸润麻醉

图 5 - 2　区域阻滞麻醉

4. 神经干（丛）阻滞麻醉　局麻药注入神经干、丛、节周围，阻断其冲动传导，使受其支配的区域产生麻醉作用。常用的方法有臂丛阻滞、颈丛阻滞。臂丛阻滞适用于上肢和肩部手术；颈丛阻滞适用于颈部手术，如甲状腺手术、气管切开术等。

【椎管内麻醉】

椎管内麻醉（Intrathecal Anesthesia）是将局部麻醉药物注入椎管内蛛网膜下腔或硬脊膜外腔，使部分脊神经传导功能暂时性阻滞的麻醉方法（图5-3）。椎管内麻醉时，患者意识清醒、镇痛效果确切、肌肉松弛良好，但对生理功能有一定的影响，也不能完全消除内脏牵拉反应。根据药液作用部位的不同，可分为蛛网膜下腔阻滞麻醉和硬脊膜外腔阻滞麻醉。

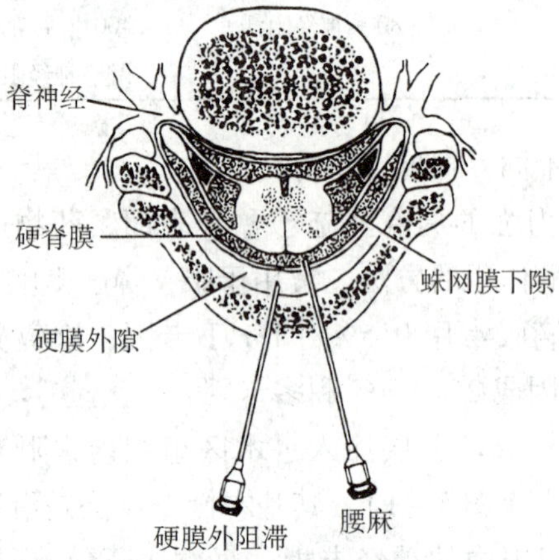

图5-3 椎管内麻醉针头插入位置

1. 蛛网膜下腔阻滞麻醉 是将局麻药注入蛛网膜下腔，阻滞部分脊神经的传导功能而引起相应支配区域麻醉的方法，简称腰麻。由于在相应的感觉平面以下均产生麻醉效果，故又称半身麻醉。为了避免穿刺注药时伤及脊髓，成人腰椎穿刺部位应选择 L_2 以下腰椎间隙，儿童应在 L_3 以下间隙。一般经腰部 $L_3 \sim L_4$、$L_4 \sim L_5$ 间隙穿刺给药，见脑脊液流出后注入药物，$5 \sim 10$ 分钟内改变患者体位，完成麻醉平面调节。腰麻适用于手术时间在 $2 \sim 3$ 小时内的下腹部、盆腔、会阴部及下肢手术。休克、颅内压增高、脑脊膜炎、穿刺部位皮肤感染或全身脓毒血症、脊柱外伤或结核、凝血机制障碍、急性心力衰竭、严重腰背痛史等禁忌使用。由于腰麻平面以下大量血管扩张，对循环功能干扰显著，患者术中、术后的并发症发生较多，目前临床腰麻已不常用。

2. 硬脊膜外腔阻滞麻醉 简称硬膜外麻醉。将局麻药注入硬脊膜外腔，阻滞脊神经的传导功能，使受其支配的区域产生麻醉效应的麻醉方法。由于受抑制的脊神经较腰麻少，生理干扰程度较轻。同时，安全注射的部位并不局限于腰椎 L_2 以下，故适用范围较腰麻广，常用于横膈以下的各种腹部、腰部和下肢手术，尤其适用于上腹部手术。但中枢神经系统疾病、休克、穿刺部位皮肤感染、脊柱严重畸形或结核、凝血机制障碍者禁忌使用。按给药方式分为单次硬膜外阻滞和连续性硬膜外阻滞两种。一次性注药，势必用药量大，可控性小，因此临床主要用连续性硬膜外阻滞，经导引针留置塑料导管，分次注药。硬脊膜外腔紧靠蛛网膜下腔，如果将硬膜外阻滞所用的全部或大部分局麻药不慎注入蛛网膜下腔，可导致严重的并发症——全脊髓麻醉，患者呼吸和循环功能将相继发生严重障碍，甚至危及生命。

【全身麻醉】

全身麻醉是麻醉药物作用于中枢神经系统并抑制其功能，使患者意识和全身痛觉暂时消失的麻醉方法。全身麻醉是目前临床最常使用的麻醉方法，其安全性、舒适性均优于椎管内麻醉和局部麻醉，适用于身体各部位的手术。按麻醉药物进入体内的途径不同，分为吸入麻醉和静脉麻醉。

1. 吸入麻醉（Inhalation Anesthesia）　将气体或挥发性液体麻醉药物经呼吸道吸入而产生全身麻醉作用的方法（图5－4）。因麻醉深度的调节较其他麻醉方法容易，在临床麻醉中应用最为广泛。开放点滴吸入麻醉方法目前临床较少使用。密闭式气管内吸入麻醉是经静脉注入少量麻醉药进行麻醉诱导后，完成气管内插管（图5－5），再吸入麻醉维持。此法能确保呼吸道通畅，辅助呼吸，防止异物进入呼吸道，便于随时吸出气管和支气管内分泌物。适用于各种大手术，尤其是胸内手术，是目前全麻中比较安全的麻醉方法。常用的吸入麻醉药有氧化亚氮气体以及恩氟烷、异氟烷、氟烷等挥发性液体。

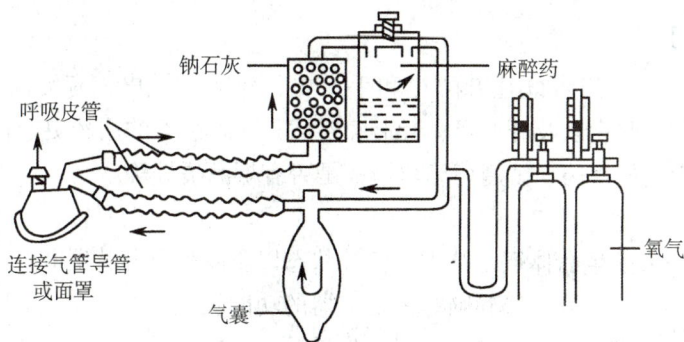

图5－4　密闭式气管内吸入麻醉

（1）显露声门　　　　　　　　（2）气管内置管

图5－5　气管内插管

2. 静脉麻醉（Intravenous Anesthesia） 将麻醉药物注入静脉，通过血液循环作用于中枢神经系统而产生全身麻醉作用的方法。此法具有操作方便、诱导迅速、作用平稳而持久等优点；缺点是麻醉深度不易调节，易产生快速耐药，无肌松作用，长时间用药后可产生体内药物蓄积和苏醒延迟。单一的静脉全麻目前仅用于全麻诱导或短小手术，如果与吸入麻醉复合使用，适用范围广，效果稳定，麻醉后苏醒快。常用的静脉麻醉药有硫喷妥钠、氯胺酮及丙泊酚等。

临床上全身麻醉多为复合麻醉，是指两种或两种以上的全麻药物或（和）麻醉方法复合使用，称为复合麻醉。如对复杂或较长时间的手术，临床常将静脉麻醉剂、镇痛剂及肌肉松弛剂联合使用。复合麻醉有利于减轻单一药物或方法的不良影响，提高麻醉效果。

第二节　麻醉前护理

为了提高患者对麻醉和手术的耐受力，减少麻醉期间和麻醉后的并发症，保障患者麻醉安全及手术顺利进行，必须认真做好麻醉前的护理工作。

【护理评估】

1. 健康史 了解患者既往麻醉史和手术史、药物过敏史；有无高血压、心脏病、哮喘、糖尿病、皮肤病以及肝、肾、肾上腺疾病；了解患者的用药史，特别是近期是否使用糖皮质激素、催眠药、镇痛药等药物；是否有烟酒嗜好等。

2. 身体状况

（1）评估患者的生命体征、神志、精神状态以及发育营养状况。

（2）了解心、肺、肝、肾和脑等重要脏器的功能状况。

（3）了解患者有无发热、贫血、凝血障碍及水、电解质、酸碱平衡紊乱等情况。

（4）牙齿有无松动或缺损、有无义齿。

（5）麻醉穿刺部位有无皮肤破损或感染、有无脊柱畸形或骨折。

3. 心理－社会状况 了解患者对麻醉方式、麻醉前准备、麻醉中护理配合和麻醉后康复知识的认识程度；了解患者是否有焦虑或恐惧等不良的情绪反应。

4. 辅助检查

（1）实验室检查 血、尿、粪便常规检查、出凝血时间测定、血气分析、血清电解质测定、肝肾功能检查等。

（2）心电图和胸部 X 线检查 了解心肺有无异常。

5. 麻醉方法选择 临床根据手术部位、种类和患者的身体状况等因素，选择合适的麻醉方法。护士应了解麻醉方法选择的一般原则（表 5－2），做好麻醉前配合，并对患者实施相关的健康教育。

表5－2　麻醉选择的一般原则

手术部位、范围	选择麻醉类别
浅表小手术	局部浸润、区域阻滞麻醉
颈部手术	颈丛阻滞
上肢手术	臂丛阻滞
腹部手术、下肢较大手术	硬膜外麻醉
脐以下手术	腰麻
会阴、肛门手术	骶麻（特殊硬膜外麻醉）或鞍麻（特殊腰麻）
颅内手术	全麻
胸内手术	气管内麻醉或复合麻醉
心脏直视手术	人工低温和体外循环复合麻醉

【护理诊断及合作性问题】

1. 焦虑和恐惧　与担心麻醉安全性、手术效果及预后等有关。

2. 知识缺乏　缺乏麻醉前需要注意和配合的知识。

【护理目标】

1. 患者的焦虑和恐惧情绪减轻。

2. 患者了解有关麻醉及麻醉配合的知识。

3. 患者对麻醉及手术的耐受力提高。

【护理措施】

1. 一般护理

（1）休息与营养　保持病室安静，患者应注意休息，保证充足的睡眠；麻醉禁食前，能进食者，应指导患者合理膳食，加强营养；必要时遵医嘱补充营养、补液及输新鲜血，尽量改善患者的全身状况，纠正营养不良、贫血及体液失衡，提高患者对麻醉和手术的耐受力。

（2）改善呼吸功能　吸烟者至少停止吸烟2周，并做深呼吸锻炼；痰液黏稠不易咳出时，雾化吸入以稀释痰液，并协助患者体位排痰。

（3）胃肠道准备　成人择期手术麻醉前应常规禁食12小时，禁饮水4～6小时，保证胃排空，避免术中、术后呕吐物误吸而致窒息和吸入性肺炎。小儿术前应常规禁食（奶）4～8小时，禁水2～3小时。即使是局部麻醉，除门诊小手术外，也应禁食，当局麻效果不佳时便于中转全身麻醉。急症手术，若病情、手术时间允许，可催吐或插胃管以排空胃内容物；胃内容物多且必须立刻全麻者，可协助麻醉师选择清醒状态下气管插管，主动控制呼吸道，避免误吸。

护考链接

麻醉前禁食、禁饮的主要目的是（　　　）
A. 防止术中呕吐、误吸　　　B. 防止术中排便
C. 防止术后腹胀　　　D. 利于术后胃肠功能恢复
E. 防止术后尿潴留和便秘

2. 心理护理　针对患者的心理状态进行解释说明、安慰并鼓励患者，向患者及其家属介绍麻醉方法、手术中需要注意的问题和可能出现的不适，取得患者的信任与配合，以缓解患者对麻醉的恐惧、焦虑情绪。过度紧张而难以自控的患者，必要时遵医嘱给予镇静药，确保麻醉与手术的顺利实施。

3. 病情观察　密切监测生命体征，观察患者有无发热、心率快慢、心律是否规则、呼吸是否平稳、血压是否正常。观察原有病情是否平稳，如合并心血管病者，心脏功能是否改善，血压是否控制在180/100mmHg以下；合并糖尿病者，空腹血糖是否控制在8.3mmo/L以下、尿糖低于（++）、尿酮体阴性，能否按计划实施麻醉和手术。手术日晨了解女性患者是否月经来临；患者牙齿有无松动，义齿是否取出。

4. 局麻药过敏试验　普鲁卡因、丁卡因等均有引起变态反应的可能，使用前需常规做皮肤过敏试验，皮试阳性或有过敏史者，可改用利多卡因或其他麻醉方法。

5. 麻醉前用药护理　其目的是安定镇静以稳定患者的情绪，缓解焦虑；抑制气道腺体分泌，保持呼吸道通畅；减轻麻醉药的副作用，避免不良的神经反射；提高痛阈，减少麻醉药用量，增强麻醉效果。常用的药物有以下4类：

（1）**抗胆碱药**　抑制口腔和呼吸道腺体分泌，解除平滑肌痉挛，有利于呼吸道通畅；抑制迷走神经兴奋，避免术中心动过缓或心脏停搏。常用阿托品0.5mg于麻醉前30分钟肌内注射。阿托品还能加快心率，提高基础代谢和抑制汗腺分泌，影响机体散热，故心动过速、甲状腺功能亢进和高热等患者不宜使用，必要时改用东莨菪碱0.3mg于麻醉前30分钟肌内注射。

（2）**催眠药**　主要是巴比妥类药物，具有镇静、催眠、抗惊厥作用，能预防局麻药的毒性反应，为各种麻醉前的常用药物。常用苯巴比妥钠0.1g于麻醉前30分钟肌内注射。

（3）**安定、镇静药**　具有镇静、催眠、抗焦虑、抗惊厥及中枢性肌肉松弛作用，还有一定的抗局麻药毒性反应的作用。成人常用地西泮（安定）5~10mg于麻醉前30分钟肌内注射。

（4）**镇痛药**　提高痛阈，减少麻药用量；剧痛患者麻醉前应用能使其安静合作；椎管内麻醉前使用能减轻腹部手术中的内脏牵拉反应；局麻前使用，可强化麻醉效果。成人常用哌替啶（杜冷丁）50~100mg肌内注射或吗啡5~10mg皮下注射。吗啡有抑制呼吸中枢的不良反应，故老人和小儿应慎用，孕妇、新生儿及呼吸功能障碍者禁用。

护考链接

1. 吸入麻醉时，术前用阿托品的目的是（　　）

A. 减少胃肠道蠕动　　　　　　　B. 提高患者的耐受力

C. 抑制迷走神经反射　　　　　　D. 减少呼吸道分泌物

E. 减轻术中交感神经兴奋

2. 能预防局麻药中毒的术前用药是（　　）

A. 氯丙嗪　　　　　　　　　　　B. 异丙嗪

C. 阿托品　　　　　　　　　　　D. 哌替啶

E. 苯巴比妥钠

【护理评价】

1. 患者紧张、焦虑以及恐惧心理是否得到缓解。

2. 患者能否正确描述有关麻醉及麻醉配合知识。

3. 患者重要脏器功能是否改善，是否能耐受麻醉和手术。

【健康指导】

1. 向患者说明麻醉的必要性和安全性，消除患者的顾虑，稳定情绪。

2. 教育患者配合好麻醉前的各项护理工作，如麻醉前按时禁食禁饮，减少麻醉中、麻醉后呕吐的可能性。

3. 指导患者了解麻醉后有关并发症的表现及应对方法，争取患者的合作。

第三节　麻醉后的监测和护理

病案引导

　　女性患者，45 岁，在硬膜外麻醉下行子宫肌瘤切除术。麻醉过程中患者突然意识不清、呼吸抑制、血压下降、心动过缓，随之出现呼吸、心跳骤停。

　　请问：该患者目前发生了什么情况？应如何预防和处理？

　　由于麻醉方法、药物、手术创伤及失血等因素对患者的生理功能带来不同程度的影响，麻醉期间和麻醉后随时有可能出现异常、意外或并发症。因此，护士应协助麻醉医师密切观察患者呼吸和循环系统功能的改变，及时发现各种麻醉术中、术后的异常或并发症，并做好输液、输血、胃肠减压、导尿、临时用药、麻醉意外的抢救等，更好地实施麻醉后的护理工作。

【护理评估】

1. 健康史

（1）了解术中的麻醉情况，如麻醉方式、麻醉药物种类和用量等。

（2）了解术中失血量、输血量和补液量及术中的异常情况等。

2. 身体状况 评估麻醉、手术对机体的影响情况，注意术后患者原有疾病的改善状况。尤其是要重点关注不同的麻醉方法可能导致的并发症。

（1）局部麻醉 评估患者有无局麻药物的毒性反应、过敏反应及其原因，以便及时配合处理。

1）毒性反应：局麻药吸收入血后，当血药浓度超过一定阈值时可引起全身毒性反应（表5-3）。主要原因有：①药液浓度过高、用量过大，超过患者的耐受力；②药液误注入血管；③注药部位组织血运丰富，局麻药吸收过快；④患者体质差，肝肾功能不良，对正常用量的局麻药耐受力降低；⑤药物间相互影响使毒性增高，如普鲁卡因与氯琥珀胆碱同时使用，前者分解减少就容易中毒。

2）过敏反应：临床罕见。多见于酯类局麻药过敏，酰胺类过敏极为罕见。使用少量局麻药后，患者即出现荨麻疹、咽喉水肿、支气管痉挛、低血压及血管神经性水肿等，严重者发生过敏性休克而死亡。

表5-3　局麻药物毒性反应的分型与表现

临床分型	发生率	主要表现
兴奋型	较多见，主要见于普鲁卡因中毒	①一般表现：恶心呕吐，舌或唇麻木，头痛头晕，耳鸣，视力模糊等；②中枢神经兴奋：烦躁不安，严重者有谵妄、狂躁、肌肉抽搐，甚至意识丧失、惊厥，惊厥不止者可发生窒息而心跳停止；③交感神经兴奋：出冷汗，呼吸急促，血压升高，心率增快，甚至心律失常
抑制型	较少见，主要见于丁卡因中毒	①表现为嗜睡，呼吸浅慢，脉搏徐缓，血压下降；②严重者昏迷，心律失常，发绀，甚至休克和呼吸、心跳停止

（2）椎管内麻醉 其对呼吸、循环、呼吸、消化、泌尿系统生理功能都会产生不同程度的影响，应重点评估患者的生命体征、意识、尿量及肢体的感觉、运动是否恢复正常，有无并发症的发生。

1）血压下降、心率减慢：麻醉区域交感神经阻滞，周围血管扩张，回心血量减少，患者出现血压下降，其发生率和严重程度与麻醉平面密切相关；迷走神经兴奋增强以及内脏牵拉反应等，可致心率减慢或心动过缓。

2）呼吸抑制：腰麻平面过高、高位硬膜外麻时（达T_2以上）局麻药浓度过高或用量过大，均可抑制呼吸肌的运动功能，患者表现为胸闷气短、咳嗽及说话无力、发绀等。如果不甚将硬膜外阻滞所用的麻醉药全部或大部分注入蛛网膜下腔，即导致全脊髓麻醉，注射后几分钟内，患者出现呼吸困难、血压下降、意识消失，继而呼吸停止，甚至心搏骤停。

3）恶心、呕吐：其主要原因包括：①脑缺血缺氧而兴奋呕吐中枢；②迷走神经亢进致胃肠蠕动增强；③术中牵拉腹腔脏器；④患者对麻醉药或辅助用药较敏感。

4）尿潴留：腰麻术后较常见，由于骶神经阻滞恢复较迟，下腹部或会阴、肛门部手术后切口疼痛，以及患者不习惯卧床排尿所致。

5）头痛：主要因腰麻术后脑脊液漏入硬膜外腔，致颅内压下降和颅内血管扩张而引起血管性头痛。

6）神经损伤：穿刺操作或导管质硬而损伤脊神经根或脊髓，使其相应支配的区域感觉障碍、肌力减弱。

7）硬脊膜外血肿：穿刺损伤血管形成，可压迫脊髓而致截瘫。

8）椎管内感染：多因无菌操作不严或穿刺针经过感染组织，将细菌带入硬脊膜外腔而引起感染，并逐渐形成脓肿。

（3）**全身麻醉** 全麻停止后，药物对机体的影响仍将持续一定时间，全麻后至苏醒前易发生呼吸系统、循环系统和中枢神经系统的并发症。

1）呼吸系统

①呕吐与误吸：麻醉前未禁饮食、胃扩张、肠梗阻、上消化道出血等患者易发生呕吐及误吸，某些全麻药物对胃肠或对呕吐中枢的刺激也会引起呕吐。呕吐物吸入气管，引起吸入性肺炎，或造成窒息而死。

②上呼吸道梗阻：不全梗阻者表现为呼吸困难及鼾声，完全梗阻者则有鼻翼煽动和三凹征。常见的原因有：a. 舌后坠：麻醉后下颌肌肉松弛致舌根后坠，使上呼吸道不全梗阻而产生鼾声。b. 黏液阻塞：麻醉药物刺激、术前未使用抗胆碱药或用量较小及呼吸道感染等原因，均使呼吸道分泌物增多，患者呼吸困难、发绀、喉及胸部有干湿啰音。c. 喉痉挛：刺激性麻醉药、麻醉变浅或有异物触及喉头时均诱发喉痉挛，患者呈吸气困难、发绀、喉部发出高调鸡鸣音。

③呼吸抑制：麻醉过浅或过深、麻醉性镇痛药及肌肉松弛药用量过大等因素，会使呼吸节律和深度发生变化，肺通气量下降，致呼吸减弱，甚至呼吸停止。

④肺不张和肺炎：麻醉药物和气管插管刺激，呼吸道分泌物增多，以及误吸阻塞支气管，引起肺炎、肺不张。

2）循环系统

①高血压：此为全身麻醉中最常见的并发症。除原发性高血压者外，多与麻醉浅、镇痛药用量不足、气管插管和手术刺激等因素有关。

②低血压：常因麻醉过深、麻醉前血容量不足、术中失血失液、内脏牵拉反应等使心血管活动抑制，导致血压下降。

③心律失常：手术刺激、低血容量、缺氧及二氧化碳蓄积，引起心动过速；内脏牵拉反应、体温过低等使心动过缓；麻醉过浅过深，有电解质、酸碱平衡紊乱，或原有心脏疾病，则术中或术后更易发生心律失常，甚至心搏骤停。

3）神经系统

①高热与惊厥：多见于小儿，全麻药物的不良作用引起中枢性体温失调而出现高热，甚至惊厥，如延误抢救，可致呼吸和循环功能衰竭而死亡。

②苏醒延迟或不醒：全麻后苏醒时间长短与麻醉药种类、麻醉深浅程度、有无呼吸和循环系统并发症等因素有密切的关系。若患者术后长时间昏睡不醒、瞳孔散大，是麻醉过深或继发性脑损伤所致。

3. 心理 – 社会状况　了解患者对麻醉和术后不适的认识状况，家属对患者麻醉后的身心支持程度。了解当出现恶心、呕吐、头痛、尿潴留等并发症时，患者有无焦虑、恐惧情绪反应。

4. 辅助检查　心电监护、血氧饱和度是否正常；可做血尿常规、血电解质检查、血气分析等了解重要脏器的功能有无异常改变。

5. 麻醉恢复室监测　为保证手术麻醉后患者的安全，全麻苏醒前、椎管内麻醉平面过高者，术后应在麻醉恢复室由专人监测与护理。监测项目包括：血压、脉搏、呼吸、心电图、血氧饱和度、血气分析、尿量、补液量及速度和引流量等。全麻患者返回病房指征：①意识恢复，肌力恢复，能睁眼、张口和握手。②呼吸平稳，能深呼吸、咳嗽，动脉血氧饱和度 >95%。③血压及脉搏平稳，心电图示无心律失常及心肌缺血。椎管内麻醉患者的通气量满意，一般状况稳定，可离开麻醉恢复室并送回病房。

【护理诊断及合作性问题】

1. 低效性呼吸形态　与呼吸道阻塞、全麻过深或过浅、腰麻平面过高等因素有关。

2. 潜在并发症　局麻药毒性反应、恶心呕吐、窒息、呼吸抑制、低血压、心律失常等。

3. 有受伤的危险　与全麻后未清醒或各种麻醉后感觉与运动未完全恢复有关。

4. 疼痛　与手术、创伤和麻醉药物的作用消失有关。

【护理目标】

1. 患者了解有关麻醉后须注意和配合的知识。

2. 患者无并发症发生或能得到及时发现和处理。

3. 患者未受到意外损伤。

4. 患者疼痛缓解或减轻，舒适感增加。

【护理措施】

1. 一般护理

（1）**体位**　全麻未清醒患者，应去枕平卧，头偏向一侧；腰麻患者必须去枕平卧4~6小时；硬脊膜外腔阻滞麻醉患者应平卧（可不去枕）4~6小时。麻醉苏醒，患者生命体征平稳且病情无特殊体位要求者，一般可取半卧位。

护考链接

1. 为预防蛛网膜下腔麻醉术后头痛的发生（　　）

　A. 头偏向一侧　　　　　　　　B. 薄枕平卧4~6小时

　C. 去枕平卧4~6小时　　　　　D. 吸氧

　E. 减少术中输液量

2. 护理全麻未清醒患者，以下最重要的措施是（　　）

　A. 保暖　　　　　　　　　　　B. 定时测血压、呼吸、脉搏

　C. 平卧位，头偏向一侧　　　　D. 输血、输液

　E. 约束肢体

（2）吸氧　全麻、大手术及年老体弱者，术后常规低流量吸氧，待患者全身情况稳定可考虑停止吸氧。

（3）维护体温正常　多数全麻或大手术后，患者体温偏低，应注意保暖。小儿全麻后发生高热甚至惊厥，应给予物理降温。

（4）防止意外损伤　全麻苏醒过程中，患者常可出现躁动不安或幻觉等。对小儿及躁动不安者需使用护栏，必要时适当约束，防止坠床、受伤、乱抓敷料或各种导管。

（5）其他　局麻对机体的影响小，一般无需特殊护理。若术中用药剂量较大、手术时间过长，应嘱患者术后休息片刻，无不适后方可离去，并告知若有不适，立刻就诊。

2. 病情观察

（1）意识、精神　患者是否清醒，精神状态如何；有无麻醉药所致的幻觉及异常行为。

（2）生命体征　患者返回病房后继续连接心电监护仪，加强观察；未连接心电监护仪者，应根据患者的情况，在麻醉后早期每15~30分钟测定血压、脉搏、呼吸频率1次，及时记录结果。

（3）液体出入　观察并记录患者的补液量、尿量、各种引流管引流液的质与量。

（4）肢体感觉、运动　观察、评估患者肢体的感觉和运动情况有无异常。

（5）其他　患者有无恶心、呕吐、头痛、尿潴留等并发症发生。若发现异常，及时告知医生，并配合紧急处理。

3. 并发症防治与护理

（1）维持呼吸功能　保持呼吸道通畅：全麻未醒者，除平卧、头偏向一侧外，应及时清理呼吸道分泌物；对舌后坠者，应托其下颌，使头部后仰，置入口咽或鼻咽通气管；咽喉部有痰鸣音者，及时清除分泌物或异物，解除梗阻；喉痉挛者，注射肌松药并行气管内插管；对轻度喉头水肿者，遵医嘱静脉注射糖皮质激素或雾化吸入肾上腺素，严重者配合医生气管切开；呼吸减弱或呼吸困难者，应继续吸氧，必要时协助气管插管和机械人工呼吸等。

（2）维持循环功能　除心电监护外，必要时监测中心静脉压，指导补液。如发现血压下降、心律失常等，应及时告诉医生，并遵医嘱做相应处理，如调整输血、输液速度，使用升压药或抗心律失常药物等。血压下降、脉搏增快、中心静脉压低，应大量快速输液以扩充血容量；血压下降、心动徐缓，则应在加速输液的同时静脉注射麻黄碱15mg或阿托品0.5mg。尿量是循环监测的最简便方法，麻醉后应保持尿量在30ml/h以上。

（3）防治腰麻后头痛　头痛常发生于术后2~7天，多数7日内症状消失，个别患者病程可长达6个月以上。头痛部位不定，但枕部最多，顶部和额部次之。头痛的特点是抬头或坐起时加重，平卧后减轻或消失。术后常规去枕平卧4~6小时，可预防头痛的发生。已发生头痛的患者，应卧床休息，遵医嘱给予镇静止痛药、针刺止痛或腹带捆绑腹部等处理；严重者硬膜外腔注入生理盐水、5%的葡萄糖或中分子右旋糖酐30ml。

(4) 防治局麻药中毒

1) 急救处理：立即停用局麻药，保持呼吸道通畅并吸氧；轻者遵医嘱肌内注射苯巴比妥钠或地西泮，以预防和控制抽搐的发生；出现抽搐或惊厥时应立即静脉注射硫喷妥钠；反复惊厥者静脉注射氯琥珀胆碱并行气管插管及人工呼吸；低血压者，遵医嘱静脉输液扩容的同时，加适当血管收缩剂（如麻黄碱、间羟胺）以维持循环功能；心率慢者，遵医嘱缓慢静脉注射阿托品；一旦发生心跳、呼吸停止，立即心肺复苏抢救。

2) 预防毒性反应：护士配合医师做好预防工作是十分重要的，主要预防措施：①麻醉前应用苯巴比妥钠、地西泮、抗组胺类药物，可以预防或减轻毒性反应；②总量限制，普鲁卡因一次手术用量不超过 1g，利多卡因不超过 0.4g，丁卡因不超过 0.1g；③注药前一定要回抽确定无血液，以防误注入血管；④每 100ml 局麻药中加入 0.1% 肾上腺素 0.3ml，可减慢局麻药的吸收并能延长麻醉时间；但指（趾）、阴茎等接受末梢动脉供血的部位局麻时忌用，避免缺血坏死；高血压、心脏病、老年患者也不宜使用。

(5) 术后镇痛　麻醉作用消失后，患者手术切口部位会出现程度不等的疼痛，影响患者的休息、早期活动和饮食，甚至各器官的正常生理功能。术后镇痛方法包括：①传统方法是护士按医嘱在患者需要时给予解热镇痛药（小手术后）或阿片类镇痛药（中、大手术后）。其镇痛效果不确切，多数患者仍体验不同程度的疼痛。②"患者自控镇痛（PCA）"是目前临床较普遍采用的一种由患者自控的镇痛方法。由麻醉医生根据患者的情况和对疼痛的耐受力预先配制好镇痛药液，通过镇痛泵持续小剂量输入到硬脊膜外腔或静脉等处，需要时患者即可自行按压 PCA 装置键追加一定剂量的镇痛剂，达到有效的镇痛效果。护士应告知患者镇痛药使用的时间和剂量要求，教会患者正确使用，避免翻身、活动时扭曲、折叠或脱管。

(6) 其他对症处理　恶心呕吐者，及时清理呕吐物，积极预防误吸，查明原因，对症处理；尿潴留者行针刺、下腹热敷、诱导、无菌导尿等方法；椎管穿刺部位血肿或感染者，应遵医嘱止血、抗感染治疗，必要时及早手术切开椎板减压、排脓。

4. 心理护理　帮助患者分析术后早期焦虑、恐惧等情绪反应的原因，有针对性地耐心解释说明，安慰并鼓励患者表达心里的感受，稳定情绪，促进患者康复。

【护理评价】

1. 患者是否了解有关麻醉后须注意和配合的知识。

2. 患者有无并发症发生、是否能得到及时发现和处理。

3. 患者是否未发生意外坠床或其他损伤。

4. 患者疼痛是否缓解或减轻，舒适感是否增加。

【健康指导】

1. 告知患者麻醉后的注意事项及配合要点。

2. 麻醉后的并发症或不适，随着麻药作用的消失，可不留任何后遗症；少数腰麻后头痛患者出院时仍未缓解，不必忧虑，注意休息后能自行缓解。

3. 随着麻醉药物作用的逐渐消失，患者常感到切口疼痛而出现情绪改变，应向患者耐心解释，以减轻其焦虑感。

4. 指导患者正确使用镇痛泵，以达到较理想的镇痛效果。

小　　结

麻醉在消除手术疼痛的同时，麻醉药物对机体的生理功能也有不同程度的干扰，麻醉后可能存在呼吸、循环、消化、内分泌及神经系统等多方面的生理功能紊乱，有时会发生意外，甚至危及生命。因此，学会麻醉的评估方法，掌握麻醉前的准备及麻醉后的护理，对保证患者麻醉期间的安全性，提高患者对麻醉和手术的耐受力，减少麻醉后并发症的发生等具有重要意义。

同步训练

1. 常用的吸入性麻醉药是（　　　）
   A. 硫喷妥钠　　　　　　　　　　　B. 氯胺酮
   C. 异氟烷　　　　　　　　　　　　D. 芬太尼
   E. 氯琥珀胆碱

2. 常用的静脉麻醉药有（　　　）
   A. 地西泮　　　　　　　　　　　　B. 氧化亚氮
   C. 氟烷　　　　　　　　　　　　　D. 氯胺酮
   E. 恩氟烷

3. 属于全身麻醉的是（　　　）
   A. 表面麻醉　　　　　　　　　　　B. 局部浸润麻醉
   C. 吸入麻醉　　　　　　　　　　　D. 蛛网膜下腔阻滞
   E. 硬膜外麻醉

4. 利多卡因用于局部浸润麻醉，一次限量为（　　　）
   A. 100mg　　　　　　　　　　　　B. 200mg
   C. 300mg　　　　　　　　　　　　D. 400mg
   E. 500mg

5. 不属于局麻药的是（　　　）
   A. 阿托品　　　　　　　　　　　　B. 普鲁卡因
   C. 丁卡因　　　　　　　　　　　　D. 利多卡因
   E. 布比卡因

6. 择期手术患者，成人麻醉前应禁食（　　　）
   A. 4 小时　　　　　　　　　　　　B. 6 小时
   C. 8 小时　　　　　　　　　　　　D. 10 小时
   E. 12 小时

7. 患者，男性，48 岁，发生交通事故致脾破裂，需手术治疗，关于患者麻醉前的准备，下列哪项是错误的（　　）

    A. 普鲁卡因过敏试验　　　　　　　　B. 开放静脉通道

    C. 遵医嘱术前给药　　　　　　　　　D. 术前禁食、禁饮

    E. 有活动性出血的患者，待补足血容量后才能施行手术

第六章 手术室的管理及手术前后患者的护理

一提到手术室，可能给人的感觉是一个非常神秘的地方。它的神秘体现在患者与家属的隔离、面对不可预测的焦虑和恐惧。其实，手术室与医院其他部门是相同的，它是患者在整个外科手术治疗过程中非常重要的一个环节，它既可以为手术患者提供一个安全、舒适的隔离环境，也能够减少患者受感染的威胁，使患者的生命得到最安全的保障。下面就让我们一起去揭开手术室神秘的面纱吧。

第一节 手术室的管理

一、手术室环境

1. 手术室内设备　手术间内只允许放置必需的器具和物品，各种物品应有固定的放置地点。手术间的基本配备包括手术台、器械台、器械托盘、麻醉机、无影灯、敷料桌等。手术间内光线均匀柔和，手术灯光应为无影、低温、聚光和可调。手术室内温度恒定在22℃~25℃为宜。

2. 手术室分区　按洁净程度将手术室分为三个区域：无菌区、清洁区和污染区。分区的目的是控制无菌手术的区域及卫生程度，减少各区之间的相互干扰，防止医院内感染。

（1）无菌区　包括手术间、洗手间、无菌物品储存间等，无菌区要求最为严格，应设在手术室的内侧。非手术人员或非在岗人员禁止入内。

（2）清洁区　包括器械室、敷料室、洗涤室、消毒室、手术间外走廊等，设在中间。该区实际是由污染区进入无菌区的过渡性区域，进入者不可大声谈笑和高声喊叫，凡已做好手臂消毒或已穿无菌手术衣者，不可再进入此区，以免污染。

（3）污染区　包括清洁走廊、办公室、污物室、更衣室、医护人员休息室和手术患者家属等候区。一般设在最外侧。交接患者处应保持安静，核对患者及病历无误后，患者换乘手术室平车进入手术间，以防止细菌的带入。

二、手术室日常管理制度

1. 手术室的参观制度及日常管理

（1）进入手术室的人员必须换用手术室的专用衣、帽、鞋和口罩等。从手术室外出取血、送病理、送患者等，必须更换衣鞋。

（2）未经有关部门批准的非手术人员，不得进入手术室。工作人员患皮肤感染和上呼吸道感染也不得进入手术间。患者的外衣和床单等不能带入手术间。

2. 手术中无菌要求

（1）手术人员洗手、穿无菌衣和戴手套之后，双手不得下垂、叉腰、夹在腋下或高举超过肩部，应放在胸前。等待手术时，可站立在手术台侧方，避开其他忙于工作的人员。

（2）开始手术后，手术人员应紧接手术台，可正面对向手术台，不应完全侧身，更不应背对手术台。

（3）传递器械，只可在胸前平递，不可过低或过高，更不可从背后传递。

（4）台下人员向台上传递器械时，必须用无菌持物钳。持物钳持物时，应保持水平位，避免持物钳上可能有液体流下而引起污染。

（5）一旦发现任何手术人员或物品受到污染，必须立即重新消毒或更换。

（6）台上手术人员如需要调换位置，应退离台边半步，转身移动，不接触周围的人和物；也不应面对旁边的手术人员背部而直接换位。

3. 患者接送制度

（1）手术前使用手术专用平车将患者接入手术间。接患者时严格查对姓名、床号、住院号等，确认无误。

（2）患者进入手术室后需戴清洁帽、换鞋等。巡回护士需核查术前准备是否完善，检查病历、特殊用药、X线和（或）CT片等是否带齐。不要带贵重物品进手术室，若已带来，需当面点清，术后交接。

（3）手术结束后，待生命体征平稳、病情许可时，护送患者回病房。

4. 手术室清洁消毒制度

（1）每台手术完毕后，撤去污染布类，清除污物，清洗器械。对手术间进行通风，用消毒液擦拭各处的污迹和地面，更换清洁手术床单及枕套，紫外线消毒60分钟或臭氧消毒30分钟。

（2）每日早晨或晚上，用紫外线消毒60分钟或臭氧消毒30分钟。

（3）每周末彻底大扫除一次，冲洗地面、墙壁，擦净门窗、家具、无影灯等，然后关闭门窗进行熏蒸消毒。

（4）特殊感染手术后，立即做室内空气熏蒸消毒，必要时可重复；布类打包后注明特殊感染，再送供应室；器械用消毒液浸泡或煮沸消毒后再彻底冲洗，然后灭菌备用；污敷料集中焚毁。

（5）每日检查一次灭菌包，超过一周需重新灭菌；每周集中更换一次泡盘及器械浸泡消毒液；每月定期做细菌培养，包括手术室内空气、灭菌物品、手术人员刷洗后的手等。

三、物品的准备和无菌处理

1. 布类物品　包括手术衣、各种手术单及手术包的包布。手术衣分大、中、小三号，用于手术人员身体，起隔离作用。手术衣前襟及腰部为双层，袖口为松紧口，折叠时衣身反面向外，领子在最外侧。手术单包括大单、中单、手术巾、各种部位手术单、洞巾等。包布多用双层，用以包裹手术用品及敷料。布类物品应选择质地细柔厚实的棉布。所有布类均需经压力蒸汽灭菌后方能使用。

2. 手术敷料 包括纱布类和棉花类，用于术中止血、压迫及包扎等。纱布类敷料包括不同大小的纱布垫、纱布块、纱布球及纱布条。常用的棉花类敷料包括棉垫、棉球及棉签。

3. 手术器械 手术器械是手术操作的必备物品，其中的基本器械包括：刀刃及解剖器械、夹持及钳制器械、牵拉器械、探查及扩张器械、吸引器头等。各种器械经压力蒸汽灭菌或化学灭菌法后方能使用。

4. 缝针及缝线 缝针有弯、直两种，粗细各异，根据用途及外形可分为圆针和三角针两种。圆针用于缝合血管、神经、脏器、肌肉等软组织；三角针用于缝合皮肤或韧带等坚韧组织。缝线用于缝合各类组织及脏器，粗细各异，用号码表明。号码越大线越粗；细线用 0 表明，0 越多，线越细。缝线可分为不可吸收和可吸收两类。不可吸收缝线包括丝线、金属线、尼龙线等；可吸收线包括天然和合成两类。

5. 引流物 外科引流物的种类很多，应根据手术部位、引流液量及性质选用。常用的有管状引流、"烟卷"引流、纱布条引流、橡皮片引流等。①管状引流管中一般引流管、双腔引流管多用于胸、腹腔或深部组织引流，T 管用于胆总管引流，蕈状引流管用于膀胱或胆囊手术引流。②"烟卷"引流是用细纱布卷成卷烟状。外用橡胶膜包绕即可，用于腹腔或深部组织引流。③纱布条引流包括干纱条、盐水纱条、凡士林纱条、抗生素纱条等，用于浅表部位引流。④橡皮片引流一般用于浅部切口和小量渗液的引流。

四、手术后器械的处理

术后用洗涤剂溶液浸泡擦洗，去除器械上的血渍、油垢，再用流水冲净。特异性感染（如破伤风和气性坏疽等）术后的器械，应用消毒液浸泡 1 小时后用清水冲净，然后用清洁包布包好送高压消毒，再按普通器械处理。

五、手术人员的准备

为避免手术患者伤口感染，手术人员的无菌准备是必要条件之一。手术进行前，手术人员应进行手臂洗刷消毒，穿无菌手术衣，戴无菌手套，防止细菌污染手术切口。

1. 更衣 手术人员应保持身体清洁，剪除过长的指甲。进入手术室时，首先换上手术室专用鞋；穿洗手服时应取下身上的全部饰物，内、外衣尽可能都换下，避免衣领、袖外露，将洗手服上衣扎入裤中；戴好手术帽和口罩，要求遮盖住全部头发及口鼻。

2. 手臂消毒 通过机械性洗刷及化学消毒的方法，尽可能除去双手及前臂的细菌，简称为外科洗手。传统的常规外科洗手方法是肥皂水刷手法，但逐渐被消毒剂洗手法所代替。

（1）**肥皂水刷手法**　①将双手及前臂用肥皂和清水洗净。②用消毒毛刷蘸取消毒肥皂液刷洗双手及手臂，从指尖到肘上10cm。刷洗时，把每侧手臂分成从指尖到手腕、从手腕至肘及肘上臂三个区域依次刷洗，每一区域的左、右侧手臂交替进行。刷手时尤应注意甲缘、甲沟及指蹼等处。刷完一遍，指尖朝上、肘向下，用清水冲洗手臂上的肥皂水。然后，另换一消毒毛刷，同法进行第二、三遍刷洗，共约10分钟。③将手臂用折成三角形的无菌小毛巾从指尖至肘部擦干，每侧手臂用一面，擦过肘部的毛巾不可再擦手部，以免污染。④将双手及前臂浸泡在75%乙醇桶内5分钟，浸泡范围至肘上6cm处。⑤浸泡消毒后，保持拱手姿势待干，双手不得下垂，不能接触未经消毒的物品，否则需重新浸泡消毒。

（2）**碘伏刷手法**　①按传统肥皂水刷手法刷洗双手、前臂至肘上10cm，约3分钟。清水冲净，用无菌巾擦干。②用浸透0.5%碘伏的纱布，从一侧手指尖向上涂擦直至肘上6cm处，同法涂擦另一侧手臂，注意涂满，时间为3分钟。换纱布再擦一遍。保持拱手姿势，自然干燥。

3. 穿无菌手术衣

（1）进入手术间，自器械台上拿取折叠好的无菌手术衣，选择较宽敞处站立，手提衣领，抖开，使衣的另一端下垂。注意勿使衣触碰到其他物品或地面。

（2）两手提住衣领两角，衣袖向前位将衣展开，使衣的内侧面面对自己。

（3）将衣向上轻轻抛起，双手顺势插入袖中，两臂前伸，不可高举过肩，也不可向左右侧撒开，以免碰触污染。

（4）巡回护士在穿衣者背后抓住衣领内面，协助将袖口后拉，露出双手，并系住衣领后带。

（5）穿衣者双手交叉，身体略向前倾，用手指夹起腰带递向后方，由背后的巡回护士接住并系好腰带。穿好手术衣后，双手保持在腰以上、胸前及视线范围内，并注意双手不能触摸衣服外面或其他物品。

4. 戴无菌手套

（1）捏住手套口的向外翻折部分（即手套的内面），取出一副手套，分清左、右手侧。

（2）一手捏住并显露手套口，将另一手插入手套内，戴上手套，注意未戴手套的手不可触及手套的外面（无菌面）。

（3）用已戴上手套的手指插入另一手套口翻折部的内面（即手套的外面），帮助另一手插入手套并戴上。

（4）分别将左、右手套的翻折部翻回，并盖住手术衣的袖口。翻盖时注意已戴手套的手只能接触手套的外面（无菌面）。

（5）用无菌生理盐水冲净手套外面的滑石粉。

5. 穿遮背式手术衣

（1）器械护士打开手术衣外层包布。

（2）洗手护士打开手术衣内层包布取无菌手术衣，面向无菌手术台距离 30 公分，双手提起衣领两端，轻轻向前上方抖开，双手伸入衣袖。

（3）巡回护士从身后协助提拉衣领并系带。

（4）巡回护士打开灭菌手套外包装，洗手虎势隔着衣袖，右手取左手的无菌手套，扣于左手袖口上，手套的手指向上，右手翻转手套边缘，左手迅速伸入手套内。再用已戴好手套的手，同法戴另一只手套。

（5）洗手护士解开腰间布带，由巡回护士用无菌持物钳接取（或由洗手护士将腰带上卡片递于巡回护士）。

（6）巡回护士由洗手护士身后绕到前面，将腰带递于洗手护士，洗手护士接过腰带系于腰部前方，使手术者背侧全部由无菌手术衣遮盖。

六、患者的准备

1. 患者的体位（图 6 - 1）　　根据手术要求的不同，协助手术医师摆放患者的体位。摆放体位时注意适当地使用软垫和沙袋，以防长时间压迫而造成皮肤损害。

手术体位摆放的总体要求是：患者舒适、安全、无并发症；充分显露术野，便于医生操作；固定牢靠、不易移动；不影响呼吸、循环功能。作为一名手术室的护士，必须熟练掌握各种手术体位的摆放。

（1）**仰卧位**　　包括水平仰卧位、垂头仰卧位、侧头仰卧位、上肢外展仰卧位等，为最常见的手术体位。

1）水平仰卧位：①患者仰卧于手术床上。②双上肢自然放于身体两侧，中单固定。③双下肢伸直，双膝下放一软垫，防止双下肢伸直时间过长而引起神经损伤。④约束带轻轻固定膝部。

2）垂头仰卧位：常用于甲状腺、颈前路、气管异物等手术。①双肩下垫一肩垫，抬高肩部 20°，头后仰。②颈下垫一圆枕，防止颈部悬空。③头两侧置小沙袋，固定头部。

3）侧头仰卧位：适用耳部、颌面部、头部等手术。①患者仰卧，患侧在上，健侧头下垫一头圈。②肩下垫一软垫。③其余同水平仰卧位。

4）上肢外展仰卧位：①将患侧上肢外展于托手架上，外展不得超过 90°，以免损伤臂丛神经。②其余同水平仰卧位。

（2）**侧卧位**　　包括胸部侧卧位、肾脏侧卧位、髋部手术侧卧位。

1）胸部侧卧位：适用于肺、食管、侧胸壁、侧腰部等手术。①患者健侧卧 90°，双手臂向前伸展于双层托手架上。②腋下垫一腋垫，距腋窝约 10cm，防止上臂受压而损伤腋神经，约束带固定双上肢，头下枕一约 20cm 高的枕垫，使上臂三角肌群留有空隙，防止三角肌受压。③胸背部两侧各垫一个大沙袋于中单下固定。④下侧下肢伸直，上侧下肢屈曲 90°，有利于固定和放松腿部，两腿之间放一大软垫，保护膝及骨突处。

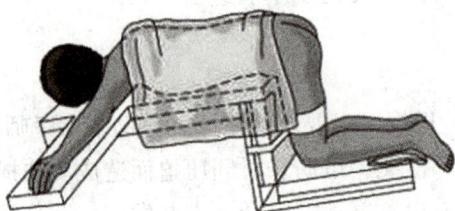

仰卧位

Trendelenburg体位（头低足高、侧方倾斜）

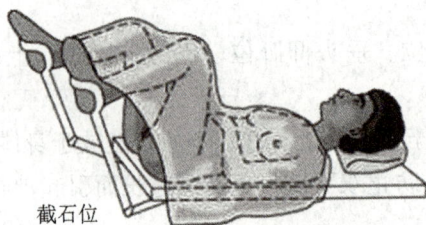

Jacknife体位（折刀式、两头低、中间高）

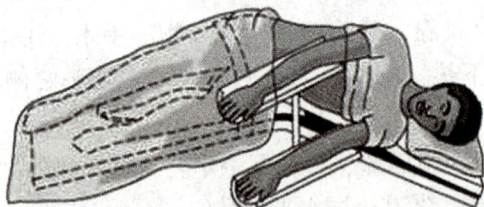

截石位

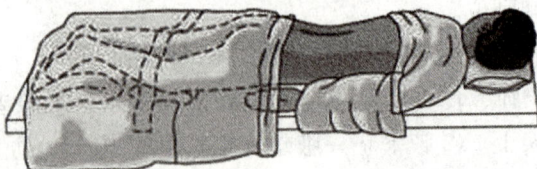

侧卧位

俯卧位

图 6 -1　患者的体位

⑤束带固定髋部。

2）肾脏侧卧位：适用于肾及输尿管中上段手术。①患者肾区要对准腰桥。②上侧下肢伸直，下侧下肢屈曲90°。

3）髋部手术侧卧位：适用于髋部关节及股骨上段、股骨颈手术。①侧卧90°，患侧向上。②腋下垫一腋垫。③束臂带固定双上肢于托手架上。④骨盆两侧各垫一长沙袋并固定于中单下。⑤头下垫一软枕。⑥两腿之间放一大软垫，约束带将大软垫与下侧下肢一起固定，而上侧下肢不约束，以便于术中复位的需要。

（3）俯卧位　适用于后颅窝、颈椎后路、脊椎后路等手术。①将弓形体位架调整到手术估计的需要角度。②待患者麻醉后将患者俯卧至弓形架上，头置于头托上，患者的胸腹部呈悬空状，保持胸腹部呼吸不受限制，同时避免因压迫下腔静脉回流不畅而引起的低血压。③双上肢自然弯曲置于头侧，并用约束带固定。④双足部垫一大软枕，使踝关节自然弯曲下垂，防止足背过伸而引起足背神经损伤。

（4）膀胱截石位　适用于肛门、尿道、会阴部、经腹会阴联合切口、阴道手术、经阴道子宫切除、直肠等手术。①患者仰卧。②两腿屈髋，膝放于腿架上，腿与腿架之间垫一棉垫，并用约束带固定。③两腿高度以患者腘窝的自然弯曲下垂为准，过高压迫腘窝，两腿跨度小于45°或大于45°时，可引起大腿内收肌拉伤。④将膝关节摆正，防止腓总神经损伤。⑤将床尾摇下。

2. 注意事项

（1）患者要安全舒适，骨隆突处要垫好软枕及海绵垫，以防受压。

（2）要充分暴露手术野。

（3）保持呼吸道通畅，特别是俯卧位时，更应注意呼吸运动不能受限。在胸部下面放置垫枕时，枕部之间要留一点空隙，婴幼儿手术则要特别注意。

（4）不使大血管、神经受压，静脉回流要良好，固定肢体时要衬垫，松紧适度。

（5）上肢外展不得超过90°，以免损伤臂丛神经；下肢要保护腓总神经，不可受压，俯卧时小腿要垫高，使脚尖自然下垂。

（6）四肢不可过分牵引，以防关节脱位。

（7）保持静脉输血、输液的通畅，保证术中补液及给药的方便。

（8）小儿皮肤柔嫩，固定体位及束缚压脉等操作时宜轻柔，勿造成损伤，四肢要用棉垫包裹，以防受压。

（9）安置体位时要注意患者的皮肤不能接触手术床的金属部分，防止电灼伤。

七、手术区消毒铺单法

患者手术体位安置好后，巡回护士帮助手术医师进行手术区的皮肤消毒，一般自手术切口部位由内向外用消毒液涂抹三遍，如是感染手术或会阴部手术则应自外向内涂擦。手术区皮肤消毒后，由手术第一助手和器械护士铺盖无菌手术布单，除显露手术切口所必需的最小皮肤区外，其余部位均予以遮盖，以避免和减少污染。

患者手术区皮肤准备的目的是（　　　）

A. 确定手术切口的长度　　　　　　B. 保持手术切口清洁

C. 防止术后切口感染　　　　　　　D. 防止术中切口出血

E. 有利于观察伤口情况

八、手术配合

1. 器械护士的主要职责是负责手术全过程中所需器械、物品和敷料的供给，配合手术医师完成手术。

2. 巡回护士的主要任务是在台下负责手术全过程中物品、器械、布类和敷料的准备和供给，完成输液、输血及手术台上特殊物品、药品的供给，与相关科室联系等。

第二节　手术前后患者的护理

一、手术前患者的护理

【护理评估】

1. 健康史

（1）一般资料　如年龄、性别、民族、职业、工作单位等。

（2）现病史　本次外科疾病的发病诱因、原因、症状和体征等。

（3）既往史　详细了解呼吸、循环、消化、泌尿、内分泌等系统的既往疾病史以及用药情况；了解手术史、过敏史、家族遗传史等；女性患者还应了解其月经史和婚育史等。

2. 身心状况

（1）营养状态　评估患者是否存在贫血、低蛋白血症等。贫血导致机体携氧能力差；低蛋白引起组织水肿，切口愈合不良；营养不良者机体免疫力低，易出现切口感染等。可测量身高、血压、体重、血浆蛋白、肱三头肌皮褶厚度及氮平衡等，了解患者的营养状态。

（2）年龄　婴儿和老年人的手术耐受力较成人差，因此是术前评估的重点人群。婴儿重点评估生命体征的变化，老年人因全身系统功能衰退，对手术的耐受力较差，重点评估各系统的病理生理变化，掌握其现存和潜在的问题。

（3）重要脏器功能状态　重点评估心、肝、肺、肾等重要器官的功能状态。尽量使其功能维持在良好状态，以提高患者的手术耐受力。

（4）手术患者的心理　常因陌生的住院环境，突然改变的生活习惯，担忧手术效果、预后，惧怕疼痛，担心费用等，出现焦虑、紧张、失眠、食欲下降等情况。往往病情越重、手术越大，其负性情绪越明显。

3. 对手术的评估　评估手术大小及危险程度、麻醉对患者的影响。

4. 辅助检查

（1）**实验室检查**　做血常规化验，了解机体凝血功能状态，包括测定凝血时间、血小板计数及凝血酶原时间情况；白细胞计数升高尤其是中性粒细胞升高，提示感染。尿常规则检查尿比重、颜色以及尿液中是否有红细胞、白细胞。粪常规包括大便隐血试验，查看是否存在消化道出血。血液生化检查肝、肾功能，以及电解质、血糖水平。

（2）**影像学检查**　X线、B超、CT及核磁共振等影像学检查，可了解体腔是否存在占位性病变，以及病变范围、大小、性质等，帮助临床诊断。

（3）**其他**　心电图检查可帮助医师了解心功能状态。肺功能、血气分析及内镜检查等，以明确临床诊断。

【护理诊断与合作性问题】

1. 焦虑或恐惧　与对医护人员的不信任、对疾病的无知、害怕麻醉和手术意外、担心身体缺陷和术后并发症、考虑医疗费用和预后莫测等有关。

2. 营养失调，低于机体需要量　与疾病的消耗、营养摄入不足或吸收减少有关。

3. 知识缺乏　缺乏与疾病治疗、护理、康复有关的知识。

4. 潜在的系统或重要器官功能损害　其手术的耐受力降低。

【护理措施】

1. 心理护理　①态度和蔼、热情，同情、关心患者及亲属。②工作认真负责，技术娴熟，赢得患者的信任。③与患者和亲属沟通，了解患者和亲属的心理反应。④说明手术的必要性，介绍术前（如备皮、各项检查）、术中（如手术体位、麻醉）和术后（如引流管、氧气管、导尿管）常用医疗和护理措施的目的及可能的感受，指导其如何与医护配合。⑤讲解疾病的有关知识。⑥邀请病友介绍经验和体会，帮助患者树立信心。

2. 呼吸道准备　①深呼吸运动：腹部手术训练胸式呼吸；胸部手术训练腹式呼吸。②指导患者学会有效咳嗽、排痰。③吸烟者劝其戒烟。④已有肺部感染者，使用抗生素；痰液黏稠者，加用雾化吸入、拍背。⑤哮喘者，术前1日用地塞米松雾化吸入。

3. 胃肠道准备　①饮食：手术前12小时禁食，4~6小时禁水，以防因手术中呕吐而引起窒息和吸入性肺炎。②灌肠：除急症患者外，一般术前晚用肥皂水灌肠一次，可防止术中肛门失禁而造成污染，也可防止术后发生腹胀和便秘；结、直肠手术需清洁灌肠（参见结肠直肠癌）。③排便练习：术后需卧床排便者，进行卧床大、小便训练，减少术后便秘和尿潴留的发生。

4. 提高对手术的耐受能力　①协助完成术前各项检查，对有重要脏器功能损害者，遵医嘱给予积极处理。②保证患者有充足的睡眠和较轻松的心情。③改善营养状况，告知营养不良的危害。能进食者，鼓励进高蛋白、高热量、高维生素、易消化的饮食；不能进食者，给予胃肠内或胃肠外营养支持。

5. 手术日晨护理　①测生命体征，发现异常则及时报告医生。②排空小便，遵医嘱安置尿管、胃管。③取下发夹、义齿、眼镜、手表和首饰等，贵重物品交护士长保管。④遵医嘱于术前半小时给予麻醉前用药。⑤将病例及术中需要的用物、药物一并带入手术室。

二、手术后患者的护理

【护理措施】

1. 观察生命体征　小型手术 1～2 小时测一次；中、大型手术 15～30 分钟测一次，直至病情平稳后改 1～2 小时测一次，以至停止。发现异常及时报告医生，并协助处理。

2. 切口及引流管的护理　①观察切口有无出血、渗血、渗液及感染征象；敷料有无污染或松脱。少量渗血，可加压包扎，敷料污染或松脱，应及时更换；大量出血及切口感染，应报告医生，并协助处理。②引流管应妥善固定；保持引流通畅；观察和记录引流液的性状和量，发现异常应报告医生，并协助处理；按时更换引流袋；适时协助拔管。

3. 疼痛的护理　一般术后 24 小时内疼痛最重，2～3 日后明显减轻。轻者给予口服去痛片，重者给予肌注哌替啶；指导患者咳嗽、翻身或活动肢体时，用手按压切口部位，以减少切口张力刺激而引起疼痛；切口持续疼痛或疼痛减轻以后又加重，需警惕切口血肿或感染。

4. 恶心、呕吐、腹胀的护理　恶心、呕吐常为麻醉反应，可自行停止。早期腹胀多因胃肠道蠕动受抑制，气体不能排出所致，一般 48 小时后肠蠕动恢复，腹胀消失。若恶心、呕吐、腹胀持续存在或反复出现，应考虑有无颅内压增高、糖尿病酸中毒、尿毒症、电解质失衡、急性胃扩张、肠梗阻或腹膜炎等。处理原则：除对症处理（如恶心、呕吐给予镇吐剂，腹胀给予胃肠减压、肛管排气、高渗溶液低压灌肠、腹部热敷）外，还应查明原因，对因处理。

5. 饮食和输液护理

（1）**非腹部手术**　①体表或肢体手术：如手术范围小、全身反应轻，术后即可进食；手术范围大、全身反应重，需 2～3 日后进食。②局麻和小手术：如没有任何不适，术后可随意进食。③腰麻和硬脊膜外麻醉：术后 6 小时可根据患者的需要提供饮食。④全麻：应待患者清醒，恶心、呕吐反应消失后，视病情提供适当的饮食。

（2）**腹部手术**　尤其是消化道手术，一般需禁食 2～3 日，待肠蠕动恢复、肛门排气后，开始进流质饮食；5～6 日进半流质饮食；7～9 日可恢复普食。禁食及进流质饮食期间，应静脉补充水、电解质和营养液；如禁食时间较长，应行静脉高营养液，以免内源性能量和蛋白质过度消耗，影响康复。

6. 早期活动　如无禁忌，应早期床上活动，争取在短期内起床活动，其意义是：①增加肺通气量，有利于肺扩张和分泌物的排出，减少肺部并发症的发生。②促进全身血液循环，有利于切口愈合，防止褥疮和深静脉血栓形成。③促进肠蠕动，增进食欲，防止腹胀和肠粘连。④有利于膀胱收缩功能的恢复，防止尿潴留。

【健康教育】

低脂、高蛋白、高纤维素饮食，定期服药，拆线后隔日洗浴，保持个人清洁，保证睡眠质量，积极参与社会活动，定期门诊随访。

小　　结

　　手术室的护理工作是医院护理工作的重要组成部分，具有技术性高、无菌操作严格等特点。如何做好手术患者的心理护理，使患者在轻松、舒适的环境里，在医护人员的关怀和照顾中度过自己的手术时刻，是提高手术成功率的重要因素。因此，做好手术护理有利于手术的顺利进行以及术后恢复。手术室护士不仅要具备高尚的思想素质，同时也要具备严谨的业务素质，尤其还要有良好的心理素质。术前护理应全面评估患者的身心状况，根据实际情况采取相应的护理措施，提高患者对手术的耐受力，减轻心理压力，以最佳的状态顺利度过手术期；术后护理的重点是预防各种并发症，使患者身体得以全面康复。

同步训练

1. 关于手术患者的术日晨准备，下列哪项是错误的（　　　）
   A. 测量生命体征　　　　　　　　B. 协助患者取下义齿、眼镜
   C. 口服抗生素　　　　　　　　　D. 嘱患者安心配合手术
   E. 按麻醉要求执行手术前用药

2. 急症手术患者的术前准备工作，下列措施中哪项不正确（　　　）
   A. 给患者灌肠　　　　　　　　　B. 禁食、禁饮
   C. 做药敏试验　　　　　　　　　D. 术前用药
   E. 密切观察患者，并做好记录

3. 手术护士和巡回护士共同的职责是（　　　）
   A. 共同清点器械、敷料等　　　　B. 协助患者安置好手术体位
   C. 协助麻醉师做好病情观察　　　D. 打开无菌物品
   E. 给患者铺巾

4. 蛛网膜下腔麻醉患者需要去枕平卧6~8小时，其目的是（　　　）
   A. 防止颅内压增高　　　　　　　B. 防止呕吐
   C. 防止脑脊液外流　　　　　　　D. 防止低血压
   E. 防止头痛

5. 手术过程中，清点器械敷料的时间是（　　　）
   A. 手术进行中　　　　　　　　　B. 手术开始前和准备缝合并关闭体腔前
   C. 开始缝合前　　　　　　　　　D. 手术开始前
   E. 手术结束后

第七章 感染患者的护理

第一节 概 述

外科感染（Surgical Infection）是指需要手术治疗的感染性疾病和发生在创伤、手术、器械检查等诊疗后的感染。外科感染极为常见，占所有外科疾病的 1/3～1/2。

外科感染的特点：

1. 常为多种细菌的混合感染，但可以是某一种细菌为主。即使有些感染开始是由一种细菌引起，但随着病程的演变，也常发展成为几种细菌的混合感染。

2. 局部病变明显，常局限化而致局部组织化脓坏死。

3. 愈合后常有疤痕形成。

4. 常需进行切开、切除或修复等手术治疗，手术后需换药处理。

【病因与发病机制】

外科感染是由外界致病微生物侵入人体所引起。侵袭力越强、侵入人体组织的病菌数量越多、增殖速率越高，越容易引起人体感染。致病微生物的毒力越强，对人体造成的病理影响越大。所以，致病微生物的种类、数量、毒力、感染途径及其产生的毒素是构成感染的重要因素。

人体内的防御功能与感染的发生也有密切的关系。人体组织接触病原菌，仅属污染，并不都发生感染。当由于某种原因（如皮肤黏膜受损、营养不良、较大的手术创伤、抗肿瘤治疗或应用免疫抑制剂等）造成人体防御功能降低时，致病微生物容易侵入人体，原居于人体内的一些非致病菌或致病力较弱的细菌亦可引起感染。

感染的病理变化是致病菌入侵人体并在局部引起急性炎症反应。致病菌侵入组织并繁殖，产生多种酶与毒素，导致炎症介质的生成，引起血管扩张与通透性增加，白细胞和吞噬细胞进入感染部位而发挥吞噬作用。局部出现红、肿、热、痛等炎症的特征性表现，可使微生物局限化并最终被清除。如果部分炎症介质、细胞因子和病菌毒素等进入血流，可引起发热、休克等全身中毒性反应。

【外科感染转归】

外科感染因细菌的毒力不同和机体抵抗力的差异等可出现以下三种结局：

1. 局限化、吸收或形成脓肿 当人体抵抗力占优势时，感染可自行吸收，或局限化而形成脓肿。脓肿经切开引流或自行溃破后，排出脓液和坏死组织，脓腔逐渐被肉芽组织填充，最后形成瘢痕而愈合。

2. 转为慢性感染　当人体抵抗力和病原菌的毒力处于相持之势时，感染转为慢性。病变区呈现淋巴细胞和浆细胞浸润，原有组织逐渐被纤维组织所替代。当机体抵抗力减弱时，慢性感染可重新急性发作。

3. 扩散　当病原菌的毒力超过人体抵抗力时，感染向周围组织或脏器迅速扩散，并可经淋巴系统、血液循环，引起全身化脓性感染，严重者可致感染性休克或多器官功能衰竭。

【分类】

1. 按致病菌分类

（1）非特异性感染　即一般感染，又称化脓性感染。特点是感染后通常先有急性炎症反应，继而形成局部化脓，如疖、痈、脓肿、丹毒、急性骨髓炎等病变。

（2）特异性感染　由特异的致病菌引起，如破伤风、气性坏疽、结核病等。其特点是：致病菌、病程演变、病理变化、临床表现各有特点，防治方法亦各有特殊性。

2. 按病程分类

（1）急性感染　病程在 3 周以内，病变以急性炎症为主。

（2）慢性感染　病程超过 2 个月，由急性感染迁延不愈而来。

（3）亚急性感染　病程介于急、慢性感染之间。

3. 按感染发生情况分类

（1）原发感染　指起病初伴有损伤的同时发生的感染。

（2）继发感染　指原发感染的致病菌被另一种致病菌所取代后发生的感染。

（3）混合感染　指在原发感染的基础上又增添了其他致病菌所引起的感染。

（4）条件性感染　指一般情况下不致病的细菌，因机体抵抗力低下或细菌毒性增强后引起的感染，又称机会性感染。

（5）二重感染　指应用抗菌药物后，因耐药致病菌生长繁殖所引起的感染。

（6）医院内感染　指患者住院后被环境中的致病菌污染所发生的感染。

【临床表现】

1. 局部症状　急性炎症有红、肿、热、痛和功能障碍的典型表现。体表与浅处的化脓性感染均有局部疼痛和触痛，皮肤肿胀、色红、温度增高，还可发现肿块或硬结；慢性感染可见局部肿胀或硬结肿块，但疼痛大多不明显；表浅病变脓肿形成时，触诊可有波动感；如病变位置较深，则局部症状不明显。

2. 器官及系统功能障碍　感染侵及某一器官时，该器官或系统可出现功能异常。例如，泌尿系统感染时有尿频、尿急；肝脓肿时可有腹痛、黄疸；腹内脏器发生急性感染时常有恶心、呕吐等。

3. 全身状态　感染轻微可无全身症状，感染重时常有发热、呼吸心跳加快、头痛乏力、全身不适、食欲减退等表现。严重脓毒症时可有尿少、神志不清、乳酸血症等器官灌注不足的表现，甚至出现休克和多器官功能障碍。

4. 特殊表现 某些感染可有特殊的临床表现，如破伤风有肌强直性痉挛；气性坏疽和其他产气菌蜂窝织炎可出现皮下捻发音（气泡音）。

5. 辅助检查

（1）**实验室检查** 血常规检查：大多数患者可出现白细胞计数升高，嗜中性粒细胞的比例增多，少数患者甚至有明显的核左移和白细胞内出现中毒颗粒。严重细菌感染时，如果血白细胞计数减少并核右移，常表示患者的免疫功能衰弱，病情危重。

（2）**细菌培养** 表浅感染灶可取脓液或渗出液做涂片染色镜检或送细菌培养，有助于辨别致病菌的种类；较深的感染灶，可经穿刺抽取脓液送检；全身性感染时可取血、尿或痰做涂片、细菌培养及药敏试验，并为临床选择抗生素提供依据，必要时可重复培养。

（3）**影像学检查** 超声波、X线、CT、MRI等影像学检查，常能提供人体深部感染病变的部位、范围及程度等参考资料。

【治疗要点】

外科感染的治疗原则是消除病因，清除脓液、坏死组织等毒性物质，增强人体抵抗力，促进组织修复。

1. 局部处理 主要措施包括局部制动，避免感染局部受压；炎症早期可局部热敷或理疗；脓肿形成后应及时切开引流，使脓液排出；脏器组织的感染，应根据病变所在的器官、病变程度以及全身情况等，先采用非手术疗法并密切观察病情变化，必要时手术处理。

2. 抗感染药物的应用 感染较轻或较局限，可不用抗菌药物或仅口服抗菌药物；范围较大或有扩散趋势时，需早期、联合、足量使用抗菌药。药物选择应根据细菌培养与药敏试验，选用有效的药物；在培养与药敏尚无结果时，可根据感染的部位、临床表现、脓液性状等估计病原菌种类，选用适当的抗菌药物。

3. 全身支持疗法和对症处理 注意休息，增加营养，维持体温。疼痛剧烈者可适当给予止痛剂。

护考链接

外科感染的特点，下列哪项是错误的（　　　）

A. 常与创伤有关 　　　　B. 局部症状多较突出

C. 都是化脓性感染 　　　D. 大部分为多种细菌引起的混合感染

E. 常以手术治疗为主

第二节　浅部软组织的急性化脓性感染患者的护理

病案引导

　　男性患者，48 岁，1 周前背部抓伤，未处理，近日在背部抓伤处出现多个小脓头，患部肿胀，伴有剧痛。查体：体温 38.5℃，血压 100/70mmHg，脉搏 110 次/分，该患者可能是何种疾病，该如何处理？

　　软组织感染是指发生于皮肤、皮下组织、淋巴管和淋巴结、肌间隙及其周围的疏松结缔组织间隙等处的感染。

一、疖

　　疖（Furuncle）是指单个毛囊及其所属皮脂腺的急性化脓性感染，是由金黄色葡萄球菌或表皮葡萄球菌自毛囊或汗腺侵入所引起的急性化脓性感染。多个疖同时发生在身体各部或反复发生，称为疖病。

　　1. 病因　疖的发生与皮肤不洁、擦伤、环境温度较高或机体抗感染能力降低有关，病菌以金黄色葡萄球菌为主，偶可由表皮葡萄球菌或其他病菌致病。正常皮肤的毛囊和皮脂腺常有细菌存在，但只有在全身或局部抵抗力降低时，细菌才迅速繁殖并产生毒素，引起疖肿。

　　2. 临床表现　感染好发于颈项、头面、背部毛囊与皮脂腺丰富的部位。初起时，局部皮肤有红、肿、痛的小硬结，以后逐渐肿大，呈锥形隆起。数日后结节中央组织坏死、软化，中心处出现黄白色的脓栓，顶部可见脓点。数日后，脓点破溃，脓栓脱落，脓液流出。脓液流尽后炎症便逐步消退，病变愈合。有的疖无脓栓，自溃稍迟，需设法促使脓液排出。

　　疖一般无全身症状。当全身抵抗力减弱时，感染扩散，可引起淋巴管炎、淋巴结炎，甚至全身感染症状。面疖，特别是"危险三角区"的疖，病情加剧或被挤压时，病菌可经内眦静脉、眼静脉进入颅内海绵状静脉窦，引起化脓性海绵状静脉窦炎，出现颜面部进行性肿胀、寒战、高热、头痛、呕吐、昏迷等，病情严重，死亡率很高。

　　3. 治疗原则

　　（1）**早期促使炎症消退**　红肿阶段可选用热敷、超短波、红外线等理疗措施，也可敷贴鱼石脂软膏。

　　（2）**局部化脓时及早排脓**　疖顶见脓点或有波动感时用石炭酸点涂脓点或用针头将脓栓剔出，或做切开引流，禁忌挤压。出脓后敷以呋喃西林湿纱条或化腐生肌的中药膏，直至病变消退。

　　（3）**抗菌治疗**　若有发热、头痛、全身不适等全身症状，面部疖或并发急性淋巴结炎、淋巴管炎时，可选用有效的抗生素全身给药。有糖尿病者应给予降糖药物或胰岛素等相应治疗。

二、痈

痈（Carbuncle）指多个相邻毛囊及其周围组织的急性化脓性感染，也可由多个疖融合而成。

1. 病因 痈的发生与皮肤不洁、擦伤、机体抵抗力不足相关。致病菌以金黄色葡萄球菌为主。感染常从一个毛囊底部开始，沿阻力较小的皮下组织蔓延，再沿深筋膜向外周扩展，并向上侵入毛囊群而形成多个脓头的痈。

由于有多个毛囊同时发生感染，痈的急性炎症浸润范围大，病变可累及深层皮下结缔组织，使其表面皮肤血运障碍甚至坏死。自行破溃常较慢，全身反应较重。随着时间的迁延，还可能有其他病菌进入病灶而形成混合感染，甚至发展为脓毒血症。

2. 临床表现 患者的年龄一般在中年以上，老年居多，部分患者原有糖尿病。病变好发于皮肤较厚的部位，如项部和背部（俗称"对口疔"和"搭背疮"）。初起为小片皮肤硬肿、色暗红，其中可有数个凸出点或脓点，疼痛较轻；随后皮肤硬肿范围增大，周围呈现浸润性水肿，局部疼痛加剧。随着病变部位脓点增大、增多，中心处可破溃出脓、坏死脱落，使疮口呈蜂窝状，如同"火山口"。皮肤可因组织坏死呈紫褐色，但肉芽增生比较少见，很难自行愈合。如延误治疗，病变继续扩大加重，可出现严重的全身反应。唇痈容易引起颅内化脓性海绵状静脉窦炎，危险性较大。

3. 治疗原则

（1）**局部处理** 初期仅有红肿时，可用50%硫酸镁湿敷或鱼石脂软膏、金黄散等敷贴，也可用碘伏原液稀释10倍后每日涂布3次。同时静脉给予抗生素，争取令病变范围缩小。如已出现多个脓点、表面呈紫褐色或已破溃流脓时，需要及时切开以改善引流。可在静脉麻醉下做"＋"或"＋＋"形切口切开引流，切口线应超出病变边缘皮肤，深度达深筋膜；清除已化脓和尚未成脓、但已失活的组织；然后填塞生理盐水纱条，外加干纱布绷带包扎。术后注意创面渗血情况，必要时更换填塞敷料并重新包扎。一般术后24小时更换敷料，改呋喃西林纱条贴于创面或伤口内使用生肌散，促使肉芽组织生长。以后每日更换敷料，促进创面收缩愈合。较大的创面在肉芽组织长出后可行植皮术以加快修复。

（2）**全身治疗** 可先选用青霉素、红霉素或复方新诺明，使用1周后更换品种。最好根据细菌培养和药物敏感试验结果选择药物；或者用中药辨证处方，如清热解毒方剂，以及其他对症药物。有糖尿病时应予胰岛素治疗及控制饮食。

三、急性蜂窝织炎

急性蜂窝织炎（Acute Cellulitis）是指发生在皮下、筋膜下、肌间隙或深部蜂窝组织的急性感染。

1. 病因 本病多因皮肤、黏膜损伤后，病原菌侵入机体，导致皮下疏松结缔组织感染所致；也可由局部化脓性感染直接扩散或经淋巴液传播而发生。病菌多为溶血性链球菌或金黄色葡萄球菌。由于受侵组织质地较疏松，可使病变扩展较快。病菌释放的溶血素、链激酶、透明质酸酶等，可导致明显的毒血症。

2. 临床表现

（1）*局部症状*　病变局部红、肿、热、痛，并向周围迅速扩大；红肿的皮肤与周围正常组织无明显的界限，中央部颜色较深，周围颜色较浅。感染部位较浅、组织较松弛者，肿胀明显且呈弥漫性，疼痛较轻；感染位置较深或组织较致密时则肿胀不明显，但疼痛剧烈。

（2）*全身症状*　患者多伴有程度不同的全身症状，如畏寒发热、头痛乏力和白细胞增高等。一般深部蜂窝织炎以及厌氧菌和产气菌引起的捻发性蜂窝织炎，全身症状多较明显，可有畏寒、高热、惊厥、谵妄等严重症状。口底、颌下和颈部的急性蜂窝织炎，可发生喉头水肿和压迫气管，引起呼吸困难，甚至窒息。

3. 治疗原则

（1）*局部治疗*　早期一般性蜂窝织炎，可用50%硫酸镁湿敷，或敷以金黄散、鱼石脂膏等，若形成脓肿则切开引流；颌下急性蜂窝织炎，及早切开减压，以防喉头水肿，压迫气管；其他各型皮下蜂窝织炎，可在病变处做多个小切口，以浸有药液的湿纱条引流；对产气性皮下蜂窝织炎，伤口处可用3%过氧化氢冲洗和湿敷。

（2）*全身治疗*　应用磺胺药或广谱抗生素，合并厌氧菌感染者加用甲硝唑。注意休息，加强营养；必要时给予止痛退热药物。

四、急性淋巴管炎和淋巴结炎

急性淋巴管炎（Acute Lymphangitis）和淋巴结炎（Acute Lymphadenitis）指致病菌从破损的皮肤或感染灶蔓延至邻近的淋巴管内所引起的淋巴管、淋巴结及其周围组织的急性炎症。

1. 病因　机体皮肤黏膜损伤时，病菌从皮肤、黏膜破损处或其他感染病灶侵入淋巴系统，可导致淋巴管的急性感染；急性淋巴管炎波及所属淋巴结时，即为急性淋巴结炎。淋巴管炎是急性化脓性感染，可引起淋巴液回流障碍，并使感染向周围组织扩散，若大量组织细胞液化坏死，可集聚形成脓肿。

2. 临床表现　急性淋巴管炎分为网状淋巴管炎和管状淋巴管炎。网状淋巴管炎称为丹毒，好发于下肢和面部。管状淋巴管炎多见于四肢，下肢更为常见。淋巴结炎常发生在浅群淋巴结。

（1）网状淋巴管炎（丹毒）是皮肤浅表毛细淋巴管的急性感染，中医称为"流火"。致病菌为β-溶血性链球菌。感染后患处有烧灼样疼痛，出现边界清楚、稍高处皮肤的鲜红片状红斑，有时伴小水泡形成；手指轻压退色，松手后迅速复红。随着红肿区向外蔓延，中心区皮肤变暗、脱屑，转为棕黄。足癣或血丝虫感染可反复诱发下肢丹毒。丹毒一般不化脓。发作时可有头痛、畏寒、发热等症状。丹毒可以接触感染，有一定的传染性。

（2）淋巴管炎使管内淋巴回流受阻，同时淋巴管周围组织有炎症变化。皮下浅层急性淋巴管炎在表皮下可见红色线条，中医称"红丝疔"。病变部位有触痛，扩展时红线向近心端延伸。皮下深层的淋巴管炎不出现红线，但有条形触痛区。

（3）急性淋巴结炎轻者仅有局部淋巴结肿大、触痛，与周围组织分界清楚，多能自愈。重者可有多个淋巴结肿大，可融合形成肿块，疼痛加重，表面皮肤发红发热，并伴有全身症状。淋巴结炎可发展为脓肿，脓肿形成时有波动感，少数可破溃出脓。

3. 治疗原则

（1）丹毒局部可用 50% 硫酸镁或 70% 酒精湿敷，全身应用磺胺或青霉素；待全身和局部症状消失 3~5 天后方可停药。

（2）急性淋巴管炎应着重治疗原发感染。发现皮肤有红线条时，可用呋喃西林等湿温敷；如果红线条向近侧延长较快，可在皮肤消毒后用较粗的针头，在红线的几个点垂直刺入皮下，再以抗菌药液湿敷。

（3）急性淋巴结炎未形成脓肿时，如有原发感染（如疖、痈、急性蜂窝织炎、丹毒等），应治疗原发感染灶，淋巴结炎暂不做局部处理。若已形成脓肿，除应用抗菌药物外，还需切开引流。

治疗淋巴管炎、淋巴结炎及丹毒时，应注意原发感染的治疗，防止感染反复发作而形成慢性过程。

五、脓肿

脓肿（Abscess）是指急性化脓性感染后，感染组织坏死、液化形成的局限性脓液积聚被完整腔壁包裹形成的肿物。

1. 病因

脓肿常常继发于各种化脓性感染之后，如疖、痈及急性蜂窝织炎等。也可由原发感染经血液循环或淋巴管转移形成，还可发生于局部损伤的血肿或异物存留处。脓肿的主要致病菌为金黄色葡萄球菌。炎症组织在细菌产生的毒素或酶的作用下，发生坏死、溶解，形成脓腔。腔内的渗出物、坏死组织、脓细胞和细菌等共同组成脓液；经历一段时间后，脓肿周围可出现肉芽组织增生并包绕脓肿形成包膜；包膜具有吸收脓液、限制炎症扩散的作用。如果病原菌被消灭，则渗出停止，脓液逐渐被吸收，由肉芽组织填补而愈合；如果脓肿经久不愈，其周围多量纤维组织增生而引起厚壁的慢性脓肿，常需切开排脓后方能修复愈合。

2. 临床表现

位置表浅的脓肿局部具有红、肿、热、痛的典型表现，脓腔形成后有波动感，与正常组织界限清楚，全身表现较轻。深部脓肿局部红、肿不明显，亦无明显波动感，其表面可出现明显的压痛和水肿；范围大且位置深的脓肿，全身感染中毒表现明显。

3. 治疗原则

（1）脓肿形成后应及时切开引流，切口应选在波动明显处并与皮纹平行，应选择较低的位置，并足够通畅，以利引流。深部脓肿，应先行穿刺定位，然后逐层切开，必要时使用引流物。术后及时更换敷料。

（2）全身给予抗菌药物治疗，可根据细菌培养及药敏试验结果选择合适的抗生素。伤口长期不愈者，应查明原因。

六、浅部软组织的急性化脓性感染的护理

【护理评估】

1. 健康史　了解患者的一般情况，了解有无局部的损伤史、感染史。

2. 身体状况

（1）局部　有无红、肿、热、痛的典型局部表现。

（2）全身　患者的血压、脉搏、呼吸、体温，有无休克征象。

（3）辅助检查　血、尿常规检查结果的动态情况，影像学检查有无异常发现。

3. 心理－社会状况

（1）患者和家属对伤情的认知程度。

（2）患者对疾病及预后的心理承受能力。

（3）患者及家属对治疗费用的承受能力和对疾病治疗的知晓程度。

4. 辅助检查

（1）血常规　可见白细胞计数和中性粒细胞比例增高。

（2）B 超检查　帮助早期发现深部脓肿。

（3）诊断性穿刺　在肿块波动最明显部位或压痛最明显的区域穿刺，抽到脓液即可确诊。脓液应做细菌培养及药物敏感试验。

【护理诊断及合作性问题】

1. 皮肤完整性受损　与感染扩散及组织坏死有关。

2. 体温过高　与感染有关。

3. 功能障碍　与感染、疼痛、肿胀、切开引流等因素有关。

4. 潜在并发症　感染性休克、呼吸困难或窒息、化脓性海绵状静脉炎等。

【护理目标】

1. 去除感染病灶，恢复并保持皮肤、组织完整性。

2. 控制体温在正常范围内。

3. 最大限度地解除功能障碍，维持机体的正常活动。

4. 改善全身状况，增强机体抵抗力，避免发生并发症。

【护理措施】

1. 一般护理　病室内应通风良好，经常更换床单、被罩、枕套、病服等，避免院内感染和交叉感染。创造舒适环境，保证患者充分的休息和睡眠。

2. 对症护理　对重症感染或肢体感染者，应嘱患者卧床休息，患肢制动抬高。协助感染病灶的切开、引流、换药。

3. 密切观察患者的体温、脉搏、血压的变化　尽早发现并控制全身性感染。严密监测体温，体温超过 38℃时采取物理降温并通知医生。

4. 加强膳食营养，增进机体抵抗力 鼓励患者进高蛋白、高热量、富含维生素的饮食。

【护理评价】

1. 患者感染病灶有无愈合，有无恢复皮肤、组织的完整性。
2. 患者体温有无保持在正常范围内。
3. 患者疼痛及不适症状有无缓解和消除。
4. 患者机体功能障碍有无恢复，能否维持机体的正常活动。
5. 患者有无并发症发生，如果发生能否及时正确处理。

【健康指导】

1. 嘱患者注意个人卫生，保持皮肤清洁，尽量避免对易发病部位皮肤的摩擦刺激，特别要注意对幼儿的护理，正确使用皮肤消毒剂或抗菌肥皂。
2. 有皮肤病应及时就医，避免搔抓。对感染病灶不可随意挤压，指导患者正确使用各种药膏及更换敷料，并注意污染物的处理及洗手消毒。勿滥用解热药。
3. 四肢、手部感染愈合后，指导患者进行功能练习，以尽快恢复运动功能。
4. 加强体育锻炼，合理营养膳食，增强机体抵抗力。
5. 及时治疗糖尿病等导致机体免疫力下降的疾病。

第三节　全身性化脓性感染患者的护理

全身性感染是指致病菌侵入血液循环，并在体内生长繁殖、产生毒素而引起严重的全身性感染中毒症状。全身性化脓性感染通常分为脓毒症（Sepsis）和菌血症（Bacteriemia）两种。脓毒症是因感染引起的全身性炎症反应，使体温、循环、呼吸有明显改变的外科感染的统称。而菌血症是脓毒症中的一种，指细菌侵入血液循环，血培养检出病原菌的外科感染。

【病因与发病机制】

全身性外科感染的原因是致病菌数量增多、毒力强和（或）机体抗感染能力低下。全身感染常继发于各种化脓性感染和严重创伤后的感染，如大面积烧伤创面感染、开放性骨折合并感染、急性弥漫性腹膜炎、长期静脉内置管、使用肾上腺糖皮质激素、使用广谱抗生素和免疫抑制剂、局部病灶处理不当等，这些因素均使机体抵抗力下降，加之病原菌增多，容易导致全身感染的发生。感染有时呈单一致病菌感染，有时是两三种致病菌混合感染。常见的致病菌有金黄色葡萄球菌、溶血性链球菌、大肠埃希菌、铜绿假单胞菌（绿脓杆菌）、变形杆菌、白色念珠菌等。

在感染的过程中，病原菌及其产物（如内、外毒素和多种炎症介质）可对人体造成各种损害。细菌繁殖和裂解游离、释放毒素，毒素本身除具有毒性外，还能刺激机体产生多种炎症介质，如肿瘤坏死因子、白介素-1、白介素-6等，以及氧自由基、一氧化氮等；这些炎症介质适量时可起到防御作用，而过量则可造成组织损害。感染若未能及时控制，可因炎症介质失控，出现全身炎症反应综合征（SIRS），使脏器受损和功能障碍，严重时可引起感染性休克、多器官功能障碍综合征（MODS）。感染时机体在免疫机制调节下可出现体温增高、白细胞增多等反应；革兰阴性杆菌产生的内毒素及其介导的炎症介质可使毛细血管扩张、通透性增加和微循环瘀滞，引起有效循环血量减少，则出现低温、低白细胞、低血压，即"三低"现象。

【护理评估】

1. 健康史　了解患者感染的时间、经过及发展。既往有无免疫缺陷、营养不良、糖尿病、长期使用广谱抗生素等病史。

2. 身体状况

（1）局部常有原发感染灶引起的红肿，了解局部皮肤温度是否升高，疼痛的部位、性质，关节的活动情况，局部制动及固定效果等。

（2）脓毒症患者起病急、病情重、发展快；常骤起寒战，继而出现高热，体温可高达40℃~41℃，老年人及体质衰弱患者可出现体温不升或降低（可低于36℃）。

（3）头痛、头晕、恶心、呕吐、腹胀、腹泻、面色苍白或潮红、出冷汗、神志淡漠、谵妄甚至昏迷。

（4）心率加快、脉搏细速、呼吸急促或困难。

（5）代谢紊乱和不同程度的代谢性酸中毒。

（6）严重者出现感染性休克、多器官功能障碍、肝脾肿大、黄疸、皮下出血或瘀血等。

（7）菌血症患者全身症状时间较短，且不如毒血症严重。

3. 心理－社会状况

（1）患者和家属对疾病的认知程度。

（2）对治疗和护理的了解和期望程度，有无紧张、焦虑等不良情绪。

（3）家庭及社会对患者的支持程度。

4. 辅助检查

（1）血常规检查　白细胞计数明显增高。严重感染时可出现白细胞降低、核左移、白细胞内含有毒性颗粒。

（2）血生化检查　可有不同程度的代谢失衡和肝、肾功能受损征象。

（3）血培养和药物敏感实验　在寒战高热时抽血做培养，可查出致病菌并做药物敏感试验，以选用有效的抗菌药物。

5. 治疗要点与反应

（1）对症治疗　控制高热、抗休克、纠正电解质紊乱及酸碱失衡等。

（2）处理原发病灶　首先明确感染的原发病灶，并及时、彻底处理；清除坏死组织和异物，消灭死腔。脓肿切开引流，腹膜炎等感染行手术治疗。如暂时找不到原发病灶，应做全面检查，排除潜在的感染源和感染途径。

（3）应用抗菌药物　在未获得培养结果之前，先早期、足量、联合应用广谱抗生素，再根据细菌培养和药物敏感试验的结果调整为有针对性的窄谱抗生素。

（4）支持治疗　补充血容量、输血、加强营养支持、纠正低蛋白血症、控制糖尿病等全身疾病。

【护理诊断及合作性问题】

1. 体温过高　与致病菌感染有关。

2. 营养失调，低于机体需要量　与机体代谢量增高有关。

3. 潜在并发症　感染性休克及水、电解质代谢紊乱等。

【护理目标】

1. 患者体温下降或恢复正常。

2. 患者营养的摄取能适应代谢的需要。

3. 患者未发生并发症，或并发症出现后能及时发现和处理。

【护理措施】

1. 控制感染，维持正常体温

（1）密切观察体温、脉搏变化及原发感染灶的处理效果等　若患者出现高热，给予物理降温或根据医嘱应用退热药降温。

（2）细菌培养　协助医生在患者寒战、高热时采集血标本，做细菌或真菌培养，以明确致病菌，并给予有效治疗。

（3）遵医嘱　及时、准确使用抗生素，控制感染。

（4）严格无菌操作　加强静脉留置导管的护理，预防感染的发生。每天坚持消毒、清洁静脉留置导管入口处，并及时更换敷料。

2. 营养支持　摄入高热量、高蛋白、高维生素饮食。进食困难者，可行肠内、外营养。遵医嘱给患者输注新鲜血，加强患者的营养支持，提高抵抗力。

3. 并发症的观察与防治

（1）感染性休克　密切观察病情，若发现意识障碍、体温降低或升高、脉搏及心率加快、血压下降、呼吸急促、面色苍白或发绀、尿量减少等感染性休克的表现，及时通知医师，配合抢救。

（2）水、电解质代谢紊乱　观察患者是否出现口渴、皮肤弹性差、尿量减少等脱水的表现，定时监测电解质的变化，遵医嘱补充体液和电解质，维持体液平衡。

【护理评价】

1. 患者体温是否正常，全身性感染是否得到控制。

2. 患者营养是否能满足机体的需要。

3. 患者是否出现了感染性休克等并发症，或发生后能否得到及时、有效的处理。

【健康指导】

1. 注意个人卫生及劳动保护，避免损伤；注意饮食卫生，避免肠源性感染。

2. 有感染病灶存在时应及时就医，不可挤压、搔抓，防止感染进一步发展。

3. 加强营养、体育锻炼，增强机体抵抗力。

第四节 特异性感染患者的护理

病案引导

冯先生，30岁，农民，1周前劳动时被铁器刺伤脚底，未在意，未做处理。今晨以来，周身不适，头痛头晕，张口困难。请问：该患者可能是什么病情？应该如何处理？

一、破伤风

破伤风（Tetanus）是由破伤风梭状杆菌侵入人体伤口并生长繁殖、产生毒素而引起阵发性肌肉强直痉挛的一种急性特异性感染。本病常发生在各种创伤后，亦可发生于不洁条件下分娩的产妇和新生儿。

【病因与发病机制】

破伤风杆菌是革兰阳性的厌氧梭状芽孢杆菌，以芽孢状态广泛存在于土壤、人畜粪便中，芽孢抵抗力很强，能在自然界中长时间生存。破伤风杆菌不能侵入正常皮肤和黏膜，当机体抵抗力低下，一旦有伤口存在，且伤口小而深，伤口内有缺血坏死组织、血块阻塞、引流不畅、异物存留等情况，特别是合并需氧菌感染的伤口，易发生破伤风。破伤风可发生于各种缺氧的伤口，如污秽的锈钉、木刺扎伤、动物咬伤，也可发生于包扎过严的烧伤、冻伤以及消毒不严的新生儿脐带残端等。

破伤风杆菌无侵袭力，不侵入血循环，仅在局部伤口生长繁殖，毒素进入血液循环而引起发病，所以破伤风是一种毒血症。破伤风杆菌在缺氧伤口内生长繁殖，并分泌大量的外毒素，包括痉挛毒素和溶血毒素。痉挛毒素对神经系统具有高度亲和力，可经血液循环和淋巴系统至脊髓、脑干等处，与中间联络神经元的突触相结合，抑制突触释放抑制性传递介质。运动神经元因失去中枢抑制而兴奋性增强，使骨骼肌发生紧张性收缩与痉挛。同时，毒素还可阻断脊髓对交感神经的抑制，使交感神经过度兴奋，引起血压升高、心率增快、体温升高、大汗等。溶血毒素可致局部组织坏死和心肌损害。

【护理评估】

1. 健康史 询问患者的发病经过，特别是受伤情况，不应忽视任何轻微的受伤史；了解有无产后感染或新生儿脐带消毒不严等病史；了解破伤风预防接种史等。

2. 身体状况

（1）局部 评估患者受伤的部位、范围及深度，有无受到感染等。若是新生儿，注意检查脐带有无红肿等感染的迹象。

（2）全身 评估患者肌肉痉挛发作的严重程度、发作的时间和间隔的时间；观察患者有无呼吸困难、呼吸困难的程度或有无合并肺部感染、肺不张情况；评估患者有无并发骨折、尿潴留的状况及其他脏器功能状态等。

根据临床表现分为潜伏期、前驱期和发作期3期。①潜伏期：通常为7~8日，最短24小时，最长可达数月。潜伏期越短，预后越差。新生儿破伤风常在断脐后7日左右发病，故俗称"七日风"。②前驱期：表现为乏力、打呵欠、头痛头晕、烦躁不安、张口不便、咀嚼困难，局部肌肉发紧、酸痛、反射亢进等。以张口不便为主要特征。③发作期：典型症状是在肌肉紧张性收缩（肌强直、发硬）的基础上，呈阵发性强烈痉挛，通常最先受影响的肌群是咀嚼肌，随后依次是面部表情肌及颈肌、背肌、腹肌、四肢肌和膈肌。先出现张口不便、咀嚼困难，甚至牙关紧闭；再出现苦笑面容、颈项强直、头后仰。当背、腹肌紧张性收缩时，因背部肌群收缩较为有力，腰部前凸，足后屈，形成"角弓反张"的强迫性体位。膈肌受影响时表现为呼吸困难，甚至呼吸暂停。在肌肉紧张性收缩的基础上，任何轻微的刺激，如光线、声音、碰触、饮水等，均可诱发全身肌群强烈的阵发性痉挛。发作时，患者口吐白沫、大汗淋漓、呼吸急促、口唇发绀、流涎、牙关紧闭、磨牙、头颈频频后仰、手足抽搐不止，严重者发生心力衰竭。每次发作持续数秒或数分钟不等，间歇时间长短不一，发作越频繁，提示病情越重。发作时患者意识始终清楚，十分痛苦。强烈肌痉挛可致肌肉断裂，甚至骨折。膀胱括约肌痉挛可引起尿潴留。持续呼吸肌群和膈肌痉挛可致呼吸骤停，甚至窒息。肌痉挛及大量出汗可导致水电解质、酸碱平衡失调，严重者可发生心力衰竭。患者死亡的主要原因为窒息、心力衰竭或肺部感染。破伤风病程一般为3~4周，病后1周内发作频繁，2周后可逐渐缓解。

3. 心理 – 社会状况

（1）评估患者有无焦虑、恐惧甚至濒死感。

（2）隔离性治疗期间患者是否感到孤独和无助。

（3）了解亲属对疾病的认识和对患者身心的支持程度。

4. 辅助检查

（1）血常规检查：白细胞增高提示合并其他感染。

（2）伤口分泌物可做厌氧菌培养。

（3）脑脊液检查可以正常。

5. 治疗要点与反应 破伤风是一种极为严重的疾病，死亡率高，应采取积极的综合治疗措施尽力抢救。破伤风可防可治，痊愈后无明显后遗症是其特点。

（1）**正确处理伤口** 对各种伤口都应及时彻底清创。污染严重的伤口不予缝合，要完全清除异物，切除坏死组织并充分引流，切开死腔，敞开伤口，并用3%过氧化氢溶液冲洗。同时，肌内注射青霉素120万U，每6~8小时1次，以抑制破伤风杆菌。

（2）**中和游离毒素** 早期使用破伤风抗毒素（TAT），常规用量2万~5万U，肌内注射或加入5%葡萄糖溶液500~1000ml中缓慢静脉滴注，以后每日1万~2万U做肌内注射或静脉滴注，共用3~6天。用药前应做皮内过敏试验。破伤风人体免疫球蛋白（TIG）早期应用有效，用法为3000~6000U肌内注射，一般只用1次。因TAT或TIG不能中和已与神经元结合的痉挛毒素，只能中和游离毒素，故应尽早使用。

（3）**控制和解除痉挛** 轻者可使用镇静安眠药，如地西泮10~20mg肌内注射或静脉滴注，苯巴比妥钠 0.1 ~ 0.2g 肌内注射或 10% 水合氯醛 20 ~ 40ml 保留灌肠等。严重时可使用冬眠 1 号合剂（由氯丙嗪、异丙嗪各 50mg，哌替啶 100mg 及 5% 葡萄糖溶液 250ml 配成）。痉挛发作频繁且不易控制时，可使用硫喷妥钠缓慢静脉注射。

（4）**防治并发症** 主要防治呼吸道并发症，如窒息、肺不张、肺部感染等。防止患者发作时坠床、骨折、舌咬伤等；对抽搐频繁、药物不易控制的严重患者，应尽早行气管切开，必要时使用呼吸机辅助呼吸；因痉挛、出汗、不能进食而致热量消耗和水分丢失过多者，注意纠正水、电解质代谢紊乱和给予营养支持。

（5）**预防** 创伤后早期彻底清创，改善局部厌氧环境是预防破伤风的关键；此外，还可通过人工免疫的方法，产生稳定的免疫力。人工免疫有主动和被动免疫两种，临床常用被动免疫法。

1）主动免疫：注射破伤风类毒素，使人体获得自动免疫，是预防破伤风最有效的方法。对易受外伤的人群可预防注射类毒素。皮下注射 2 次，每次 0.5ml，间隔 1 个月。第二年再强化注射 1 次。如遇外伤再注射 0.5ml，即可获得自动免疫。

2）被动免疫：适用于未进行破伤风类毒素预防注射的开放性损伤的伤员及施行伤口已愈合的陈旧性异物取出术的患者。①破伤风抗毒素（TAT）：注射 TAT 是最常用的预防措施。常规肌内注射剂量为 1500U，若伤口超过 24 小时或伤口污染重，剂量加倍。TAT 为异种蛋白制剂，可致过敏反应，用前询问过敏史，注射前常规做过敏试验。过敏试验阳性可行脱敏注射。②人体破伤风免疫球蛋白（TIG）：是推广使用的理想制品，无过敏反应，在体内存留时间 4 ~ 5 周，效能比 TAT 强 10 倍以上，肌内注射剂量 250 ~ 500U。

【护理诊断及合作性问题】

1. 有窒息的危险 与持续性喉头和呼吸肌痉挛、误吸有关。

2. 有体液不足的危险 与反复肌痉挛、大量出汗有关。

3. 有受伤的危险 与强烈的肌痉挛有关。

4. 尿潴留 与膀胱括约肌痉挛有关。

5. 营养失调，低于机体需要量 与肌痉挛消耗、摄入障碍有关。

【护理目标】

1. 患者呼吸道通畅，呼吸平稳。
2. 患者体液维持平衡，生命体征及尿量正常。
3. 患者未发生意外伤害。
4. 患者能正常排尿。
5. 患者恢复经口饮食，能满足机体的代谢需要。

【护理措施】

1. 一般护理

（1）患者住单人隔离病室，病室避光、安静，急救药品和物品齐全。患者生活多不能自理，需加强基础护理，如口腔护理、预防褥疮护理等。注意心理护理，多安慰和鼓励患者，以减轻其焦虑和恐惧。重症患者需专人护理，密切观察病情。加强安全措施，防止意外，必要时用床栏防止患者坠地。抽搐发作时用牙垫避免舌咬伤。

（2）减少外界刺激。医护人员需做到说话轻、走路轻、操作稳，使用器具时避免发出噪音；合理、集中安排各种护理治疗和操作，尽量在使用镇静剂后30分钟内完成；减少探视，避免干扰患者；避免因风、光、声等刺激而诱发抽搐。

（3）用药护理。遵医嘱使用TAT、镇静解痉药、抗生素等，观察并记录用药后的效果。保持输液通畅，在每次抽搐后应检查静脉管道是否堵塞或脱落而影响治疗。

（4）严格隔离消毒。严格执行接触隔离措施；护理人员应穿隔离衣、戴帽子、戴口罩和手套等，身体有伤口者不能进入病室；接触过患者伤口的物品，先用1%过氧乙酸溶液浸泡10分钟，再行高压灭菌；更换后的敷料须立即焚烧，患者的排泄物应严格消毒后倾倒；所有器械及敷料须专用，尽可能使用一次性材料；用后给予灭菌处理，防止交叉感染。

2. 保持呼吸道通畅

（1）床旁备好气管切开包及急救药品，以备急救所需。对频繁抽搐而无法咳痰者，应予以吸痰；对病情较重者，应尽早行气管切开，及时清除呼吸道分泌物，必要时进行人工辅助呼吸。

（2）痉挛发作控制后，应协助患者翻身、叩背，以利排痰，痰液黏稠者可行雾化吸入。气管切开患者应给予气道湿化。

（3）进食时注意避免呛咳、误吸；频繁抽搐者，禁止经口进食。

3. 严密观察病情变化　密切观察患者的生命体征、意识、尿量等变化，观察痉挛发作，并记录抽搐发作的次数、症状、体征、持续时间和间隔时间。注意观察药物的疗效，用以调整用药的时间、剂量或更换药物。

4. 导尿管的护理　对尿潴留的患者行留置导尿时，严格执行相关护理，防止泌尿系感染。

5. 保证营养的摄入　可以经口进食者，予以高热量、高蛋白质和维生素饮食，少量多餐，避免呛咳和误吸；不能进食者，提供肠内、外营养支持。

【护理评价】

1. 患者有无呼吸困难的表现，呼吸道是否通畅。

2. 患者生命体征是否正常，水、电解质是否出现紊乱。

3. 患者是否发生意外伤害。

4. 患者是否恢复自行排尿。

5. 患者的营养摄入是否满足机体的需要。

【健康指导】

1. 加强有关破伤风发病原因和预防知识的宣传教育，使人们认识到破伤风的危害性；受伤后须及时就诊，并且正确处理伤口和常规注射破伤风抗毒素。

2. 加强劳动保护，避免创伤。日常不可忽略任何小伤口，如木刺、锈钉刺伤及深部感染（化脓性中耳炎）等的正确处理。

3. 避免不洁接生，指导农村妇女选择医疗设备完善的医院生育，防止新生儿破伤风和产妇产后破伤风。

4. 高危人群定期接受破伤风类毒素的预防注射，以获得主动免疫。

二、气性坏疽

气性坏疽（Gas Gangrene）是指由梭状芽孢杆菌引起的以肌坏死或肌炎为特征的急性特异性感染。感染时发展迅速，若不及时处理，常需截肢，甚至危及生命。

【病因与发病机制】

气性坏疽病菌是革兰阳性厌氧梭状芽孢杆菌，广泛存在于自然界土壤和人、畜粪便中，所以易进入伤口。引起本病的主要病菌有产气荚膜杆菌、恶性水肿杆菌、腐败弧形杆菌等，本病常为多种致病菌混合感染。气性坏疽的发生决定于人体的抵抗力和伤口的情况。机体损伤后，梭状芽孢杆菌侵入伤口，在缺氧的环境下才能生长繁殖和致病，所以感染多发于深部组织损伤，以及伤口较深，引流不畅，有死腔或异物、血管损伤等情况，合并肌肉缺血和大片组织坏死，造成局部缺氧而更易发病。

气性坏疽病菌侵入伤口，主要停留在伤口内，生长繁殖而释放毒素，使肌肉水肿、液化、肌肉大片坏死；肌糖原分解产气，同时分解蛋白质及明胶，产生硫化氢后使伤口有恶臭，气体积聚使组织间隙扩大，组织膨胀；血循环与淋巴回流障碍，进一步加重组织的缺血、缺氧与失活，更有利于细菌繁殖生长，形成恶性循环。细菌释放的毒素进入血循环，可使红细胞破坏而引起溶血、血红蛋白尿、尿少、肾组织坏死，并可直接损害心、肝、肾等脏器。

【护理评估】

1. 健康史　了解患者的发病时间、经过，引起局部缺氧环境的因素，伤口的污染程度、深度，以及有无开放性损伤史等。

2. 身体状况　感染多发生于肌肉丰富的下肢和臀部严重外伤后；潜伏期一般为 1 ~ 4 天，短者伤后 6 ~ 8 小时，最迟为 5 ~ 6 天。

（1）**局部症状**　初期患肢沉重，有包扎过紧或疼痛感。而后疾病迅速发展，伤处出现胀裂样剧痛，难以忍受，一般止痛剂不能缓解。局部肿胀明显，呈进行性加剧，有明显压痛；伤口周围皮肤肿胀、苍白、发亮，逐渐转变为暗红色，最终呈紫黑色，并出现大、小不等的小水泡。轻压常有气泡从伤口溢出，并有稀薄、恶臭的浆液性或血性液体流出。皮下若有积气，手触可有捻发感。伤口内肌肉坏死，呈暗红或土灰色，刀割时肌纤维不收缩，也无出血，最终发生坏疽。

（2）**全身症状**　患者神志清醒，但软弱无力、表情淡漠或烦躁不安，常可伴有恐惧或欣快感，并出现高热、脉速、呼吸急促、皮肤和口唇苍白、大汗和进行性贫血；晚期患者可出现严重中毒症状，如溶血性黄疸、感染性休克、外周循环障碍和多器官功能衰竭等。

3. 心理－社会状况

（1）评估患者有无焦虑、恐惧甚至濒死感。

（2）隔离性治疗期间患者是否感到孤独和无助。

（3）了解亲属对疾病的认识和对患者身心的支持程度。

4. 辅助检查

（1）血常规检查　红细胞明显减少，血红素降低，白细胞增高。

（2）伤口分泌物涂片检查　发现大量革兰阳性杆菌和少量白细胞。

（3）影像学检查　X射线检查示伤口肌群间有气体。

5. 治疗要点与反应　因为本病的病情发展非常迅速，一经确诊需立即开始积极治疗，以减少组织的坏死，降低截肢率，挽救患者的生命。主要措施有：

（1）手术治疗　病变区做广泛、多处切开，包括伤口周围水肿或皮下气肿区；彻底清除变色、不收缩、不出血的肌肉。术后用氧化剂冲洗、湿敷，切口充分敞开，不缝合；经常更换敷料，必要时再次清创。如整个肢体已广泛感染，则应果断进行截肢，以挽救生命。

（2）抗菌药物应用　气性坏疽多为混合感染，应用大量青霉素或广谱抗生素控制化脓感染。首选青霉素≥1000万U/d静脉内滴注，大环内酯类（琥乙红霉素、麦迪霉素）和硝唑类（甲硝唑、替硝唑）抗生素也有一定的疗效。

（3）高压氧疗法　吸入高浓度氧，能提高组织、血液的含氧量，以抑制厌氧菌的生长繁殖。

（4）支持治疗　给予高蛋白、高热量、富含维生素的饮食；纠正水、电解质平衡失调；少量多次输新鲜血液，增强机体抵抗力，纠正贫血；给予止痛、退热、镇静。

（5）预防　伤后早期彻底清创是预防气性坏疽最有效的方法。若伤口污染严重，应彻底切除坏死组织及清除异物。尤其是火器伤，清创后以3%过氧化氢溶液充分清洗并湿敷。伤口需敞开并不予缝合，可局部使用抗生素。

【护理诊断及合作性问题】

1. 急性疼痛　与组织炎症、肢体肿胀、缺血有关。

2. 体温过高　与细菌大量繁殖、释放毒素有关。

3. 恐惧　与病情严重、可能施行截肢有关。

4. 组织完整性受损　与组织感染、坏死有关。

5. 潜在并发症　有发生感染性休克的危险。

【护理目标】

1. 患者疼痛缓解或减轻。

2. 患者体温维持正常，感染得以控制。

3. 患者情绪稳定，能够接受形体改变，适应新生活。

4. 患者受损的组织得以修复，皮肤恢复其完整性。

5. 患者未发生并发症，或并发症得到及时发现和处理。

【护理措施】

1. 疼痛的护理　观察并记录疼痛的性质、程度和特点，对于疼痛不能缓解的患者可给予麻醉镇痛剂，剧痛时应用自控镇痛泵止痛。截肢的患者可出现幻肢痛（即主观感觉已截掉的肢体仍然存在而且有剧痛），应耐心解释相关问题，消除其幻觉。

2. 密切观察病情　应密切观察血压、脉搏、呼吸及体温变化；若出现体温升高、脉搏及心率加快、呼吸急促、面色发绀、意识障碍、尿量减少等感染性休克的表现时，应立即通知医生并配合救治。

3. 创口护理　认真完成手术前后的准备；术后注意伤口及肢体的变化，特别是肢体的血运状况，注意皮肤色泽、肢体肿胀程度及脓液情况；保持伤口引流通畅，定时以氧化剂冲洗、湿敷；根据需要及时更换敷料。

4. 高压氧治疗护理　对需做高压氧治疗的患者应说明有关的注意事项。

5. 心理护理　对需截肢的患者，应仔细解释截肢对保存生命及治疗上的必要性，鼓励其正确对待残疾，并联系做好义肢等。

6. 隔离措施　患者收入隔离病房；护理人员应穿隔离衣、戴帽子、戴口罩和手套等，身体有伤口者不能进入病室；接触过患者伤口的物品，先用1%过氧乙酸溶液浸泡10分钟，再行高压灭菌；更换后的敷料须立即焚烧，患者的排泄物应严格消毒后倾倒；所有器械及敷料须专用，尽可能使用一次性材料，用后给予灭菌处理，防止交叉感染。

【护理评价】

1. 患者疼痛是否缓解或减轻。
2. 患者体温是否维持正常，感染有无得以控制。
3. 患者情绪是否稳定，是否能够接受形体改变，适应新生活。
4. 患者受损的组织是否得以修复。
5. 患者有无发生并发症，或并发症是否得到及时发现和处理。

【健康指导】

1. 加强公众预防性教育，注意劳动保护，避免损伤。
2. 受伤后预防是关键，及时、彻底清创，正确处理伤口并及时就诊。
3. 实施截肢手术前，应向患者及家属告知手术的必要性及术后的不良反应，使患者及家属在思想上有所准备。
4. 指导患者进行患肢功能锻炼，逐渐恢复患肢的功能，提高生活质量。介绍有关义肢的知识，指导截肢患者正确使用义肢和进行适当的功能训练。

小　　结

外科感染极为常见，很少可以自愈，一般需要手术治疗和抗菌药物的治疗；手术疗法是治疗化脓性感染的主要方法之一。如果局部化脓灶波动已很明显，疼痛和肿胀及其他全身症状（如体温升高、血液改变、结膜黄染等）都已出现时，应该立即进行手术切开。抗菌药物的应用必须有一定的适应证；对较轻或较局限的感染，一般可不用抗菌药物，仅做局部处理（如切开排脓）即可；对较重、范围较大或有扩展趋势的感染，才需全身用药。如能做细菌培养和敏感试验，则可作为选用药物的指导。

同步训练

1. 以下哪项属于特异性感染（　　）
  　A. 金黄色葡萄球菌感染　　　　　　B. 变形杆菌感染
  　C. 绿脓杆菌感染　　　　　　　　　D. 球菌感染
  　E. 破伤风梭菌感染
2. 慢性感染是指病程超过（　　）
  　A. 1 周　　　　　　　　　　　　　B. 2 周
  　C. 3 周　　　　　　　　　　　　　D. 1 个月
  　E. 2 个月
3. 外科感染的原因与下列哪项无关（　　）
  　A. 致病菌的毒力、数量　　　　　　B. 局部组织血液循环的情况
  　C. 全身性抗感染能力下降　　　　　D. 管道阻塞使内容物淤积
  　E. 全身抗生素的联合应用及数量
4. 下列哪种疾病不属非特异性感染（　　）
  　A. 疖　　　　　　　　　　　　　　B. 痈
  　C. 颈淋巴结核　　　　　　　　　　D. 急性乳腺炎
  　E. 脓肿
5. 丹毒的治疗措施中，哪项不正确（　　）
  　A. 应用抗生素　　　　　　　　　　B. 应同时治疗足癣
  　C. 局部用金黄散涂敷　　　　　　　D. 必要时应行手术治疗
  　E. 患肢抬高，尽量减少活动
6. 口底及颌下的急性蜂窝织炎危及生命的并发症是（　　）
  　A. 颅内化脓性海绵状静脉窦炎
  　B. 喉头水肿，压迫气管，呼吸困难，窒息
  　C. 纵隔化脓性感染
  　D. 化脓性心包炎
  　E. 脓毒症
7. 对脓毒症的患者，抽血送培养的时间最好选择在（　　）
  　A. 发热开始时　　　　　　　　　　B. 发热高峰时
  　C. 寒战初起时　　　　　　　　　　D. 寒战结束时
  　E. 预计寒战、高热前
8. 全身性感染中，所谓的"三低"现象是指（　　）
  　A. 低体温、低白细胞、低血压
  　B. 低蛋白、低抵抗力、低治愈率

    C. 低细菌检出率、低抗生素有效率、低治愈率

    D. 低血钠、低血钾、低血钙

    E. 低心率、低呼吸频率、低血压

9. 破伤风最先出现的症状是 （　　　）

    A. 苦笑面容   B. 颈项强直

    C. 张口困难   D. 角弓反张

    E. 手足抽搐

10. 破伤风患者注射大量的破伤风抗毒素，目的是 （　　　）

    A. 控制和解除痉挛   B. 抑制破伤风梭菌的生长

    C. 减少毒素的产生   D. 中和游离毒素

    E. 中和结合毒素

第八章　损伤患者的护理

损伤（Injure）指各种致伤因素作用于人体，导致人体组织器官解剖结构的破坏和生理功能的障碍。

造成损伤的原因通常分为四类：

1. 机械性损伤（又称创伤）　由于机械作用（如锐器切割、钝器撞击、重物挤压、火器打击等因素）造成的损伤。

2. 物理性损伤　由于高温、冷冻、电流、激光、放射线等物理因素造成的损伤。

3. 化学性损伤　由于强酸、强碱、毒气等化学因素造成的损伤。

4. 生物性损伤　由于生物咬蜇伤及毒素造成的损伤。

第一节　创伤患者的护理

创伤（Trauma）是指机械性致伤因素作用于人体所造成的组织结构完整性破坏或功能障碍。创伤多因交通事故、工伤事故、自然灾害、生活伤害、斗殴、战伤等因素造成。创伤是现代社会的常见病，是继心脏疾病、恶性肿瘤和脑血管疾病之后的第四位死亡原因，也是许多发达国家人口死亡的主要原因之一。

【分类】

创伤的分类方法较多，常用的有以下几种：

1. 按受伤部位分类　依据损伤部位将创伤分为颅脑创伤、颈部创伤、胸部创伤、腹部创伤、四肢创伤等。这种分类有利于诊断是否伴随人体重要脏器的损害及功能紊乱。

2. 按伤后皮肤完整性分类　①伤后皮肤黏膜保持完整、无开放性伤口者称闭合伤，包括挫伤、挤压伤、扭伤、震荡伤、关节脱位和半脱位、闭合性骨折和闭合性内脏伤等。②伤后有皮肤黏膜破损，深部组织与外界相通者称开放伤，包括擦伤、刺伤、切割伤、撕裂伤等。一般而言，开放伤易发生伤口感染，闭合伤不易发生感染。但某些闭合性伤（如肠破裂等）也可造成严重的感染。这种分类有利于了解创面有无感染的危险。

3. 按伤情轻重分类　依据组织器官损伤程度及其对全身的影响程度将创伤划分为轻度、中度和重度。①轻度创伤：无内脏损伤，仅体表轻微擦伤和挫伤或小部分的开放性软组织伤，患者可暂时失去作业能力，但仍可坚持工作，无生命危险，或只需小手术治疗。②中度创伤：常见于广泛软组织伤、上下肢开放骨折、肢体挤压伤、机械性呼吸道阻塞、创伤性截肢及一般的腹腔脏器伤等，患者丧失作业能力和生活能力，需手术治疗，但一般无生命危险。③重度创伤：多为重要脏器和部位的严重损伤，伴有呼吸、循环、意识等重要生理功能障碍，患者有生命危险。这种分类有利于对伤员进行分级处理。

4. 其他分类　除上述分类外还有其他多种分类方法，如按损伤原因分类（如挤压伤、刃器伤、火器伤、冲击伤、毒剂伤、核放射伤及多种因素所致的复合伤）、按损伤器官数量分类（如单处创伤、多发创伤）、按损伤病程分类（如急性创伤、慢性创伤、亚急性创伤）、按伤口情况分类（如贯通伤、盲管伤）。各分类方法有所侧重，可用于不同的目的。

【病理生理】

机体受到创伤后会发生以下病理生理变化：

1. 局部反应　局部反应主要表现为创伤后组织炎症反应、组织增生反应、组织修复反应。

组织损伤后由于细胞破坏、变性、坏死以及感染、异物等作用，损伤组织释放各种炎性介质（如缓激肽、组胺、补体碎片、血管活性胺、前列腺素等）而引发炎症反应，出现局部肿胀、发热、疼痛等表现，其基本病理过程与一般炎症相同。局部反应的轻重与致伤因素的种类、作用时间、组织损害程度，以及污染轻重和是否有异物存留等有关。组织细胞损伤严重，邻近组织细胞严重变性坏死及伤口污染、异物存留、局部微循环障碍、缺血缺氧及各种化学物质的生成可造成继发性损伤，使局部炎症反应更为严重，炎症持续时间可能更长，对全身的影响将更大。

创伤性炎症反应是非特异性的防御反应，可以清除坏死组织、杀灭细菌及修复组织，有利于组织的增生与修复。并且伤后出血，血凝块填充伤口，在伤口两缘起连接与支架作用。内皮细胞形成新的毛细血管，与大量成纤维细胞共同构成肉芽组织充填伤口，同时由上皮组织覆盖伤口而形成临床愈合。

2. 全身反应　人体严重创伤后，由于组织器官的损害、精神紧张和恐惧、创伤疼痛的刺激、失血和失液对血容量的影响等因素作用，机体自我调节进入应激反应状态，导致人体神经－内分泌系统功能紊乱，内环境失衡，水、电解质紊乱，酸碱平衡失调等，引起重要器官功能障碍、体温升高、休克、多系统多器官功能衰竭等临床危重症，若不及时抢救可引起死亡。

3. 伤口的愈合　伤口的愈合要经过炎性反应阶段、肉芽增生形成阶段、组织塑形阶段。愈合后一般分为以下两种类型。

（1）一期愈合　组织修复以原来的组织细胞修复为主，仅含有少量的纤维组织。伤缘整齐，对合良好，愈合顺利，愈合后功能较好。

（2）二期愈合　组织修复以纤维组织为主，伤口内有大量的肉芽组织充填，愈合时间延长，愈合后留有瘢痕挛缩或瘢痕增生，影响生理功能及外观。多因伤口较大或化脓感染而造成。

4. 影响伤口愈合的因素

（1）局部因素　感染和异物存留是最常见的因素，细菌毒素损害组织细胞，异物阻碍细胞再生而形成窦道或死腔，直接影响伤口的愈合。血液循环障碍、包扎过紧、创面过大等可导致组织缺血、缺氧而影响伤口的愈合。

（2）全身性因素　营养不良，如缺乏维生素、微量元素、氨基酸、低蛋白血症、贫血等；慢性消耗性疾病，如恶性肿瘤、糖尿病、肝硬化等；某些药物长期使用，如糖皮质激素等；以及老龄等情况，都将导致机体免疫功能低下、修复能力变差，影响伤口的愈合。

5. 并发症

（1）感染　开放性伤口或创面污染较重，清创不彻底或不及时，可致化脓性感染。小而深的伤口，易造成无氧环境，厌氧菌在伤口内生长繁殖而发生破伤风、气性坏疽等特异性感染。

（2）创伤性休克　创伤后失血、失液、血容量减少，组织、器官灌注不足，以及全身应激反应的作用，可导致休克的发生。

（3）急性肾衰竭　创伤后由于水、电解质紊乱，血容量减少，肾灌注量不足，氧自由基的损害，造成肾的排泄功能障碍，导致血中尿素氮、肌酐持续升高，形成氮质血症、尿毒症。

（4）其他　由于损伤刺激可发生应激性溃疡。若累及呼吸系统，肺受损，形成低氧血症，可导致呼吸窘迫综合征。

【临床表现】

1. 局部表现

（1）疼痛　创伤后损伤部位均有疼痛，疼痛的程度常与创伤的部位、严重程度、个人耐受力有直接的关系。疼痛在伤处活动时加剧，制动后减轻。一般疼痛 2～3 日缓解，若持续疼痛或疼痛加重表示有感染存在。疼痛对伤情判断有重要意义。在未明确诊断之前，只能慎用一般止痛剂，禁用麻醉性镇痛剂，防止掩盖病情。

（2）肿胀瘀斑　因出血、液体渗出所致，常伴有皮肤青紫、瘀斑、血肿。严重的肿胀可形成组织间隙或筋膜室内的压力增高，压迫血管及神经。静脉受压可导致血液回流受阻，使肢体肿胀加剧；动脉受压可导致局部远端缺血坏死；神经受压可导致肢体功能障碍，甚至残废。

（3）功能障碍　由于组织结构的破坏、肿胀、疼痛等引起损伤相应部位不同程度的功能障碍，对损伤有定位诊断价值（如膝关节运动受限提示膝关节受损）。

（4）伤口或创面　是开放性创伤的特有表现。由于致伤因子及着力点的不同，其伤口或创面分为三大类型：①清洁伤口：即未被细菌污染的伤口或清创处理后的伤口，如手术切口。②污染伤口：即伤后有细菌污染但未发生感染的伤口。③感染伤口：伤口或创面有红、肿、渗出、脓液、坏死等感染情况的伤口。

（5）伤口并发症　发生在愈合期的常见并发症有出血、感染、裂开。常由处理不当或愈合不良引起。

2. 全身表现　全身反应与伤情轻重有关。损伤较轻的患者，可以没有明显的全身症状，伤情较重的患者可出现全身症状。

（1）生命体征的变化　可表现为血压下降，脉搏及心率加速，呼吸急促等。多因疼痛、出血、恐惧等刺激引起机体应激反应所致。

（2）体温升高　创伤后的分解产物吸收可致体温增高，一般在38℃左右，是一种吸收热，若体温超过38℃或更高可能是化脓性感染所致。

（3）其他　神经－内分泌功能紊乱可出现口渴、尿少、月经不调等。消化功能障碍出现食欲不振、消化不良等。精神紧张可引起失眠、焦虑等。

【辅助检查】

1. 实验室检查

（1）血常规检查。红细胞计数、血红蛋白值、血细胞比容进行性下降，提示出血量大并有活动性出血。

（2）白细胞计数及中性粒细胞明显增高，提示合并感染；尿常规检查发现红细胞，提示有泌尿系损伤。

（3）必要时进行血液生化检查，了解水、电解质、酸碱平衡失调情况。

2. 影像学检查

（1）B超检查　主要用于诊断腹部实质性脏器损伤情况。

（2）X线平片检查　可以帮助诊断有无骨折、血气胸等情况。

（3）CT检查　可以了解有无颅脑损伤等情况。

3. 诊断性穿刺　常用于闭合性损伤的诊断。

【治疗原则】

1. 局部治疗　闭合性创伤若无内脏合并伤、出血、血管或神经受压，多不需特殊处理；有骨折脱位，宜及时复位，并妥善固定，逐步进行功能锻炼；如有颅内血肿、内脏破裂等，应紧急手术。一般开放性伤口常有污染，应行清创术，目的是将污染伤口变成清洁伤口，为组织愈合创造良好的条件。清创时间越早越好，伤后6~8小时内清创一般都可达到一期愈合。不同类型的伤口处理各不相同。

（1）清洁伤口　这类伤口一般只见于手术切口，通过缝合即可达到一期愈合。

（2）污染伤口　需做清创处理，争取及时彻底清创缝合，使其达到一期愈合。

（3）感染伤口　处理原则是控制感染，消除异物及坏死组织，引流脓液，加强换药，清洁伤口，促进伤口的愈合。

2. 全身治疗　主要包括积极抗休克、保护器官功能、加强营养支持，对开放性创伤应常规使用有效的抗生素，预防继发性感染；并常规注射破伤风抗毒素以预防破伤风等。

【护理评估】

1. 健康史　详细询问受伤史，了解受伤的原因、时间、地点、部位、暴力性质、强度和作用部位，受伤后采取的救治处理措施等，了解既往病史。

2. 身体状况　评估患者的血压、脉搏、呼吸、体温，有无休克征象；了解局部有无疼痛、出血、肿胀瘀斑和活动不便等，有无合并骨折、胸腹脏器损伤的症状和体征；辅助检查血、尿常规，观察检查结果的动态情况，影像学检查有无异常发现。

3. 心理－社会状况　患者和家属对伤情的认知程度，对突发事故及预后的心理承受能力，对治疗费用的承受能力和对疾病治疗的知晓程度。

【主要护理诊断/问题】

1. 急性疼痛　与局部受伤及创伤性炎症反应有关。

2. 焦虑/恐惧　与机体受损、精神紧张、担心预后等有关。

3. 组织完整性受损　与组织器官受损伤、结构破坏有关。

4. 体液不足　与失血、失液有关。

5. 潜在并发症　感染、休克、挤压综合征等。

【护理目标】

1. 患者疼痛缓解。

2. 患者焦虑减轻。

3. 患者伤口处理良好，促进创伤愈合。

4. 患者的有效循环血量得以维持。

5. 患者未发生并发症，或并发症得到及时发现和处理。

【护理措施】

1. 现场急救　创伤常是突发意外事故，在紧急情况下，应首先迅速准确地评估伤情，遵循"保存生命第一，恢复功能第二，顾全解剖完整性第三"的基本原则。以抢救生命为首要任务，以"快抢、快救、快送"为标准，立即采取急救措施，处理呼吸、心搏骤停；实施止血、包扎、固定、转运等措施；处理窒息、大出血等严重伤情。必要时实施抗休克措施，并处理骨折、血气胸等情况。

(1) 心肺复苏　一经发现患者心跳呼吸停止或呼吸困难，应立即实施心肺复苏。首先使患者脱离危险境地，并解开患者衣扣，清除口腔内异物及气管内的分泌物，拉直通气道，保持呼吸道通畅。迅速进行口对口人工呼吸及胸外心脏按压，必要时做气管切开或用粗针头做环甲膜穿刺。具体方法参见心肺复苏章节。

(2) 止血　大出血可使伤员迅速休克，甚至死亡，所以必须及时止血。判断出血的性质有助于出血的处理。动脉出血颜色鲜红，呈间歇性喷射状；静脉出血多为暗红色，持续涌出；毛细血管损伤多为渗血，呈鲜红色，自伤口缓慢流出。常用的止血方法有指压法、加压包扎法、填塞法和止血带法等。加压包扎法最为常用。方法是先将灭菌纱布或敷料填塞或覆盖于伤口，外加厚纱布垫，再以绷带加压包扎。包扎的压力要均匀，范围应够大。包扎后将伤肢抬高，以增加静脉回流和减少出血。止血带法一般用于四肢伤大出血，止血带应扎在靠近伤口的近心端。采用止血带止血时，要做明显标记，记录开始使用时间。并每隔 1 小时放松 1～2 分钟，且使用时间一般不应超过 4 小时。上肢使用止血带时不能扎在上臂的中 1/3 段，以防损伤桡神经。

（3）包扎伤口　目的是减少细菌污染，防止进一步加重损伤，防止内脏脱出。遇有外露污染的骨折断端或腹内脏器，不可轻易还纳。若系腹腔组织脱出，应先用干净器皿保护后再包扎，不要将敷料直接包扎在脱出的组织上面。

（4）骨折固定　为减轻疼痛，防止骨折断端加重局部组织的损伤，可就地取材，用木板、棍棒、树枝对伤肢做简易的固定。原则上骨折不做现场复位。

（5）气胸的处理　张力性气胸应在伤侧锁骨中线第2肋间穿刺排气，开放性气胸应迅速封闭伤口，将其变为闭合性气胸，然后再做胸腔穿刺抽气或胸腔闭式引流。

（6）安全转送　经现场急救，病情稳定后，应将患者转送至上级有条件的医院治疗，转送途中应有医护人员监护。同时应使患者保持适当的体位，骨折患者平稳搬运，头部方向与运动方向相反（头部朝后）。并有补液、止痛镇静等措施，防止休克的发生。

2. 损伤护理

（1）闭合性创伤的护理　一般较轻的闭合性损伤如无合并重要组织、脏器损伤，多不需特殊处理，可自行恢复。如合并内脏破裂、关节脱位、骨折、气胸、颅内出血等情况，应立即行相应的手术治疗。①观察病情：对于较重或严重的创伤患者，要严密观察生命体征；并严密观察创伤局部的变化。注意有无深部组织器官的损伤，挤压伤患者应注意观察尿量、尿色、尿比重等情况，防止肾衰的发生。②制动、休息：较重的患者应卧床休息，抬高患肢15°～30°以减轻肿胀和疼痛。骨折伤肢用夹板或绷带固定，减少搬动，避免进一步损伤和增加患者的痛苦。③配合局部治疗：小范围软组织损伤后，早期行局部冷敷，可减少疼痛和肿胀；24小时后行热敷和理疗，促进炎症消退。如有较大的血肿，可在无菌条件下行穿刺抽吸并加压包扎。④促进功能恢复：病情稳定后，指导患者功能锻炼，并配合理疗、按摩等方法，促进伤肢的功能恢复。

（2）开放性损伤的护理　一般开放性伤口常有污染，应行清创术治疗，可按清创术护理进行。具体措施参看清创换药内容。

3. 抗感染治疗　对于较重或严重的创伤，无论是开放性创伤，还是闭合性创伤，都应重视抗生素的应用，早期、足量使用抗生素和破伤风抗毒素，以防治感染。

4. 健康教育　①教育患者及社区人群注意交通安全和劳动保护，普及安全知识，防止损伤的发生。②创伤引起组织结构破坏及生理功能紊乱，在修复过程中应加强功能锻炼，防止肌肉和皮肤萎缩、关节僵硬。应教会患者伤后愈合的锻炼方法，指导患者正确锻炼，促进组织愈合及功能恢复。

【护理评价】

1. 患者的焦虑情绪是否得到解除，能否积极配合治疗和护理。

2. 患者疼痛是否减轻或缓解。

3. 患者伤情是否得到妥善处理。

4. 患者有无出血、感染、休克等并发症；如果有，能否得到及时的治疗。

5. 患者对损伤愈合的知识是否了解。

第二节　清创术与更换敷料

清创术（Debridement）与更换敷料（Dressing Exchange）是处理开放性伤口最重要、最基本、最有效的手段，是促进损伤恢复的基本措施。

一、清创术

清创术是指对机体创伤组织的清洁、修复过程。目的是将污染伤口变为清洁伤口，开放性伤口变为闭合性伤口，为组织愈合创造良好的条件，争取使伤口达到一期愈合。

【清创原则】

1. 清创应争取在伤后 6~8 小时内施行。若伤口污染轻，或位于头面部的伤口，以及早期已应用了有效抗生素等情况，清创缝合时间可延长至伤后 12~24 小时或更长。

2. 特殊部位伤口，如面部、关节附近及有神经、大血管、内脏等重要组织或器官暴露的伤口，如果无明显感染征象，尽管时间延长，原则上也应清创并缝合伤口。

3. 如伤口较大，污染严重，应常规应用抗生素预防感染，并注射破伤风抗毒素。抗生素可在术前、术中、术后分次给予。

【清创术前准备】

1. **清创前穿工作服，洗净双手**　如需在手术室进行清创则按手术准备。

2. **物品准备**　依据伤口情况，准备无菌清创包一个，一般包括止血钳 2 把，圆针、皮针各 1 套，线剪 1 把，针持 1 把，敷料若干块，小单 1~2 块，洞巾 1 块，4 号线 2 条，镊子 1~2 把，弯盘 1 个。视需要准备酒精棉球、干棉球、纱布、引流条、盐水、碘酒或碘伏棉球、胶布等。

3. **术前评估**　清创前须对伤员进行全面评估，如有休克及颅脑、胸、腹部有严重损伤，应先抢救，待休克好转后争取时间进行清创。如四肢有开放性损伤，应注意是否同时合并骨折，拍摄 X 线片以协助诊断。

【清创步骤】

1. **麻醉选择**　较小、较浅的伤口可使用局麻；上肢清创可用臂丛神经或腕部神经阻滞麻醉；下肢可用硬膜外麻醉；较大、复杂、严重的伤口则可选用全麻。全麻、腰麻在伤口消毒前实施。局部麻醉可在伤口消毒后实施。

2. **清洁消毒**　用无菌纱布覆盖伤口，用肥皂水洗净伤口周围皮肤，再以等渗盐水冲洗皮肤。去除伤口敷料，分别以等渗盐水、3% 过氧化氢溶液交替使用，反复冲洗伤口，然后用无菌纱布擦干伤口周围皮肤，术者更换无菌手套后用碘酊、酒精或碘伏常规消毒，铺无菌巾。

3. **创口清理**　认真探查伤口，仔细清除伤口腔内的异物，修剪不整齐的伤缘，去除无生命力的组织。尽量保护重要的血管、神经、脏器，如有损伤，争取在清创时给予修复。术中注意严格止血。

4. 缝合　更换全部已用过的手术物品，重新消毒铺单并实施手术。对清创彻底的新鲜伤口，可按组织层次及时将伤口分层缝合；对伤口污染重，清创不彻底，感染危险较大的伤口，可观察 1~2 天后延期愈合。清创后的伤口内还可酌情放置各种引流物，如引流条、引流管等，以促进分泌物排出，减少毒素吸收，控制感染，促进肉芽生长。

5. 敷料包扎　用 75% 乙醇再次消毒周围皮肤一遍，以无菌纱布覆盖创面及伤口，用胶布或绷带固定。目的是保护伤口、减少污染和有助止血。包扎时应注意引流物（如引流条、引流管）的通畅。

【清创后护理】

1. 严密观察患者的生命体征，根据全身情况输液或输血。

2. 患者保持舒适体位，抬高患肢，适当制动。

3. 保持伤口敷料干净整洁。如果发现伤口渗血不止，剧烈疼痛，指（趾）端皮肤颜色变成紫色或黑色，应立即通知医生处理。

4. 定期换药，一般伤口清创后第 3 天换药；观察伤口的生长情况；如有伤口红肿、渗出、裂开、异味等情况，应通知医生处理。

5. 一般护理，包括增加营养、健康教育、心理护理等。

二、更换敷料（换药）

更换敷料俗称换药。换药是指检查创面，清除脓液及坏死组织，放置或去除引流物及更换敷料、包扎伤口的过程。换药的目的在于观察伤口，清洁创面；去除坏死组织；保持引流通畅；促进组织生长愈合。

【换药的原则】

1. 无菌原则　严格遵守无菌操作规定。换药器械（换药包）每位患者 1 套。

2. 换药次数　一般伤口在术后 2~3 天换药 1 次，如无感染，至拆线时再换药。感染伤口分泌物不多者，每日或隔日换药。严重的感染伤口或分泌物多的伤口，每日 1 次或多次换药。

3. 多伤口换药顺序　先处理清洁伤口，再处理污染伤口，最后处理感染伤口。特殊感染伤口安排专人负责，所用器械经消毒液浸泡后再清洗，且换下的敷料要专门处理（焚烧）。

【换药前准备】

1. 换药前穿工作服，洗净双手　了解患者的伤口情况，对伤口情况进行评估。

2. 物品准备　依据伤口情况，每位患者准备无菌治疗碗 2 个（盛无菌敷料），弯盘 1 个（放污染敷料），镊子 2 把，剪刀 1 把。视需要准备酒精棉球、干棉球、纱布、引流条、盐水、碘酒或碘伏棉球、胶布等。

【操作步骤】

1. 取得患者的合作，让患者采取舒适并利于暴露创口的卧位或坐位，充分暴露伤口。冬天应注意保暖。

2. 用手取下外层敷料（勿用镊子），再用无菌镊子取下内层敷料，揭起时应沿伤口长轴方向进行；与伤口粘住的最里层敷料，应先用盐水浸湿后再揭去，以免损伤肉芽组织或引起创面出血。

3. 用两把镊子操作，一把镊子接触伤口，另一把接触敷料，两把镊子不得混用，不得碰触。夹拿物品时，镊子一定要头朝下，不可以翘起。先用酒精（或碘伏）棉球消毒伤口，再用盐水棉球清洁创面，轻轻吸去分泌物。清洁伤口由内向外，感染伤口由外向内进行消毒。

4. 分泌物较多且创面较深时，宜用生理盐水冲洗，如坏死组织较多，可用过氧化氢溶液或其他消毒溶液冲洗。

5. 高出皮肤或不健康的肉芽组织，可用剪刀剪平，或先用硝酸银棒腐蚀，再用生理盐水中和；也可先用纯石炭酸腐蚀，再用75%酒精中和。肉芽组织有较明显的水肿时，可用高渗盐水湿敷。

6. 感染伤口可根据医嘱局部用药（如抗生素等），必要时用引流物引流，并用消毒凡士林纱布覆盖。

7. 包扎固定。覆盖无菌敷料后妥善包扎。

【注意事项】

1. 撕胶布时应自伤口由外向里；内层敷料及引流物，应用无菌镊子取下，揭起时应沿伤口长轴方向进行。

2. 取下的污秽敷料均放在弯盘内，最后放入污物桶，不得随意丢弃，以防污染环境或交叉感染。

护考链接

开放性损伤污染轻的伤口伤后6小时的处理原则是（　　　）

A. 按无菌操作原则，立即缝合　　　　　　B. 清创后缝合

C. 清创后缝合＋引流　　　　　　　　　　D. 清创后延期缝合

E. 伤口开放

【换药后护理】

1. 换药后整理床单，恢复患者至舒适体位。

2. 注意患者有无特殊不适；有无换药引起的疼痛；有无伤口持续渗血；嘱咐患者如有不适及时告知。

3. 定时观察伤口情况，如有敷料渗湿、松脱、污染等情况则及时更换。

三、拆线

一期愈合的伤口或切口，应根据伤口预期愈合的时间以及缝合的方法拆除皮肤缝线。一般切口于手术7天后拆线，头、颈、面部缝合可于手术5～6天后拆线，背部与

四肢手术 10~12 天后拆线，关节附近手术和减张缝合一般 14 天后拆线，具体拆线时间可根据医嘱执行。

拆线的准备与一般伤口换药相同。拆线方法：①除去外层及内层敷料（同换药）。②消毒皮肤和缝线。③以手术镊夹起缝合线结，用线剪在线结下紧贴皮肤并剪断缝线，随即将缝线从对侧抽出。④再次消毒切口，用无菌敷料覆盖，胶布固定。

第三节 烧伤患者的护理

一、概论

烧伤（Burn）泛指由热能、电能、放射线、激光、化学物质等因素作用于人体而引起的损伤。习惯意义的烧伤是指热力伤，即单纯由热力因子（如火焰、热液、蒸汽、高温固体等）引起的损伤，此类烧伤约占 80%。由电流、放射线、激光、酸、碱引起的烧伤属特殊类型烧伤，此类型烧伤在临床上相对少见。本章节重点讨论热力伤，即狭义烧伤。

烧伤（热力伤）对机体的影响取决于热能的温度、作用时间、作用部位。烧伤的临床表现取决于烧伤的严重程度，而严重程度与烧伤面积、烧伤深度、烧伤部位等有密切的关系。小面积轻度烧伤一般只引起局部的炎性反应，严重烧伤则可导致全身病理变化的产生。

根据烧伤的病理变化，临床上一般将烧伤分为三个过程（三期）：

1. 休克期（急性体液渗出期） 烧伤后由于疼痛、恐惧的强烈刺激，很快可引起神经源性休克。同时，由于热力的作用使组织毛细血管的通透性增加，大量血浆渗出到组织间隙及创面，引起有效循环血量减少及血流动力学的改变，导致低血容量性休克。血浆渗出在伤后 2~3 小时最为急剧，6~12 小时达高峰，随后逐渐减缓，至 48 小时左右逐渐趋缓，转为吸收过程。后期如果发生严重感染也可引起感染性休克。

2. 感染期 伤后由于创面渗液吸收，创面及组织中的毒素、坏死组织分解产物吸收入血，引起中毒，机体免疫力下降；由于皮肤结构破坏，屏障作用消失，病原菌容易侵入机体而导致感染。烧伤越深、面积越大，感染机会越多，感染也越严重。

3. 修复期 伤后在致伤因素的作用下组织发生炎症反应，同时开始了创面的修复过程，浅表的、轻度的烧伤多能自行修复。严重烧伤需皮肤移植修复。

上述三个过程相互联系、相互交叉，没有截然的分界线。

二、烧伤面积的估计

烧伤面积常用创面所占体表面积的百分比表示，目前我国常用的有中国九分法（亦称新九分法）和手掌法。

1. 中国九分法 中国九分法（表 8-1、图 8-1）是在国外九分法的基础上，根据我国人体情况制定的估算方法。该法将人体分为 11 个 9% 的等份，另加会阴 1% 等份，共 100% 的面积。适合于烧伤面积较大的成人估算。在 100% 的体表总面积中：头颈部占 9% （1 个 9），即头部、面部、颈部各占 3%；双上肢占 18%（2 个 9），即双上臂 7%、双前臂 6%、双手 5%；躯干前后（含会阴）占 27%（3 个 9），即前躯 13%、后躯 13%、会阴 1%；双下肢（含臀部）占 46%（5 个 9 加 1），即双臀 5%、双大腿 21%、双小腿 13%、双足 7%。12 岁以下的小儿由于发育未完善，头部面积相对大，下肢面积相对小，估算时应根据公式矫正：小儿头颈部面积 = 9 +（12 - 年龄），双下肢面积 = 46 -（12 - 年龄）。

表 8 - 1　中国九分法

部位	成人各部位面积（%）	小儿各部位面积（%）
头颈	9 × 1 = 9（头部 3，面部 3，颈部 3）	9 +（12 - 年龄）
双上肢	9 × 2 = 18（双手 5，双前臂 6，双上臂 7）	9 × 2
躯干	9 × 3 = 27（前躯 13，后躯 13，会阴 1）	9 × 3
双下肢	9 × 5 + 1 = 46（双臀 5，双大腿 21，双小腿 13，双足 7）	46 -（12 - 年龄）
合计	100	

注：女性双足和臀部各占 6%，区别于男性。

2. 手掌法　由于无论年龄、性别，手指并拢的单掌面积约为体表面积的 1%，所以可将患者手掌的大小面积以 1% 进行估测。这种方法适用于小面积的烧伤，同时适用于小儿，可作为九分法的补充（图 8 - 2）。

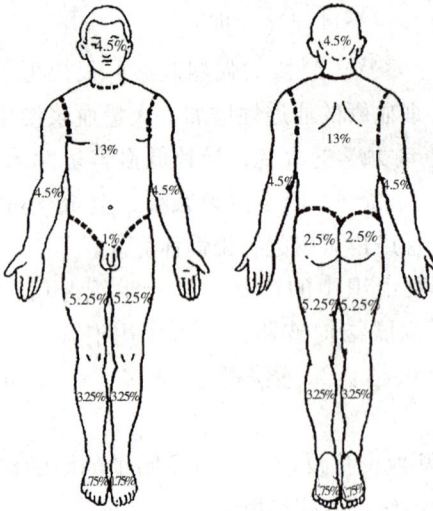

图 8 - 1　中国九分法

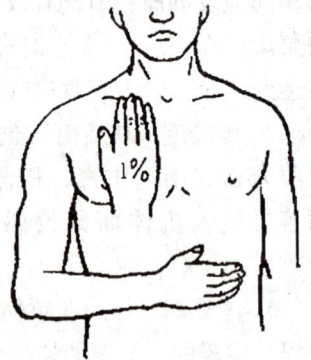

图 8 - 2　手掌法

三、烧伤深度的估计

目前国际通用的是依据组织损伤层次制定的"三度四分法"，将烧伤深度分为 I 度、浅 II 度、深 II 度、III 度烧伤。前两种称为浅烧伤，后两种称为深烧伤（图 8 - 3）。

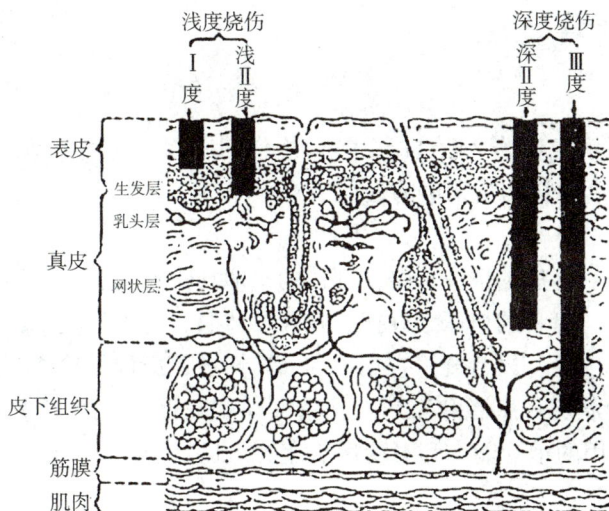

图 8-3　烧伤深度的估计

1. I 度烧伤　又称红斑伤，仅伤及表皮浅层。局部发红、微肿、灼痛、无水疱。3～5天内痊愈、脱细屑、不留瘢痕。（由于对机体的影响较轻，常不计入烧伤面积）

2. 浅 II 度　毁及部分生发层或真皮乳头层。伤区红、肿、剧痛，出现较大水疱或表皮与真皮分离，内含血浆样黄色液体，水疱去除后创面鲜红、湿润、疼痛更剧、渗出多。如无感染一般 2 周愈合。愈合后可见痕迹或色素沉着，但不留瘢痕。

3. 深 II 度　伤及真皮层深层。水疱较小，疱皮破裂或去除腐皮后，创面呈白中透红、红白相间，或可见细小栓塞的血管网，创面渗出多，水肿明显，痛觉迟钝，拔毛试验微痛。创面愈合需要经过坏死组织清除、脱落或痂皮下愈合的过程。一般需要 3～4 周愈合，可遗留瘢痕增生及挛缩畸形。

4. III 度烧伤　又称焦痂性烧伤。皮肤表皮及真皮全层被毁，深达皮下组织，甚至肌肉、骨骼亦受损伤。创面上形成的一层坏死组织称为焦痂，呈苍白色、黄白色、焦黄或焦黑色，干燥坚硬的焦痂可呈皮革样，焦痂上可见到已栓塞的皮下静脉网，呈树枝状，创面痛觉消失，拔毛试验易拔出而不感疼痛。烫伤的 III 度创面可呈苍白而潮湿。伤后 2～4 周焦痂溶解脱落，形成肉芽创面，面积较大的多需植皮方可愈合，且常遗留瘢痕及挛缩畸形。

四、烧伤程度的评估

1. 轻度　总面积 10% 以下的 II 度烧伤。

2. 中度　总面积在 11%～30% 之间或 III 度烧伤面积在 10% 以下。

3. 重度　总面积在 31%～50% 之间，或 III 度烧伤面积在 11%～20% 之间，或烧伤面积不足 31%，但已发生休克等并发症，呼吸道烧伤或有较重的复合伤。

4. 特重度　总面积 50% 以上或 III 度烧伤面积达 20% 以上者。

五、烧伤的护理

【护理评估】

1. 健康史　了解患者的一般情况，了解烧伤的原因、时间、地点、烧伤物的性质、烧伤部位、烧伤程度、烧伤后采取的处理措施等。

2. 身体状况

（1）局部状况　疼痛的情况、烧伤部位的水疱、焦痂情况、创面的清洁度。

（2）全身状况　患者的血压、脉搏、呼吸、体温，有无休克征象。

（3）辅助检查　血、尿常规检查结果的动态情况，影像学检查有无异常发现。

3. 心理–社会状况　患者和家属对伤情的认知程度，对突发事故及预后的心理承受能力，对治疗费用的承受能力和对疾病治疗的知晓程度。

4. 辅助检查

（1）实验室检查　红细胞数增高提示血液浓缩；红细胞减少、血红蛋白尿提示有溶血性休克；血白细胞数增高提示有感染；血蛋白测定可以了解患者的营养情况；尿素氮测定可以了解肾功能情况。

（2）影像学检查　X 线检查可以发现有无肺部的烧伤及感染。

【护理诊断及合作性问题】

1. 急性疼痛　与损害性刺激及炎症反应有关。

2. 体液不足　与伤面大量血浆渗出、血容量减少有关。

3. 组织完整性受损　与烧伤所致组织损害、失去皮肤完整性有关。

4. 有感染的危险　与失去皮肤屏障作用、机体免疫功能下降有关。

5. 潜在并发症　低血容量性休克、感染性休克、肢体畸形等。

【护理目标】

1. 患者疼痛缓解或得到控制。
2. 患者的有效循环血量得以维持。
3. 患者创面预期修复，肢体功能最大限度地恢复。
4. 患者认同疾病，配合治疗。
5. 患者未发生并发症，或并发症得到及时发现和处理。

【护理措施】

1. 现场急救　现场抢救的目标是尽快消除致伤原因，抢救生命，保护创面，防治休克并安全、迅速转送患者。

（1）迅速脱离热源　如火焰烧伤应尽快脱离火场，脱去燃烧衣物，就地翻滚或是跳入水池、熄灭火焰。互救者可就近用非易燃物品（如棉被、毛毯）覆盖，隔绝灭火。忌奔跑呼叫，以免风助火势，烧伤头面部和呼吸道。避免双手扑打火焰，以免造成双手烧伤。热液浸渍的衣裤，可用冷水冲淋后剪开取下，不可强力剥脱，防止撕脱水疱皮。小面积烧伤立即用清水连续冲洗或浸泡烧伤部位，既可减痛，又可带走余热。

（2）**抢救生命，保持呼吸道通畅**　火焰烧伤常伴呼吸道受烟雾、热力等损伤，特别应注意保持呼吸道通畅。维持有效通气量，防止窒息，必要时做气管切开。遇有心跳、呼吸停止，立即现场进行口对口人工呼吸及胸外心脏按压。合并 CO 中毒者，应移至通风处，必要时应吸入氧气。注意有无复合伤，对大出血、开放性气胸、骨折等应先施行相应的急救处理。

（3）**保护创面**　可用干净敷料或布类覆盖创面，或简单包扎后送医院处理。避免用有色药物涂抹，增加随后深度判定的困难。

（4）**防治休克**　首先安慰和鼓励受伤者，使其情绪稳定。疼痛剧烈可酌情使用安定、哌替啶（杜冷丁）等镇静止痛。尽快建立静脉输液通道，快速补液以抗休克，并保证呼吸道通畅。如患者高度口渴、烦躁不安，常提示休克严重，应加快输液。

（5）**转送患者**　大面积严重烧伤早期应避免长途转送，必须转送者在转送前应给患者输一定量的液体或转送途中继续补液，并注意保暖，备用急救药物及器械，有专人护送。转送路程较远者，应留置导尿管，观察尿量。

2. 静脉补液护理　烧伤后由于伤口有大量液体渗出，可导致体液不足而引起低血容量性休克，补液疗法为防治休克的主要措施，所以迅速建立通畅的补液通道并做好补液监护是护理工作的重要内容。

（1）**补液量计算**　补液量应根据患者的实际需要量制定，原则上是需多少补多少。早期可根据体液渗出规律估算补液量。

伤后第一个 24 小时，每 1% 烧伤面积（Ⅱ度＋Ⅲ度）、每千克体重补液 1.5ml（儿童 1.8ml、婴儿 2.0ml），另加生理需要量 2000ml（儿童 60～80ml/kg、婴儿 100ml/kg）。见如下公式：

第一个 24 小时补液总量（ml）＝烧伤面积×体重（kg）×1.5＋2000（ml）

（2）**补液种类和安排**　补液量包括晶体液和胶体液，中重度烧伤晶体液和胶体液的比例一般为 2:1，特重度烧伤可为 1:1。晶体液首选平衡盐液；胶体液首选血浆，Ⅲ度烧伤可适量输入全血。生理需要量可用 5% 或 10% 葡萄糖液补充。总液量的一半在 8 小时内输入，另一半在剩余时间输入。第二个 24 小时补液量为第一个 24 小时的一半，生理需要量仍按 2000ml 计算。

补液应遵循先快后慢、先盐后糖、先晶后胶、交替输入的原则。

举例：一成年女性患者，Ⅱ度烧伤面积 40%，体重 50kg，第一个 24 小时补液总量为 40×50×1.5＋2000＝5000ml；其中，晶体液为 40×50×1.0＝2000ml；胶体液为 40×50×0.5＝1000ml；生理量（葡萄糖）为 2000ml。总量的一半 2500ml 在 8 小时内输入，另一半在其余 16 小时输入。

（3）**补液量的监护**　由于患者伤情和个体的差异，抗休克期补液更应强调严密观察，根据患者的反应，随时调整输液的速度和成分。①尿量观察：如果肾功能良好，尿量是反映血容量的最简便、最可靠的指标。大面积烧伤患者应常规留置导尿以便观察尿量。成人每小时尿量应在 30～50ml（小儿每千克体重每小时尿量为 1ml 左右），少于上述尿量应加速输液。②其他指标：患者在安静状态下，脉搏、心跳有力，呼吸平稳。脉率在 120 次/分以下。收缩压在 90mmHg 以上，脉压在 20mmHg 以上，中心静脉压为 5 ～ 12cmH₂O。如出现血压低、尿量少、烦躁不安等现象，则应加快输液速度。

3. 创面护理 烧伤的重要表现是创面，创面的护理是烧伤护理的关键。创面护理的重要任务是清洁创面，保护创面，防治感染，促进创面愈合；减少瘢痕产生，最大限度地恢复功能及容貌。

(1) *初期清创* 在控制休克之后，尽早配合医生在良好的麻醉和无菌条件下清洗、消毒、清理创面。先剃除或剪去创面及周围毛发，修剪指（趾）甲，用肥皂水和清水清洗创面周围的正常皮肤，去除异物，再用碘伏消毒周围皮肤和创面，并用生理盐水冲洗。浅Ⅱ度创面的小水疱可不予处理，大水疱可用无菌注射器抽吸，疱皮破裂应剪除。深Ⅱ度创面的水疱皮及Ⅲ度创面的坏死表皮应去除。清创后创面根据烧伤的部位、面积及医疗条件等选择采用包扎疗法或暴露疗法。Ⅲ度焦痂保持干燥，外涂碘酊，可早期植皮，也可待其自然溶痂脱落后再植皮。

(2) *包扎疗法护理* 包扎有减轻创面疼痛、保护创面、减少污染和引流创面渗液的作用。适用于小面积或四肢的Ⅱ度烧伤。方法是：在创面清理后先用油性纱布覆盖创面，再用多层吸水性强的干纱布以适当压力包扎。包扎松紧适宜，压力均匀，包扎厚度为 2～3cm，包扎范围应超过创面边缘 5cm。为避免发生粘连或畸形，指（趾）之间要分开包扎。创面包扎后，每日检查有无松脱、臭味或疼痛，注意肢端末梢的循环情况，敷料浸湿后及时更换，以防感染。肢体包扎后应注意抬高患肢，保持各关节尤其是手部、上肢的功能位和髋关节外展位。一般创面每 3～4 天换药一次，要注意观察敷料情况。如有创面渗出多、有异味、体温增高、创面跳痛等情况，需及时换药并检查创面。

(3) *暴露疗法护理* 适用于Ⅲ度烧伤、大面积烧伤、特殊部位烧伤（头面部、颈部或会阴部）及特殊感染（如绿脓杆菌、真菌）的创面。方法是：患者经清创处理后，身上不盖任何物品，将患者暴露在清洁、温暖、干燥的空气中，使创面干燥，这样不利于细菌生长，以暂时保护创面，促进创面愈合。护理过程中可用烤灯或红外线辐射，促进创面结痂。若有渗液，可用灭菌敷料或棉球吸净创面渗液，并适当约束肢体，防止无意抓伤。大面积烧伤可使用翻身床，使用前向患者说明使用翻身床的意义、方法和安全性，消除患者的恐惧和疑虑。使用时认真检查各部位，确保操作安全。翻身时两人共同配合，旋紧螺丝，上好安全带，严防患者滑出。骨隆突处垫好棉垫，防止压疮形成。翻身俯卧时应注意防止窒息并严密观察，一旦发现呼吸困难，立即翻身仰卧。昏迷、休克、心功能不全及应用冬眠药物者忌用翻身床。

(4) *切痂植皮护理* 对深度烧伤创面，应及早手术治疗，包括切痂（切除烧伤组织达深筋膜平面）或削痂（削除坏死组织至健康平面），并立即植皮。小面积深度烧伤者，可采用自体游离皮片移植、皮瓣移植等方法，以修复皮肤与组织的严重缺损，减轻功能障碍。大面积烧伤者，因自体供皮区不足，可采用大张异体皮开洞嵌植小块自体皮、异体皮下移植微粒自体皮、网状皮片移植等方法，以尽量覆盖创面，减少感染机会，减轻瘢痕挛缩，降低致残率。对于手术患者，应提前做好术前准备，术后注意观察患者的情况。限制活动 2～3 周，确保植皮愈合。发现取皮区或补皮区有异常肿胀、疼痛、渗血时，应立即告知医生并协助处理。

（5）**特殊部位烧伤护理**　①呼吸道烧伤：床旁应备急救物品，如气管切开包、吸痰器、气管镜等；密切观察呼吸情况，及时吸痰，积极预防肺部感染。②头面部烧伤：多采用暴露疗法，安置患者取半卧位，观察有无呼吸道烧伤，做好五官的护理，及时用棉签拭去眼、鼻、耳分泌物，保持其清洁干燥；双眼使用抗生素眼药水或眼膏，避免角膜干燥而发生溃疡；耳周部烧伤应用无菌纱布铺垫，尽量避免侧卧，以免耳郭受压，防止发生中耳炎或耳软骨炎；鼻烧伤则及时清理鼻腔内的分泌物及痂皮，鼻黏膜表面涂烧伤膏，以保持局部湿润、预防出血；口唇创面用湿纱布覆盖，加强口腔护理，防止发生口腔黏膜溃疡及感染。③会阴部烧伤：保持局部干燥，将大腿外展，使创面暴露。避免大、小便污染，便后使用生理盐水清洁肛门、会阴部，注意保持创面周围的清洁。

4. 防治感染　感染是烧伤治疗中的关键问题，感染的发生与否以及感染后的控制直接影响烧伤救治的结果。

（1）**一般护理**　严格无菌操作，采取必要的消毒隔离措施；保持病室空气流通，定期空气消毒；消毒液擦地，每日至少两次；进入病室前穿好工作服、戴口罩帽子、换鞋，接触患者前洗手、戴消毒手套；被服经消毒处理，使用一次性无菌棉垫，谢绝探视，防止交叉感染。

（2）**抗生素的应用**　严密观察全身情况及创面变化；若出现寒战、高热、脉搏加快、创面水肿、渗出液增多、肉芽颜色转暗、创缘出现水肿等炎症表现，或上皮停止生长，原来干燥的焦痂变得潮湿、腐烂，创面有出血点甚至有脓性分泌物、异味，以及白细胞升高等情况，应警惕感染的发生；反复做细菌培养，以掌握创面的菌群动态和药物敏感情况；遵医嘱及早应用有效的抗菌药物。

（3）**营养支持**　烧伤患者呈高代谢状态，极易造成负氮平衡。应予以高蛋白、高能量、高维生素、清淡、易消化的饮食，少量多餐。经口摄入不足者，经肠内或肠外补充营养，以保证摄入足够的营养素。

（4）**感染创面的处理**　感染创面应用湿敷、浸浴等方法除去脓液和坏死组织，痂下感染时应剪去痂皮或坏死组织，以清洁和引流创面。护理时须加强换药，根据创面感染程度和脓液多少，决定换药次数，根据感染特征或细菌培养和药敏试验选择外用药。

5. 康复护理　调动患者的积极性，共同制订切实可行的康复计划，指导患者坚持常规的肢体和关节功能锻炼，维持并固定肢体于功能位，纠正不良的舒适体位（如握拳位），必要时，按医嘱涂瘢痕软化剂或采用紧身衣和固定板予以矫正，以恢复功能。如颈部烧伤应取后伸位，四肢烧伤取伸直位，手部固定在半握拳的姿势且指间垫油纱以防粘连。鼓励患者尽早下床，必要时行理疗。此外，烧伤后患者丢失的蛋白质多、消耗增加，应与营养师、患者及家属共同制订营养食谱，保证营养素的摄入，以加速组织和皮肤创面的修复及身体功能的康复。

6. 心理护理　与患者建立良好的情感交流，尽力同情、安慰患者，取得患者的信任；耐心倾听患者对烧伤的不良感受，给予真诚的安慰和劝导；根据不同患者的心理状态，采取相应的措施；给患者解释全身治疗及局部创面处理的方法及必要性，让患者认知正确的治疗、护理可以促进早日康复，预防畸形、减少残疾；鼓励患者面对现实，适应容貌、生活状态的改变，树立战胜疾病的信心，积极配合治疗，早日回归社会。

【护理评价】

1. 患者疼痛是否缓解或得到控制。
2. 患者的有效循环血量是否得以维持，体液是否平衡。
3. 患者创面修复、肢体功能恢复程度如何。
4. 患者有无发生感染、休克、窒息等并发症。
5. 患者对疾病的认知程度如何，是否配合治疗。

【健康指导】

1. 普及防火、灭火、安全生产和火灾自救等安全教育知识。
2. 指导患者保护伤后皮肤，防止紫外线、红外线的过多照射，避免对瘢痕组织的机械性刺激等。
3. 指导患者康复训练，最大程度地恢复机体的生理功能。
4. 指导患者生活自理能力训练，鼓励其参与一定的家庭和社会活动，重新适应生活和环境，树立重返工作岗位的信心。

第四节　咬伤患者的护理

一、蛇咬伤

蛇咬伤以南方较为多见。蛇分为毒蛇与无毒蛇两大类。无毒蛇咬伤时，皮肤留下细小的齿痕，局部稍痛，可起水疱，无全身反应。毒蛇咬伤时，留下一对较深的齿痕，蛇毒注入体内，引起严重中毒。

毒蛇咬伤主要是蛇毒对机体的影响。蛇毒分为神经毒素与血液毒素两种。神经毒素对中枢神经和神经肌肉节点有选择性的毒性作用，常见于金环蛇、银环蛇咬伤。血液毒素对血细胞、血管内皮及组织有破坏作用，可引起出血、溶血、休克、心衰等，见于竹叶青、五步蛇咬伤。混合毒素兼有神经、血液毒素的特点，如蝮蛇、眼镜蛇的毒素。

毒蛇咬伤后，局部伤处疼痛，肿胀蔓延迅速，淋巴结肿大，皮肤出现血疱、瘀斑，甚至局部组织坏死。全身虚弱，口周感觉异常，肌肉震颤，或是发热恶寒，烦躁不安，头晕目眩，言语不清，恶心呕吐，吞咽困难，肢体软瘫，腱反射消失，呼吸抑制，最后导致循环、呼吸衰竭。部分患者伤后可因广泛的毛细血管渗漏而引起肺水肿、低血压、心律失常；皮肤黏膜及伤口出血，血尿、尿少，出现肾功能不全及多器官衰竭；化验检查可见血小板、纤维蛋白原减少，凝血酶原时间延长，血肌酶、非蛋白氮增高，肌酐磷酸激酶增加，肌红蛋白尿等异常改变。

【护理评估】

1. 健康史　了解有无被毒蛇咬伤的情况。

2. 身体情况　了解有无咬伤后的典型伤口及局部表现和全身中毒反应。如有条件可根据蛇种确定蛇毒种类。

【护理诊断及合作性问题】

1. 疼痛、组织完整性受损　与毒蛇咬伤有关。

2. 恐惧　与毒蛇咬伤、生命受到威胁有关。

3. 潜在并发症　急性呼吸衰竭、循环衰竭、肾衰竭和感染等。

【护理目标】

1. 无继发损伤，创伤处愈合。

2. 能正确对待咬伤事件，恐惧情感减轻或消失，情绪稳定。

3. 无严重并发症发生，或并发症能及时发现并正确处理。

【护理措施】

1. 现场救护

（1）绑扎伤肢　立即用橡胶管、布带等物在伤口近心端靠近伤口处缚扎，阻断淋巴和血液回流，减少毒素的吸收。伤肢应取下垂位置，尽量减少活动。

（2）伤口清创排毒　用清水或过氧化氢溶液冲去伤口内的蛇毒及污物。将伤口做十字形切开，清除毒牙，用挤压或拔火罐等方法排出毒汁。

（3）局部封闭　胰蛋白酶 2000U 加 0.05% 普鲁卡因 20ml 做伤口周围封闭。

2. 一般护理

（1）卧床休息，给予高热量、高蛋白、多维生素饮食，必要时给予输液。

（2）伤口若有坏死，用胰蛋白酶加等渗盐水湿敷。

（3）抗蛇毒血清能中和相应的蛇毒，使用越早，效果越好。

（4）中草药、季德胜蛇药、上海蛇药、湛江蛇药口服，或将蛇药片研碎，调成糊状，涂于伤口周围。

（5）常规注射破伤风抗毒素，必要时使用抗生素。

3. 危重患者的处理

（1）密切观察患者的神志、血压、脉搏、呼吸、尿量的变化。

（2）呼吸衰竭者应用呼吸兴奋剂。

（3）心力衰竭者应用强心药。

（4）每日给予肾上腺皮质激素。

（5）预防肾衰竭。

【护理评价】

1. 患者的焦虑情绪是否得到解除，能否积极配合治疗和护理。

2. 患者的伤口是否痊愈。

3. 患者有无中毒发生，如若发生能否得到及时正确的治疗。

4. 患者对蛇中毒的知识是否了解。

【健康指导】

1. 保持心情舒畅，树立战胜疾病的信心。

2. 宣传防蛇虫的有关知识，强化防蛇虫意识。在山林、草丛等地带行走时，应将袖口、裤口扎紧。

3. 学会蛇咬伤后的自救方法；学会绑扎、冲洗、排毒等方法。

二、犬兽咬伤

犬兽咬伤（包括宠物、家畜、野兽、鼠咬伤）较为常见。利齿咬伤的伤口深、细，周围组织常有不同程度的挫裂损伤；动物口腔内菌种多（常见的有放线菌、类杆菌、肠杆菌、破伤风杆菌、消化道球菌等），菌量大，伤口污染严重；异物也常被带入伤口，容易继发感染。

一般的犬咬伤，有伤口、有出血，同一般创伤并无根本的差别。若狂犬咬伤后，狂犬病病毒经伤口进入人体，可发生狂犬病。全世界每年有近3万人死于狂犬病，犬咬伤是主要原因。自狂犬咬伤后到发病可有10天到数月的潜伏期，一般为30~60天。发病初期，伤口周围麻木、疼痛，渐渐扩散到整个肢体，继之出现发热、烦躁、易兴奋、乏力、吞咽困难、恐水以及咽喉痉挛，并伴流涎、多汗、心率快，最后出现肌瘫痪、昏迷、循环衰竭而死亡。

【护理评估】

1. 健康史 了解有无被犬兽等咬伤的情况。

2. 身体情况 了解咬伤后的伤口及局部情况；了解伤后的全身表现；了解有无吞咽困难、恐水、咽喉痉挛、流涎等狂犬病的相关症状。

3. 心理－社会状况 了解患者对咬伤的紧张、恐惧情况；了解患者及家属对咬伤及狂犬病知识的认识程度。

【护理诊断及合作性问题】

1. 疼痛、组织完整性受损 与犬咬伤有关。

2. 恐惧 与犬咬伤、生命受到威胁有关。

3. 有感染的危险 与狂犬病的发生有关，出现呼吸衰竭、循环衰竭和感染等。

【护理目标】

1. 无继发损伤，创伤处愈合。

2. 能正确对待咬伤事件，恐惧情感减轻或消失，情绪稳定。

3. 无狂犬病发生或并发症能及时发现并正确处理。

【护理措施】

1. 心理护理 犬咬伤患者由于对犬的恐惧和对狂犬病的担心，会极度焦虑、恐惧。所以，应做好患者的心理护理，减轻患者的焦虑，稳定其情绪，使之能配合各项治疗和护理。

2. 咬伤口的护理 咬伤后伤口应立即清创，清除异物与坏死组织，以生理盐水或稀释的碘伏液冲洗伤口，再用3%过氧化氢液淋洗；伤口应开放引流，不宜做一期缝合。注射破伤风抗毒素1500U，并给予青霉素、甲硝唑或二代头孢菌素等抗生素预防感染。日常护理加强伤口换药，防止伤口感染及伤情恶化。

3. 注射狂犬疫苗，预防狂犬病的发生 狂犬病疫苗在伤后第 1、3、7、14、28 日各注射 1 次，共 5 次。对于严重咬伤者，应于第 1、3 天注射加倍量疫苗，并在第 1 天注射疫苗的同时，加用抗狂犬病血清（40IU/kg 体重）或狂犬病免疫球蛋白（20IU/kg 体重）。

4. 狂犬病发作期护理 狂犬咬伤后，经过一定的潜伏期后发生临床症状。早期饮水时咽肌发生痉挛，随之出现烦躁不安，见水、闻水声也可引起咽肌痉挛，因此又称为恐水症。后期发生呼吸、循环衰竭而死亡。在护理过程中，应保持病房安静，护理操作尽量集中进行，减少对患者的刺激，并遵医嘱针对呼吸衰竭、循环衰竭进行处置。

【护理评价】

1. 患者的焦虑情绪是否得到解除，能否积极配合治疗和护理。
2. 患者的伤口是否痊愈。
3. 患者有无狂犬病发作，如若发作能否得到及时正确的治疗。
4. 患者对狂犬病的知识是否了解。

【健康指导】

1. 保持心情舒畅，树立战胜疾病的信心。
2. 宣传有关狂犬病的知识，加强防犬意识。
3. 了解狂犬病疫苗的相关知识，认识狂犬病的可防性。

小 结

随着社会的进步和科学技术的不断发展，不少疾病已逐步得到有效控制，但创伤却有增无减，而且已成为继心脏疾病、恶性肿瘤和脑血管疾病之后的第四位死亡原因。所以，创伤越来越受到社会的广泛关注，医务人员更应给予足够的重视。另外，自然界中能够攻击人类并造成损伤的动物数以万计，咬蜇伤除造成人体软组织损伤外，还可引发各种特殊感染，导致中毒甚至死亡，因此应当高度重视。而且各类损伤都具有突发性的特点，所以在日常医护工作中，除掌握一般的护理技能外，还应该熟练掌握各种损伤的急救技术，为进一步救治打下良好的基础。

同步训练

1. 男性，20 岁，右大腿刀刺伤 18 小时，刀口处红肿，有渗出液，目前最适当的治疗措施是（   ）
  A. 清创缝合   B. 抗生素治疗
  C. 理疗   D. 清理伤口后换药
  E. 局部固定

2. 按新九分法计算烧伤面积，躯干和会阴占全身面积的（   ）
  A. 25%   B. 27%

　　C. 30%　　　　　　　　　　　　　　　D. 32%

　　E. 35%

3. 女，35 岁，体重 50kg，汽油火焰烧伤，Ⅱ度烧伤面积 73%，第一个 24 小时补液总量为（　　）

　　A. 5500ml　　　　　　　　　　　　　B. 6500ml

　　C. 7500ml　　　　　　　　　　　　　D. 8500ml

　　E. 9500ml

4. 应首先安排换药的伤口是（　　）

　　A. 破伤风伤口　　　　　　　　　　　B. 甲状腺手术后拆线

　　C. 脓肿切开引流的伤口　　　　　　　D. 胃手术后拔腹腔引流管

　　E. 褥疮创面

5. 青壮年患者上腹、胸部手术切口，如无感染，其拆线时间为（　　）

　　A. 3 ~ 5 日　　　　　　　　　　　　B. 5 ~ 7 日

　　C. 7 ~ 9 日　　　　　　　　　　　　D. 10 ~ 12 日

　　E. 14 日以上

6. 浅Ⅱ度烧伤的特点，不包括（　　）

　　A. 深达真皮表层　　　　　　　　　　B. 剧痛

　　C. 愈合后遗留瘢痕　　　　　　　　　D. 薄壁大水疱

　　E. 基底潮湿，均匀发红

第九章　肿瘤患者的护理

第一节　概　　述

病案引导

男性患者，50 岁，反复上腹疼痛 10 余年，近 1 个月疼痛加重，且无规律性，食欲减退，消瘦明显，近日排柏油样便，潜血试验(+)，该患者可能是何种疾病？该如何护理？

肿瘤是机体正常细胞在体内、外各种不良有害因素的长期作用下，细胞异常增殖与异常分化而形成的新生物。根据肿瘤的生长特性及其对机体的危害程度，可将肿瘤分为良性、恶性及交界性肿瘤三类。

1. 良性肿瘤　一般称为"瘤"，无浸润和转移能力。肿瘤细胞形态近似正常细胞，分化好，异型性小；肿块通常有包膜或边界清楚，呈膨胀性生长，生长速度缓慢，彻底切除后不复发或很少复发，对机体的危害小。

2. 恶性肿瘤　已经成为严重危害人类健康的常见疾病。我国每年新发病例约 230 万，死亡约 160 万人，是构成人类死亡的重要原因之一。来自上皮组织者称为"癌"；来源于间叶组织者称为"肉瘤"；但某些恶性肿瘤仍用传统名称"瘤"或"病"命名，如恶性淋巴瘤、白血病等。恶性肿瘤具有浸润和转移能力。肿瘤细胞分化不好，异型性大，肿块通常无包膜，边界不清楚，向周围组织浸润性生长，生长速度较快。常继发引起组织器官出血、坏死、溃疡和感染等，可通过淋巴转移、血行转移、直接浸润、种植转移于其他组织脏器，易复发。

3. 交界性肿瘤　组织形态和生物学行为介于良性与恶性之间的肿瘤。其形态上属于良性，但常呈浸润性生长，切除后易复发，也可出现转移。

第二节　良性、恶性肿瘤的护理

恶性肿瘤是机体在各种致瘤因素的长期作用下，正常组织细胞异常分化和过度增生而形成的新生物。恶性肿瘤具有向周围组织甚至全身浸润和转移的特性，对生命造成极大的威胁，已成为我国人口常见的死亡原因之一，居死亡顺位第二。我国最常见的恶性肿瘤在城市中依次为肺癌、胃癌、肝癌、肠癌和乳腺癌，在农村依次为胃癌、肝癌、肺癌、食管癌和肠癌。

【病因】

恶性肿瘤的病因尚未完全了解，目前认为肿瘤是由于多种外源性的致癌因素和内源性促癌基因相互作用而致，为多种因素作用的结果。恶性肿瘤与环境因素有关，但并非环境因素单一作用就足以产生肿瘤，须通过与基因的相互作用才能最终导致肿瘤。机体的内在因素在肿瘤的发生、发展中也起着重要的作用。

1. 外源性致癌因素

(1) 物理因素　电离辐射是最主要的物理性致癌因素，主要包括电磁波的辐射、长期放射性核素辐射等。电离辐射可致皮肤癌、白血病；紫外线可引起皮肤癌；粉尘、石棉可导致肺癌等。

(2) 化学因素　化学致癌物种类繁多，多环芳香烃类化合物（如煤焦油、煤烟垢、沥青等）与皮肤癌和肺癌有关；某些金属（如镍、铬、砷）与肺癌有关；亚硝胺类与食管癌、胃癌和肝癌的发生有关；黄曲霉素与肝癌发病有关；烷化剂（如有机农药、硫芥等）可致肺癌及造血器官肿瘤，细胞突变和畸形；氨基偶氮类易诱发膀胱癌、肝癌等。

(3) 生物因素　病毒是最主要的生物致癌因素，如 EB 病毒与鼻咽癌、伯基特淋巴瘤有关；人类乳头状病毒、人巨细胞病毒、人免疫缺陷病毒与宫颈癌密切相关；乙型肝炎病毒与肝癌有关；幽门螺杆菌与胃癌的发病相关；寄生虫和细菌也可导致人类肿瘤，如华支睾吸虫与肝癌和胆管癌有关；日本血吸虫与大肠癌的发生有关。

2. 内源性促癌因素

(1) 遗传因素　肿瘤的发病与遗传密切相关，如癌的家族聚集现象（食管癌、胃癌、肝癌、乳腺癌、宫颈癌或鼻咽癌患者有家族史）、某些遗传性综合征与肿瘤密切相关，如家族性结肠腺瘤病患者几乎都会发展成结、直肠癌，着色性干皮病可发展为皮肤癌等。

(2) 内分泌因素　某些激素与肿瘤的发生有关，如雌激素和催乳素与乳腺癌的发生有关；长期服用雌激素可能引起子宫内膜癌；生长激素可刺激肿瘤发展等。

(3) 免疫因素　先天或获得性免疫缺陷者易发生肿瘤，如艾滋病患者易患恶性肿瘤；长期使用免疫抑制剂者，肿瘤的发生率较正常人群高 $60 \sim 90$ 倍。

(4) 营养、饮食因素　营养缺乏，微量元素缺乏，不良的饮食习惯，进食霉变、腌制、烟熏、煎炸食物以及高脂肪、低纤维、低维生素 C 等饮食，与肿瘤的发病密切相关。

(5) 心理-社会因素　性格内向、情绪波动或抑郁者，影响人体内分泌和免疫系统功能而诱发肿瘤。此外，大量饮酒、吸烟者也易患恶性肿瘤。

【病理】

1. 良性肿瘤多为膨胀性生长，生长速度慢，病程长；恶性肿瘤主要呈浸润性生长，生长迅速，病程较短。恶性肿瘤的发生发展可分为癌前期、原位癌、浸润癌三个阶段。恶性肿瘤细胞的分化程度分为高分化、中分化、低分化（未分化）三类，或称Ⅰ、Ⅱ、Ⅲ级。高分化（Ⅰ级）恶性程度低，预后较好；未分化（Ⅲ级）恶性程度高，预后差；中分化（Ⅱ级）的恶性程度介于两者之间。

2. 恶性肿瘤易发生转移，可通过淋巴转移、血行转移、直接浸润和种植转移四种方式向全身组织器官转移，对生命造成极大的威胁。

【护理评估】

1. 健康史　了解患者有无吸烟史、长期饮酒史、不良饮食习惯，或与职业有关的接触史及感染史；家族中有无肿瘤患者；有无经历重大精神刺激、剧烈情绪波动或抑郁等致癌与促癌的相关因素。询问有无身体其他部位肿瘤病史或手术治疗史，有无其他系统伴随疾病。

2. 身体状况

(1) 全身表现　良性肿瘤和恶性肿瘤早期多无明显的全身症状，恶性肿瘤中、晚期患者，常出现乏力、消瘦、贫血、低热、精神萎靡、低蛋白血症、浮肿，发展至全身衰竭时可出现恶病质表现。

(2) 局部表现

1）肿块：是肿瘤最常见、最早的局部表现。常为体表或浅表肿瘤的首发症状，良性肿瘤的肿块表面光滑，活动度好，边界清楚；恶性肿瘤的肿块表面不光滑，边界不清，形状不规则，多数质硬，活动度小，甚至固定不动。

2）疼痛：良性和早期恶性肿瘤一般无疼痛，随着肿块的膨胀性生长、破溃或感染刺激，或压迫末梢神经或神经干，可表现为局部刺痛、跳痛、烧灼痛、隐痛、放射痛或痉挛性绞痛，晚期肿瘤疼痛常难以忍受。

3）溃疡：体表或空腔器官恶性肿瘤因生长迅速、血供不足可继发坏死或感染而发生溃烂，表现为菜花状或肿块表面溃疡，可有恶臭及血性分泌物。

4）出血：恶性肿瘤生长过程中压迫血管或浸润邻近血管可致相应的组织器官破裂出血。肿瘤部位不同，出血表现各异。如上消化道肿瘤可表现为呕血或黑便，下消化道肿瘤可有血便或黏液血便；泌尿道肿瘤主要表现为血尿；肺癌则主要表现为咯血或血痰。

5）梗阻：随着空腔器官内或其邻近器官肿瘤的逐渐长大，可出现空腔器官梗阻。梗阻部位及程度不同，其临床表现各异，主要为吞咽困难、黄疸、排尿困难及肠梗阻等。如胃癌幽门梗阻可致呕吐，肠道肿瘤可致肠梗阻，胆管癌和胰头癌可致黄疸。

6）转移：恶性肿瘤的转移方式可分为淋巴转移、血行转移、直接浸润及种植转移四种。①淋巴转移：多数情况为区域淋巴结转移。②血行转移：肿瘤细胞侵入血管，随血流转移至远隔部位，造成全身性播散。③直接浸润：肿瘤细胞向与原发病灶相连续的组织扩散生长。④种植转移：肿瘤细胞脱落后在体腔或空腔脏器内发生转移。

(3) 临床分期　肿瘤的分期是对恶性肿瘤而言的，对恶性肿瘤的治疗和预后有重要意义。国际通用的是 TNM 分期法。T：肿瘤大小及局部浸润范围。N：区域淋巴结受累情况。M：远处转移。根据肿块大小、浸润程度，在字母后标以 0 ~ 4 的数字，表示肿瘤的发展程度。0 代表无，1 代表小，4 代表大。不同的 TNM 组合，诊断为不同的分期，临床将其分为Ⅰ、Ⅱ、Ⅲ、Ⅳ期。各类肿瘤的 TNM 分类具体标准由各专业会议协定。肿瘤的分期不同，其治疗方法各异，预后也不尽相同。

3. 心理 – 社会状况 肿瘤患者因其年龄、性别、职业、个性心理特征、文化背景、疾病性质、病情发展程度、检查和治疗方式以及对疾病的认知程度不同，会产生不同的复杂心理反应。肿瘤患者大致可经历以下五期的心理变化：

(1) 震惊否认期 患者知道病情后，感到非常震惊，表现为面无表情、眼神呆滞、不言不语、知觉淡漠甚至晕厥，继而极力否认，怀疑医生诊断的正确性，存有侥幸心理，可能辗转多家医院就诊、咨询。不相信自己患病的事实，此期是患者面对疾病应激产生的一种保护性心理反应，对缓解其恐惧和焦虑程度有帮助，但却会延迟患者的治疗。

(2) 愤怒期 表现为激动、烦躁、理智减弱、粗暴无礼、恐慌、哭泣、恐惧、绝望的心理反应，表示患者已开始正视现实，此期属适应性心理反应，但若长期存在，必将出现心理障碍。

(3) 磋商期 患者有祈求延长生命的愿望，患者开始接受癌症诊断和治疗，常心存幻想访名医、求偏方，希望寻找更好的治疗方法以治愈疾病或延长寿命。进入此期，患者开始树立与疾病抗争的信念，容易接受他人的劝慰和指导，有良好的遵医行为。

(4) 抑郁期 当治疗副反应大、治疗效果不理想、肿瘤复发、病情恶化或疼痛难忍时，患者往往对治疗失去信心，感到绝望和无助。意志消沉，表现为悲伤抑郁，沉默寡言，拒绝治疗，不听劝告，不遵医嘱，甚至有轻生念头及自杀倾向。

(5) 接受期 患者心境变得平静，并能理性地对待治疗。经过反复的痛苦而激烈的内心挣扎，患者接受现实，不再自暴自弃，能够积极配合治疗和护理，且能坦然面对人生的最后阶段。

因此，评估患者的性格及其对疾病的心理承受能力；患者及家属对疾病诊断、治疗及预后的情绪反应，伴随疾病的心理变化特点；患者经济来源及家庭经济承受能力；单位对患者的经济支持程度；患者及家属对疾病相关知识的了解程度，家属与患者的关系及其对患者的态度等，都有重要意义。

4. 辅助检查

(1) 血常规、尿常规、粪便潜血的阳性结果常可提供诊断肿瘤的线索。免疫学检测指标对于恶性肿瘤的筛查、诊断、预后判断均有重要意义，如甲胎蛋白（AFP）测定，可作为原发性肝癌早期辅助诊断的依据；大肠癌术后检测癌胚抗原（CEA），对预测其复发有较好的作用。

(2) 影像学检查。应用 X 线、超声波、各种造影、核素、CT、MRI 等方法，了解有无肿块及其所在部位、形态、大小及性质。

(3) 内镜检查能直接观察病变，采取细胞和组织进行病理学检查，也可经内镜插管做造影检查，对肿瘤的诊断具有重要价值。临床上常用的内镜检查有支气管镜、胃镜、结肠镜、膀胱镜、腹腔镜、关节镜等。

（4）病理学检查是目前确定肿瘤的直接而可靠的方法。病理学检查应用临床细胞学检查和组织学检查来确定肿瘤的性质、类型及分化程度等，包括细胞学检查与组织学检查两种方法。细胞学检查包括体液自然脱落细胞、黏膜细胞、细针穿刺涂片或超声导向穿刺涂片等。病理组织学检查根据肿瘤的部位、大小、性质等采取不同的取材方法。

5. 治疗原则 良性肿瘤及临界性肿瘤以手术切除为主。根据恶性肿瘤的性质、发展程度和全身状况，选择手术治疗、放射线治疗、抗癌药物治疗（简称"化疗"）、生物治疗、内分泌及中医药等综合性治疗。恶性肿瘤是一种全身性疾病，存在转移与扩散的特征，必须采取局部与整体相结合的综合治疗方法，其中手术切除实体肿瘤是最有效的治疗方法。

（1）*手术治疗* 根据目的不同可将手术分为以下几种：①预防性手术：是对癌前期病变的切除治疗，以预防其发展成恶性肿瘤。②诊断性手术：指采取不同的方式，如切取活检术或探查术，获取肿瘤组织标本，并经病理学检查以明确诊断，能为准确地诊断分期、合理地治疗提供可靠的依据，再进行相应的治疗。③根治性手术：指包括原发癌所在器官的部分或全部，连同周围正常组织和区域淋巴结的整块切除。④扩大根治术：在根治范围基础上进一步扩大手术范围，适当切除附近器官及区域淋巴结。⑤对症手术或姑息性手术：通过手术解除或减轻症状，减轻患者的痛苦，延长患者的生命，并非根除肿瘤。

（2）*化学药物治疗* 抗癌药物疗法简称"化疗"，指用抗癌药物治疗肿瘤，是中、晚期恶性肿瘤综合治疗中的重要方法之一。很多抗癌药物同时还存在着严重的毒副反应，主要包括骨髓抑制、消化道不良反应、肝肾功能障碍、血栓性静脉炎及脱发等。化疗的禁忌证包括：①年老、体衰、营养状况差、恶病质者；②白细胞低于 $4 \times 10^9/L$，血小板低于 $80 \times 10^9/L$ 或有出血倾向者；③肝肾功能障碍或严重心血管疾病者；④贫血及血浆蛋白低下者。常用的化疗药物按其作用原理分为：细胞毒素类、抗代谢类、抗菌药类、生物碱类、激素类。

（3）*放射治疗* 简称"放疗"，是利用各种放射线直接抑制或杀灭肿瘤细胞。各种肿瘤细胞对放射线的敏感性不一。分化程度低、代谢旺盛的癌细胞，如淋巴瘤、造血系统肿瘤、性腺肿瘤、多发性骨髓瘤等对放射线高度敏感，宜选用放疗；鳞状上皮癌及部分未分化癌，如基底细胞癌、鼻咽癌、宫颈癌、乳腺癌、食管癌、肺癌等对放射线中度敏感，可作为综合治疗的一部分；胃肠道腺癌、软组织及骨肉瘤等对放射线低度敏感，放疗效果不佳，不宜选用放疗。放疗的禁忌证包括：①晚期肿瘤，伴严重贫血、恶病质者；②血白细胞计数低于 $3 \times 10^9/L$，血小板低于 $80 \times 10^9/L$ 或有出血倾向者；③伴有严重心、肺、肾疾病者；④接受过放疗的组织器官已有放射性损伤者；⑤放射治疗的副反应有骨髓抑制、皮肤黏膜改变及胃肠道反应等。治疗过程中需每周常规检测血白细胞和血小板计数一次，发现白细胞低于 $4 \times 10^9/L$、血小板低于 $80 \times 10^9/L$ 时须暂停放疗。

（4）*介入治疗* 指在医学影像设备（如 X 线、B 超等）的导引下，经血管或经某些生理或病理腔隙插入穿刺针，再用化疗药物进行灌注或栓塞到肿瘤前端血管或肿瘤内，以杀灭肿瘤细胞的方法。

（5）中医药治疗　应用中医的扶正祛邪、清热解毒、通经活络、以毒攻毒等原理，用中草药对机体进行全面调理，以提高机体免疫力，抑制肿瘤细胞生长或杀灭肿瘤细胞而起到抗癌的作用，还可减轻化疗、放疗及手术治疗的毒副作用。

【护理诊断及合作性问题】

1. 焦虑与恐惧　与担忧疾病预后、害怕肿瘤复发及死亡等有关。

2. 营养失调，低于机体需要量　与肿瘤代谢性消耗过多、摄入减少、消化吸收障碍、放疗和化疗后食欲缺乏、恶心、呕吐等有关。

3. 疼痛与肿瘤生长　与侵及神经、肿瘤压迫有关。

4. 体象紊乱　与手术、放疗、化疗后形象改变等有关。

5. 潜在并发症　感染、出血、皮肤黏膜受损、骨髓抑制、静脉炎等。

6. 知识缺乏　缺乏相关检查、治疗、术后康复及肿瘤防治等方面的知识。

【护理目标】

1. 患者的心理状态稳定，焦虑、恐惧程度减轻。

2. 患者的营养状况得以维持或改善。

3. 患者的疼痛得到缓解，自述舒适感增强。

4. 患者未发生并发症或并发症得到及时发现和处理。

5. 患者能积极主动配合治疗，熟悉各项检查、治疗、术后康复及肿瘤防治等方面的知识。

【护理措施】

1. 心理护理

（1）加强护患沟通，建立良好的护患关系。不同的个性心理特征、文化背景和病情，会使患者产生不同的心理反应。肿瘤患者的心理状态直接影响其康复和生存质量。如何帮助肿瘤患者接受现实，以积极而平和的心态来配合各种治疗，是护理人员应该认真考虑的问题。为做好心理护理工作，以友好的态度主动与患者沟通，随时关心患者。在患者身心痛苦时，耐心倾听其诉说并安慰患者，以获得患者的信任。注意观察患者及家属的异常情绪反应，了解其心理状态及产生异常情绪的原因。针对患者及家属关心和担忧的问题，讲解肿瘤的相关知识，告知其各种检查和治疗过程，介绍成功治疗的实例，帮助患者减轻焦虑与恐惧心理，树立战胜疾病的信心。

（2）根据肿瘤患者不同的心理反应及分期进行心理疏导，以消除负性情绪的影响。对震惊否认期病人，应鼓励家属给予情感上的支持、心理上的援助和生活上的关心，以增加患者的安全感，再因人而异、循序渐进地使患者了解疾病实情。对处于愤怒中的患者，诱导患者表达内心的感受和想法，给予患者宽容、关爱、理解，纠正其认识上的错误，并请其他有相同经历的病友介绍成功治疗和应对的经验，引导患者正视现实。根据患者在磋商期具有良好遵医行为的特点，应注意维护患者的自尊，尊重其隐私，及时提供心理支持，满足其身心需求。对抑郁期的绝望患者，应给予更多的关爱和抚慰，引导其发泄内心的不满，鼓励家属陪伴，满足其各种需要。对进入被动接受期的患者，护士应加强与患者的沟通，尊重其意愿，满足其各方面的需要，提高患者生命终末期的生活质量。

2. 营养支持护理 充分的营养是提高机体的抵抗力和对治疗的耐受性的重要条件，肿瘤患者因疾病消耗、慢性失血、食欲减退、消化道梗阻、恶心呕吐等，多伴有体重下降、贫血、低蛋白血症等营养不良症状及水、电解质紊乱，在整个治疗过程中都必须重视其营养支持，纠正营养不良，以提高其对手术和治疗的耐受性及抗感染能力。为患者创造愉快而舒适的就餐环境，鼓励增加蛋白质、糖类和维生素的摄入。肿瘤患者应戒烟酒，忌粗糙、辛辣刺激性食物。对因疼痛或恶心不适而影响摄入者，可适当用药物控制症状；消化功能较差及康复期患者宜少食多餐，循序渐进地恢复到正常饮食。对不能进口饮食或经口摄入不足者，严重呕吐、腹泻者，应酌情采取肠内或肠外营养支持，保证营养的供给。

3. 疼痛的护理 疼痛是导致许多晚期肿瘤患者产生恐惧、痛不欲生和自杀念头的一个重要因素，控制疼痛是对患者最人性化的护理。

（1）护士应观察疼痛的部位、性质、持续时间，为患者创造安静舒适的环境，鼓励其适当参与娱乐活动，以分散注意力，并与患者共同探索控制疼痛的途径，如松弛疗法、音乐疗法等，鼓励家属也关心、参与止痛计划。术后麻醉作用消失后，切口疼痛会影响患者的身心康复，应按医嘱给予镇痛剂。

（2）晚期肿瘤疼痛难以控制者，实施世界卫生组织提出的癌症三级阶梯镇痛方案。一级镇痛法：疼痛较轻者，可用阿司匹林等非阿片类解热消炎镇痛药。二级镇痛法：适用于中度持续性疼痛者，用可待因等弱阿片类药物。三级镇痛法：疼痛进一步加剧，改用强阿片类药物，如吗啡、哌替啶等。

（3）癌性疼痛给药时需注意按时、按阶梯、个体化给药。镇痛药物剂量根据患者的疼痛程度和需要，由小到大给药，直至患者疼痛消失为止，不应对药物限制过严，导致用药不足。也可使用患者自控镇痛泵（PCA泵），根据病情需要设定自动连续给药和患者自控给药的间隔时间和剂量。

4. 手术患者的护理 手术是治疗恶性肿瘤最重要的手段，尤其对于早、中期恶性肿瘤，应列为首选方法。

（1）手术前除常规准备外，应注意备皮时动作要轻柔，避免用力擦洗；直肠癌术前灌肠，应选用细肛管，涂足液状石蜡，轻柔插入，直达肿瘤上方，低压灌肠，以防刺激肿瘤而引起癌细胞扩散。

（2）手术后密切观察病情变化，加强引流管和切口的护理，重视皮肤和口腔护理，鼓励患者翻身，深呼吸，有效咳嗽、咳痰，早期下床活动。采取有效措施，防止并发症的发生。

（3）指导患者进行功能锻炼及重建器官的自理训练。根据手术种类及部位进行相应的功能锻炼，可提高手术效果，促进机体功能恢复。

5. 化疗患者的护理 护士应了解患者的化疗方案，熟悉化疗药物的剂量、给药方法及毒副作用，做到按时、准确给药。化疗药物要现配现用，不可久置。推注过程中注意控制速度，并严密观察患者的反应，了解患者的不适主诉，准确记录出入量。化疗前向患者介绍拟定的化疗方案，使患者做好心理准备，并有效配合。协助患者完成各项常规检查，测定体重，为准确计算药物剂量提供可靠数据。

(1) 药物准备 ①配药时严格进行无菌技术操作，严格三查七对。根据药性选用适宜的溶液稀释。严格按医嘱剂量配药，现配现用。②配药人员戴手套、眼罩等，做好自我防护。③完成药物配制后，应按要求在相应的输液瓶外套上避光罩。

(2) 保护静脉血管 化疗药物大多数经静脉输注，由于化疗药物对血管壁的刺激性较大，可引起静脉炎和静脉栓塞等并发症，应加强静脉保护。具体措施包括：①由远端开始合理选用静脉，避免反复穿刺同一部位，可采用深静脉置管（PICC），以减少血管损伤。②输液前热敷双手和（或）双脚，使远端浅表静脉扩张充盈，以利于提高一次穿刺成功率，减少对静脉的损伤。③静脉穿刺成功后，妥善固定针头，以防针头滑脱或穿破血管而造成药液外溢。④合理安排给药顺序，采取正确的给药方法，用药前、后应输入生理盐水 5~10ml，以减少抗癌药液对血管壁的刺激。

(3) 严格控制用药速度 不同的化疗药物要求输入的速度各异，应按医嘱调节输液速度，并加强巡视。必要时使用输液泵，以保证药物匀速、按时输入。

(4) 药液外漏及静脉炎的处理 应特别注意观察穿刺局部有无液体渗漏及红肿、疼痛等局部组织损害现象，一旦发现异常须立即处理：①立即停止输液，连接注射器并回抽皮下药液，并根据药液性质给予相应的解毒剂局部注射，然后拔针。②立即局部封闭：用生理盐水 10ml 加 2% 普鲁卡因 2ml 放射状注射于药物渗漏的皮下区域，以降低局部药物浓度，缓解疼痛。局部用纱布包扎，每日行局部封闭 1 次，连续 3 天。③静脉炎发生后，可行局部热敷，如硫酸镁湿热敷，禁止按摩。

(5) 化疗副反应的观察与护理 ①骨髓抑制：骨髓抑制是临床上最常见的化疗反应。密切观察骨髓抑制征象，应每周检查 1~2 次血细胞计数，当白细胞 $< 4 \times 10^9/L$、血小板 $< 80 \times 10^9/L$ 时，必须暂停化疗，予以保护性隔离，预防交叉感染。注意观察患者有无出血倾向，如牙龈、鼻出血，皮肤瘀斑，血尿及便血等。静脉穿刺时慎用止血带，注射完毕时压迫针眼 5 分钟，严防利器损伤患者的皮肤。告知患者注意保暖和自身保护，避免感冒和受伤；尽量避免肌内注射及硬毛刷刷牙，以防出血不止。②消化道反应：因抗癌药物对胃肠黏膜的损害，大多数患者在用药后 3~4 小时出现厌食、恶心、呕吐，持续的恶心、呕吐可造成代谢性碱中毒、低血钾及脱水等，影响患者的营养状况及治疗效果。化疗期间应大量饮水，以减轻药物对消化道黏膜的刺激，并有利于毒素排泄。宜摄取油腻少、易消化、刺激小、维生素含量丰富的饮食。化疗尽量安排在晚饭后进行，并适当给予镇静止吐药。密切观察患者有无低钾、低钠及脱水征象，发现异常应及时报告医生并协助处理。③黏膜、皮肤反应：化疗期间应嘱患者多饮水，以减轻药物对黏膜的毒性刺激。保持口腔清洁，预防口腔炎及口腔溃疡。用药期间选用软毛牙刷刷牙，进食后应用清水或生理盐水漱口。皮肤形成斑丘疹，有渗出液或小水泡时，可涂碘

伏以防破溃感染；对发生剥脱性皮炎者，用无菌单保护隔离。④脱发：通常在用药后 2 个月内发生，应让患者了解这一可逆性反应，尤其是年轻女性，对自身形象的改变更难以承受，往往心理压力很大。应向其讲解化疗引起脱发的原因，告诉患者化疗停止后，3~6 个月头发可再生。在化疗前头颅置冰帽或充气止血带，用药结束后 10 分钟除去，可达到减轻脱发的效果。指导并协助其选购合适的假发、帽子等修饰物，以弥补脱发引起的外观改变，增进患者的自尊。

6. 放疗患者的护理　放射治疗是利用各种放射线照射肿瘤，是一种无选择性的损伤性治疗，以抑制或破坏肿瘤细胞，从而达到治疗效果的一种方法。

(1) 患者准备及照射部位护理　嘱患者在照射前、后静卧 30 分钟，不可进食，以免引起条件反射性厌食；告知入放射治疗室前摘下金属饰物，以减少射线的吸收；照射前做好定位标志，注意保持照射界线清楚，切勿洗掉照射野标记；保持局部皮肤清洁、干燥、防破损；对照射野内的组织器官进行必要的辅助治疗及护理。

(2) 放射反应护理

1）局部皮肤反应：放疗照射部位，常出现不同程度的皮肤损害。放疗皮肤反应分为三度：Ⅰ度：皮肤出现红斑、灼痛、刺痒感、脱屑，称"干反应"。Ⅱ度：出现充血、水肿、有水泡形成及渗出液，称"湿反应"。Ⅲ度：皮肤有溃疡或坏死，侵犯到真皮而引起放射性损伤，难以愈合。治疗期间应注意选用全棉柔软内衣，避免粗糙衣物摩擦；照射野可用温水和柔软毛巾轻轻蘸洗，勿撕脱屑，禁用肥皂擦洗或热水浸浴，禁用碘油、酒精等刺激性消毒剂，避免冷热刺激，如热敷、冰袋等；外出时避免阳光直晒；照射区皮肤禁做注射；局部皮肤出现瘙痒时切忌搔抓；忌用化妆品外涂，不可贴胶布，因氧化锌为重金属，可产生二次射线，加重皮肤的放射性损伤。

2）黏膜反应：表现为充血、水肿，黏膜表面出现白点或白斑、出血点等。治疗期间应加强局部清洁，如口腔含漱、阴道冲洗、鼻咽用抗生素及润滑剂滴鼻等。

3）照射器官反应：如口腔、胃肠道黏膜出血，水肿，坏死，形成溃疡或出血；膀胱照射后出现血尿；胸部照射后发生放射性肺纤维变等。故治疗期间应加强照射器官反应的病情观察，给予相应的护理，反应严重时暂停放疗。

4）全身反应：放疗后患者常出现虚弱、乏力、头痛、厌食、恶心、呕吐等症状，应嘱患者照射前后 30 分钟内禁食，可避免条件反射性厌食；照射后静卧 30 分钟，鼓励其多饮水，加强营养，补充大量 B 族维生素及维生素 C，必要时按医嘱适当补充清蛋白、氨基酸、血浆等；监测体温和白细胞计数，若白细胞计数过低，应保护性隔离，遵医嘱给予升白细胞药物；若白细胞 $< 4 \times 10^9$/L，血小板 $< 80 \times 10^9$/L，应暂停放疗。

(3) 感染预防　有效杜绝感染易患因素，保持室内空气新鲜，每日通风换气 2 次；严格执行各项无菌操作，防止交叉感染；指导患者注意个人清洁卫生；外出时注意保暖，避免感冒而诱发肺部感染；严密监测体温变化，注意观察有无感染征象；每周检测血常规 1~2 次，一旦发现白细胞计数过低，应实行保护性隔离措施，限制人员探视，并按医嘱予以升白细胞药物治疗。

护考链接

1. 恶性肿瘤患者放疗期间，白细胞降至 4×10^9/L，首先应（　　）

A. 加强营养　　　　　　　　B. 减少用药量

C. 少量输血　　　　　　　　D. 服生血药

E. 暂停放疗

2. 化疗药物静脉注射时有溢出，应禁忌的处理是（　　）

A. 立即停止给药　　　　　　B. 及早热敷

C. 硫代硫酸钠局部封闭　　　D. 普鲁卡因局部注射

E. 等渗盐水局部注射

【护理评价】

1. 患者的焦虑、恐惧程度是否减轻，情绪是否稳定。
2. 患者的营养状况是否改善，体重是否维持稳定。
3. 患者的疼痛是否减轻，是否自述舒适感增强。
4. 患者是否发生并发症，或并发症是否得到及时发现和处理。
5. 患者能否接受现实性改变并适应生活的自理需要，是否有较高的生活质量。
6. 患者能否陈述拟定的检查、治疗、康复及肿瘤防治等方面的知识。

【健康指导】

1. **心理指导**　嘱其保持情绪稳定，避免不必要的情绪刺激和情绪波动。

2. **饮食指导**　加强营养，均衡膳食，改变不良的饮食习惯。摄入高热量、高蛋白、高维生素、富含膳食纤维的食物，多吃新鲜水果和蔬菜，饮食宜清淡、易消化。

3. **功能训练指导**　尽早鼓励并指导患者进行残障肢体功能锻炼及障碍器官功能训练，如全喉切除术后食管发音训练、人工结肠造口术后排便功能训练、乳腺癌切除术后患肢功能锻炼等，防止或减少手术所致器官或肢体残缺造成的自理能力下降。

4. **加强肿瘤三级预防的宣教**　Ⅰ级预防为病因预防，目的是消除或减少可能致癌的因素，降低癌症的发病率。Ⅱ级预防是早发现、早诊断、早治疗，目的是降低癌症的死亡率。Ⅲ级预防是康复预防，目的是提高生存质量，减少痛苦及延长寿命。

5. **告知应终身坚持定期门诊随访**　在手术治疗、化疗及放疗后最初 1 年内，应每月随访 1 次；3 年内至少每 3 月随访 1 次；3 年后每半年复查 1 次；5 年后每年复查 1 次。也可根据肿瘤的性质、分期、治疗效果进行适当调整。解释定期随访对于减轻其对癌症的恐惧感、帮助早期发现复发或转移征象并及时治疗的重要性，使患者主动遵守随访要求。

小　　结

　　肿瘤是局部组织细胞异常增生和分化所形成的新生物。根据肿瘤的生长特性和对人体的危害程度，临床上分为良性肿瘤和恶性肿瘤，以及介于良、恶性肿瘤之间的交界性肿瘤。良性肿瘤一般称为瘤，除较大或生长在重要的部位才影响生命。来源于上皮组织的恶性肿瘤称为癌，恶性肿瘤破坏人体各系统的功能，降低抵抗力，并发生转移，往往危及生命。恶性肿瘤的病因尚未完全了解，目前认为其发生是由多种外源性致癌因素（包括环境因素、不良的生活方式、慢性刺激与炎症）和内源性促癌因素（遗传因素、内分泌因素、免疫因素、心理社会因素）长期共同作用的结果。肿瘤主要表现为肿块、疼痛、溃疡、出血、梗阻、浸润与转移。随着影像学、细胞生物学等检查手段的出现，肿瘤的早期诊断率明显提高，确诊手段仍为病理检查。目前肿瘤的治疗仍以早期手术为主，辅以化学治疗、放射治疗、免疫疗法和中医药等综合性治疗。其疗效以 3、5、10 年生存率来衡量。对于放射治疗患者的护理，应注意局部皮肤反应，治疗期间为患者选用棉质衣物，对照射野禁用肥皂擦洗，忌用化妆品，避免冷热刺激。化学治疗患者护理时，一定要保护好患者的静脉，注射完抗癌药物后再注入生理盐水，以减轻药物对静脉的刺激；防止药液外漏及发生静脉炎；化疗期间患者应大量饮水，以减轻药物对消化道黏膜的刺激，并有利于毒素排泄；治疗期间注意观察患者白细胞计数、血小板计数，过低时暂停化疗；在治疗期间给予患者心理、营养支持，嘱患者注意休息与活动，保护皮肤黏膜，缓解疼痛，预防并发症的发生，定期随访，防止复发。

同步训练

1. 下列不符合恶性肿瘤特征的是（　　）
   A. 形态规则　　　　　　　　　B. 边界不清
   C. 质地较硬　　　　　　　　　D. 活动度小
   E. 表面高低不平
2. 能定性诊断肿瘤性质的检查是（　　）
   A. 超声检查　　　　　　　　　B. 内镜检查
   C. X 线检查　　　　　　　　　D. 病理学检查
   E. CT 检查
3. 肿瘤患者放疗、化疗均需特别观察的是（　　）
   A. 皮肤反应　　　　　　　　　B. 胃肠道反应
   C. 口腔炎　　　　　　　　　　D. 脱发程度
   E. 血白细胞和血小板计数
4. 恶性肿瘤出现的最早症状是（　　）
   A. 疼痛　　　　　　　　　　　B. 肿块
   C. 出血　　　　　　　　　　　D. 溃疡
   E. 梗阻
5. 放疗引起局部皮肤红斑、灼痛时，错误的护理措施是（　　）
   A. 保持清洁干燥　　　　　　　B. 避免内衣摩擦
   C. 不宜日光直射　　　　　　　D. 禁止热敷、冷敷
   E. 局部涂碘酊
6. 有关肿瘤的 I 级预防措施，不包括（　　）

  A. 控制环境污染   B. 戒烟

  C. 防止日光暴晒   D. 定期检查

  E. 不食霉变食物

7. 杨先生，56 岁，肺癌入院，放疗后，局部皮肤出现红斑，有烧灼感、脱屑，护理措施的是（　　）

  A. 局部用肥皂水清洗   B. 勿撕脱屑

  C. 局部冷敷   D. 局部理疗

  E. 局部用热水浸泡

8. 赵女士，53 岁，乳腺癌术后辅以放疗，局部皮肤护理不正确的是（　　）

  A. 穿全棉柔软内衣   B. 用热水浸浴

  C. 避免阳光直晒   D. 忌涂化妆品

  E. 不可贴胶布

第十章　颅脑疾病患者的护理

第一节　颅内压增高患者的护理

病案引导

患者，男性，头部受伤后即昏迷，送医院后清醒，但出现头痛、呕吐，体检左侧瞳孔散大，右侧肢体瘫软，肌张力增高，病理征阳性。该患者发生了哪种脑损伤？如何急救？主要有哪些护理要点？

颅内压是指颅腔内容物对颅腔壁所产生的压力，可通过侧卧位腰椎穿刺或直接脑室穿刺测定。正常颅内压成年人为 $70 \sim 200 mmH_2O$，儿童为 $50 \sim 100 mmH_2O$。当颅内压持续升高，成人超过 $200 mmH_2O$，儿童超过 $100 mmH_2O$，并出现相应的临床症状时，即为颅内压增高（Intracranial Hypertension）。

【解剖概要】

颅骨分为脑颅和面颅两部分，脑颅围成颅腔以容纳脑，面颅构成颜面的基本轮廓。颅底内面不平，由前向后形成 3 个阶梯状的颅窝，分别是颅前窝、颅中窝和颅后窝。

颅腔被小脑幕分成幕上腔和幕下腔。幕上腔又被大脑镰分隔成左、右两腔，分别容纳左、右大脑半球。幕下腔容纳小脑、脑干，颅腔通过枕骨大孔与脊髓腔相通。脑位于颅腔内，分为大脑、间脑、小脑和脑干 4 部分。脑干自上而下依次为中脑、脑桥和延髓。大脑皮质的不同部位有功能定位区。脑和脊髓的表面有 3 层被膜，由外向内依次为硬膜、蛛网膜和软膜。蛛网膜与软膜和腔隙称蛛网膜下腔，内有脑脊液。

【病因与发病机制】

1. 颅内占位性病变　为颅内血肿、脑肿瘤、脑寄生虫病及肉芽肿的总称。①颅内血肿：多由颅脑外伤所致，包括硬脑膜外、硬脑膜下及脑内血肿。②颅内肿瘤：神经胶质瘤、脑膜瘤、垂体腺瘤、颅咽管瘤（位于蝶鞍区）、听神经鞘膜癌（幕下最为常见）。肺癌、乳腺癌、前列腺癌等可转移至颅内。③脑脓肿：分为耳源性、血源性、外伤性。

2. 脑水肿　因脑缺氧、脑外伤、脑及脑膜感染、中毒等造成。

3. 脑血流量增加　如高碳酸血症、颅内静脉回流受阻或过度灌注等使脑血流量增多。

4. 脑脊液增多　见于脑脊液分泌过多，如脉络丛乳头状瘤或颅内某些炎症；脑脊液吸收和循环障碍；脑脊膜膨出症等。

5. 颅腔容积缩小　如狭颅症患儿，由于颅缝过早闭合，颅腔狭小，限制脑的正常发育，也可引起颅内压增高。

6. 颅内压的调节　颅内压的调节主要依靠脑脊液量的增减，部分依靠颅内静脉血的多少来实现。当颅内压低于 0.7kPa（70mmH$_2$O）时，脑脊液分泌增多而吸收减少，使颅内脑脊液量增多，以维持颅内压不变。相反，当颅内压高于 200mmH$_2$O 时，脑脊液分泌减少而吸收增多，使颅内脑脊液量减少，以代偿增加的颅内压。此外，当颅内压增高时，有一部分脑脊液被挤入脊髓蛛网膜下隙，也起到一定的调节颅内压的作用。脑脊液的总量占颅腔容积的 10%，血液则依据血流量的不同占总容积的 2% ~ 10%。一般而言，允许颅内增加的临界容积约为 5%，超过此范围即会出现颅内压增高；当颅腔内容物体积增大或颅腔容量缩减超过 8% 时，则会产生严重的颅内压增高。

【护理评估】

1. 健康史

（1）年龄　婴幼儿和儿童颅缝未闭或融合未牢固，颅内压增高可使颅缝裂开而相应地增加颅腔容积，从而延缓病情的进展；老年人由于脑组织萎缩，使颅腔内的代偿空间增多，故病程也较长。

（2）有无导致颅内压增高的病因　如脑损伤、颅内炎症、缺氧、中毒、脑积水、呼吸性酸中毒、颅内血肿、脑肿瘤、脑脓肿、狭颅症、颅底凹陷症等。

（3）有无引起颅内压突然增高的因素　如呼吸道梗阻、便秘、剧烈咳嗽、癫痫等。

（4）患病后情况　包括病情进展的情况、是否接受过治疗及治疗效果等。

2. 身体状况

（1）颅内压增高"三主征"　即头痛、呕吐和视神经盘水肿，是颅内压增高的典型表现，三者出现的早晚不一，常以其中一项为首发症状。①头痛：是最常见的症状。以清晨和晚间多见，多位于前额及颞部，可从颈枕部向前方放射至眼眶；头痛程度随颅内压增高而进行性加重，咳嗽、打喷嚏、用力、弯腰、低头时可加重。②呕吐：头痛剧烈时，可出现呕吐，多呈喷射状，常出现于饭后，可伴恶心。③视神经盘水肿：是颅内压增高的客观证据，若持续时间较长，可引起视神经萎缩和失明。

（2）意识障碍　急性颅内压增高者，常有进行性意识障碍，甚至昏迷；慢性颅内压增高患者，可表现为神志淡漠，反应迟钝。

（3）生命体征改变　可出现典型的 Cushing 反应，即血压升高，尤其是收缩压增高，脉压增大，脉搏缓慢而宏大有力，呼吸深慢等。严重者可因呼吸、循环衰竭而死亡。

（4）脑疝

1）小脑幕切迹疝：又称颞叶沟回疝，幕上组织（颞叶的海马回、沟回）通过小脑幕切迹被挤向幕下。临床表现主要有以下几方面：①颅内压增高症状：表现为剧烈头痛，进行性加重，伴躁动不安，频繁呕吐。②进行性意识障碍：由于阻断了脑干内网状结构上行激活系统的通路，随着脑疝的进展可出现嗜睡、浅昏迷、深昏迷等。③瞳孔改变：初期，由于患侧动眼神经受刺激而出现患侧瞳孔缩小，随着病情的进展，患侧动眼神经麻痹，患侧瞳孔逐渐散大，直接和间接对光反应消失，并伴上睑下垂及眼球外斜。晚期，对侧动眼神经因脑干移位而受到挤压，也相继出现类似的变化。④运动障碍：锥体束受累后，出现病变对侧肢体肌力减弱或麻痹，病理征阳性。当脑干严重受损时，可出现双侧肢体自主活动消失，甚至去大脑强直发作。⑤生命体征紊乱：由于脑干受压，导致生命中枢功能紊乱或衰竭，可出现高热或体温不升、心率减慢或不规则、血压忽高忽低、呼吸不规则、大汗淋漓或汗闭、面色潮红或苍白等，最终可因呼吸、循环衰竭而死亡。

2）枕骨大孔疝：又称小脑扁桃体疝，幕下小脑扁桃体及延髓，经枕骨大孔被挤向椎管内。由于颅后窝容积较小，对颅内高压的代偿能力也较小，病情变化较快。患者常有剧烈头痛、频繁呕吐、颈项强直或强迫头位；生命体征紊乱出现较早，意识障碍出现较晚。因脑干缺氧，瞳孔可忽大忽小；位于延髓的呼吸中枢受损严重，患者早期可突发呼吸骤停而死亡。

3. 心理 - 社会状况 了解患者和家属的心理状态，颅内压增高的各种症状可使其产生紧张或焦躁等心理反应；还应了解其对疾病的认知程度、经济承受能力及有无可利用的社会资源等。

4. 辅助检查

（1）影像学检查 CT扫描、MRI检查、头颅X线摄片、脑血管造影或数字减影血管造影等，不但可以显示颅内压增高的征象，还有助于判断病因和确定病变的性质。

（2）腰椎穿刺 可测定颅内压，取脑脊液送检，但对已有明显颅内压增高症状和体征者应列为禁忌，以防引发急性脑疝。

5. 治疗要点与反应

（1）非手术治疗 适用于原因不明或一时不能解除病因者。应用脱水治疗、激素治疗、冬眠疗法等。冬眠低温治疗：体温降低后，能降低脑代谢率，减少脑组织耗氧量，防止脑水肿的发生和发展，因而有一定降低颅内压的作用。

（2）手术治疗 目的是去除引起颅内压增高的原因。如颅内占位病变者行病变切除术、脑积水者行脑脊液分流术、颅内血肿者行血肿清除术等。脑疝患者当病因确诊后，尽快手术去除病因，如清除颅内血肿、切除颅内肿瘤等。若病因难以确诊或虽确诊但病变无法切除者，可行姑息手术，以迅速降低颅内压，缓解病情。

【护理诊断及合作性问题】

1. 头痛 与颅内压增高有关。

2. 脑组织灌流改变 与颅内压增高有关。

3. 有体液不足的危险 与颅内压增高引起的呕吐及应用脱水剂有关。

4. 潜在并发症 脑疝。

【护理目标】

患者主诉头痛减轻；颅内压降低，脑组织能获得正常的血流灌注；无脱水的症状和体征；脑疝能被及时发现并得到有效处理。

【护理措施】

1. 非手术治疗患者的护理

(1) 卧位　安置患者于床头抬高 15°～30°卧位，以利于颅内静脉回流，减轻脑水肿。

(2) 给氧　持续或间断给氧，以改善脑缺氧。

(3) 饮食与补液　意识清楚者给予普通饮食，但应限制钠盐的摄入；不能进食者行静脉补液，成人每日补液总量不宜超过 2000ml，保持 24 小时尿量不少于 600ml 即可。

(4) 防止颅内压骤然升高　①休息与镇静：劝慰患者安心休养，保持安静，避免情绪激动，必要时给予镇静药物。②防止剧烈咳嗽：及时控制呼吸道感染，防止剧烈咳嗽。③保持呼吸道通畅：及时清除呼吸道分泌物和呕吐物；有舌根后坠者可托起下颌或放置口咽通气道；必要时配合医师尽早行气管切开术，以保持呼吸道通畅。④防止便秘：鼓励患者多食蔬菜和水果，并给予缓泻剂，必要时用开塞露或行低压小剂量灌肠通便。⑤控制癫痫：遵医嘱及时或定期给予抗癫痫药。

(5) 降低颅内压　①应用脱水药物：遵医嘱定时、定量给予脱水剂，如 20% 甘露醇、呋塞米，用药后观察治疗效果，并注意有无水、电解质平衡失调等不良反应。②应用糖皮质激素：遵医嘱给予糖皮质激素，用药期间应观察有无应激性溃疡、继发感染等不良反应表现。

(6) 冬眠低温疗法护理　低温能降低脑细胞的耗氧量，提高神经元对缺氧的耐受性，减轻脑水肿，降低颅内压。常用的药物为复方氯丙嗪和冬眠 I 号、冬眠 II 号等。按医嘱静脉滴注冬眠药物，通过滴速控制冬眠的深度。给予冬眠药物半小时，机体进入睡眠状态后，方可进行物理降温。降温速度以每小时下降 1℃为宜，体温降至肛温 31℃～34℃为理想，体温过低易诱发心律失常。在冬眠降温期间不宜翻身或移动体位，以防发生直立性低血压。严密观察患者生命体征的变化，若脉搏超过 100 次/分、收缩压低于 100mmHg、呼吸慢而不规则时，则应立即通知医生停药。冬眠的时间一般为 3～5 日。停止冬眠疗法时，应先停止物理降温，再停用冬眠药物。

(7) 病情监测　密切监测患者的意识、生命体征、瞳孔、锥体束征等变化，有条件者进行颅内压监测，以便及早发现颅高压危象或脑疝。

1）意识状态：①传统方法：将意识状态分为清醒、模糊、浅昏迷、昏迷和深昏迷 5 级。②Glasgow 昏迷评分法：即评定睁眼、语言及运动反应，用三者得分之和来判断意识状态。最高 15 分，表示意识清醒，8 分以下为昏迷，最低 3 分。分数越低，表明意识障碍越严重。

2）生命体征：观察的顺序是先呼吸，次脉搏，再血压，最后体温，以防止患者受刺激后出现躁动而影响观察结果的准确性。若出现血压升高，尤其是舒张压升高，脉压变小，脉搏缓慢而有力，呼吸深慢，提示颅内压升高。

3）瞳孔变化：对比双侧瞳孔是否等大、等圆，是否扩大或缩小，有无对光反应。

4）生命体征：观察脉搏的频率、节律及强度；血压、脉压差；呼吸的频率、幅度和类型等。

　　5）肢体功能：是否存在对侧肢体肌力的减弱和麻痹；是否存在双侧肢体自主活动。

2. 手术治疗患者的护理

　　（1）手术前护理　在采取非手术治疗护理措施的同时，做好皮肤准备、交叉配血、药物过敏试验等。

　　（2）手术后护理

　　1）病情观察：①定时测量生命体征，观察瞳孔、意识、肢体活动、呼吸道通畅等情况。②妥善连接颅外引流管，观察引流液的性质和量。③必要时进行颅内压、心电和血氧饱和度监护。④记录液体出入量。

　　2）卧位：全麻清醒前，宜取侧卧位，以便于呼吸道管理；意识清醒、血压平稳后，床头抬高15°~30°卧位，以利颅内静脉回流，减轻脑水肿；幕上开颅术后，应取健侧卧位，防止切口受压；幕下开颅术后，早期宜去枕侧卧或侧俯卧位，若后组脑神经受损，只能取侧卧位，防止口咽分泌物误入气管。

　　3）营养与补液：对于一般手术，术后第1日可进流质饮食，第2~3日进半流质饮食，逐渐过渡到普通饮食；较大手术或全麻术后，应禁食1~2日，待病情稳定后逐步进食，禁食期间给予静脉补液；术后长期昏迷者，可采用鼻饲及静脉营养支持。因术后有脑水肿反应，每日补液量应限制在2000ml以内，其中生理盐水不超过500ml；使用脱水剂、气管切开、脑室引流、呕吐、高热等可引起体液丢失，故应注意补液量的调节，以维持水、电解质平衡。

3. 脑室引流的护理　脑室引流是经侧脑室穿刺或于手术结束前将引流管放入侧脑室，将脑脊液引流至体外。其主要目的是抢救因脑脊液循环受阻所致的颅内高压危急状态，以挽救生命；自引流管注入造影剂进行脑室系统的检查，以明确诊断；引流血性脑脊液，减轻脑膜刺激症状及蛛网膜粘连，还可起到控制颅内压的作用；经脑室引流管注入抗生素，控制颅内感染。护理要点如下：

　　（1）妥善固定导管　在无菌条件下将引流管与引流袋连接，并将其妥善固定，悬挂于床头，引流管口应高出侧脑室平面10~15cm。

　　（2）控制引流速度　术后早期应特别注意控制引流速度，切忌过多或过快，否则可造成不良后果。

　　（3）观察引流液的性质和量　控制脑脊液的流速，以每日不超过500ml为宜，并做好记录。观察脑脊液的性状，如为血性且量多则提示脑室内出血，如为混浊则可能有感染情况存在。有异常情况时应及时通知医生做处理，并可同时留取脑脊液标本送检。

　　（4）拔管引流　时间一般为1~2周，开颅术后不超过3~4天。根据患者病情拔管，拔管前先行头颅CT检查，并行夹管试验，如无颅内压增高征象则可拔管，还应观察引流管口处有无脑脊液漏出。

4. 心理护理　向意识清醒的患者讲解疾病的有关知识，以缓解患者的紧张情绪或恐惧心理，改善患者的心态，让其配合治疗和护理工作。

【健康指导】

1. 告知患者避免加重颅内压增高的诱发因素，以防加重病情。

2. 有侧脑室引流、颅内压监测的患者，告知患者和家属有关的知识及简单的护理方法。

3. 嘱患者及时诉说不适，如头痛加剧、视力变化等，以利于及时发现危情。

4. 颅脑手术后可能遗留神经系统功能的障碍，患者应遵循康复计划，循序渐进地进行训练，以最大程度地恢复其生活能力。

第二节　头皮损伤患者的护理

病案引导

患者，男性，头部受伤后，送医院诉头昏、头痛，体查头皮上有一 5cm×5cm×6cm的血肿，质软，压痛。该患者应如何处理？

头皮损伤是因外力作用使头皮的完整性受损或头皮内发生改变，是颅脑损伤中最常见的一种。常见的头皮损伤有头皮血肿、头皮裂伤和头皮撕脱伤。

【护理评估】

1. 健康史　了解患者有无外伤史，询问受伤时及受伤后的情况，有无其他不适。

2. 身体状况

（1）*头皮血肿*　多因钝器伤所致。按血肿存在于头皮内的具体层次可将头皮血肿分为皮下血肿、帽状腱膜下血肿和骨膜下血肿三种。

（2）*头皮裂伤*　可由锐器或钝器造成。伤口的形态或数目不一、大小与深浅各异，患者可有组织缺损。由于头皮血管丰富，因此出血较多，可引起失血性休克。

（3）*头皮撕脱伤*　多因头发受机械力牵扯，致使大块头皮自帽状腱膜下层被撕脱或整个头皮撕脱。头皮动脉断裂出血，头皮撕脱伤可导致失血性或疼痛性休克。

3. 心理－社会状况　患者可因出血、疼痛而出现不同程度的紧张、焦虑成恐惧心理。

4. 治疗要点与反应

（1）较小的头皮血肿在 1~2 周可自行吸收，早期可加压冷敷；血肿较大者可望在4~6 周吸收，必要时可在严格无菌操作下穿刺抽吸后加压包扎。

（2）头皮裂伤应尽早清创缝合。

（3）头皮撕脱伤除了紧急加压包扎止血、防止休克外，还要将撕脱的头皮用无菌巾包好，随患者速送医院，争取在 6~8 小时内进行清创植皮，抗感染，注射 TAT。

【护理诊断及合作性问题】

1. 疼痛　与损伤有关。

2. 组织完整性受损　与损伤有关。

3. 潜在并发症　休克、感染。

【护理目标】

患者疼痛减轻、消除；组织受损得以较好修复；并发症被有效的预防或控制。

【护理措施】

1. 一般护理　注意适度休息，加强营养支持，清创缝合应保持敷料清洁、干燥。头皮撕脱伤植皮术患者，按术后一般常规护理。

2. 病情观察　密切观察病情，监测神志、生命体征和尿量，注意有无休克及颅脑损伤的发生，观察头皮血肿有无增大，头皮裂伤创口有无渗血、渗液，头皮撕脱伤缝合后有无皮瓣坏死等。

3. 配合治疗护理　镇静止痛，观察有无全身感染症状及局部感染表现。头皮裂伤、头皮撕脱伤的患者，遵医嘱常规使用抗生素，术后护理应严格执行无菌操作原则，以防感染的发生。

【心理护理】

由于头皮损伤者出血较多，患者易产生恐惧心理，因此，应给予精神和心理上的支持。

【健康指导】

1. 介绍头皮损伤的康复知识，减少患者的恐惧心理。
2. 加强安全教育，避免意外损伤。

【护理评价】

患者疼痛是否减轻、消除；组织受损是否得到修复；并发症是否得到有效的预防和控制。

第三节　颅骨骨折患者的护理

病案引导

女性患者，车祸致头部受伤，出现眼眶青紫，球结膜下出血，鼻腔中流出淡血性液体。该患者可能发生了什么？主要的护理要点是什么？

颅骨骨折指颅骨受暴力作用致颅骨结构改变。其临床意义不在于骨折本身，而在于骨折所引起的脑膜、脑、血管、神经损伤，可合并脑脊液漏、颅内血肿及颅内感染。按骨折部位分为颅盖骨折和颅底骨折；按骨折形态分为线性骨折和凹陷性骨折；按骨折是否与外界相通可分为开放性骨折和闭合性骨折。

【护理评估】

1. 健康史

（1）了解患者受伤的过程，如暴力的大小、方向。

（2）询问患者有无意识障碍及口鼻流血情况。

2. 身体状况

（1）**颅盖骨折** ①线性骨折：发生率高，局部压痛、肿胀，应警惕脑损伤及颅内出血。②凹陷性骨折：局部可扪及局限性下陷区，如凹陷部位在脑功能区可出现相应的神经系统病征。

（2）**颅底骨折** 多因强大的间接暴力引起，常为线性骨折，易引起脑脊液漏，常因脑脊液漏而确诊，可分为颅前窝、颅中窝、颅后窝骨折（表10-1）。

表10-1 颅底骨折的分类

骨折部位	脑脊液漏	瘀斑部位	可能累及的脑神经
颅前窝	鼻漏	眶周、球结膜下（"熊猫眼"征）	嗅神经、视神经
颅中窝	鼻漏或耳漏	乳突区（Battle 征）	面神经、听神经
颅后窝	无	乳突部、咽后壁	少见

3. 心理-社会状况 患者可出现焦虑、恐惧等心理反应。

4. 辅助检查 颅骨X线片和CT检查，可明确骨折的部位和性质。

5. 治疗要点与反应 颅底骨折本身无需特别治疗，应着重于观察有无脑损伤及处理脑脊液。凹陷性骨折时，如有脑组织受压或直径大于5cm，深度达1cm者，应手术治疗。合并脑脊液漏时，绝大多数漏口会在伤后1~2周内自行愈合。

【护理诊断及合作性问题】

1. 疼痛 与头部创伤和颅骨骨折有关。

2. 焦虑 与头痛、脑脊液外漏和脑神经损伤等有关。

3. 有感染的危险 与脑脊液漏、骨折线通过鼻窦等有关。

4. 潜在并发症 颅内血肿、偏瘫、癫痫、颅内感染等。

【护理目标】

患者自诉疼痛减轻或消失；患者的焦虑情绪减轻或消失，并能主动配合治疗及护理；患者的生命体征平稳，无并发症发生，或并发症能及时发现和处理。

【护理措施】

1. 一般护理

（1）**体位** 有脑脊液漏者取头高位，即抬高床头15~30cm，以防脑脊液逆流。

（2）**饮食** 加强营养支持和维持水、电解质、酸碱平衡，给予高蛋白质饮食。体液不足者，遵医嘱合理补液。

（3）**吸氧** 症状明显或有颅高压症状者，给予吸氧。

2. 病情观察 颅骨损伤的患者，应密切观察意识状态、瞳孔大小和形状的变化、有无颅内压增高症状和颅内感染征象，及早发现异常情况并报告医师。

（1）**脑脊液外漏的护理** ①卧床休息，患者取头高位，促使漏口封闭。②清洁、消毒外耳道或鼻前庭，每日2次。③禁忌挖耳、抠鼻、堵塞或冲洗耳鼻腔及从耳鼻腔滴药，禁忌从鼻腔吸痰或插胃管。④禁忌做腰椎穿刺。⑤避免用力咳嗽、擤鼻涕和打喷嚏。⑥加强口腔护理。⑦密切观察生命体征及意识、瞳孔的变化，直至脑脊液漏停止后3天。⑧观察和记录脑脊液的流出量。

（2）遵医嘱　应用镇静剂、镇痛剂，减轻患者的疼痛与不适，应用抗生素预防感染等。

3. 心理护理　向患者耐心介绍病情、治疗方法，使其能缓解紧张、恐惧的心情，配合治疗。对特殊体位的患者应做好解释工作，以取得其理解和配合。

【健康指导】

1. 向患者讲解颅骨骨折后的相关康复知识。
2. 加强安全教育，避免意外损伤。

【护理评价】

患者是否自诉疼痛减轻或消失；患者的焦虑情绪是否减轻或消失，是否能主动配合治疗和护理；患者的生命体征是否平稳，有无颅内感染的发生；有无并发症的发生，或并发症发生时能否得到及时发现和处理。

第四节　脑损伤患者的护理

病案引导

患者，女性，40岁。从三楼上摔下，当即昏迷，约10分钟后清醒，诉头痛、恶心并呕吐，大约1小时后，患者再次昏迷，左侧瞳孔散大，对光反射消失，右侧肢体瘫痪，腱反射亢进，病理征阳性。此患者发生了什么？如何救治？有哪些护理要点？

脑损伤指脑膜、脑组织、脑血管以及脑神经的损伤。按损伤机制及病理改变可分为原发性损伤和继发性损伤。原发性脑损伤包括脑震荡、脑挫裂伤；继发性脑损伤包括脑水肿、颅内血肿、脑疝。

【护理评估】

1. 健康史

（1）询问患者的受伤过程，如暴力的大小、性质、作用方向。
（2）了解患者有无意识障碍及程度、持续时间等。
（3）询问现场急救情况及既往健康情况。

2. 身体状况

（1）脑震荡　脑震荡为一过性脑功能障碍，患者在伤后立即出现短暂的意识障碍，持续数秒或数分钟，不超过30分钟，清醒后大多数不能回忆受伤及当时的情况，称逆行性遗忘。常有头痛、恶心、呕吐等症状，短期内自行缓解，神经系统检查无阳性体征。

（2）**脑挫裂伤**　包括脑挫伤和脑裂伤，常同时存在，合称为脑挫裂伤。因受伤部位不同，临床表现差异较大。①意识障碍：为最突出的临床表现，伤后即可出现，持续时间常超过30分钟，严重者可长期昏迷。②局灶症状及体征：语言中枢受损可出现失语，视觉中枢受损可出现视力障碍。③生命体征改变：由于脑水肿与颅内高压，早期可出现血压升高、脉搏缓慢、呼吸深慢，严重者呼吸、循环功能衰退。④脑膜刺激征：合并有蛛网膜下腔出血时，患者可出现剧烈头痛、病理反射征阳性、血性脑脊液。

（3）**颅内血肿**　颅内血肿是颅脑损伤中最多见、最危险，却又是可逆的继发性病变，如不及时发现和处理，可引起脑疝而危及生命。根据血肿来源及部位可分为硬膜外血肿、硬膜下血肿和脑内血肿。根据颅内高压及出现症状所需的时间分为：急性血肿（3天内）、亚急性血肿（3天～3周）、慢性血肿（3周以上）。

1）硬膜外血肿：指血液积聚于颅骨与硬脑膜之间，与颅骨骨折有密切的关系。处理：确诊后手术清除血肿。临床表现为：①意识障碍：意识障碍有3种类型。a. 典型的表现是在原发性意识障碍后有一段中间清醒期，然后再度意识障碍并逐渐加重。b. 原发性脑损伤较严重或血肿迅速形成，伤后持续昏迷并进行性加重。c. 原发性脑损伤轻，伤后无昏迷，至血肿形成后出现昏迷。②生命体征紊乱：早期血压升高、心率缓慢、呼吸深慢，后期血压下降、心率增快、呼吸快。③瞳孔变化：如出现小脑幕切迹疝，患侧瞳孔先缩小后散大，对光反射减弱或消失。④局灶症状和体征：病变对侧肢体肌力减退、偏瘫、失语及癫痫等。⑤颅内压增高：表现为颅高压"三主征"。

2）硬脑膜下血肿：血液积聚在硬脑膜下腔，是最常见的颅内血肿，分急性、慢性两种。①急性硬脑膜下血肿：症状类似于硬脑膜外血肿，损伤重，原发性昏迷时间长，无中间清醒期，颅内高压和脑疝症状出现早。②慢性硬脑膜下血肿：a. 慢性颅内压升高症状。b. 局灶症状及体征：偏瘫、失语及局限性癫痫。c. 脑供血不足症状：智力下降、记忆力减退和精神异常。

3）脑内血肿：临床表现以进行性加重的意识障碍为主，若血肿位于重要脑功能区，可出现偏瘫、失语等局灶症状。

3. 心理 – 社会状况　患者常对其功能的恢复有较重的心理负担，表现为焦虑、悲观、恐惧、厌世等，患者意识和智力障碍使家属有同样的表现，家庭对患者的支持和经济能力也影响着患者的心理。

4. 辅助检查　X线可了解有无颅骨骨折，CT检查可助诊断，常表现为硬脑膜外血肿有双凸镜形高密度影，急慢性硬脑膜下血肿表现为高密度、等密度、低密度新月形阴影。

5. 治疗要点与反应　脑震荡一般要卧床休息1～2周，给予镇静剂等对症治疗。脑挫裂伤的一般处理包括保持呼吸道通畅，加强支持治疗，防治脑水肿等并发症及对症治疗。颅内血肿确诊后，根据血肿的大小，采取手术或者保守治疗。

【护理诊断及合作性问题】

1. 清理呼吸道无效　与脑损伤后意识不清有关。

2. 营养失调，低于机体需要量　与脑损伤后高代谢、呕吐、高热等有关。

3. 有废用综合征的危险　与脑损伤后意识和肢体功能障碍及长期卧床有关。

4. 有受伤的危险　与视力障碍、复视以及意识障碍有关。

5. 有皮肤完整性受损的危险　与昏迷、肢体瘫痪、长期卧床、大小便失禁有关。

6. 潜在并发症　颅内出血、颅内压增高、颅内低压综合征、脑疝及癫痫发作。

【护理目标】

患者呼吸道保持通畅；患者的意识恢复正常，能维持较好的营养需求；患者皮肤完好，并发症能得到及时有效的控制和处理。

【护理措施】

1. 现场急救

（1）**保持呼吸道通畅**　患者侧卧，头后仰并托下颌；手法或吸引器清除口、鼻、咽的呕吐物或血块；吸氧；放置口咽通气管，气管插管，气管切开；禁用吗啡。

（2）**妥善处理伤口**　头皮损伤则加压包扎；开放性颅脑损伤应剪短头发，消毒时酒精勿入伤口；伤口不冲洗、不用药；外露脑组织周围用消毒纱布卷保护，外加干纱布包扎，避免受压；插入颅腔的致伤物不可拔出，应手术清创取出；抗感染、TAT。

（3）**防治休克**　一旦休克应查明有无颅外合并伤，如多发骨折、内脏破裂。患者应平卧、保暖、吸氧、扩容。

（4）**记录做好护理记录**　记录受伤史、检查发现、急救经过、生命体征、意识、瞳孔、肢体活动等。建立观察记录单。

2. 一般护理

（1）**体位意识**　清醒者采取床头抬高 15°～30° 斜坡位，以减轻脑水肿。昏迷或吞咽功能障碍患者取侧卧位，以防误吸。

（2）**营养支持**　无法进食的患者应采用胃肠外营养，待肠蠕动恢复后，尽早恢复肠内营养。依据营养状况评估，及时调整营养。

（3）**加强基础护理**　预防口腔、皮肤感染的发生，高热者遵医嘱及时降温。

3. 病情观察　意识观察最重要。

（1）**意识**　反映大脑皮质和脑干的功能，意识障碍的程度可反映脑损伤的轻重。应注意观察有无中间清醒期，有无意识好转或意识障碍的进行性加重，观察有无脑疝发生的先兆表现。

传统方法：分为清醒、模糊、浅昏迷、昏迷和深昏迷 5 级。按 Glasgow 昏迷评分法可对脑损伤进行分级：评分为 13～15 分者定为轻度，评分为 9～12 分者为中度，评分为 3～8 分定为重度（表 10-2）。

表 10 - 2　意识的分级

意识状态	语言刺激反应	痛刺激反应	生理反应	大小便能否自理	配合检查
清醒	灵敏	灵敏	正常	能	能
模糊	迟钝	不灵敏	正常	有时不能	尚能
浅昏迷	无	迟钝	不能	不能	不能
昏迷	无	无防御	减弱	不能	不能
深昏迷	无	无	无	不能	不能

(2) 瞳孔　其变化可因动眼神经、视神经、脑干损伤引起。观察瞳孔的大小、形态、对光反射部位、眼球的位置及活动情况，注意两侧对比。伤后一侧瞳孔进行性散大，对侧肢体瘫痪伴意识障碍，提示脑受压或脑疝。伤侧瞳孔先缩小后散大，伴对侧肢体运动障碍，提示伤侧颅内血肿。双侧瞳孔散大、对光反射消失、眼球固定伴深昏迷，提示脑干损伤或临终表现。

(3) 生命体征　应定时测量并记录生命体征，监测时，为避免患者躁动而影响准确性，应先测呼吸，再测脉搏，最后测血压。注意脉率、脉律及脉压的变化；注意呼吸节律及呼吸形态的变化。

(4) 神经系统表现　原发性损伤导致的局灶体征，在受伤时即可出现且不再继续加重。颅内血肿或脑水肿是继发性脑损伤，在伤后逐渐出现，若同时还有意识障碍进行性加重的表现，提示小脑幕切迹疝的发生。

4. 配合治疗护理

(1) 手术前后的护理

1) 术前护理措施：①协助做好各项检查。②备皮，剃去所有头发。③留置导尿管。④气管切开者吸痰，以保持呼吸道通畅。

2) 术后护理措施：①减少搬动。搬动患者时动作需轻稳，防止头颈部扭转或受震动。②各种引流的护理。常见的有脑室引流、创腔引流、囊腔引流及硬脑膜下引流。护理时应严格执行无菌操作，保持引流通畅，并观察引流液的性质和数量，做好记录。③术后脑脊液漏者，应严格执行脑脊液漏的护理原则，严防颅内感染的发生。④术后并发症的观察及护理。

(2) 控制脑水肿　严重的脑水肿可引起颅内压增高而引发脑疝，常常是致命因素。遵医嘱采取有效措施，如应用甘露醇、利尿剂、激素等控制脑水肿，防治颅内压增高。

(3) 防治感染　遵医嘱预防性应用抗生素，防止感染的发生。已发生感染的选用有效、足量的抗生素治疗。

(4) 营养支持　脑损伤可致营养失衡，代谢改变严重而持久，应采取高糖、高维生素、高蛋白饮食。

(5) 防治水、电解质和酸碱平衡失调　监测患者的电解质、酸碱平衡情况，记录出、入液量，保持水、电解质和酸碱平衡。

(6) 对症护理　①高热：常为中枢性高热，也可由感染引起。常用物理降温法，如体温过高而物理降温无效时，须采用冬眠疗法。冬眠药物可降低血管张力，并使咳嗽反射减弱，故须监测血压，保证呼吸道通畅。②外伤性癫痫：癫痫发作时用地西泮静脉缓慢注射，癫痫完全控制后，应继续用药1~2年，须逐渐减量后才能停药。③躁动：意识模糊患者出现躁动，可能为疼痛、颅内压增高、尿潴留、体位或环境不适造成，须先寻找原因做相应的处理，然后考虑给予镇静剂。

5. 心理护理 对早期患者，应充分理解患者焦虑不安的心情，关心、安慰患者，给予耐心细致的护理；病情严重者，各项操作应轻柔，尽量减少患者的痛苦；鼓励指导患者树立正确的人生观，建立战胜疾病的信心和勇气。

【健康指导】

1. 加强对患者安全意识和交通规则的宣传教育。
2. 讲解脑外伤的有关知识，请患者配合治疗和护理。
3. 协助制订康复计划，耐心指导患者康复训练，以改善其生活自理的能力和社会适应能力。
4. 癫痫发作的患者，嘱其按时服药；勿突然停药，以防诱发癫痫发作；不做危险性活动，防止意外发生。
5. 向家属介绍有关生活护理的方法及其注意事项。

【护理评价】

患者呼吸道是否恢复通畅；患者的意识是否逐渐恢复，有无窒息的发生；患者是否能维持较好的营养需求；患者的皮肤是否完好无损，有无压疮、湿疹及皮炎等的发生；患者的体温是否恢复正常；并发症有否发生，或发生后是否得到有效的控制或处理。

小 结

颅内压升高是由各种病因所导致的综合征，其表现为颅高压"三主征"，脑疝发生，生命体征改变等。其治疗原则主要为治疗原发病，降低颅内压，脑室引流等，如治疗不及时将危及生命。颅底骨骨折主要是加强脑脊液外漏的护理。脑震荡患者意识障碍时间一般不超过30分钟，常表现为逆行性健忘，神经体征阴性，以休息为主。脑挫裂伤患者意识障碍常超过30分钟，伴有脑水肿，局灶症状及体征，应对症处理，促进脑苏醒，预防并发症。颅内血肿分为硬脑膜外血肿、硬脑膜下血肿、脑内血肿，其中，急性硬脑膜外血肿患者意识障碍常有中间清醒期，而急性硬脑膜下血肿患者意识障碍严重，一旦明确则及时手术。

同步训练

1. 急性颅内压增高时，患者早期的生命体征改变为（ ）
    A. 血压升高，脉搏变缓，脉压变小   B. 血压升高，脉搏增快，脉压增大
    C. 血压降低，脉搏变缓，脉压变小   D. 血压降低，脉搏增快，脉压变小

E. 血压升高，脉压变缓，脉压增大

2. 在严重颅内压增高的病例中，首选降低颅内压的药物是（　　）

    A. 双氢克尿噻   B. 乙酰唑胺

    C. 氨苯蝶啶   D. 甘露醇

    E. 呋塞米（速尿）

3. 头皮裂伤清创的最佳时限，最迟应在（　　）

    A. 8 小时内   B. 12 小时内

    C. 24 小时内   D. 48 小时

    E. 72 小时内

4. 以下不能单独考虑为颅底骨折的是（　　）

    A. 脑脊液漏   B. 单纯鼻出血

    C. CT 显示神经管骨折   D. 迟发性乳突部皮下瘀血斑

    E. "熊猫眼"征

5. 脑震荡的护理要点，以下不正确的是（　　）

    A. 绝大多数脑震荡患者无须特殊处理   B. 失眠者可用安定等药物

    C. 消除患者的恐惧心理   D. 需卧床安静休息

    E. 头痛剧烈者可给予吗啡等止痛药物

6. 急性硬脑膜外血肿出血的来源最常见于（　　）

    A. 静脉窦   B. 板障静脉

    C. 脑膜前动脉   D. 脑膜中静脉

    E. 脑膜中动脉

7. 硬膜外血肿的好发部位为（　　）

    A. 额部   B. 顶部

    C. 枕部   D. 颞部

    E. 矢状窦旁

8. 外伤性颅内血肿的主要致命因素是（　　）

    A. 急性脑受压所致的脑疝   B. 弥漫性脑水肿

    C. 昏迷所致的肺部感染   D. 脑脊液循环受阻

    E. 蛛网膜下腔出血

第十一章 颈部疾病患者的护理

第一节 解剖生理概要

一、甲状腺解剖

（一）位置形态

甲状腺分左、右两叶，位于甲状软骨下方、气管两旁，中间以峡部相连，峡部有时向上伸出一锥体叶，可与舌骨相连。甲状腺有两层被膜包裹，外层为甲状腺外科被膜，内层为甲状腺固有被膜，紧贴腺体，很薄。两层被膜之间有疏松结缔组织，手术时分离甲状腺应在此两层被膜之间进行。甲状腺两叶背面、两层被膜之间，一般有 4 个甲状旁腺。成人甲状腺重约 30g，颈部检查时，正常者既看不清楚也不易摸到。甲状腺借外层被膜固定于气管和环状软骨上，还借两叶上极内侧的悬韧带吊于环状软骨上，因此吞咽时，甲状腺随之上下移动，临床上常借此鉴别颈部肿块是否与甲状腺有关（图 11 − 1）。

（二）血液供应

甲状腺的血液供应非常丰富，主要来源于甲状腺上动脉（颈外动脉的分支）和甲状腺下动脉（锁骨下动脉的分支）。甲状腺上、下动脉之间，甲状腺上、下动脉分支与咽喉部、气管、食管的动脉分支之间，存在广泛的吻合、交通，故手术时，虽将甲状腺上、下动脉全部结扎，却一般不会造成残留腺体和甲状旁腺的血液供应障碍。甲状腺有 3 条主要静脉：即甲状腺上、中、下静脉。甲状腺上、中静脉血液流入颈内静脉；甲状腺下静脉血液直接流入无名静脉。甲状腺淋巴液汇合流入沿颈内静脉排列的颈深淋巴结。甲状腺血运丰富，术中、术后易发生出血而导致窒息。因此，甲状腺手术应特别强调止血问题。

（三）神经

甲状腺附近的神经主要有喉上神经和喉返神经（图 11 − 2），均起自迷走神经，因与血管伴行，手术时要格外小心。喉上神经有内支和外支。内支为感觉支，分布在喉与会厌黏膜上，若损伤后可导致会厌反射消失，饮水呛咳；外支为运动支，与甲状腺上动

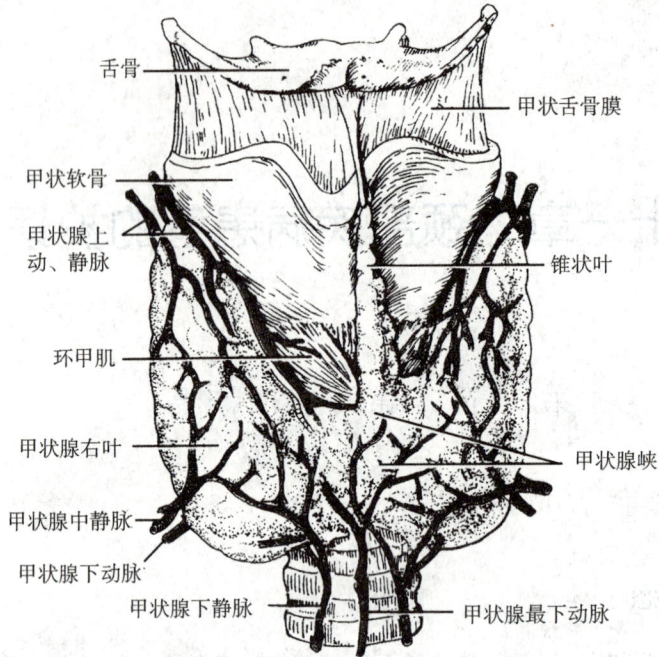

图 11－1 甲状腺位置形态（前面观）

脉贴近，分布在环甲肌上，若被损伤可造成环甲肌瘫痪，使声带松弛，声调降低。喉返神经在颈部位于甲状腺背侧的气管食管沟内，支配声带运动，若一侧喉返神经损伤时可造成声音嘶哑甚至失音，若双侧喉返神经损伤可出现呼吸困难或窒息。

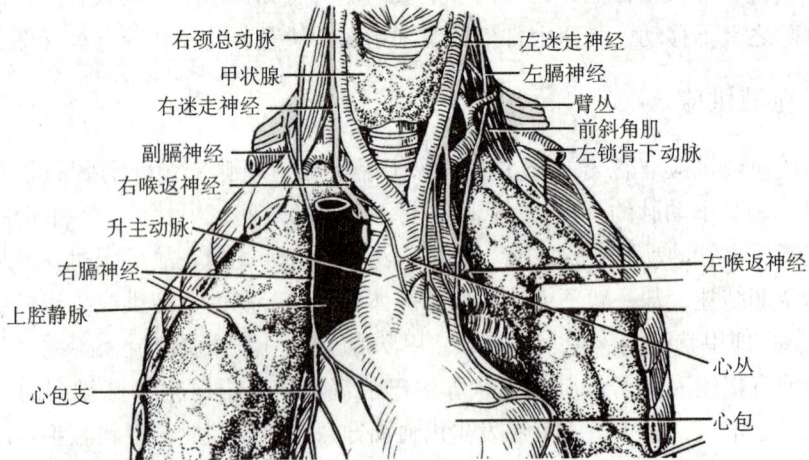

图 11－2 甲状腺的动脉与喉神经的关系（前面观）

二、甲状腺生理

甲状腺的主要功能是合成、贮存和分泌甲状腺素。甲状腺素分为三碘甲腺原氨酸（T_3）和四碘甲腺原氨酸（T_4）两种，血中含量 T_3 远少于 T_4，但 T_3 的生理活性是 T_4 的

4~5倍。甲状腺素主要参与人体的物质和能量代谢，能加速全身细胞的氧化过程，促进蛋白质、脂类和碳水化合物的分解作用，提高机体代谢率。同时，对促进人体的生长发育，特别是骨骼和神经系统的生长发育也有重要作用。

甲状旁腺分泌甲状旁腺素，调节体内钙的代谢，维持血钙和血磷的平衡。如果甲状旁腺被误伤或切除，可表现出低钙抽搐。

甲状腺的功能活动主要受下丘脑－垂体－甲状腺轴的调节。腺垂体分泌的促甲状腺激素（TSH）是调节甲状腺功能的主要激素，它能促进甲状腺素的合成与释放，而血液中甲状腺素浓度的升降，又对腺垂体 TSH 的分泌起着反馈调节作用。TSH 的分泌还受下丘脑促甲状腺激素释放激素（TRH）的控制。当甲状腺素释放增多时，除对垂体 TSH 释放有抑制作用外，也对下丘脑释放的 TRH 有对抗作用，间接地抑制 TSH 分泌，从而形成了下丘脑－垂体－甲状腺轴反馈调节系统。此外，甲状腺对体内碘缺乏或碘过剩也有自身适应性调节，如血液中无机碘含量升高时，能刺激甲状腺摄碘及其与酪氨酸结合而生成较多的甲状腺素，但当血液中无机碘蓄积到一个临界值后，可引起碘与酪氨酸结合的进行性抑制及甲状腺素合成与释放的降低。甲状腺通过上述调节系统控制，维持人体正常的生长发育与代谢功能。

第二节 甲状腺良性疾病的外科治疗和护理

病案引导

张女士，27岁。近几个月来脾气急躁，心悸，手抖，易出汗，无力，食量增加，体重减轻较明显。查体：脉搏110次/分，呼吸22次/分，血压130/70mmHg。双侧甲状腺弥漫性肿大，有震颤，眼球稍突，心、肺无异常。辅助检查：血清 T_3、T_4 增高，^{131}I 摄取率24小时为65%。该患者最可能的诊断是什么？有无手术适应证？

一、甲状腺功能亢进

甲状腺功能亢进（Hyperthyroidism）简称"甲亢"，是各种原因导致的甲状腺素分泌过多，出现以全身代谢亢进为主要特征的内分泌疾病。男、女发病比例约为1:4。

【病因与发病机制】

按引起甲亢的原因可分为三类：原发性、继发性及高功能腺瘤。

1. 原发性甲亢 最常见，发病年龄多在20~40岁，男、女比例为1:4~1:7。腺体呈对称性、弥漫性肿大，常伴有眼球突出，故又称"突眼性甲状腺肿"。

2. 继发性甲亢 较少见，发病年龄多在40岁以上。如在结节性甲状腺肿的基础上发生甲亢，患者先有多年的结节性甲状腺肿，以后才逐渐出现功能亢进症状。腺体呈不对称的结节状肿大，易致心肌损害，无突眼症状。

3. 高功能腺瘤 少见，腺体内有单个的自主性高功能结节，其周围的甲状腺组织呈萎缩改变，无眼球突出。

病因目前尚未完全阐明。一般认为原发性甲亢是一种自身免疫性疾病，淋巴细胞产生的两类 G 类免疫球蛋白，能抑制腺垂体分泌 TSH，并与甲状腺滤泡壁细胞膜上的 TSH 受体结合，致甲状腺分泌大量的甲状腺素。继发性甲亢与高功能腺瘤的发病原因多认为可能与结节本身的自主性分泌紊乱有关。

【护理评估】

1. 健康史 了解患者有无结节性甲状腺肿或伴有其他自身免疫性疾病；有无甲状腺疾病的用药或手术史；有无精神刺激、感染、劳累、创伤等应激因素存在；有无家族史。

2. 身体状况

(1) **甲状腺激素分泌过多症候群** ①交感神经兴奋性增高：患者性情急躁，容易激动，失眠，多语，怕热，多汗，双手颤动。②基础代谢率增高：患者食欲亢进，消瘦，体重减轻，易疲乏，工作效率降低。③心血管功能改变：表现为心悸，胸部不适，脉快而有力，脉率常在 100 次/分以上，休息及睡眠时仍快，脉压增大。脉率及脉压常作为判断病情程度与评价治疗效果的重要标志。

(2) **甲状腺肿大** 多数患者的甲状腺呈对称性弥漫性肿大，一般无压迫症状。由于腺体内血管扩张、血流加速，左右叶上、下极可扪及震颤感，听诊可闻及血管杂音。

(3) **突眼征** 原发性甲亢者常双侧眼球突出、眼裂增宽。严重者，上、下眼睑难以闭合，甚至不能盖住角膜；凝视时瞬目减少，向下看时上眼睑不随眼球下闭，双眼内聚能力差等。

3. 心理－社会状况 甲亢患者因交感神经兴奋性增高，比一般患者更容易紧张和恐惧，表现为情绪不稳定、遇事易急躁、难以控制自己的情绪等，使患者的人际关系紧张。外形的改变，如突眼、颈部粗大可加重患者的情绪障碍，造成自我形象紊乱。

4. 辅助检查

(1) **基础代谢率测定** 测定必须在清晨、空腹和静卧时进行。基础代谢率（%）=（脉率＋脉压）－111。正常为 ±10%，+20%～30% 为轻度甲亢，+30%～60% 为中度甲亢，+60% 以上为重度甲亢。

(2) **甲状腺摄^{131}I 率测定** 正常甲状腺 24 小时内摄取^{131}I 量为总入量的 30%～40%，若 2 小时内摄取量超过 25%，或 24 小时内超过 50%，且吸^{131}I 高峰提前出现，均表示有甲亢，但不能反映甲亢的严重程度。

(3) **血清 T_3、T_4 含量测定** 甲亢时 T_3 值上升较早而快，可高于正常值 4 倍左右；T_4 则上升迟缓，仅高于正常值 2.5 倍，故测定 T_3 诊断甲亢的敏感性较高。

护考链接

判断甲状腺功能亢进程度的主要依据是（　　　）
A. 体温、呼吸　　　　　　　B. 血压、脉搏
C. 体重、食欲　　　　　　　D. 突眼程度
E. 睡眠时间

5. 治疗要点与反应　甲状腺大部切除术是目前治疗中度甲亢的一种常用而有效的方法，90%～95%的患者可获得痊愈，手术死亡率<1%。主要缺点是手术有一定的并发症，4%～5%的患者术后甲亢复发。

手术适应证：①中度以上的原发性甲亢；②继发性甲亢、高功能腺瘤；③伴有压迫症状的甲状腺肿、胸骨后甲状腺肿等类型的甲亢；④抗甲状腺药物或^{131}I治疗后复发者。

手术禁忌证：①症状较轻者；②青少年患者；③老年患者或伴严重器质性疾病不能耐受手术者。

【护理诊断及合作性问题】

1. 焦虑或恐惧　与疾病本身和对手术的顾虑等有关。

2. 营养失调，低于机体需要量　与基础代谢率增高所致的代谢需求量大于摄入量有关。

3. 有受伤的危险　与突眼造成眼睑不能闭合有关。

4. 潜在并发症　呼吸困难和窒息、甲状腺危象、喉返神经损伤、喉上神经损伤、甲状旁腺损伤。

【护理目标】

1. 患者情绪稳定，焦虑程度减轻。
2. 患者能说出加强营养的重要性，营养状况得到改善，恢复并保持正常体重。
3. 患者双眼能闭合或得到保护，无感染征象，角膜未受到损伤。
4. 未发生手术后并发症或发生后能及时发现和处理。

【护理措施】

1. 手术前护理

（1）**心理护理**　甲状腺肿大使颈部增粗，特别是年轻女性，怕影响外观，同时对手术有恐惧感，应给予积极的心理疏导。护士对待患者和蔼热情，安排通风良好、安静的居室环境，避免各种不良刺激，说明手术的安全性和必要性，以及术前、术后应配合的事项，消除患者的紧张心理，保证充分的休息。过度紧张或失眠者，遵医嘱给予镇静剂。

（2）**饮食护理**　给予高热量、高蛋白、高维生素及矿物质的饮食，主食应足量，可以增加奶类、蛋类、瘦肉类等优质蛋白以纠正体内的负氮平衡，两餐之间增加点心。如无禁忌证，每日饮水2000～3000ml，以补充出汗、腹泻、呼吸加快等所丢失的水分。

避免进食刺激性的食物及饮料，如浓茶、咖啡等；戒烟、戒酒，以免引起患者精神兴奋。

（3）**药物准备**　此为术前降低基础代谢率，控制甲亢症状，预防术后发生甲状腺危象的重要环节，临床最常用的药物是碘剂和硫脲类。碘剂的作用是抑制蛋白水解酶，减少甲状腺球蛋白的分解，从而抑制甲状腺素的释放，还能减少甲状腺的血流量，减轻腺体充血，使腺体缩小、变硬。但碘剂不能抑制甲状腺素合成，如一旦停用，贮存于腺体内的甲状腺素大量释放，将使甲亢症状重新出现甚至加重，因而凡不准备施行手术治疗的甲亢患者均不能使用碘剂。硫脲类药物的作用是抑制甲状腺素合成，但硫脲类药物能使甲状腺肿大充血，手术时极易发生出血，增加手术的困难和危险，所以使用硫脲类药物后必须加用碘剂。

通常的方法是：①开始即用碘剂，2～3周后甲亢症状得到基本控制（即患者情绪稳定，睡眠好转，体重增加，脉率 < 90 次/分以下，脉压恢复正常，基础代谢率 < ＋20%），便可进行手术。常用的是复方碘化钾溶液（Lugol 溶液），口服，每日 3 次，第 1 日每次 3 滴，第 2 日每次 4 滴，依此逐日每次增加 1 滴至每次 16 滴为止，维持此剂量至手术。②先用硫脲类药物，待甲亢症状基本控制后停药，改服碘剂 1～2 周，再行手术。③少数患者服碘剂 2 周后症状无明显改善，可加服硫脲类药物，待甲亢症状基本控制，停用硫脲类药物后再继续单独服用碘剂 1～2 周，再行手术。在此期间应严密观察用药的效果与不良反应。④有些患者不能耐受碘剂或合用硫脲类药物，或对这两类药物无反应，可与碘剂合用或单独用普萘洛尔做术前准备，每次口服 20～60mg，每 6 小时 1 次，一般服用 4～7 天后脉率即降到正常水平。普萘洛尔半衰期小于 8 小时，故最末一次服用须在术前 1～2 小时，术后继续口服 4～7 天。术前不用阿托品，以免引起心动过速。

护考链接

甲亢患者术前准备最重要的是（　　　）

A. 测定基础代谢率　　　　　　B. 心理护理

C. 喉镜检查　　　　　　　　　D. 抗甲状腺药物和碘剂的应用

E. 钡餐和心电图检查

（4）**眼部护理**　突眼者注意保护眼睛；戴深色眼镜，减少光线和灰尘的刺激；勿用手直接揉眼睛；经常用眼药水湿润眼部，睡前涂抗生素眼膏，眼睑不能闭合者覆盖油纱布或眼罩，以避免角膜过度暴露后干燥受损，发生溃疡；抬高头部（睡眠时高枕卧位）和限制钠盐摄入可减轻球后水肿，改善眼部症状。

（5）**其他术前准备**　配合医生做好术前各项检查。按颈部手术要求常规备皮。术前教会患者适应颈过伸手术体位，指导患者深呼吸，学会有效咳嗽的方法，有益于术后预防肺部感染。

2. 手术后护理

（1）一般护理

1）体位和引流：待血压平稳后取半卧位，以利呼吸和引流。应减少颈部张力，避免剧烈咳嗽、说话过多，消除出血诱因。手术野常规放置的橡皮片或引流管引流 24～48 小时，严密观察敷料渗出情况及引流量，预防术后气管受压。

2）饮食与营养：术后 6 小时如无恶心、呕吐，可给予少量温或凉的流质饮食，少量慢咽，术后第 2 日逐步过渡到半流质饮食。若患者主诉因疼痛有吞咽困难时，可在进食 30 分钟前遵医嘱给予止痛剂。

3）严密监测病情：①注意患者生命体征的变化，每 15～30 分钟测呼吸、脉搏、血压 1 次，直至平稳。②观察切口渗血情况，引流管是否通畅，引流液的量和质变化；及时更换浸湿的敷料，估计并记录出血量。③观察有无甲状腺术后并发症的表现。

4）保持呼吸道通畅：指导和协助患者咳嗽、咳痰，以免痰液阻塞气管。床边常规准备气管切开包、氧气、吸痰设备以及急救药品，以备急救。

5）药物应用：遵医嘱继续服用复方碘化钾溶液，每日 3 次，每次 16 滴开始，逐日每次减少 1 滴，至每次 3 滴时止。若术前用普萘洛尔做准备者，手术后继续服用 4～7 天。

（2）术后并发症的护理

1）呼吸困难和窒息：是术后最危急的并发症，多发生于术后 48 小时内。常见的原因：①切口内出血压迫气管，多为手术时止血不完善、血管结扎线滑脱或凝血功能差所致。②喉头水肿，可由手术创伤或气管插管引起。③气管塌陷，是因气管壁长期受肿大的甲状腺压迫而软化，手术后软化的气管壁失去支撑所致。④双侧喉返神经损伤，使声门关闭，可引起严重的呼吸困难。临床表现为进行性呼吸困难、烦躁、发绀，甚至窒息；可有颈部肿胀，切口渗出鲜血等。

处理：如因切口内出血压迫气管引起，应立即床边抢救，剪开缝线，敞开伤口，去除血肿，结扎出血的血管。必要时做气管切开、吸氧；待病情好转后送手术室做进一步处理。喉头水肿者立即应用地塞米松 30mg 静脉滴入，呼吸困难无改善时行环甲膜穿刺或气管切开。

2）喉返神经损伤：主要是手术操作损伤，如切断、缝扎、钳夹及牵拉过度所致；少数由血肿压迫或瘢痕组织牵拉引起。前者于术中立即出现症状，后者则术后数天才出现症状。一侧损伤引起声音嘶哑（可由健侧声带的过度内收而代偿）；两侧损伤可致声带麻痹而失音和严重的呼吸困难，甚至窒息，需做气管切开，以后行手术修补。切断、缝扎性损伤为永久性；钳夹、牵拉或血肿压迫引起者多为暂时性，一般经理疗等处理后，3～6 个月可逐渐恢复。

3）喉上神经损伤：常在结扎、切断甲状腺上动、静脉时受到损伤。损伤外支可使环甲肌瘫痪，引起声带松弛、声调降低。损伤内支则使喉黏膜感觉丧失，失去喉部的反射性咳嗽，在进食特别是饮水时易发生误咽而呛咳，故应加强对此类患者饮食过程中的观察和护理，鼓励其多进食固体类食物，多数患者在术后数日可恢复正常。

4）手足抽搐：是由于甲状旁腺被误切除、挫伤或其血液供应受累，引起甲状旁腺功能低下，血钙浓度下降，使神经肌肉的应激性显著提高，引起手足抽搐，常在术后1~2天出现。多数患者症状轻且短暂，仅有面部、唇或手足部的麻木、针刺或强直感；2~3周后，未受损伤的甲状旁腺增生、代偿，症状逐渐减轻、消失。少数严重者面肌和手足持续性痉挛，甚至喉肌、膈肌痉挛，引起窒息。手术操作细致是预防的关键，注意保留腺体背面的甲状旁腺。

处理：适当限制含磷较高食物（如乳品、肉类及蛋类等）的摄入，以免影响钙的吸收。指导患者口服钙剂，可口服乳酸钙或葡萄糖酸钙2~4g，每日3次；长期不能恢复或症状较重者，可加服维生素 D_3，每日5万~10万U，以促进钙的吸收。抽搐发作时，立即遵医嘱静脉注射10%葡萄糖酸钙或氯化钙10~20ml。

5）甲状腺危象：是术后严重的并发症之一。原因可能与术前准备不充分，甲亢症状未能很好控制，以及手术应激等有关；甲亢患者受到精神创伤或感染也可诱发。多发生在术后12~36小时内，表现为高热（>39℃）、脉快而弱（>120次/分）、烦躁、大汗、谵妄，甚至昏迷，常伴有呕吐、水泻。处理不及时或不当，常可危及生命。做好充分的术前准备，使基础代谢率降至正常范围再行手术是预防的关键。

处理：术后注意观察病情，一旦发生危象即予以急救配合：①吸氧：以减轻组织缺氧。②降温：物理降温或用退热药、冬眠合剂等，尽量保持患者体温在37℃左右。③镇静：苯巴比妥钠100mg，或冬眠合剂Ⅱ号半量肌肉注射，6~8小时1次。④静脉输入大量葡萄糖溶液以补充能量。⑤药物治疗：遵医嘱协助患者口服复方碘化钾溶液3~5ml，紧急时将10%碘化钠5~10ml加入10%葡萄糖500ml中静脉滴注，以降低循环血液中甲状腺素的浓度。氢化可的松，每日200~400mg，分次静脉滴注，以拮抗应激反应。肾上腺素能阻滞剂，如利血平1~2mg，肌肉注射；或普萘洛尔5mg，加入葡萄糖溶液100ml中静脉滴注，以降低周围组织对儿茶酚胺的反应。⑧心力衰竭者，加用洋地黄制剂。

护考链接

甲状腺大部切除术后并发声音嘶哑是（　　）
A. 喉上神经内侧支损伤　　B. 喉上神经外侧支损伤
C. 单侧喉返神经损伤　　D. 双侧喉返神经损伤
E. 甲状旁腺损伤

【护理评价】

1. 患者是否出现甲状腺危象，或已发生的甲状腺危象是否得到及时发现和治疗。

2. 患者术后生命体征是否平稳，有无呼吸困难和窒息、喉返和喉上神经损伤、手足抽搐等并发症出现，防治措施是否及时、恰当，术后恢复是否顺利。

3. 患者能否接受合理的饮食计划，营养状况有无改善，是否恢复并保持正常体重。

4. 患者双眼能否闭合或得到保护，有无感染征象，角膜有无受到损伤。

【健康指导】

1. 向患者及亲属介绍甲亢的基本知识和防治要点，教会患者保护眼睛的方法，告诉患者上衣领宜宽松，避免压迫肿大的甲状腺，严禁用手挤压甲状腺，以免引起甲状腺激素分泌过多而加重病情。平时应保持情绪平稳，劳逸结合。

2. 选用高热量、高蛋白和富含维生素的饮食，以利于切口愈合和维持机体代谢需要。

3. 指导手术后患者加强颈部功能锻炼，做屈伸、左右旋转活动，防止瘢痕挛缩所致的功能异常，指导声哑者做发音训练。

4. 说明术后继续服药的重要性并督促执行。教会患者正确服用碘剂的方法，如将碘剂滴在饼干、面包等固体食物上，一并服下，以保证剂量准确。

5. 定期门诊复查，以了解甲状腺的功能，出现心悸、手足震颤、抽搐等情况时及时就诊。

二、单纯性甲状腺肿

单纯性甲状腺肿（Simple Goiter）又称"地方性甲状腺肿"，是因多种原因引起的非炎症性、非肿瘤性甲状腺肿大，不伴有甲状腺功能亢进或减退的表现，在高原、山区一带发病率较高。

【病因与发病机制】

合成甲状腺素的主要原料是无机碘和酪氨酸，酪氨酸可在人体自身合成，而碘则必须从自然界摄取，所以饮水和食物中含碘量不足是发病的主要原因，使甲状腺激素的合成与分泌减少。通过神经-体液调节途径，促甲状腺素分泌增多，导致甲状腺代偿性肿大。随着病变的继续发展，逐渐形成结节性甲状腺肿。

过量进食抑制甲状腺素合成的食物，如白菜、花菜、菠菜、大豆、豌豆、萝卜等（含有硫脲），以及服用硫脲类、保泰松、碳酸锂等药物，亦可引起甲状腺肿大。

青春期及妊娠、哺乳期妇女因对甲状腺素的需要量暂时增多，导致相对缺碘，有时也可发生轻度的弥漫性甲状腺肿大，属于生理性肿大，当成年或分娩以后多能自行缩小。

【护理评估】

1. 健康史　了解居住环境，生活、饮食习惯；既往健康状况及有无家族史；肿块发生或发现的时间；肿块的发展情况等。

2. 身体状况　一般无全身症状，主要表现为不同程度的弥漫性甲状腺肿大，腺体表面平滑、质地柔软。后期可在一侧或双侧甲状腺扪及单个或多个结节，一般中等硬度，结节增长缓慢，常存在多年，无明显不适。部分结节因血供不良可出现囊肿、纤维化或钙化。少数结节性甲状腺肿，有继发甲状腺功能亢进或恶性变的可能。

较大的甲状腺肿或位于胸骨后的甲状腺肿可压迫邻近器官。如压迫气管，使之弯曲、狭窄或软化，可引起呼吸困难；压迫喉返神经可引起声音嘶哑；压迫交感神经节，可产生 Horner 综合征，表现为患侧瞳孔缩小、眼睑下垂、眼球内陷、患侧额部无汗；压迫食管可出现吞咽梗阻感；压迫颈深部大静脉可使头颈部静脉血液回流障碍。

3. 心理－社会状况　流行地区由于病患多，不易引起重视，不愿积极治疗。有些患者因颈部肿块导致身体外形改变而出现自卑、消极心理，或担心肿块的性质和预后，尤其是有压迫邻近器官者。

4. 辅助检查　基础代谢率测定一般正常；血清 T_3、T_4 含量测定正常；X 线检查可了解气管受压及移位情况等。

5. 治疗要点与反应　生理性甲状腺肿，宜多食含碘丰富的食物，如海带、紫菜等。对 20 岁以下的青少年患者、症状轻者，可口服小量甲状腺素，以抑制垂体前叶 TSH 的分泌，减缓甲状腺的增生和肿大。有下列情况时，应及时施行甲状腺大部切除术：①有压迫症状者；②巨大甲状腺肿影响生活与工作者；③胸骨后甲状腺肿；④结节性甲状腺肿继发有甲状腺功能亢进者或怀疑有恶变者。

【护理诊断及合作性问题】

1. 自我形象紊乱　与颈部增粗、颈前肿块有关。

2. 知识缺乏　缺乏预防和纠正缺碘的知识。

3. 潜在并发症　甲状腺功能亢进、术后呼吸困难和窒息、喉返和喉上神经损伤、手足抽搐等。

【护理目标】

1. 患者能正确认识自我，情绪稳定，正常生活与社交。

2. 患者掌握预防和治疗本病的方法，并主动配合治疗。

3. 未发生手术后并发症或发生后能及时发现和处理。

【护理措施】

1. 一般护理　向患者阐明单纯性甲状腺肿的病因和防治知识，消除因外形改变而带来的思想顾虑。流行地区居民使用碘化食盐是预防本病的有效方法，一般 10～20kg 食盐中加碘化钾 1g 就能满足机体每日碘的需要量。

2. 病情观察　观察甲状腺肿大的程度、质地、有无结节、压痛等，当甲状腺肿大出现压迫症状、继发甲亢或恶变时应积极手术治疗。

3. 用药护理　指导患者遵医嘱准确服药，不可随意增多或减少，观察甲状腺药物治疗的效果和不良反应。如患者出现心动过速、呼吸急促、食欲亢进、怕热多汗等甲状腺功能亢进症状，应及时报告医生并协助处理。

4. 手术治疗前、后护理　参见甲状腺功能亢进手术治疗前、后护理。

【护理评价】

1. 患者是否情绪稳定，有无影响患者的生活和社交。

2. 患者能否说出地方性甲状腺肿发生的原因及预防方法。

3. 手术患者术后能否有效咳嗽，及时清除呼吸道分泌物，保持呼吸道通畅；有无发生其他术后并发症。

【健康指导】

1. 宣传预防本病的意义和方法，指导患者补充碘盐，指出这是预防缺碘性地方性甲状腺肿最有效的措施。

2. 指导患者在生活中多食用含碘食品，如海产品类等，并避免摄入大量阻碍甲状腺素合成的食物和药物。

3. 告诉患者对甲状腺进行自查，如发现甲状腺肿大速度加快、结节质地变硬、表面不光滑、活动度降低等，有恶变的可能，尽快到医院做详细的检查。

第三节　甲状腺肿瘤患者的护理

病案引导

李女士，34 岁，3 个月前无意中发现颈前有一肿块，未引起重视，随后肿块增大，无呼吸、吞咽困难。查体：左侧甲状腺扪及一约 2cm×3cm 大小的肿块，表面不光滑、质地硬，能随吞咽上下移动，同侧颈前可扪及 2 个直径约 1.0cm 大小的淋巴结，细针穿刺细胞学检查可见癌细胞。该患者可能患了何种疾病？如何处理？

一、甲状腺腺瘤

甲状腺腺瘤（Thyroid Adenoma）是最常见的甲状腺良性肿瘤，40 岁以下女性多见。

【病因与发病机制】

病因迄今未明，可能与促甲状腺激素的刺激、缺碘，以及摄入致甲状腺肿物质等因素有关。病理上可分为滤泡状和乳头状囊性腺瘤两种，前者较为常见。

【护理评估】

1. 健康史　了解既往健康状况，有无家族史；既往疾病史；甲状腺肿块发生或发现的时间；肿块的发展情况等。

2. 身体状况　多为单发结节，限于一侧腺体内，呈圆形或椭圆形，表面光滑，质地较甲状腺组织稍硬，边界清楚，包膜完整，无压痛，可随吞咽上下移动。患者一般无不适症状，常在无意间或体检时发现。肿块一般生长缓慢，若乳头状囊性腺瘤因囊壁血管破裂而发生囊内出血时，瘤体可在短期内迅速增大，并出现胀痛。

3. 心理－社会状况　了解患者有无因担心肿块的性质和预后，出现紧张、焦虑和恐惧等心理反应；评估患者和家属对疾病的认识态度、对手术的接受程度以及对术后康复知识的掌握程度等。

4. 辅助检查

（1）B超检查　可测定甲状腺的大小。腺瘤者可发现甲状腺肿块；伴囊内出血时，提示囊性变。

（2）放射性^{131}I 或^{99m}Tc 扫描　腺瘤多呈温结节，若伴囊内出血时可为冷结节或凉结节，边缘一般较清晰。

5. 治疗要点与反应　甲状腺腺瘤有引起甲状腺功能亢进（20%）和恶变（10%）的可能，原则上应早期手术切除。一般主张行患侧甲状腺大部分或全叶切除术。切下的标本必须送病理切片检查，以明确性质。若为恶性应按甲状腺癌治疗。

【护理诊断及合作性问题】

1. 焦虑　与颈部肿块导致的形象改变或因性质不明而担心手术及预后有关。

2. 疼痛　与甲状腺肿块压迫、囊性肿块发生出血、手术切口等有关。

3. 潜在并发症　各种压迫症状（呼吸困难、喉返神经损伤等）、甲亢、恶变。

【护理目标】

1. 患者情绪稳定，焦虑程度减轻或消除。

2. 疼痛得到控制。

3. 发生并发症的危险降到最低，一旦发现并发症能及时发现和处理。

【护理措施】

参见甲状腺功能亢进患者手术治疗前、后的护理措施。未合并甲亢者，术前不需药物准备，术后也不会发生甲状腺危象。

【健康指导】

介绍甲状腺肿瘤的有关知识，教会患者自查颈部的方法，注意观察肿块的生长情况，建议发现情况变化尽早就诊或手术治疗。定期复诊，以便及时发现异常并治疗。

【护理评价】

1. 患者是否情绪稳定，焦虑程度是否减轻。

2. 疼痛是否得到控制，有无影响其睡眠与休息、生活和工作。

3. 术后生命体征是否稳定，有无呼吸困难、出血，防治措施是否恰当、及时，术后恢复是否顺利。

二、甲状腺癌

甲状腺癌（Thyroid Carcinoma），约占全身恶性肿瘤的1%，是头颈部比较常见的恶性肿瘤，女性的发病率高于男性。

【病因与发病机制】

甲状腺癌的病因迄今不明。其发生可能与多种因素有关，如放射性损害、致甲状腺肿物质、TSH 刺激、遗传等。除髓样癌外，多数甲状腺癌起源于滤泡上皮细胞。按肿瘤的病理类型可分为以下 4 种：

1. 乳头状腺癌　约占成人甲状腺癌的 60% 和儿童甲状腺癌的全部，多见于中青年女性。肿瘤生长缓慢，恶性程度较低，虽较早出现颈淋巴结转移，但预后较好。

2. 滤泡状腺癌 约占甲状腺癌的 20%，多见于中年人。肿瘤生长较快，属中度恶性，可经血液转移至肺、肝、骨和中枢神经系统。预后较乳头状腺癌差。

3. 未分化癌 约占 15%，多见于老年人。肿瘤发展迅速，其中约 50% 早期即有颈淋巴结转移，属高度恶性。肿瘤除侵犯气管和（或）喉返神经或食管外，还常经血液转移至肺和骨，预后很差。

4. 髓样癌 仅占 7%，常伴家族史。较早出现淋巴结转移，且可经血行转移至肺和骨，恶性程度中等，预后比乳头状腺癌和滤泡状腺癌差，但比未分化癌好。

【护理评估】

1. 健康史 评估患者的年龄、性别等一般资料，了解既往健康状况、家族史，了解是否曾患有结节性甲状腺肿或伴有其他自身免疫性疾病。

2. 身体状况 发病初期多无明显症状，仅在颈部发现单个、质硬、固定、表面高低不平、随吞咽上下移动的肿块。肿块逐渐增大，吞咽时上下移动度减小。未分化癌肿块可在短期内迅速增大，并侵犯周围组织。由于髓样癌组织可产生激素样活性物质，如 5 – 羟色胺和降钙素，患者可出现腹泻、心悸、颜面潮红和血钙降低等症状，也可伴有其他内分泌腺体的增生。

晚期常因压迫喉返神经、气管或食管而出现声音嘶哑、呼吸困难或吞咽困难。若压迫颈交感神经节，可产生 Horner 综合征。颈丛浅支受侵时，可出现耳、枕、肩等部位的疼痛。局部转移常在颈部出现硬而固定的淋巴结；远处转移多见于肺和扁骨（颅骨、椎骨、胸骨、盆骨等）。

3. 心理 – 社会状况 肿瘤患者有对癌症的恐惧心理，尤其是有压迫邻近器官时，这种心理反应更为严重。评估患者对疾病、手术和预后的认知程度。

4. 辅助检查

（1）**放射性^{131}I 或 ^{99m}Tc 扫描** 甲状腺癌为冷结节，边缘一般较模糊。

（2）**细针穿刺细胞学检查** 将细针自 2 ~ 3 个不同方向穿刺结节并抽吸、涂片，此法对甲状腺癌诊断的正确率可高达 80% 以上。

（3）**影像学检查** ①B 型超声检查：甲状腺癌者可探测结节的位置、大小、数目及与邻近组织的关系；结节若为实质性并呈不规则反射，则恶性的可能性较大。②X 线检查：颈部正侧位片，可了解有无气管移位、狭窄、肿块钙化及上纵隔增宽。甲状腺部位出现细小的絮状钙化影，可能为癌。胸部及骨骼摄片可了解有无肺及骨转移。

（4）**血清降钙素测定** 用放射免疫法测定血清降钙素有助于髓样癌的诊断。

5. 治疗要点与反应 手术切除是各型甲状腺癌的基本治疗方式，并辅助应用核素、甲状腺素及放射治疗。

（1）**手术治疗** 手术切除的范围和疗效与肿瘤的病理类型有关。一般多行患侧甲状腺腺体连同峡部全切除，以及对侧腺体大部切除。并根据病情及病理类型决定是否加行颈部淋巴结清扫。未分化癌因发展迅速，恶性程度高，浸润较广泛，一般不宜手术治疗。

（2）**内分泌治疗** 甲状腺癌行次全或全切除者应终身服用甲状腺素片，以预防甲状腺功能减退和抑制 TSH。乳头状腺癌和滤泡状腺癌存在 TSH 受体，TSH 通过其受体能影响甲状腺癌的生长，可用干燥甲状腺片，用药期间定期测定血浆 T_4 和 TSH，以调整用药剂量。

（3）放射性核素治疗　术后^{131}I 治疗适用于 45 岁以上乳头状腺癌、滤泡状腺癌、多发性病灶、局部侵袭性肿瘤及有远处转移者。

（4）放射外照射治疗　主要用于未分化型甲状腺癌。

【护理诊断及合作性问题】

1. 焦虑或恐惧 与担心手术及疾病预后有关。

2. 清理呼吸道无效 与咽喉部及气管受刺激、分泌物增多以及切口疼痛有关。

3. 潜在并发症 呼吸困难和窒息、喉返和（或）喉上神经损伤、手足抽搐等。

【护理目标】

1. 患者情绪稳定，焦虑程度减轻或消除。

2. 有效清除呼吸道分泌物，保持呼吸道通畅。

3. 发生并发症的危险降到最低，一旦发现并发症能及时发现和处理。

【护理措施】

甲状腺癌手术患者的护理措施基本与甲亢手术的护理措施相同，只是甲状腺肿瘤没有合并甲亢者，不需要术前应用抗甲状腺药物和碘剂准备，手术后也没有发生甲状腺危象的危险。

【健康指导】

1. 指导患者进行头颈部功能锻炼。行颈淋巴结清扫术者，因斜方肌不同程度地受损，当切口愈合后即开始进行肩关节和颈部功能的锻炼，时常保持患肢高于健侧，以纠正肩下垂的趋势。功能锻炼至少持续到出院后 3 个月。

2. 甲状腺癌的预后因病理类型的不同而差异明显，注意帮助患者调整心态，配合后续治疗。行甲状腺全切除者，早期给予足够量的甲状腺素制剂，每日 120～180mg，以抑制促甲状腺激素的分泌，预防肿瘤复发。

3. 指导患者自行检查颈部，出院后定期复诊，以便及时发现异常并治疗。

【护理评价】

1. 患者是否情绪稳定，焦虑程度是否减轻，能否安静休息。

2. 患者术后能否有效咳嗽，及时清除呼吸道分泌物，保持呼吸道通畅。

3. 术后生命体征是否稳定，有无呼吸困难、出血，防治措施是否恰当、及时，术后恢复是否顺利。

小　　结

颈部疾病的内容主要涉及甲亢外科治疗患者的护理，以及甲状腺肿瘤、单纯性甲状腺肿患者的护理。其中，甲亢是内分泌系统的多发病和常见病，随着经济的发展，人们生活压力和工作节奏明显加大、加快，加上环境辐射等因素的影响，甲亢的发生率居高不下。外科治疗甲亢是一种起效快、疗效确切而持久的治疗手段，能够在短时间内明显地缓解症状，且较为安全，术后复发率低。但由于甲状腺的解剖和生理特点，术后会带来并发症，故术前准备、手术适应证、术后的护理至关重要，评估过程中要正确给患者进行基础代谢率的测定，并根据测定值判断甲亢的病情，术前正确指导患者服用碘剂进行术前准备，术后的护理重点是并发症的观察及护理，尤其是呼吸困难的观察及急救护理措施。单纯性甲状腺肿患者应注意有无压迫症状，对高发地区居民进行健康教育，指导患者在生活中多食用含碘食品，如海产品类等，正确食用碘盐。对于甲状腺肿瘤患者，要评估肿瘤局部体征，是否伴有压迫症状或转移症状，对甲状腺癌患者还应注意患者的心理反应。

同步训练

1. 甲亢患者术前准备，下列哪项不符合手术指标（　　　）
   A. 情绪稳定，睡眠好转　　　　　　　　B. 体重增加
   C. 脉搏 > 100 次/分　　　　　　　　　D. 甲状腺变硬、缩小
   E. BMR < +20%
2. 甲状腺功能亢进患者的术后护理，错误的是（　　　）
   A. 颈部引流物一般于术后 24～48 小时拔出　　B. 麻醉清醒后取半卧位
   C. 注意测量体温、脉搏、血压　　　　　　　　D. 6 小时后进热流质饮食
   E. 密切观察患者的呼吸变化
3. 单纯性甲状腺肿宜手术治疗，除哪项以外（　　　）
   A. 颈部有压迫症状　　　　　　　　　　B. 巨大甲状腺肿，影响工作
   C. 甲状腺结节继发甲亢　　　　　　　　D. 疑有恶变
   E. 发病年龄 20 岁左右
4. 可引起血钙降低的甲状腺癌是（　　　）
   A. 髓样癌　　　　　　　　　　　　　　B. 鳞形细胞癌
   C. 未分化癌　　　　　　　　　　　　　D. 滤泡状腺癌
   E. 乳头状腺癌

第十二章　乳房疾病患者的护理

第一节　解剖和生理概要

一、乳房的解剖

成年女性乳房是两个半球形的性特征器官，位于胸大肌浅表、前胸第2至第6肋骨水平浅筋膜的浅、深层之间。外上方形成腋尾部，向腋窝呈角状延伸。乳头位于乳房中心，周围色素沉着区为乳晕。

乳腺有 15～20 个腺叶，每个腺叶分成若干腺小叶，腺小叶由小乳管和腺泡组成，是乳腺的基本单位。每个腺叶有各自汇总的导管（大乳管），呈放射状向乳晕集中，开口于乳头。大乳管靠近开口的 1/3 段略为膨大，是乳管内乳头状瘤的好发部位。腺叶、腺小叶和腺泡间有结缔组织间隔，腺叶之间有许多与皮肤垂直的纤维束，上连浅筋膜浅层，下连浅筋膜深层，称 Cooper 韧带（乳房悬韧带），起支持、固定乳房的作用。

二、乳腺的生理

乳腺是许多内分泌器官的靶器官，其生理活动受腺垂体、卵巢和肾上腺皮质等分泌的激素的影响。妊娠和哺乳期乳腺明显增生，腺管伸长，腺泡分泌乳汁；哺乳期后，乳腺又处于相对静止状态。平时，育龄妇女在月经周期各阶段，乳腺的生理状态随激素水平呈现周期性变化。绝经后腺体逐渐萎缩，由脂肪组织所代替。

乳房的淋巴网非常丰富，其淋巴液的输出主要有以下四个途径：

1. 大部分乳房淋巴液经胸大肌外侧缘淋巴管流至腋窝淋巴结，再流向锁骨下淋巴结；部分乳房上部淋巴液流向胸大肌、胸小肌间淋巴结，直接到达锁骨下淋巴结，继之达锁骨上淋巴结。

2. 来自乳房中央区和内侧的淋巴液，沿肋间淋巴管流向胸骨旁淋巴结。

3. 乳房深部淋巴网与腹直肌鞘和肝镰状韧带的淋巴管相通，进入肝脏。

4. 两侧乳房间皮下有交通淋巴管，一侧乳房淋巴液可流向对侧。

第二节　急性乳腺炎患者的护理

病案引导

　　患者，女性，29 岁，初次妊娠，产后 4 周，右侧乳房胀痛，伴发热。查体：体温 39.5℃，急性面容，右乳外上红肿，皮温高，有压痛，可扪及波动感。辅助检查：WBC 17×10^9/L，中性粒细胞分类 87%，B 超提示右乳外上象限液性暗区。该患者最可能的诊断是什么？如何处理？

　　急性乳腺炎（Acute Mastitis）是乳腺的急性化脓性感染，患者多为产后哺乳期妇女，特别是初产妇，常于产后 3～4 周发生。

【病因与发病机制】

　　1. 乳汁淤积　乳汁淤积是导致急性乳腺炎最主要的病因，淤积的乳汁是细菌生长繁殖的良好培养基。引起乳汁淤积的原因有：①乳头发育不良（过小或凹陷），妨碍正常哺乳。②乳管不通畅，影响乳汁排出。③授乳经验不足，乳汁过多、婴儿吸乳少时，未将多余的乳汁吸出。

　　2. 细菌入侵　细菌通过乳头皮肤破损或皲裂处进入淋巴管；少数情况下，细菌也可沿乳管逆流而上，引起乳腺感染。感染致病菌主要为金黄色葡萄球菌，少数为溶血性链球菌引起。

【护理评估】

　　1. 健康史　评估有无乳头凹陷、畸形或乳管不通等引起乳汁淤积的原因；询问每次哺乳后，存留于乳房内的乳汁如何处理；婴儿是否有含乳头入睡的不良习惯。

　　2. 身体状况

　　（1）**局部表现**　患侧乳房出现持续性胀痛，局部皮肤红肿、温度升高，可触及压痛性包块，患侧腋窝淋巴结可肿大、压痛。数日后，可形成脓肿，浅部脓肿可扪及波动感，未能及时切开引流可向体表溃破，或破入乳管而从乳头流出；深部脓肿局部皮肤炎性体征可不明显，脓液可破入乳腺与胸大肌间的疏松组织内，形成乳房后脓肿（图 12-1）。

　　（2）**全身表现**　随着炎症的蔓延，患者可出现寒战、高热、脉搏加快等全身表现，严重者可引起脓毒症。

　　3. 心理 - 社会状况　患者多为初产妇，缺乏授乳经验。发生乳腺炎后，因患侧乳房不能哺乳，担心婴儿喂养及发育问题可产生焦虑。因脓肿形成，需要切开引流，担心乳房外形改变也可出现心理反应。

　　4. 辅助检查

　　（1）**血常规**　可见白细胞计数和中性粒细胞比例增高。

　　（2）**B 超检查**　帮助早期发现深部脓肿。

　　（3）**诊断性穿刺**　在乳房肿块波动最明显的部位或压痛最明显的区域穿刺，抽到

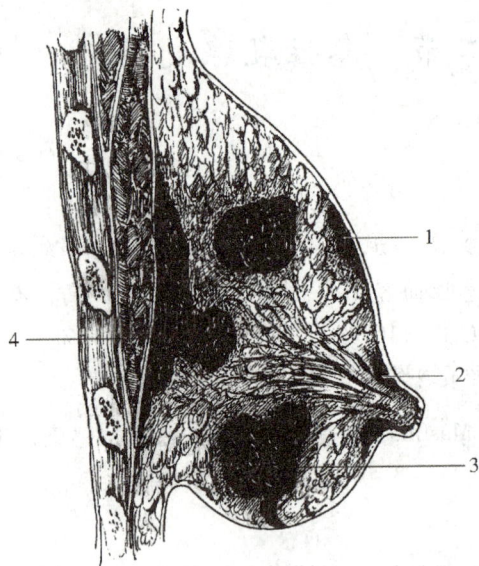

1. 浅表脓肿　2. 乳晕下脓肿　3. 乳腺脓肿　4. 乳房后脓肿

图 12 - 1　乳房不同部位脓肿

脓液即可确诊。脓液应做细菌培养及药物过敏试验。

5. 治疗要点与反应　控制感染，排空乳汁。脓肿形成前主要以抗菌药物等治疗为主，脓肿形成后则需及时切开引流排脓。

（1）**一般治疗**　患侧乳房停止哺乳，使用吸乳器吸净淤积的乳汁。局部热敷或理疗，促进炎症消散、吸收。水肿明显者可用25%硫酸镁溶液湿热敷。感染严重或并发乳瘘者常需停止哺乳，可口服溴隐亭、己烯雌酚或肌肉注射苯甲酸雌二醇，至乳汁停止分泌为止。

（2）**抗生素使用**　原则为早期、足量应用抗菌药。首选青霉素类抗菌药进行治疗，或根据脓液的细菌培养和药物敏感试验选用。在选择抗生素时，应考虑药物是否从乳汁排出而对婴儿造成影响。

（3）**中药治疗**　服用蒲公英、野菊花等清热解毒类中药，以及用金黄散或鱼石脂软膏局部外敷。

（4）**手术治疗**　脓肿形成后，主要的治疗措施是及时切开引流。手术时，应选择恰当的切口，避免损伤乳管而形成乳瘘。乳腺内脓肿切开应沿乳管方向，采取放射状切口（图12 - 2）；乳晕部脓肿采取沿乳晕边缘的弧形切口；乳房深部脓肿或乳房后脓肿应采取乳房下缘的弧形切口，经乳房后间隙切开引流。为保证引流通畅，引流条应放在脓腔最低位置，必要时另加切口作对口引流。

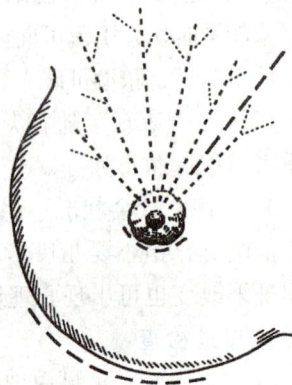

图 12 - 2　乳房脓肿切口选择

【护理诊断及合作性问题】

1. 体温过高　与乳房感染有关。

2. 疼痛　与炎症刺激、乳汁淤积有关。

3. 焦虑　与担心乳腺炎影响婴儿喂养有关。

4. 知识缺乏　缺乏哺乳期乳房卫生保健常识。

【护理目标】

1. 体温恢复正常，感染中毒症状缓解或消失。

2. 乳房疼痛缓解或消失。

3. 患者的焦虑感减轻或消失。

4. 了解哺乳期乳房卫生保健常识。

【护理措施】

1. 一般护理　定时测量体温、脉搏、呼吸；给予高热量、高蛋白、富含维生素饮食，保证水分的摄入量；高热时给予物理降温，遵医嘱给予解热镇痛药物治疗。

2. 防止乳汁淤积　患侧乳房应停止哺乳，定时用吸乳器吸净淤积的乳汁。局部热敷或用宽松的胸罩托起乳房，以减轻疼痛，促进血液循环。

3. 伤口护理　脓肿切开后，应保持引流通畅，及时更换敷料。

4. 用药护理　遵医嘱应用抗生素，观察药效及不良反应。

5. 心理护理　鼓励患者说出焦虑的原因，介绍乳腺炎防治的相关知识，指导患者及家属合理喂养婴儿，消除其焦虑不安的心理。

【健康指导】

1. 加强孕期保健，指导孕妇经常用温水、肥皂清洗双侧乳头；若有乳头内陷，应于产前3~4个月开始，每日挤捏、提拉矫正。

2. 介绍乳腺炎防治的基本知识，每次哺乳前后清洗乳头，哺乳时尽量让婴儿吸净乳汁，如有淤积，可按摩或用吸乳器排尽乳汁。注意婴儿口腔卫生，及时治疗婴儿口腔炎症，避免婴儿养成含乳头睡眠的坏习惯。

3. 乳头有破损或皲裂时暂停哺乳，用吸乳器吸出后再行喂养，避免婴儿直接接触乳头；局部用温水清洗后涂抗菌药软膏，待愈合后再恢复正常哺乳；皲裂严重者应及时就诊。

【护理评价】

1. 体温是否恢复正常，感染中毒症状是否缓解或消失。

2. 乳房疼痛是否缓解或消失。

3. 患者焦虑不安的心情是否消除。

4. 患者能否了解哺乳期乳房卫生保健常识。

第三节　乳腺癌患者的护理

病案引导

　　王女士，47岁，洗澡时无意中发现右乳有一无痛性肿块。查体：右侧乳房外上象限可扪及2.5cm×3cm大小的肿块，表面不光滑，边界不清，质地硬，局部乳房皮肤凹陷呈"酒窝征"，同侧腋窝可扪及2个肿大的淋巴结，能推动。该患者最可能的诊断是什么？如何处理？

　　乳腺癌（Breast Cancer）是女性常见的恶性肿瘤之一，占全身恶性肿瘤的7%～10%，发病率仅次于宫颈癌。但近年来发病呈逐年上升的趋势，在我国部分大城市，乳腺癌的发病率已超过子宫颈癌，占女性恶性肿瘤的首位。

【病因与发病机制】

1. 病因　乳腺癌发病多见于40～60岁间的女性，尤以更年期女性居多，其病因尚不完全清楚。乳腺是雌激素、孕激素、泌乳素等多种内分泌激素的靶器官，其中雌酮、雌二醇与乳腺癌的发病有直接的关系。乳腺癌的高危因素包括：①内分泌因素：月经初潮年龄早、绝经年龄晚、未生育或初次生育年龄超过35岁者。②遗传因素：一级亲属中有乳腺癌病史者，发病危险性是普通人群的2～3倍。③饮食因素：营养过剩引起的肥胖或脂肪摄入过多，都将增加乳腺上皮细胞对雌激素的敏感性，使乳腺癌的发病率增加。④乳腺小叶上皮有高度增生或不典型增生者。⑤其他：如长期接触放射线、口服避孕药物及精神因素等。

2. 病理类型　①非浸润性癌：包括导管内癌（癌细胞未突破导管壁基膜）、小叶原位癌（癌细胞未突破末梢乳管或腺泡基膜）、乳头湿疹样癌，此型属早期，预后好。②早期浸润性癌：包括早期浸润性导管癌（癌细胞突破管壁基膜，向间质浸润）和早期浸润性小叶癌（癌细胞突破末梢乳管或腺泡基膜，向间质浸润，但未超过小叶范围），此期仍属早期，预后较好。③浸润性特殊癌：包括乳头状癌、髓样癌（伴大量淋巴细胞浸润）、小管癌（高分化腺癌）、黏液腺癌、腺样囊性癌、大汗腺样癌及鳞状细胞癌等，此型分化程度较高，预后尚好。④浸润性非特殊癌：包括浸润性小叶癌、浸润性导管癌、硬癌、髓样癌（无大量淋巴细胞浸润）、单纯癌及腺癌等。此型是乳腺癌中最常见的类型，分化程度较低，预后较差。⑤其他罕见癌：包括分泌型癌、纤维腺瘤癌变等。

3. 转移途径　①局部浸润：癌细胞沿导管或筋膜间隙蔓延，侵及皮肤、Cooper韧带、胸肌及筋膜等周围组织。②淋巴转移：是乳腺癌最为常见的转移方式，癌细胞沿乳房淋巴液的回流途径转移，外侧象限乳腺癌主要通过胸大肌外侧缘淋巴管转移至同侧腋窝淋巴结，内侧象限乳腺癌可通过肋间淋巴管转移至胸骨旁淋巴结。③血行转移，癌细胞可直接侵入血循环，也可经淋巴转移进入静脉导致血液转移。最常见的远处转移部位为肺、骨、肝。

【护理评估】

1. 健康史　评估有无与乳腺癌发病相关的高危因素，如年龄、月经史、生育史、哺乳情况、生活环境、饮食习惯等；有无家族史，有无乳腺良性疾病史等。

2. 身体状况

（1）**乳房肿块**　早期表现是患侧乳房无痛性、单发小肿块，患者常无自觉症状，多在洗澡、更衣中无意发现。肿块好发于乳房外上象限，质硬，表面不甚光滑，与周围组织分界不清，尚可推动。

（2）**乳房外形改变**　随着肿块体积的增大，引起乳房外形改变。邻近乳头或乳晕的肿瘤可侵及乳管而使之收缩，并将乳头牵拉向癌肿侧，造成乳头扁平、凹陷、回缩。肿瘤累及 Cooper 韧带可引起韧带收缩、变短，导致肿瘤表面皮肤凹陷，形成"酒窝征"。当皮下、皮内淋巴管被癌细胞堵塞时，局部淋巴回流障碍，可出现真皮层淋巴水肿，由于毛囊处皮肤与皮下组织结合紧密，毛囊处出现许多点状凹陷，形成"橘皮样"改变。

晚期癌肿累及胸肌筋膜和胸肌，导致肿块固定于胸壁，不易推动。癌肿广泛侵及胸壁，使胸壁紧缩呈"铠甲胸"，使呼吸运动受限。癌肿侵及皮肤，可出现多个小结节，彼此间甚至融合；皮肤可破溃形成溃疡，呈菜花样，易出血，伴恶臭。

（3）**转移征象**　乳腺癌早期可出现同侧腋窝淋巴结转移，肿大的淋巴结先是少数散在，质硬、无痛，尚可推动。随着肿大的淋巴结数量增多，并融合成团，甚至与皮肤、深部组织粘连，不易推动，同时可伴有水肿、疼痛等淋巴回流障碍和压迫血管、神经的症状。出现肺、骨、肝等血液转移时，可引起胸痛、气急、骨痛、肝肿大、黄疸等相应表现。

（4）**特殊类型乳腺癌的表现**　①炎性乳腺癌：多见于年轻女性，表现为乳房局部皮肤呈现红、肿、热、硬，似急性炎症，不久便累及整个乳房，称"炎性乳腺癌"。本病恶性程度高，早期即发生转移，预后极差。②乳头湿疹样癌：乳头和乳晕皮肤发红、糜烂，如湿疹样，进而形成溃疡，伴有瘙痒、烧灼感，有时覆盖黄褐色鳞屑样痂皮。本病恶性度低，发展慢，预后好。

3. 心理 – 社会状况　乳腺癌患者除了对癌肿造成生命威胁的恐惧外，对复杂而痛苦的治疗（手术、化疗、放疗、内分泌治疗等）及其疗效都会产生焦虑或恐惧心理；术后乳房缺失，身体外观的改变也会给患者带来精神上的打击。评估家属尤其是配偶对本病能否正确认知，心理承受能力如何，也非常重要。

4. 辅助检查

（1）**钼靶 X 线摄片**　钼靶 X 线摄片可用于乳腺癌的普查，是早期发现乳腺癌的最有效方法。可发现乳房内密度增高阴影，边缘不光整，呈毛刺状，或见细小钙化灶。

（2）**超声波检查**　能发现直径1cm 以上的肿瘤，主要用于鉴别囊性肿块与实质性肿块。

（3）**病理检查**　可行肿块穿刺针吸细胞学检查。怀疑为乳腺癌时，最好尽早做活体组织检查，并做好进一步手术的准备。

5. 治疗要点与反应　以手术治疗为主，辅以化学治疗、放射治疗、内分泌治疗、生物治疗等综合措施。

（1）**手术治疗**　是最根本的治疗方法。常用的手术方式有乳腺癌根治术、乳腺癌扩大根治术、乳腺癌改良根除术、全乳房切除术以及保留乳房的乳腺癌切除术。乳腺癌根治术的手术切除范围包括患侧整个乳房、胸大肌、胸小肌、肿瘤周围 3～5cm 皮肤以及腋窝和锁骨下脂肪和淋巴组织。

（2）**化学药物治疗**　是重要的全身性辅助治疗，可以提高生存率。常用 CMF 方案（环磷酰胺、甲氨蝶呤、氟尿嘧啶）和 CAF 方案（环磷酰胺、阿霉素、氟尿嘧啶）。

（3）**放射治疗**　是局部治疗的手段，对肿瘤切除部位、淋巴结转移区域及骨转移灶进行照射，可发挥较好的疗效。

（4）**内分泌治疗**　乳腺癌细胞中雌激素受体（ER）含量高者，称"激素依赖性肿瘤"，对内分泌治疗有效。目前常用雌激素拮抗剂三苯氧胺进行治疗，可降低乳腺癌术后的复发转移率。

（5）**生物治疗**　近年来临床上逐渐使用曲妥珠单抗注射液对乳腺癌患者进行治疗，即通过转基因技术，对 C－erB－2 过度表达的乳腺癌患者有一定的效果。

【护理诊断及合作性问题】

1. 焦虑或恐惧　与担心疾病预后或术后身体外观改变等有关。

2. 自我形象紊乱　与乳房切除、化疗后脱发等有关。

3. 患侧上肢活动受限　与手术后疼痛、胸肌缺损及瘢痕牵拉有关。

4. 知识缺乏　缺乏乳房自我检查、术后康复训练等知识。

5. 潜在并发症　皮下积液、皮瓣坏死、患侧上肢水肿等。

【护理目标】

1. 患者情绪稳定，能积极配合治疗。

2. 患者能接受外形改变等事实并知道如何应对。

3. 逐渐恢复患侧上肢的正常活动。

4. 会进行乳房自查，并坚持进行康复训练。

5. 未发生术后并发症，或者并发症能被及时发现和处理。

【护理措施】

1. 术前护理

（1）**心理护理**　护士应有针对性地进行心理护理。关心、尊重患者，向患者和家属耐心解释手术的必要性，让手术成功的病友现身说法；鼓励患者表达手术创伤对今后角色的影响，对有要求修复胸壁外形的患者，建议做乳房再造手术，以提高生活质量；对已婚患者，应同时对其配偶进行心理辅导，取得配偶的理解和支持。

（2）**终止妊娠或哺乳**　妊娠期间及哺乳期患者，立即终止妊娠或停止哺乳，以免因激素作用活跃而加快乳腺癌的发展。

（3）**做好术前常规准备**　术前一日完成手术区域皮肤准备，如需植皮者应同时做好供皮区皮肤准备，对已有癌性皮肤溃疡的患者，术前每日换药。

2. 术后护理

（1）**卧位**　待血压平稳后改为半卧位，以利于引流和改善呼吸功能。

（2）**病情观察**　观察生命体征，伤口敷料有无渗血。行胸骨旁淋巴结清除患者，需密切注意呼吸变化，警惕有无气胸的发生。注意观察手术侧上肢皮肤颜色和温度、感觉、运动、有无肿胀等。若皮肤发绀，肢端肿胀，皮温降低，脉搏扪不清或肢端麻木、活动障碍，提示腋部血管或神经受压，应协助医生适当放松绷带，并继续观察。

（3）**伤口和引流护理**

1）保持皮瓣血供良好：①手术部位采用胸带加压包扎，使皮瓣能紧贴胸壁，避免皮瓣下积液、积血，促进皮瓣愈合。胸带松紧度以容纳一个手指、能维持正常血运、不影响患者呼吸为宜。②观察皮瓣颜色及创面的愈合情况。正常皮瓣颜色红润，温度较健侧略低，与胸壁紧贴。若皮瓣颜色暗红，则提示血液循环不佳，有坏死的可能，应及时报告医生并协助处理。③观察患侧上肢的血供情况，若出现肢端发绀、皮温降低、脉搏不能扪及等情况，提示腋部血管受压，应及时调整胸带的松紧度。

2）维持有效引流：乳腺癌术后皮瓣下常规放置引流管并接负压吸引，及时引流皮瓣下积血、积液。妥善固定引流管，保持有效的负压吸引。观察引流液的颜色、性质、量。术后 1～2 日内，每日可引流血性液 50～100ml，以后逐渐减少；术后 4～5 日，引流液转为淡黄色，量每日少于 10～15ml，创面皮肤紧贴，可考虑拔管。若引流管拔出后出现皮下积液，可在无菌操作下穿刺抽液，并加压包扎。

（4）**预防并发症**　①皮瓣下积血、皮瓣坏死：妥善固定皮瓣，松紧适宜，使胸壁与皮瓣紧密贴和，术后 3 日内，患肩垫高制动，以免皮瓣移位而影响愈合，并保持皮瓣下引流通畅；若发现皮瓣下积血、积液，协助医生用注射器抽吸后加压包扎；若皮瓣漂浮，颜色异常或有红肿等感染征象，应协助医生拆除缝线，放出积液，做好换药等切口的护理工作。②患肢手臂水肿：因腋窝淋巴结切除后，上肢淋巴回流受阻，或因组织粘连而压迫静脉等原因，可出现患侧上肢水肿。手术后将患侧上肢用软枕垫高，并进行上肢远心端的按摩，以促使血液和淋巴回流。禁止在手术侧手臂测血压、注射或抽血，以免加重循环障碍。

（5）**指导患者患侧上肢功能锻炼**　早期功能锻炼是减少瘢痕牵拉，恢复患侧上肢功能的重要环节。①术后 24 小时内患侧肩部制动，仅做伸指、握拳和屈腕等活动。②术后 1～3 日，进行上肢肌肉等长收缩，开展肘关节伸屈活动。③术后 4 日可以用手扶持肘部做肩关节的小范围活动，如患侧手掌扪对侧肩部及同侧耳部的动作，避免外展运动。④术后 1 周开始肩关节运动，以肩部为中心，前后摆臂。⑤术后 10 日开始重点进行肩关节的外展活动，如用患侧手梳理头发或越过头顶触摸对侧耳郭，并开始手臂的适当持重运动。为了进一步使各项活动协调、自然、轻松，还可进行以下几项功能锻炼：爬墙运动；钟摆运动；拉绳运动；屈肘运动；推墙运动（图 12-3）。

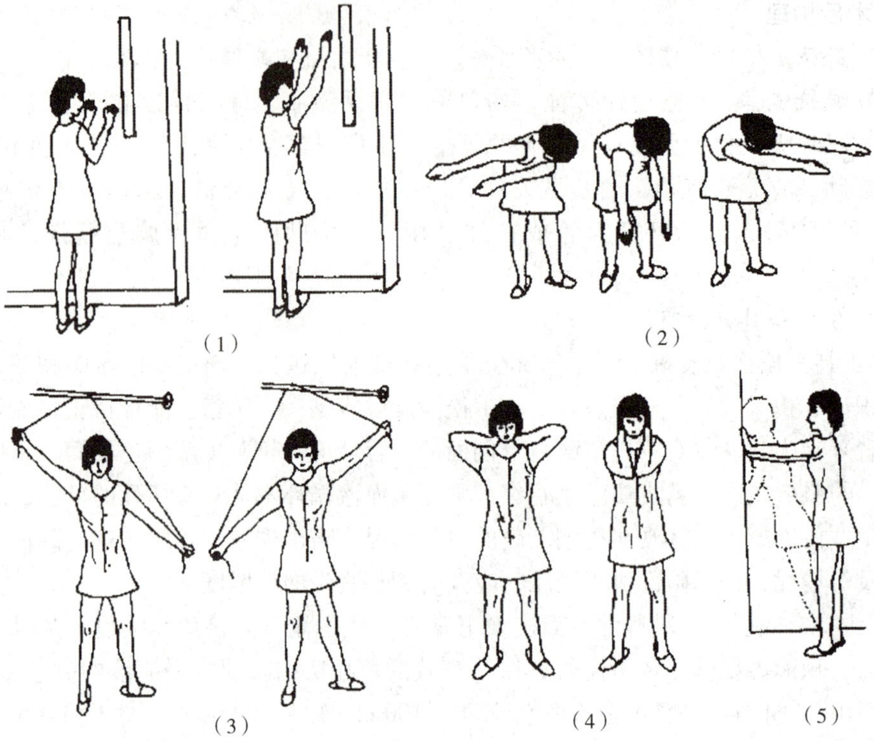

(1) 爬墙运动　(2) 钟摆运动　(3) 拉绳运动　(4) 屈肘运动　(5) 推墙运动

图 12 - 3　乳腺癌根治术后功能锻炼的方法

护考链接

　　患者，女，47 岁。发现右侧乳房内无痛性肿块 2 个月。体检：右侧乳房外上象限可触及直径约 4cm 的肿块，边界不清，质地硬。局部乳房皮肤出现"橘皮样"改变。经活组织病理学检查证实为乳腺癌，行乳腺癌改良根治术。

　　1. 该患者乳房皮肤出现"橘皮样"改变，是由于（　　　）

　　A. 癌细胞堵塞皮下淋巴管　　　　　B. 癌肿侵犯乳房

　　C. 癌肿与胸肌粘连　　　　　　　　D. 癌肿与皮肤粘连

　　E. 癌肿侵犯乳管

　　2. 术后第 2 天，对患者采取的护理措施中，不正确的是（　　　）

　　A. 患侧垫枕以抬高患肢　　　　　　B. 保持伤口引流管通畅

　　C. 观察患侧肢端的血液循环　　　　D. 指导患侧肩关节的活动

　　E. 禁止在患侧手臂测血压、输液

【健康指导】

1. 出院后近期避免用患侧上肢搬动、提取重物，继续进行功能锻炼。

2. 遵医嘱坚持放疗或化疗，定期复查。术后 5 年内避免妊娠。

3. 教会患者乳房自我检查的方法。乳房自我检查有助于早期发现乳腺病变，特别是高危人群应每月定期进行乳房自我检查。检查时间选择在月经周期第 7 ~ 10 日，或月经结束后 2 ~ 3 日；绝经女性选择在每月固定的一天进行。检查方法包括以下几种，见图 12 - 4。

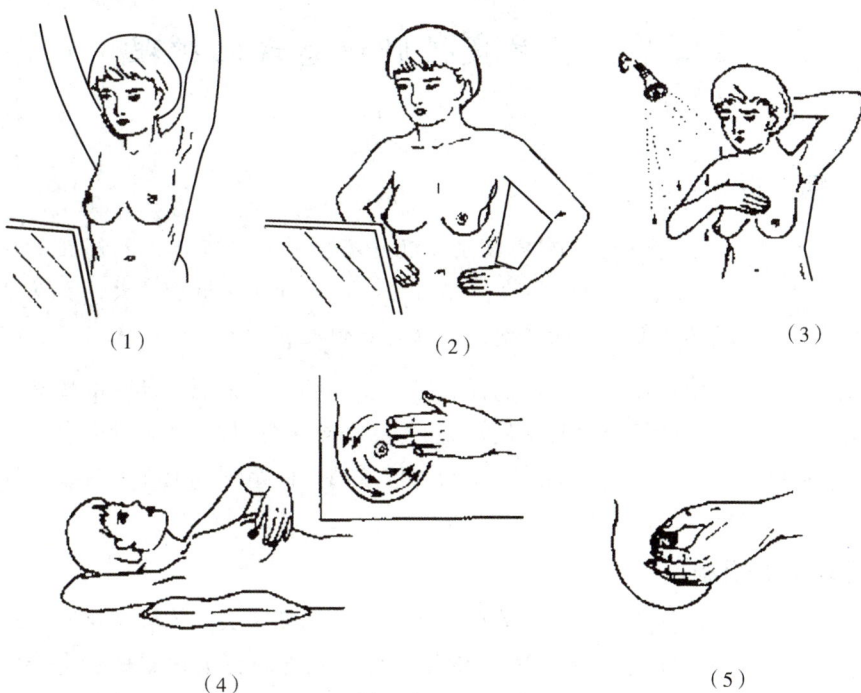

（1）双上肢上举，观察乳房。
（2）双手叉腰，观察乳房。
（3）一侧上肢上举，手置于枕后，另一只手触摸乳房，两侧交替检查。
（4）仰卧，一手置于枕下，另一手触摸乳房，两侧交替检查。
（5）用拇指和食指挤捏乳头，观察有无溢液。

图 12 - 4　乳房自我检查方法

（1）视诊　脱去上衣，面对穿衣镜，两臂下垂，放在身体两侧，观察两侧乳房的大小、形状、轮廓是否对称，有无局限性隆起、凹陷或橘皮样改变；乳头有无回缩、抬高及分泌物；乳晕有无湿疹。然后改换体位，双手撑腰、上举、稍微侧身，从不同的角度观察上述内容。

（2）触诊　平卧，肩下垫软薄枕，左手手臂置于头下，右手手指并拢，用手指掌面轻柔平按，触摸左侧乳房，切忌重按或抓捏。检查一般是从乳房的外上象限开始，依次为外上、外下、内下、内上象限，最后触摸乳房中央（乳头、乳晕）区。注意乳头有无溢液。用同样的方法检查另一侧。如发现肿块，应及时到医院做进一步检查，以便明确诊断。然后检查两侧腋窝，注意有无肿大的淋巴结。

【护理评价】

1. 患者情绪是否稳定，是否能配合治疗。

2. 患肢活动是否逐渐恢复。

3. 患者及家属能否了解乳房外形改变的矫正方法。

4. 患者能否坚持进行乳房自我检查，并坚持进行肢体功能康复训练。

第四节　乳房良性肿块患者的护理

病案引导

女性，20岁，穿衣时偶然发现左侧乳房有一肿块。查体：左侧乳房外上象限可扪及2cm×2cm大小的肿块，椭圆形，边缘清晰，活动度大，乳房外形无明显改变。该患者最可能的诊断是什么？如何处理？

乳房的良性肿块包括良性肿瘤和瘤样病变。良性肿瘤可来源于乳腺的皮肤，或腺体的腺上皮，或乳腺的间叶组织。其中最常见的为纤维腺瘤，其次为乳管内乳头状瘤。瘤样病变是指那些形态上与肿瘤类似或易于与肿瘤混淆，而组织学上并不具备肿瘤特征的一类疾病，最常见的为乳腺囊性增生病。

【病因与发病机制】

乳房纤维腺瘤发病的主要原因与雌激素水平过高密切相关，为乳房小叶内纤维细胞良性增生形成的肿瘤，好发于18~25岁青年女性。乳管内乳头状瘤是发生于乳腺导管上皮的良性肿瘤，病因尚未确定，可能与雌激素过度刺激造成局部乳头状生长有关，好发于40~50岁的经产妇，75%的病例发生在近乳头的大乳管壶腹部，瘤体较小，表面带绒毛，有很多壁薄的血管，故容易出血。乳腺囊性增生病常发生于30~50岁的中年妇女，与内分泌紊乱导致体内雌激素、孕激素比例失调有关。

【护理评估】

1. 健康史　评估患者的发病年龄，乳房疼痛及肿块是否随月经周期而变化；了解患者的月经史、生育史等；有无家族史。

2. 身体状况

（1）**乳房纤维腺瘤**　主要为无痛性乳房肿块，好发于乳房外上象限，多为单发，约占75%，少数属多发。肿块呈圆形或椭圆形，质韧有弹性，表面光滑，与周围腺体分界清楚，易于推动，生长一般较缓慢，其大小与月经周期无关。除肿块外，患者常无自觉症状，多为偶然扪及。

（2）**乳管内乳头状瘤**　一般患者无自觉症状，乳头溢液为主要表现，溢液可为血性、暗棕色或黄色液体。因瘤体较小，不易触及。大乳管内乳头状瘤，可在乳晕区扪及直径数毫米的小结节，质软、可推动，轻压肿块可从乳头溢出血性液体。

（3）**乳腺囊性增生病**　突出表现为乳房周期性疼痛和肿块，疼痛呈持续性胀痛，与月经周期有关，月经来潮前疼痛加重，月经后疼痛缓解或消失，有时整个月经周期都有疼痛。体检发现乳腺内有弥漫性增厚，可局限于腺体的一部分，也可累及整个乳腺，肿块呈颗粒状、结节状或片状，质韧而不硬，病变区与周围乳腺组织分界不明。腋窝淋巴结无肿大。少数患者可伴有乳头黄绿色、棕色或血性溢液。

3. 心理－社会状况　因担心肿块可能为恶性，乳管内乳头状瘤出现乳头血性溢液，常会给患者带来沉重的心理负担，产生焦虑、恐惧等心理反应。

4. 辅助检查

（1）**钼靶 X 线摄片**　纤维腺瘤显示肿瘤阴影为圆形或椭圆形，形态规则，边缘光滑，密度较周围组织略高且均匀。乳房囊性增生腺体边界不清，但无乳腺癌患者出现的毛刺现象。

（2）**超声波检查**　纤维腺瘤显示肿块为实质性，边界清楚。乳腺囊性增生时乳腺内呈现不均匀的低回声区，囊肿部位表现为无回声区。

（3）**病理检查**　乳头分泌物细胞学检查、活体组织检查有助于明确诊断。

（4）**乳腺导管造影**　可明确乳管内肿瘤的大小和部位。

（5）**乳管内镜检查**　即将一根内径小于 1mm 的光导管自乳头的溢液管口插入，通过内镜成像技术观察乳腺导管内的情况。

5. 治疗要点与反应

（1）乳房纤维腺瘤唯一有效的治疗方法是手术切除。肿瘤虽为良性肿瘤，但有恶变的可能，尤其是妊娠可使纤维腺瘤增大，因此妊娠前、后期发现的纤维腺瘤应尽早行手术切除。肿块常规送病理检查。

（2）乳管内乳头状瘤一般属良性，恶变率为 6%～8%，应尽早行手术治疗，切除该乳管及周围的乳腺组织。手术后常规行病理检查。

（3）乳腺囊性增生病的主要治疗方法是对症治疗，可服用中药或中成药调理，如口服中药逍遥散、小金丹。对局限性乳腺囊性增生病，应每月定期复查，若肿块无明显消退，或有恶性病变可疑时，应予手术切除并做病理检查。

【护理诊断及合作性问题】

1. 焦虑　与担心肿块恶变有关。

2. 疼痛　与腺体增生有关。

3. 知识缺乏　缺乏疾病防治的相关知识。

【护理目标】

1. 患者情绪稳定，能积极配合治疗。

2. 疼痛减轻或消失。

3. 了解疾病的相关知识。

【护理措施】

1. 病情观察　暂不手术者密切观察肿块的变化，教会患者在每次月经周期第 7～10 日进行乳房自检，每 3～6 个月去医院复查，以便及时发现恶变。

2. 对症处理　乳腺囊性增生病的患者选择宽松的内衣托起乳房，减少对腺体的刺激；遵医嘱给予药物缓解乳房疼痛症状。

3. 伤口处理 行肿瘤切除术后，保持切口敷料清洁干燥，按时回院换药。

4. 心理护理 介绍疾病的相关知识，消除患者的思想顾虑。

【健康指导】

教会患者乳房自我检查的方法（参见第三节）。

【护理评价】

1. 患者情绪是否稳定，能否积极配合治疗。

2. 疼痛症状是否改善。

3. 患者是否了解疾病的相关知识。

小　　结

　　乳腺疾病是女性的一种常见病、多发病，严重危害女性的身心健康，主要包括乳腺炎、乳腺癌、乳房良性肿块（乳腺囊性增生、乳房纤维腺瘤、乳管内乳头状瘤），其致病因素比较复杂，如治疗不及时或治疗不当，有可能发生恶变，甚至威胁生命。为了预防急性乳腺炎的发生，妊娠中后期开始就应重视纠正乳头凹陷，定期用温水清洗乳头；哺乳期间避免乳汁淤积，杜绝婴儿含乳头入睡。对于乳腺癌患者要重视早期局部症状的发现，术后做好伤口和引流的护理，避免引起皮下积液及皮瓣坏死，患侧上肢早期制动、垫高，术后不同时期应合理指导患者患侧上肢的功能锻炼。学会结合病史、临床特点、辅助检查等判断不同类型的乳房良性肿块。在护理患者时，还要重视心理护理，做好健康教育，教会患者乳房自我检查的方法。

同步训练

1. 急性乳腺炎的最主要病因是（　　　）

    A. 乳头破损　　　　　　　　　B. 乳头内陷

    C. 乳汁淤积　　　　　　　　　D. 首次哺乳

    E. 乳管堵塞

2. 哺乳期妇女预防急性乳腺炎的主要措施是（　　　）

    A. 保持乳头清洁　　　　　　　B. 养成定时哺乳的习惯

    C. 每次授乳排空乳汁　　　　　D. 及时治疗破损乳头

    E. 婴儿睡觉时不含乳头

3. 女，30 岁，因乳腺癌做根治术并经化疗，出院前进行健康指导。以下哪项对预防复发最重要（　　　）

    A. 加强营养　　　　　　　　　B. 参加体育活动，增强体质

    C. 5 年内避免妊娠　　　　　　D. 经常自查乳房

    E. 定期来院复查

第十三章　胸部疾病患者的护理

第一节　解剖生理概要

　　胸部是由胸壁、胸膜和胸腔内器官三部分组成。骨性胸廓由 12 块胸椎、1 块胸骨和 12 对肋骨以及附着在其外面的肌群、皮肤和膈肌组成（图 13 – 1）。

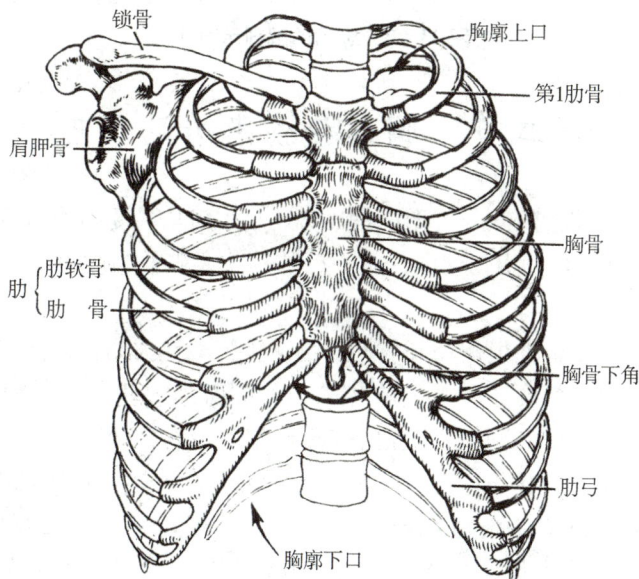

图 13 – 1　胸部的解剖示意图

　　胸腔内由胸膜覆盖，覆盖在胸壁和纵隔上的胸膜，称为壁层胸膜；覆盖在肺脏表面的胸膜称为脏层胸膜。脏层胸膜与壁层胸膜间有潜在间隙，称为胸膜腔。胸膜腔的最低点是肋膈隐窝，临床上常在此进行胸膜腔穿刺，抽积液或进行胸膜腔闭式引流。胸膜腔内为负压，吸气为 $-8 \sim 10 cmH_2O$，呼气为 $-3 \sim 5 cmH_2O$，两个互不相通，负压既可以维持肺的扩张状态，也可以促进静脉回流和淋巴回流。两侧胸膜腔压力平衡，这是纵隔位置恒定居中的根本保证。

　　胸腔分为右肺间隙、纵隔和左肺间隙。纵隔：不是一个器官，而是一个解剖的区域，居于胸腔中央，上、下分别是胸腔入口和膈肌，两侧是左、右肺间隙，前、后分别是胸骨和胸椎，其间有心脏、大血管、食管和气管。完整的胸廓具有支持、保护胸腔内脏器的作用；参与呼吸、调整胸腔内负压的作用（图 13 - 2）。

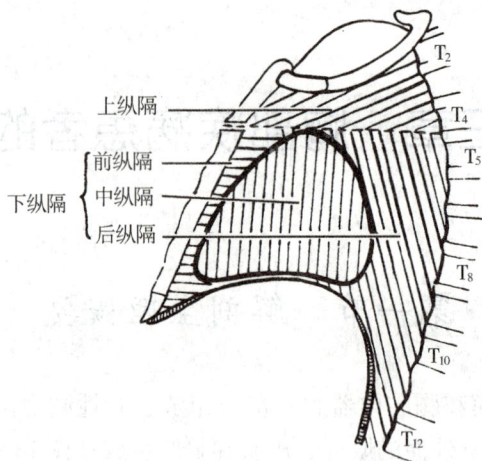

图 13 - 2　纵隔的解剖示意图

第二节　胸部损伤患者的护理

　　胸部是身体暴露较大的部分，无论是战时还是平时均易受损伤。胸部损伤约占全身创伤的 1/4，常伴有复合性损伤。如伤及心、肺等重要脏器，则可导致呼吸和循环功能衰竭而危及生命。

　　胸部损伤可分为闭合性损伤和开放性损伤。①闭合性损伤：胸部损伤未造成胸膜腔与外界相通。多因暴力挤压、冲撞、钝器抨击胸部引起。轻者只有胸壁软组织挫伤和（或）单纯肋骨骨折，重者多伴有胸腔内脏器或血管损伤，导致气胸、血胸。有时还可造成心脏挫伤、裂伤，引起心包腔内出血。十分强烈的暴力挤压胸部，可引起创伤性窒息。②开放性损伤：胸部损伤造成胸膜腔与外界相通。平时开放性损伤多因利器所致，战时则由火器弹片等贯穿胸壁所造成，可导致开放性气胸或血胸，影响呼吸和循环功能，伤情多较严重。此外，高压气浪、水浪冲击胸部可引起肺爆震伤。闭合性或开放性胸部损伤，不论膈肌是否穿破，都可能同时伤及腹部脏器，统称为胸腹联合伤。

病案引导

　　男，35 岁，被汽车撞伤。体检：呼吸 38 次/分，唇发绀，血压 80/60mmHg，右下胸壁有一 5cm 长的伤口，伤口有气泡溢出，腹部隆起不明显，腹腔穿刺抽不出血液，应进行哪些抢救措施？

一、肋骨骨折

【病因与发病机制】

肋骨骨折常见于胸部伤中，多为闭合性损伤，以第4~7肋较为多见。引起肋骨骨折的暴力可分为直接暴力和间接暴力两种，也可为病理性骨折。①直接暴力：骨折后，尖锐的骨折断端向内移位，可刺破壁层胸膜和肺组织而产生气胸、血胸、皮下气肿或引起血痰、咯血等。骨折断裂处如刺破肋间血管可引起大量出血。多根、多处肋骨骨折后，局部胸壁尤其是前侧壁因失去肋骨的支撑而软化，可出现局部反常呼吸运动现象，即吸气时胸壁内陷，呼气时胸壁向外鼓出。如果软化区范围较广，在呼吸时由于两侧胸膜腔内压力不平衡，使纵隔左右摆动，引起体内缺氧和二氧化碳滞留，并影响静脉血回流，严重时可发生呼吸和循环衰竭。第1肋骨骨折因其解剖特点，可合并臂丛神经及锁骨下血管的损伤，检查时应予注意。②间接暴力：如胸部前后挤压，骨折多在肋骨中段，断端向外移位，刺伤胸壁软组织而成为开放性骨折。

【护理评估】

1. 健康史 引起肋骨骨折的暴力可分为直接暴力和间接暴力两种。

2. 身体状况

（1）症状 疼痛为最主要的症状，随深呼吸、咳嗽而加重。伴有气促、呼吸困难、咯血、休克、发绀。

（2）体征 受伤处胸壁肿胀、压痛，触及有骨摩擦感，间接挤压痛。如骨折断端刺破肺及肋间血管，可造成咯血及血气胸。患侧呼吸音减弱，因为疼痛而限制呼吸运动的结果。可伴有积气、积血体征及皮下气肿。多根、多处肋骨骨折可有反常呼吸运动、纵隔摆动。反常呼吸运动是指当吸气时，胸腔负压增加，软化区胸壁向内凹陷；呼气时，胸腔压力增高，软化区胸壁向外凸出，这与其他胸壁的运动相反。反常呼吸运动可使两侧胸腔的压力不平衡，纵隔随呼吸而左右来回移动，称为"纵隔摆动"，影响血液回流，造成胸膜肺休克（图13-3）。

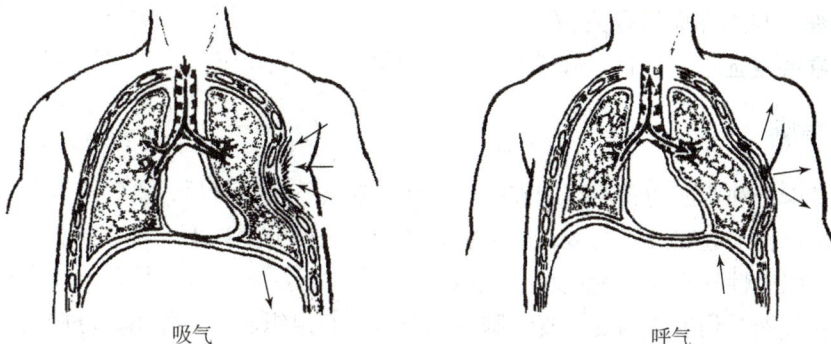

吸气　　　　　　　　　呼气

图13-3　胸壁软化区的反常呼吸运动

3. 心理-社会状况 患者及家属的心理常处于高度应激状态，出现焦虑、恐惧情绪。而突然的强烈刺激，使患者产生悲哀、无助、绝望等消极情绪。尤其是骨折引起大量血胸患者出现呼吸困难和休克表现时，常使患者产生濒死感。

4. 辅助检查

（1）**X线** 可显示骨折部位、数量、程度及是否合并血气胸。

（2）**实验室检查** 肋骨骨折伴有血管损伤时可见血红蛋白和血细胞比容下降。

5. 治疗原则

（1）**闭合性单处肋骨骨折** 治疗重点是止痛、固定和预防肺部感染。口服、肌注止痛剂。鼓励患者咳嗽，辅助排痰，必要时气管内吸痰。适量服用抗生素和祛痰剂。①肋间神经阻滞：普鲁卡因5ml注射于骨折肋骨下缘，注射范围包括上、下各一根肋骨。②半环式胶布固定：5~7cm宽的胶布数条，在呼气末自后而前、自下而上做叠瓦式粘贴，重叠2~3cm，两端超过前、后正中线5cm，范围包括骨折肋骨上、下各两根肋骨。缺点是止痛不理想、限制呼吸且有皮肤过敏等并发症（图13-4）。

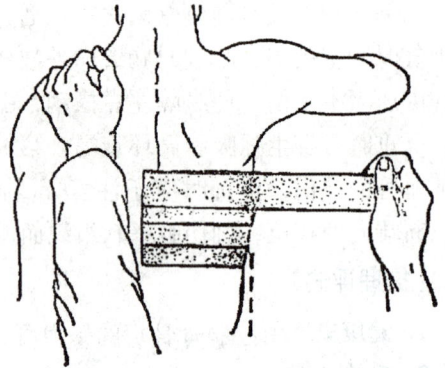

图13-4 用胶布固定治疗肋骨骨折

（2）**闭合性多根多处骨折** 处理原则是保持呼吸道通畅，必要时气管插管、气管切开或上呼吸机，止痛，防治休克和感染。消除反常呼吸：加压包扎固定，巾钳牵引外固定（2~3kg牵引2周），开胸手术内固定。

（3）**开放性肋骨骨折** 清创与内固定，行胸膜腔闭式引流，使用抗生素防治感染。

【护理诊断及合作性问题】

1. 气体交换受损 与肺损伤及胸廓活动受限、反常呼吸有关。

2. 体液不足或潜在体液不足 与骨折损伤大血管后失血有关。

3. 疼痛 与胸部损伤有关。

4. 潜在并发症 肺损伤、肺不张、肺内感染。

二、气胸

气胸是由于利器或肋骨断端刺破胸膜、肺、支气管或食管后，空气进入胸膜腔所引起。胸部挤压伤引起支气管断裂，也可引起气胸。一般分为以下几种：闭合性气胸、开放性气胸、张力性气胸（又称高压性气胸）。

张力性气胸时伤道多为支气管、肺的破裂口，有组织起活瓣作用，呼吸时空气只能进入胸腔而不能排出，致使胸膜腔内压力不断增高。空气进入胸膜腔后，使伤侧肺萎陷，纵隔器官被推向健侧，使健侧肺也受压缩，伤侧胸膜腔内负压消失而使回心血减少，导致不同程度的呼吸、循环障碍。

开放性气胸时，健侧吸气时负压增大，呼气时减少，使纵隔随呼吸而左右摆动（称"扑动"），不仅减少静脉回心血量，而且使大血管扭曲，并刺激肺门及纵隔神经丛，引起反射性胸膜肺休克。由于伤侧肺萎陷，吸气时健侧肺可吸入死腔残气；呼气时，健侧肺的残气也可排至伤侧肺，造成更严重的缺氧。

张力性气胸时，因胸膜腔内压越来越大，使肺受压及纵隔移向健侧，如抢救不及时，可因急性呼吸、循环衰竭而死亡。

（一）闭合性气胸

【病因与病机】

肺组织破裂、肺压缩后，肺裂口自动封闭，胸膜腔与外界隔绝，胸腔内压≤大气压。

【护理评估】

1. 健康史　多为钝器打击导致肋骨骨折，骨折断端刺破肺表面，空气进入胸膜腔所致。

2. 身体状况　小量气胸：肺萎陷30%以下，多无明显症状。中量气胸：肺萎陷在30%～50%。大量气胸：肺萎陷在50%以上，均可出现胸闷、胸痛、气促。气管向健侧偏移，伤侧叩诊呈鼓音，呼吸音减弱或消失。

3. 辅助检查　X线胸片诊断。

4. 治疗　少量气胸：不需特别处理，密切观察。中至大量气胸：胸穿或胸腔闭式引流。

（二）开放性气胸

【病因与病机】

胸壁穿通伤使胸膜腔与外界大气相通，空气可随呼吸自由进出胸膜腔，胸内压＝大气压。

肺受压萎陷，使纵隔向健侧移位，使健侧肺萎陷。健侧胸腔压力可随呼吸周期而增减，从而引起纵隔扑动（图13-5）和残气对流，导致严重的缺氧、CO_2潴留、循环障碍。

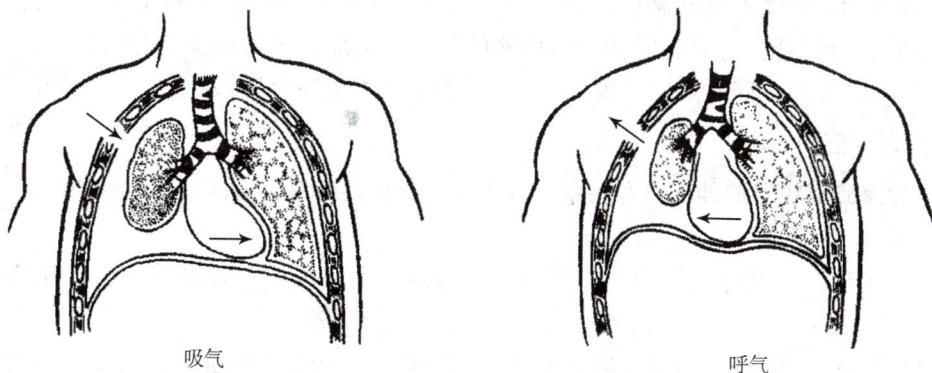

吸气　　　　　　　　　　　呼气

图13-5　开放性气胸的纵隔扑动

纵隔摆动使静脉血回流受阻，心排出量减少，又可刺激纵隔及肺门神经丛，引起或加重休克，称为"胸膜肺休克"。

【护理评估】

1. 健康史 多为锐器或火器伤及胸壁，使胸膜腔与外界相通，气体进入胸膜腔。

2. 身体状况

（1）症状 明显的呼吸困难、烦躁、脉细速、紫绀和休克。

（2）体征 伤口有血性气泡喷出，气管、纵隔向健侧移位，伤侧叩诊鼓音。裂口大于气管内径时，空气进入量多，裂口处有"嘶嘶"声，呼吸音消失。

3. 辅助检查 胸片示肺压缩、纵隔移位、血气胸。

4. 救治

（1）急救 立即封闭伤口，变开放性气胸为闭合性气胸，同时进行胸穿或引流。

（2）治疗 首先给予输血、补液、吸氧、抗休克、抗炎、清创缝合、引流，必要时行开胸手术。

护考链接

男性，40岁，右胸外伤后出现极度呼吸困难，紫绀，胸壁皮下气肿，伤侧叩诊鼓音，呼吸音消失。诊断首先考虑（　　）

A. 闭合性多根多处肋骨骨折　　　　B. 闭合性气胸

C. 开放性气胸　　　　　　　　　　D. 张力性气胸

E. 进行性气胸

（三）张力性气胸

【病因与病机】

肺支气管裂口呈单向活瓣，与胸膜腔相通，吸气时活瓣开放，空气进入胸膜腔，呼气时活瓣关闭，空气不能从胸膜腔排出，因此伤侧胸膜腔内压力不断增高，超过大气压，形成张力性气胸（高压性气胸），伤侧肺压缩，纵隔向健侧移位，健侧肺受压，呼吸、循环功能障碍，同时高压气体向组织间扩散，形成皮下气肿。

【护理评估】

1. 健康史 锐器或钝器伤及胸壁并且形成一开放性伤口，气体易进入胸膜腔。

2. 身体状况

（1）症状 极度呼吸困难、端坐呼吸、紫绀、大汗淋漓、烦躁不安，甚至昏迷、休克等。

（2）体征 伤侧胸壁饱满，呼吸动度明显减弱。气管显著向健侧偏移，皮下气肿。伤侧肺叩诊为高度鼓音，听诊呼吸音消失。

护考链接

　　某女，30岁，因车祸引起右胸部损伤，极度呼吸困难，紫绀，肺呼吸音消失，并有严重的皮下气肿，判断为张力性气胸，应立即（　　）

A. 吸氧　　　　　　　B. 快速静脉输液　　　　　C. 输血

D. 气管切开　　　　　E. 胸腔穿刺排气

3. 心理－社会状况　　患者及家属面对突然的强烈刺激，心理处于高度应激状态，感到焦虑、恐惧，也可产生悲哀、无助、绝望等消极情绪。尤其是张力性气胸患者出现极度呼吸困难和休克表现时，常使患者感到明显的濒死感。

4. 辅助检查

（1）**胸片**　　损伤性气胸可显示肺萎陷和胸膜腔内积气及气管、心脏向健侧移位。

（2）**胸穿协助诊断**　　胸穿时有高压气流冲出，抽气后症状减轻，但短期内又复加重，是诊断的有力证据。

5. 急救与治疗

（1）**急救**　　迅速胸腔排气解压。用粗针头于锁骨中线第2肋间排气减压（图13－6）。

（2）**转送**　　穿刺针尾扎一橡皮指套，顶端剪口，制成活瓣排气针。

（3）**治疗**　　胸膜腔闭式引流。疑有严重的肺裂伤或支气管断裂，或诊断出食管破裂（美兰或碘油造影），应开胸手术探查。纵隔气肿和皮下气肿一般不需处理。

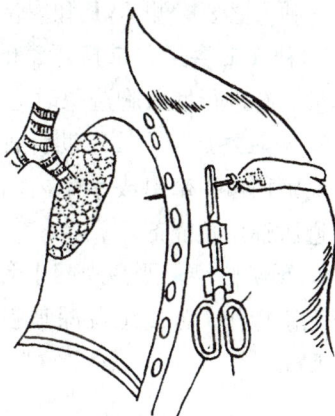

【护理诊断及合作性问题】

1. 低效性呼吸形态　　与胸部损伤所引起的疼痛、胸部活动受限、肺萎陷有关。

图 13－6　胸腔排气解压示意图

2. 清理呼吸道无效　　与害怕疼痛而不敢咳嗽、体质虚弱有关。

3. 疼痛　　与胸部损伤和手术创伤有关。

4. 焦虑　　与担心预后和治疗有关。

5. 潜在并发症　　肺炎、肺不张、肺萎陷及呼吸、循环衰竭。

【护理措施】

1. 现场急救

（1）**连枷胸**　　用厚敷料加压包扎胸壁以消除反常呼吸。

（2）**开放性气胸**　　立即用敷料（最好用凡士林纱布）封闭伤口，变开放性气胸为闭合性气胸。

（3）**积气量多的闭合性气胸或张力性气胸**　　立即胸穿抽气或闭式引流。

护考链接

男性，22 岁，右胸刺伤 2 小时，创口与胸腔相通，患者极度呼吸困难，急救措施是（　　）

A. 迅速封闭胸壁伤口　　　　B. 立即手术
C. 输血、输液　　　　　　　D. 胸腔闭式引流
E. 吸氧

2. 维持正常的呼吸功能　保持呼吸道通畅，预防窒息。咳嗽，排痰，清理口腔、呼吸道内的血液、痰液及呕吐物。痰液黏稠时使用祛痰药、超声雾化或氧雾化吸入、鼻导管吸痰。病情稳定者取半卧位。每小时协助咳嗽，做深呼吸运动，吸氧，协助翻身、扶坐、拍背。必要时气管切开，用呼吸机辅助呼吸。

3. 病情观察　严密观察生命体征，注意神志、瞳孔、胸腹部和肢体活动情况。有无气促、发绀、呼吸困难等，注意呼吸频率、节律、幅度及缺氧症状。有无气管移位、皮下气肿。必要时测 CVP 和尿量，注意观察有无心脏压塞。

4. 补充血容量，维持正常的心输出量　迅速建立静脉输液通道。监测 CVP，补充液体量。有进行性血胸迹象时应及时进行剖胸手术止血。

5. 减轻疼痛与不适　肋骨骨折用胸带固定或 1% 普鲁卡因肋间神经封闭。连枷胸则协助医师用巾钳牵引或手术内固定。咳嗽或咳痰时，协助并指导患者用手按压患侧胸壁。遵医嘱用止痛剂。

6. 预防感染　严密观察生命体征，尤其是体温。配合医师清创、缝合、包扎伤口，注意无菌操作。鼓励患者深呼吸、咳嗽、排痰。保持闭式引流通畅。遵医嘱使用抗生素、TAT。

（四）损伤性血胸

胸部损伤引起胸膜腔积血称为血胸。血胸与气胸往往同时并存。

【病因与病机】

积血常来自肺组织裂伤出血，胸壁肋间血管或胸廓内血管断裂出血，膈肌破裂合并肝、脾破裂，胸椎骨折。$T_{4～6}$ 肋骨骨折，心脏或大血管受损破裂，出血量多而急，常在短时间内导致失血性休克而死亡。血胸发生后，随着胸膜腔内压力的增高，肺萎陷，纵隔推向健侧，因而严重影响呼吸和循环功能。因胸膜的去纤维蛋白作用，胸膜腔积血一般不凝固，若短期内大量积血，去纤维蛋白作用不完全，即可凝固成血块，血块机化后，形成纤维组织束缚肺和胸廓，限制呼吸运动，称纤维胸，使呼吸功能受损。同时，积血是细菌的良好培养基，易感染而形成脓肿，发生脓胸。

【护理评估】

1. 健康史　与胸部受到外力的作用导致出血有关。

2. 身体状况　损伤性血胸的身体状况依其出血量、出血速度和损伤程度及患者的

体质而有所不同。

（1）**小量血胸（成人）** 　出血量在 500ml 以下，可无明显症状和体征，X 线检查表现为肋膈角变浅或消失，在膈肌平面以下。

（2）**中等量血胸** 　出血量为 500~1000ml，有失血、肺及纵隔受压的症状。呼吸运动减弱，下胸部叩诊为浊音，呼吸音明显减弱，X 线示积血上缘达肩胛角平面。

（3）**大量血胸** 　出血量在 1000ml 以上，有较严重的呼吸与循环功能障碍和休克症状。X 线检查示伤侧胸膜腔有大片致密影，纵隔移向健侧。伤侧呼吸运动明显减弱，肋间隙饱满，气管移向健侧，叩诊为实音，呼吸音明显减弱以至消失。X 线示胸腔积液超过肺门平面甚至全血胸。胸腔穿刺抽出血液即能明确诊断。

以下征象提示有进行性出血：脉搏逐渐增快，血压持续下降；经输血补液后，血压不回升或升高后又迅速下降；红细胞计数、血红蛋白和血细胞比容等重复测定，呈进行性降低；X 线检查显示胸膜腔阴影继续增大；闭式胸膜腔引流后，引流血量持续 3 小时，每小时超过 200ml。

血胸并发感染时，出现全身感染的表现。胸膜腔穿刺液混浊，红细胞与白细胞的比值为 100:1 则提示感染。涂片检查和细菌培养则更能确定致病菌。

3. 辅助检查

（1）**胸片** 　损伤性血胸可显示肋膈角变浅或消失，伤侧胸膜腔有大片致密影，肺萎陷和胸膜腔内积气，气管、心脏向健侧移位。

（2）**胸穿协助诊断** 　胸腔穿刺抽出血液即能明确诊断。

4. 治疗原则 　防治休克；维持呼吸道通畅，清除积血，使肺复张以改善呼吸；防治感染；对进行性血胸开胸探查；处理合并伤和并发症。

有下列情况之一者，应及时剖胸探查：胸膜腔进行性出血；经胸膜腔引流后持续大量漏气、呼吸仍困难者，提示有较广泛的肺裂伤或支气管断裂；心脏破裂；胸腹联合伤；胸内异物存留。

【护理诊断及合作性问题】

1. 气体交换受损 　与疼痛、胸部损伤、胸廓运动受限、肺萎陷有关。

2. 心输出量减少 　与大出血、心律失常、心力衰竭有关。

3. 疼痛 　与创伤、穿刺或放置引流管有关。

4. 潜在并发症 　肺部或胸腔感染、心包压塞。

5. 恐惧 　与突然强大的外伤打击、害怕手术有关。

【护理目标】

1. 保持呼吸道通畅，改善气体交换状态。

2. 维持正常的心脏功能和有效的循环血容量。

3. 有效止痛。

4. 消除恐惧心理，树立战胜疾病的信心。

5. 预防或及时处理并发症。

【护理措施】

除熟悉和积极配合上述各种损伤的治疗外，应注意严重胸部外伤常合并颅脑、腹部主要脏器或肢体的损伤，对呼吸、循环功能影响较大，病情易突然发生变化，故病情观察必须严密细致，必须快速、准确地完成各种抢救，其护理措施包括：

1. 严密观察病情变化

（1）密切观察呼吸、血压、脉搏、体温、神志、瞳孔变化，必要时每 15 ~ 30 分钟测量一次，有血压下降、脉率增快、呼吸困难者，应及时通知医生。按病情间断或持续给氧。如患者有出血性休克，应立即建立一条以上的静脉通道，供输血补液之用。同时，抽血标本送检血红蛋白及配血，尽快输血。

（2）观察气管、心尖搏动是否移位，有皮下气肿者应观察其变化情况。

（3）有伤口者应定时观察伤口渗血情况以及有无空气进入伤口的声音。如为开放性气胸，应立即用敷料堵住伤口，以待进一步处理。术后使用抗生素预防感染。

（4）如发现患者有胸壁浮动，立即用大棉垫固定患部胸壁，以减轻反常呼吸运动；严重的浮动胸壁要做牵引，并考虑气管切开。

（5）发现有张力性气胸时，应立即用粗针头从患侧锁骨中线第 1 肋间隙刺入排气减压，并连接于水封瓶行闭式胸膜腔引流；有皮下气肿时可用粗针头做皮下穿刺排气；纵隔气肿加重时，可在胸骨切迹上方做小切口排气。

（6）做肋骨牵引或胸部加压包扎者，要定时观察是否起到纠正反常呼吸的作用。

2. 治疗配合

（1）协助医师尽快明确有无复合性损伤及其性质，在排除食管或腹部脏器损伤之前，禁忌给患者饮水。协助技术员做床旁 X 线胸片及心电图检查。

（2）遵医嘱应用止痛剂，以减轻患者的痛苦。

3. 心理护理　做好心理支持，以减轻患者的恐惧与焦虑不安，使其树立信心，积极配合治疗。

4. 胸膜腔闭式引流的护理　胸膜腔闭式引流又称水封闭式引流，在胸外科中最为常用。

（1）原理　于胸腔内插入引流管，管的下方置于引流瓶水中，利用水的虹吸作用，维持引流单一方向，避免逆流，以重建胸膜腔负压。

（2）目的　排除胸膜腔内的积气、积液，恢复和保持胸膜腔负压，使肺复张，预防、治疗胸膜腔感染。

（3）适应证　适用于气胸、血胸、脓胸经穿刺抽吸无效，或并发支气管胸膜瘘以及开胸手术等。

（4）胸膜腔闭式引流的方法　引流气体宜选用质地较软、管径为 1cm 的胶管，既能达到引流的目的，又可减少局部刺激，减轻疼痛；引流液体一般选在腋中线和腋后线第 6 ~ 8 肋间插管，宜选用质地较硬、管径为 1.5 ~ 2cm 的硅胶管或橡胶管，不易折断堵塞，利于通畅引流。置管时，患者取坐位或半卧位。胸腔闭式引流一般用单瓶水封闭式引流，如引流液体量较多时可用双瓶水封闭式引流，即在水封瓶前加一空瓶作为收集瓶。

如吸引负压过大时可用三瓶水封闭式引流，即在双瓶之后加一缓冲瓶，水封瓶由一容量约1000ml 的广口无菌玻璃瓶及插有长、短玻璃管各一根的橡皮塞构成，瓶内盛水适量，约为广口瓶容量的1/3，长玻璃管务必插入水平面以下 3～4cm，短玻璃管应高出水面，使瓶内空间与大气相通。目前临床上已有一次性塑料胸膜腔引流装置可供使用（图 13－7）。

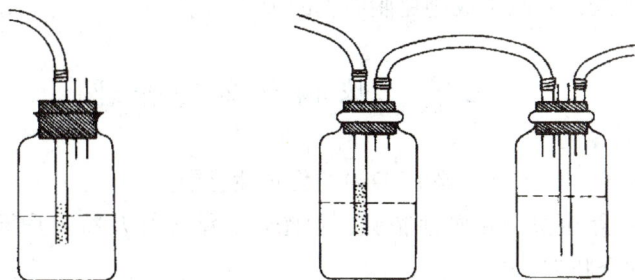

图 13－7　胸膜腔闭式引流装置

（5）**胸膜腔闭式引流的护理**　①使用前应检查引流装置，保持管道的密闭。检查是否已灭菌、有无破损或漏气，以防胸膜腔逆行感染，并保障有效吸引。随时检查引流装置是否密闭及引流管有无脱落。水封瓶长玻璃管插入水面以下 3～4cm。引流管周围用油纱包盖严密。搬动患者或更换引流瓶时，须双重钳夹胸腔引流管，以免空气进入胸膜腔而人为造成气胸或导致胸膜腔逆行感染。引流管连接处脱落、引流瓶损坏，应立即双重钳夹胸腔引流管，并更换引流装置。引流管从胸腔滑脱，立即用手捏闭伤口处皮肤，消毒后用凡士林纱布封闭伤口，并协助医师进一步处理。②严格无菌操作，防止逆行感染，保持引流装置无菌；保持胸壁引流口处敷料清洁干燥，渗湿则及时更换；引流瓶应低于胸壁引流口平面 60～100cm 的床旁地上，绝对不可高于床沿（患者胸腔水平面），以免瓶内液体向胸膜腔倒流，引起逆行感染；定时更换引流瓶，严格无菌操作。③保持引流管通畅：半坐卧位；定时挤压引流管，防止堵塞、扭曲、受压；鼓励患者咳嗽、深呼吸及变换体位，促进肺复张。④观察记录：观察长玻璃管中水柱的波动。一般随呼吸上下波动 4～6cm，若长玻璃管内水柱不波动，可有两种情况：一种情况为引流不通畅，须及时检查引流管有无受压、扭曲、滑脱或因血块、脓渣堵塞，如有堵塞，可由引流管近端向远端挤压引流管或负压间断抽吸短玻璃管，使其保持通畅；另一种情况为胸腔内气体或液体已完全引流出，胸膜腔潜在腔隙很小，X 线证实患侧肺膨胀良好，此时可考虑拔除引流管。每日观察记录引流液体的性状、数量、颜色。排气、排液不要过快，以防纵隔摆动。⑤拔管：指征为引流 48～72 小时后无气体溢出，或引流量明显减少且颜色变浅，24 小时引流液＜50ml，脓液＜10ml，X 线肺复张良好且无漏气。方法：深吸气后屏气时拔出引流管，立即用凡士林纱布或无菌敷料盖紧引流口，包扎固定，防止发生气胸。拔管后注意观察，需注意患者有无气促，局部有无渗血、渗液、漏气或出现皮下气肿等，发现异常则及时处理。

【健康指导】

1. 胸部疾病患者常需做胸膜腔穿刺、胸腔闭式引流，操作前向患者或家属说明治疗的目的、意义，以取得配合。

2. 向患者说明深呼吸、有效咳嗽的意义，鼓励患者在胸痛的情况下积极配合治疗。

3. 告知患者肋骨骨折愈合后应坚持患侧肩关节锻炼及活动。

4. 胸部损伤后出现肺容积显著减少或严重肺纤维化的患者，活动后可能出现气短症状，应嘱患者戒烟，并减少或避免刺激物的吸入。

第三节　脓胸患者的护理

脓胸是指脓性渗出液积聚于胸膜腔内的化脓性感染。

脓胸的分类：急性脓胸和慢性脓胸；化脓性、结核性及特异病原性脓胸；局限性（包囊性）脓胸和全脓胸。

一、急性脓胸

【病因】

肺炎、肺脓肿等肺部感染；邻近组织化脓性病灶，如纵隔脓肿、膈下脓肿或肝脓肿；胸部手术后支气管胸膜瘘或食管吻合口瘘；少部分是由于术中污染或术后切口感染穿入胸腔所致；胸部穿透伤后也可以导致脓胸；败血症或脓毒血症患者，细菌经血循环到达胸腔而产生脓胸；自发性气胸或其他原因所致的胸腔积液并发感染；自发性食管破裂、纵隔畸胎瘤感染等也可引起脓胸。

致病菌以肺炎球菌、链球菌较为多见，小儿以金黄色葡萄球菌、大肠杆菌、绿脓杆菌、真菌、厌氧菌较为多见。外伤、手术污染胸膜腔为常见的感染途径。

【病理生理】

急性脓胸的分期见表 13 - 1。

表 13 - 1　急性脓胸的分期

渗出期	脓液稀薄	白细胞和纤维蛋白	浆液性
纤维素期	脓液黏稠	脓细胞和纤维蛋白	脓性
机化期	毛细血管及炎性细胞形成肉芽组织	纤维蛋白沉着机化	纤维板

渗出期主要表现为胸膜充血、水肿，渗出大量稀薄浆液，随白细胞及纤维蛋白的增多而成为脓液，使肺受压，并将纵隔推向对侧。纤维素期纤维蛋白沉积于胸膜表面，胸膜增厚粘连，肺膨胀受限。

沉积于胸膜表面的纤维蛋白逐渐机化，发展到机化期，增厚而形成纤维板，固定并压迫肺组织，使肺膨胀受限，牵扯胸廓，使之内陷变形，纵隔向患侧移位，成为慢性脓胸。

【临床表现及诊断】

1. 肺部感染和压迫症状　发热、脉快、胸痛、气促、乏力、食欲差、胸闷、咳嗽、咳痰、叩诊浊音、呼吸音减弱。

2. X 线　胸部可见浓密阴影。有支气管胸膜瘘或食管吻合口瘘者可见气液平面。

3. B 超　胸腔可见液暗区，有助于确定穿刺部位。

4. 确诊　须胸穿抽脓，做涂片、培养及药敏试验。

【治疗】

1. 控制原发灶，控制感染，消除病因，排净脓液，全身支持。

2. 胸腔穿刺术、胸腔闭式引流术、胸腔灌洗、胸腔镜廓清术、开胸纤维素清除术。

3. 排净脓液，胸穿抽脓（每次＜1000ml），注入抗生素。

4. 脓液稠厚不易抽出者，应尽早行胸腔闭式引流。2 周以上引流不畅者应早期手术清除脓苔，分离粘连。脓腔最低位引流处为腋后线第 7~8 肋间。

二、慢性脓胸

急性脓胸病程超过 3 个月，脓腔壁韧厚，脓腔容量已固定不变者为慢性脓胸。

【病因】

急性脓胸治疗不当；合并支气管胸膜瘘或食管瘘；胸腔邻近有慢性感染病灶；胸腔内有异物存留；特异病原菌存在，如结核性脓胸。

【病理生理】

胸膜及肺为机化的瘢痕纤维板所限；纵隔受瘢痕收缩牵拉而向患侧移位；胸壁因胸膜纤维板的固定及瘢痕收缩而内陷，肋间隙变窄，脊柱侧弯，凸向健侧，部分患者有杵状指。

【临床表现及诊断】

1. 慢性全身中毒症状　长期低度热、消瘦、贫血、低蛋白血症、气促、咳嗽、咯脓痰。

2. 体征　肋间隙变窄、胸廓塌陷、纵隔向患侧移位、杵状指（趾）。

3. 确诊　穿刺抽脓即可确诊。

4. 脓腔瘘道造影　疑有支气管胸膜瘘时，注入美兰、乙醚或碘油。食管胸膜瘘可口服美兰。

【治疗】

改善全身情况，消灭病因和脓腔，尽早使受压的肺复张。

治疗方法有胸膜纤维板剥除术、胸廓成形术、胸膜肺切除术。

【护理问题】

1. 气体交换受损　与脓液压迫肺组织、胸壁运动受限有关。

2. 疼痛　与炎症刺激有关。

3. 体温过高　与感染有关。

4. 营养失调，低于机体需要量　与营养摄入不足、代谢增高、消耗增加有关。

【护理措施】

1. 改善呼吸功能。半坐卧位以利呼吸引流，支气管胸膜瘘者侧卧位。保持呼吸道通畅，酌情给氧。

2. 协助医师治疗。胸穿抽脓或闭式引流。慢性脓胸成形术后取术侧向下卧位。

3. 呼吸功能训练。

4. 保证引流管通畅，保持有效引流。必要时开放引流。

5. 减轻疼痛，降温，加强营养，保持皮肤清洁。

第四节 胸部肿瘤患者的护理

一、肺癌

肺癌原发于支气管黏膜及其腺体的上皮细胞，也称支气管肺癌。发病年龄大多在40岁以上，以男性多见，肺癌的发病居男性肿瘤首位，男女之比为（3～5）:1。欧美发达国家、我国大城市中肺癌的发病率和死亡率明显增加。

近年来女性肺癌的发病率也明显增加。肺癌是我国增长率最快的恶性肿瘤，其发生率为全身恶性肿瘤总数的15%。肺癌的病理分型有：鳞状上皮细胞癌多为中心型，由淋巴转移，预后较好；腺癌多为周围型，为血源性转移，女性多见；未分化癌包括大细胞癌，多为中心型，由淋巴或血行转移，还包括小细胞癌，中心型多于周围型，由血行或淋巴转移，预后最差；肺泡癌长自肺泡，预后较好。

【病理】

肺癌分为两类：①中心型肺癌：起源于主支气管和叶支气管内的肺癌，位置靠近肺门者。②周围型肺癌：起源于肺段支气管和肺段以下支气管内的肺癌，位于肺的周边部分者。

按组织学分型，可分为以下两种：①鳞状细胞癌（鳞癌）：最常见，占50%，多见于50岁以上的男性，中心型，生长慢，病程长，先淋巴后血行转移，放、化疗敏感。②腺癌：多见于女性，年龄小，周围型，生长慢，早期血行转移，晚期淋巴转移。细支气管肺泡癌是腺癌，女性多发，分化高，生长慢，晚期转移，X线示弥漫（支气管肺炎样变）或结节型。

此外，还可分为小细胞癌、大细胞癌、混合型肺癌。①小细胞癌（未分化癌）：多见于年轻男性，中心型，恶性高，生长快，早期转移，放、化疗敏感，但预后差。②大细胞癌：少见，中心型，分化低，脑转移后被发现，预后很差。

【肺癌转移途径】

1. 直接扩散 肺癌起源于支气管黏膜上皮，向腔内生长，造成支气管部分或完全阻塞；向外生长直接侵入邻近肺组织或肺叶，以及其他胸内组织和器官。肿块增大后，中心区坏死、液化，形成癌性空洞。

2. 淋巴转移　为常见的扩散途径。

3. 血行转移　为晚期表现。

【护理评估】

1. 健康史　肺癌的病因至今尚不完全明确，大量资料表明肺癌的危险因子包含吸烟（包括二手烟）、石棉、氡、砷、电离辐射、卤素烯类、多环性芳香化合物、镍等。具体如下：

（1）吸烟　长期吸烟可引致支气管黏膜上皮细胞增生，鳞状上皮增生诱发鳞状上皮癌或未分化小细胞癌。无吸烟嗜好者也可患肺癌，但腺癌较为常见，纸烟燃烧时可释放致癌物质。

（2）大气污染。

（3）职业因素　长期接触铀、镭等放射性物质及其衍化物、致癌性碳氢化合物，长期接触石棉、铬、镍、铜、锡、砷、煤焦油、沥青等物质均可诱发肺癌，主要是鳞癌和未分化小细胞癌。

（4）癌前病变　如肺结核、矽肺、尘肺及长期患有肺间质肺炎、肺硬皮病、类脂质肺炎、慢性间质性肺纤维化。

（5）人体内在因素　如家族遗传、免疫功能降低、内分泌功能失调、有免疫缺陷者、有代谢障碍者等。

2. 身体状况　肺癌的症状与癌肿的部位、大小、是否压迫和侵犯邻近器官以及有无转移等情况有关。早期肺癌，特别是周围型肺癌多无症状，只在体检做 X 线胸片或因其他疾病检查时发现。咳嗽为常见的初发症状，多为刺激性干咳，继发感染时有痰液。病情加重后有带血丝的痰液，有时少量咯血，大咯血已属肺癌晚期。肿瘤侵犯胸膜可引起胸痛。如肿瘤堵塞支气管引起肺不张、肺炎或肺脓肿。肿瘤长在气管内，常有哮喘及气急。肿瘤侵犯喉返神经可引起声音嘶哑，压迫上腔静脉可引起上腔静脉压迫综合征（面颈、上肢、上胸静脉怒张，皮下水肿，上肢静脉压升高）。当肿瘤达胸膜表面时，产生胸膜腔积液并有持续性剧烈胸痛。

位于上叶尖部的肺癌称"肺尖癌"（即 Pancoast 瘤或肺上沟瘤），因侵犯肋骨、臂丛神经及交感神经，常引起剧痛、轻瘫和霍纳（Horner）征，表现为患侧眼睑下垂、瞳孔缩小、眼球内陷及面部无汗等颈交感神经综合征（Horner 征）。

3. 辅助检查

（1）X 线检查　是主要的诊断方法。肺癌的 X 线片特征是在肺部有一块状阴影，边缘不清或呈分叶状，周围有毛刺。阴影接近肺门，称中央型，近边缘称周围型。如支气管梗阻可有肺不张；如肿瘤坏死可见空洞（多为鳞癌）。

（2）痰的细胞学检查　阳性率可达 70% ~80%。

（3）纤维支气管镜检查　可做活检及病理切片，确诊价值最高。

（4）其他　必要时做肺穿刺或开胸探查。

4. 治疗原则

（1）手术治疗　除小细胞癌外，均主张手术治疗，根据病情做肺叶或全肺切除。

（2）**放射治疗**　用于未能做手术切除的病例。

（3）**化学药物治疗**　为综合治疗的一部分，以配合手术治疗或放疗。目前常用的药物有环磷酰胺、氟尿嘧啶、丝裂霉素及喜树碱等。

（4）**免疫疗法**　用卡介苗做非特异性免疫治疗，或用癌细胞做特异性免疫，可增强人体的免疫能力，抵抗肿瘤生长。

（5）**中医药治疗**　可改善部分肺癌患者的症状，改善机体的免疫功能，减轻化疗、放疗的毒副反应。

【护理诊断及合作性问题】

1. 气体交换受损　与肿瘤阻塞较大支气管、肺交换面积减少、麻醉、手术切除肺组织、胸腔积液有关。

2. 低效性呼吸形态　与肿瘤阻塞支气管、肺膨胀不全、呼吸道分泌物潴留、肺换气功能降低有关。

3. 体温过高　与免疫力低下、呼吸道引流不畅有关。

4. 焦虑　与病程长、咯血及担心预后有关。

5. 潜在并发症　肺不张、急性肺水肿、心律失常、出血、感染、支气管胸膜瘘、肺水肿。

6. 知识缺乏　缺乏疾病的治疗、护理、康复知识。

7. 疼痛　与手术创伤、癌症晚期有关。

【护理目标】

1. 维持呼吸道通畅。

2. 恢复正常的气体交换。

3. 维持生命体征平稳，有效循环血量正常。

4. 缓解疼痛。

5. 维持正常体温。

6. 消除患者的顾虑，使其接受诊断与治疗。

7. 预防或及时诊治并发症。

8. 患者了解疾病相关知识，术后配合各种综合治疗。

【护理措施】

1. 术前常规准备

（1）**做好术前检查**　如心电图、肺功能检查，肝、肾功能和血糖等生化检查，戒烟，注意口腔卫生，以防感染。

（2）**病情观察**　观察患者有无咳痰及咯血，记录其性状和数量。如需做痰细胞学检查，则应告诉其如何留取标本。

（3）**改善营养**　加强营养，调理饮食。

（4）**心理护理**　对有紧张、焦虑情绪，甚至丧失治疗信心的患者，需耐心地给予心理疏导，减轻其焦虑感。

（5）术前指导　指导腹式深呼吸、咳嗽、翻身、使用深呼吸器、腿部运动、术侧手臂肩膀运动，介绍胸腔引流。

2. 术后护理

（1）维持呼吸道通畅　鼓励患者深呼吸、咳嗽、咳痰，吸痰，并观察其呼吸频率、幅度、节律、呼吸音，有无气促、发绀等，吸氧。如痰液黏稠，可定时做气管内雾化吸入，并协助患者翻身拍背。必要时可用鼻导管吸痰。

（2）维持生命体征平稳　术后 2～3 小时，每 15 分钟测一次生命体征。观察有无呼吸窘迫。术后 24～36 小时，观察血压有无波动。若血压持续下降，考虑是否有心脏病、出血、疼痛、缺氧、循环血量不足。

（3）保持合适体位　全麻未醒，去枕平卧，头偏一侧。血压稳定，半坐卧位。肺叶切除，平卧或左、右侧卧。肺段或楔形切除，健侧卧位。全肺切除，避免过度侧卧，可侧卧。血痰或支气管瘘管，患侧卧位。避免垂头仰卧，以防横膈上升而妨碍通气。

（4）减轻疼痛，增进舒适感　适当止痛，保持舒适体位，协助并指导患者翻身以增进舒适感。

（5）维持体液平衡，补充营养　严格掌握输液量和速度，全肺切除应限钠，补液 <2000ml/24h，速度为每分钟 20～30 滴。记录出入量。若意识恢复，无恶心，可拔除气管插管，可饮水。若有肠蠕动，饮食由流质→半流质→普食，摄入高蛋白、高热量、高维生素、易消化的食物。

（6）活动与休息　指导患者早期进行肢体锻炼和下床活动，鼓励和帮助患者进行呼吸锻炼，以促使余肺尽早膨胀，减少术后并发症。

（7）伤口护理　注意伤口有无红、肿、热、痛，保持敷料干燥、清洁。

（8）维持胸腔引流通畅　避免纵隔移位。

【健康指导】

1. 术后需要化疗或放疗时，应使患者理解治疗的意义，并按时接受治疗。

2. 患者出院后数周内，活动量循序渐进地增加，以不出现心悸、气短、乏力等症状为标准。

3. 向患者介绍预防呼吸道感染的重要性。告诫患者术后一段时间内避免出入公共场所或与呼吸道感染者接触，避免接触烟雾等化学性刺激物，若发生呼吸道感染，应及早返院治疗。

4. 使患者了解吸烟的危害性，鼓励患者戒烟。

5. 若出现异常的伤口疼痛、剧烈咳嗽及咯血等症状时，应返院治疗。

二、食管癌

食管癌是我国常见的恶性肿瘤之一。据统计，食管癌的病死率仅次于胃癌而居第二位，占人体恶性肿瘤死亡的 21.8%。男性发病率高于女性，发病年龄多见于 40 岁以上。全国食管癌调查的死亡率属河南省最高（33.32/10 万），江苏省次之。病理类型 90% 为鳞癌。

【解剖特点】

成人食管长28～30cm，有三个生理缩窄部：第一个在环状软骨下缘平面；即食管入口处；第二个在气管分叉平面，左主支气管及主动脉弓在其前外侧；第三个在膈肌的食管裂孔处。临床上将食管分为三段：上段自食管起点到主动脉弓上缘；中段自主动脉弓上缘至下肺静脉下缘平面；下肺静脉下缘至胃贲门部的食管为下段。食管由黏膜、黏膜下层、肌层和外膜构成。食管无浆膜层，是易引起术后吻合口瘘的因素之一。

【病因病理】

食管癌的病因目前还不甚明了，可能与下列因素有关：

1. 亚硝胺化合物 食物及饮水中亚硝胺化合物有强烈的致癌性。

2. 真菌感染 如真菌性食管炎、食入真菌污染的食物。真菌将硝酸盐还原为亚硝酸盐，少数能合成亚硝胺。

3. 不良的饮食习惯 如食物过粗过硬、过热，进食过快，缺乏营养及维生素，缺乏微量元素钼、硒、铁、锌、锰等，吸烟、饮酒。

4. 遗传因素 阳性家族史者可高达60%。

5. 食管自身的病变 如食管白斑、瘢痕狭窄、贲门失弛缓症、食管慢性炎症、胃食管反流等。

食管癌长自食管黏膜，多数为鳞状上皮细胞癌，食管下段和贲门部则由黏膜下层腺组织发生腺癌。偶见鳞癌及腺癌并发。食管癌可发生在任何部位，但以中段多见，下段次之，上段较少。早期病灶很小，局限于食管黏膜内（原位癌），逐渐增大可累及食管全周，可突入腔内，造成不同程度的梗阻，也可能形成溃疡，穿透食管壁，侵犯纵隔或心包。

临床上食管癌可分为4种类型：①髓质型：浸润食管壁全层，并向管腔生长而造成食管阻塞。本型临床上最常见，恶性程度最高，预后较差。②蕈伞型：肿瘤突出于食管腔内，形如蘑菇，引起食管腔内梗阻，本型手术切除率较高，恶性程度最低。③缩窄型：又称硬化型，癌肿环形生长，形成管腔狭窄，梗阻较严重，其上端食管明显扩张。④溃疡型：癌肿形成凹陷的溃疡，深入肌层，常累及食管周围组织。本型食管腔梗阻较轻，手术切除率低。

【扩散与转移】

1. 直接浸润 直接侵及喉、气管、支气管、肺主动脉、喉返神经。

2. 淋巴道转移 此为主要的转移途径。可以转移到食管旁、颈深和锁骨上、颈部、贲门旁、胃左动脉旁等淋巴结。

3. 血行转移 晚期常发生，可转移至远处脏器，如肝、肺、骨等。

【护理评估】

1. 健康史 可能与亚硝胺化合物、真菌感染、不良的饮食习惯、遗传因素、食管自身的病变等有关。

2. 身体状况 食管癌早期无明显症状，但可有咽下食物哽噎感、胸骨后刺痛感及食管内异物感、滞留感、烧灼感、紧缩感。随着病情的发展，症状逐渐加重。

中、晚期食管癌的典型症状是进行性加重的吞咽困难及由此引起的呕吐（不含胆汁且胃液呈黏液状）、消瘦、脱水等表现，初期症状是进干硬食物感到不畅或呃逆，继则进软食或半流质饮食也感不畅，更严重者，进流质饮食也感困难，甚至水和唾液也不能下咽。由于长时间的进食障碍，致使体重减轻、脱水、贫血、低蛋白血症，甚至恶病质。晚期则可出现持续性的胸背疼痛，侵及喉返神经可出现声音嘶哑，侵及喉上神经则出现呛咳，侵及大血管可出现大量呕血，侵及气管及支气管可引起气管食管瘘，侵及颈交感神经节可出现霍纳综合征（Horner 综合征）。

查体可见：晚期锁骨上淋巴结肿大，消瘦及恶病质。晚期贲门癌患者多有上腹部压痛或包块。侵及膈神经时可出现膈肌麻痹、反常呼吸运动及呼吸困难；有肝转移时出现黄疸、腹水、肝脏肿大；肺部转移时有胸腔积液等体征。

3. 辅助检查

（1）X 线钡剂食管造影 典型病例表现是病变段食管有不规则的狭窄、充盈缺损，甚至可见到肿瘤的块影，其上方食管扩张。

（2）食管脱落细胞学检查 是应用罩有丝网的气囊导管，经口腔插入胃内，然后将气囊充气，向外拔出，取出导管后，将黏附于丝网上的黏液或血性液做涂片，检查癌细胞。适用于早期食管癌的诊断及大面积的普查，阳性率可高达 90%。

（3）食管镜检查 可以观察病变的部位、形态及范围，并可摄影、录像、刮片，做细胞学检查及取活体组织检查。

（4）CT 检查 对中、晚期病例有助于观察食管癌侵及淋巴结的转移情况，有助于治疗方法的选择。

（5）活组织检查 对疑有转移的淋巴结或软组织块，施行活体组织检查，可确定或排除肿瘤有无转移。

4. 治疗原则

（1）手术治疗 是食管癌的首选方法，即切除病变上方 5cm 以下的全段食管，然后用胃或结肠代食管术，对于不能切除的晚期病例，可采用姑息性的手术，如食管－胃吻合术、食管腔内置管术、空肠造瘘术等。

（2）放射治疗 适用于手术有禁忌证或估计手术切除肿瘤病灶时有困难的病例。对术中切除不完全的病变，局部可留置银夹标记，在术后 2～4 周内再做放射治疗。

（3）药物治疗 包括化疗及中医药治疗，可使晚期患者缓解症状，常与其他疗法综合应用，以提高疗效。

【护理诊断及合作性问题】

1. 营养失调 与吞咽困难、进食减少和癌肿消耗有关。

2. 组织灌注量的改变 与大手术失血过多有关。

3. 清理呼吸道无效 与手术麻醉有关，由手术创伤及手术并发症引起。

4. 体液不足 与进食困难、摄入不足有关。

5. 有感染的危险 与食物反流、手术污染有关。

6. 焦虑 与疾病的进展、担忧癌症术后能否正常进食有关。

7. 潜在并发症 出血、水和电解质紊乱、肺内感染、吻合口瘘、乳糜胸。

【护理目标】

1. 生命体征保持平稳。

2. 维持呼吸道通畅。

3. 保持水、电解质平衡。

4. 改善营养及全身情况。

5. 患者和家属心态平稳，接受诊断和治疗。

6. 减少口腔黏膜损害。

7. 恢复正常饮食，学会各种饮食疗法。

8. 预防和及时处理并发症。

【护理措施】

1. 术前护理

（1）**心理护理** 护理人员应详细了解每个患者的内心情况，针对所表现的问题，本着和蔼、热情的态度做细致耐心的解释工作。体贴、关心患者，用耐心的解答帮助其解决一些具体困难。术前向患者说明手术治疗的意义、手术的情况、手术后应该注意和配合的事项，使其有充分的思想准备，并能积极主动配合。

（2）**营养护理** 术前应尽力改善患者的营养情况，协助安排其饮食，尤其是高蛋白质饮食的摄入。

（3）**口腔护理** 对口臭和呕吐后的患者要做特别护理，给予漱口，以保持口腔卫生。

（4）**呼吸道准备** 戒烟并教会患者做深呼吸、腹式深呼吸、咳嗽排痰，练习侧卧位及配合插入鼻胃管，并介绍插管的必要性和重要作用。

（5）**胃肠道准备** 术前1周口服抗生素。术前3天进流质饮食，术前1天禁食。进食后有滞留或反流，术前1日晚 NS 100ml 加抗生素冲洗。结肠代食管术，术前3～5天口服肠道制菌剂，术前2天进无渣流质饮食，术前晚清洁灌肠或全肠道灌洗。术日晨常规置胃管。必要时术前日晨禁食，冲洗食管或洗胃，有利于减轻组织水肿，降低术后感染及吻合口瘘的发生率。

（6）**其他常规检查** 术前应做胸部X线、肺功能、动脉血气分析、心电图等检查。

2. 术后护理

（1）**监测生命体征** 应加强对生命体征的监测，如发现异常情况，应及时通知医生，以便及时发现有无麻醉和手术引起的并发症。

（2）**呼吸道护理** 密切观察呼吸状态、频率、节律，听诊肺呼吸音。术后第1日每1～2小时鼓励患者深呼吸，痰多、无力咳痰者可以吸痰。

（3）**维持胸腔闭式引流通畅** 观察并记录引流性状，警惕活动性出血；若引流液中有食物残渣，可能发生食管吻合口瘘；若引流液量多，由清变浊可能为乳糜胸。术后

2~3天，暗红色的引流液变淡，量减少，24小时引流液<50ml时可考虑拔管。拔管后观察伤口有无渗出，有无胸闷、气促、胸腔内残留积液征象。

（4）**饮食护理** 术后3~4天内，应暂禁饮食，进行胃肠减压，期间应常做口腔护理。术后3~4天后，当胃肠蠕动恢复、肛门排气、胃肠引流减少时可拔胃管。胃肠减压管拔除后12~24小时内不宜饮水。此后可少量饮水，一般每2小时1次，每次60~100ml。如无不适，给予流质饮食，并逐日增量，至7~8天给予全流质饮食。一般术后第10天起可进半流质饮食，但应根据病情而定，不强求一致。食管吻合术后可有胸闷或进食后呼吸困难，常为胃拉入胸腔，压迫肺所致。故应少食多餐，经1~2个月后多可缓解。贲门癌切除术后，由于胃液被反流至食管，常有恶心、呕吐症状，平卧时加重，故患者在饭后2小时内不要卧床，睡眠时应将枕头垫高。进食时出现呕吐，可能由于进食太快、太多或因吻合口水肿引起。严重者应禁食，给予静脉补液，待3~4天水肿消退后再继续进食。术后3周内仍有下咽困难，应建议做食管碘油造影，以排除吻合口狭窄。手术后早期严禁暴食或进硬质食物、质硬的药丸或药片等，以免导致晚期吻合口瘘。

（5）**胃肠减压的护理** 注意胃肠减压管的通畅，保持其负压吸引状态。观察与记录胃肠减压引流物的性状与量。若短时间内引流出大量鲜血或血性液体，则提示吻合口或胃内出血，应降低吸引力并通知医生处理。胃肠减压管不通畅，可使尚未恢复蠕动功能的胃肠道积聚大量的气体与液体，不利于吻合口的愈合，而且胸、胃的膨胀，加重了对肺的压迫及功能损害，应设法以少量消毒液冲洗胃肠减压管，若仍不通畅，应立即通知医生处理。胃肠减压应持续3~4天，待肛门排气后拔去。胃管脱出应严密观察，不应再盲目插入。

（6）**胃肠造瘘术后的护理** 观察造瘘管周围有无渗出或胃液漏出。瘘口周围涂氧化锌软膏或置凡士林纱布。造瘘管应妥善固定、保持通畅，防止脱出或阻塞。

（7）**放、化疗护理** 解释治疗的目的。充分休息，调配饮食，对症缓解恶心呕吐。造血抑制易引发感染，应限制会客，注意口腔卫生，预防上呼吸道感染。放疗时应保持皮肤清洁，防止放射损伤。

（8）**术后并发症的护理**

1）吻合口瘘：是食管癌手术后最严重的并发症，死亡率高达50%。

原因：食管无浆膜、肌纤维纵行，易撕裂；吻合口张力太大；感染、营养不良、贫血、低蛋白血症。

表现：术后5~10天，出现呼吸困难、胸腔积液、全身中毒症状，包括高热、白细胞升高、休克、脓毒血症。

护理：禁食至瘘口愈合；胸腔闭式引流；抗感染、肠外营养；严密观察生命体征，休克时抗休克；做好再次手术的准备。

2）乳糜胸：术后2~10天发生，少数于2~3周发生。

原因：胸导管受损。早期禁食，乳糜液脂肪少，引流液为淡血性或淡黄色，但量较多；进食后，乳糜液量增多，压迫肺及纵隔，使其向健侧移位。患者短期大量消耗，衰竭而死。

表现：胸闷、气急、心悸、血压下降。

处理：胸腔闭式引流，2.5kPa 负压吸引；胸导管结扎、肠外营养。

护考链接

男性，50 岁，食管癌手术后第 3 天拔除胃管，口服流质饮食，第 5 天体温高达 39℃，呼吸困难，胸痛，脉速，胸透发现手术侧胸腔积液，应首先考虑并发（　　）

A. 肺炎　　　　　　B. 胸膜炎　　　　　　C. 切口感染

D. 食管吻合瘘　　　E. 癌肿播散

【健康指导】

1. 术后患者应注意营养调配，每天应摄取一些高营养饮食，以保持身体良好的营养状态。

2. 告诉患者术后进干、硬食物时可能会出现轻微哽噎症状，这与吻合口扩张程度差有关。如进半流质饮食仍有下咽困难，应来院复诊。

3. 嘱患者加强口腔卫生防护。结肠代食管术的患者可能嗅到粪便气味，该症状与结肠液逆流入口腔有关，一般半年后症状逐渐缓解。

4. 嘱术后反流症状严重者，睡眠时最好取半卧位，并服用抑制胃酸分泌的药物。

小　结

肺癌原发于支气管黏膜及其腺体的上皮细胞，发病年龄大多在 40 岁以上，以男性较为多见。肺癌的病理分型有：鳞状上皮细胞癌多为中心型，由淋巴转移，预后较好；腺癌多为周围型，为血源性转移，女性多见。组织学分型以鳞状细胞癌（鳞癌）最为常见。

肺癌的病因至今尚不完全明确，大量资料表明肺癌的危险因子包含吸烟、大气污染、职业因素、癌前病变等。肺癌的症状与癌肿的部位、大小、是否压迫和侵犯邻近器官以及有无转移等情况有关。咳嗽为常见的初发症状，晚期可引起胸痛、声音嘶哑、上腔静脉压迫综合征、颈交感神经综合征等。X 线检查是主要的诊断方法。纤维支气管镜检查确诊价值最高。术前除常规检查外，重点应戒烟，注意口腔卫生，加强营养，术前指导患者做腹式深呼吸、咳嗽、翻身。术后护理的重点是维持呼吸道通畅和生命体征平稳，维持体液平衡，补充营养，严格掌握输液量和速度，指导患者早期进行肢体锻炼和下床活动，鼓励和帮助患者进行呼吸锻炼，以促使余肺尽早膨胀，减少术后并发症的发生。

食管癌的病理类型中，90% 为鳞癌。病因可能与亚硝胺化合物、真菌感染、不良的饮食习惯、遗传因素等有关。临床上食管癌可分为髓质型、蕈伞型、缩窄型、溃疡型。

淋巴转移为主要的转移途径。食管癌早期无明显症状，但可有咽下食物哽噎感、胸骨后刺痛感及食管内异物感、滞留感。中、晚期食管癌的典型症状是进行性加重的吞咽困难。食管镜检查可以观察病变的部位、形态及范围，同时可取活体组织检查，临床应用较广。手术治疗是食管癌的首选方法。

食管癌术前护理的重点是改善患者的营养情况，保持口腔卫生，做好呼吸道和胃肠道准备。术后护理的重点是监测生命体征，密切观察呼吸情况，维持胸腔闭式引流通畅和胃肠减压管的通畅。吻合口瘘是食管癌手术后最严重的并发症，胸导管受损可发生乳糜胸。

同步训练

1. 肺癌的病理类型中，最常见的是（　　　）
    A. 鳞癌   B. 腺癌
    C. 大细胞癌   D. 未分化小细胞癌
    E. 细支气管肺泡癌

2. 诊断肺癌最常用的检查方法是（　　　）
    A. 纤维支气管镜检查   B. MRI
    C. 细胞学检查   D. X 线检查
    E. 痰液检查

3. 早期肺癌的综合治疗中，最重要的治疗方法是（　　　）
    A. 手术治疗   B. 放疗
    C. 化疗   D. 免疫治疗
    E. 中医药治疗

4. 对放疗最敏感的肺癌病理类型是（　　　）
    A. 鳞癌   B. 大细胞癌
    C. 未分化小细胞癌   D. 腺癌
    E. 细支气管肺泡癌

5. 关于胸部手术后的护理，错误的是（　　　）
    A. 应用抗生素   B. 限制患者深呼吸
    C. 常规吸氧   D. 半卧位
    E. 协助排痰

6. 肺癌的主要转移途径为（　　　）
    A. 直接浸润   B. 种植转移
    C. 淋巴转移   D. 血行转移
    E. 直接蔓延

7. 肺癌的早期症状是（　　　）
    A. 咳嗽、痰量多、色白   B. 刺激性咳嗽、痰中偶带血丝
    C. 胸痛、胸闷   D. 消瘦、疲乏无力
    E. 声音嘶哑

8. 开放性气胸时，气管移向（　　　）
    A. 健侧   B. 患侧

    C. 上方   D. 下方

    E. 不移位

9. 患者胸部被撞伤后，出现呼吸困难且进行性加重，气管明显左移，右胸叩诊鼓音，呼吸音消失，心率120次/分，血压80/60mmHg，诊断应考虑为（　　　）

    A. 心包填塞   B. 张力性气胸

    C. 进行性血胸   D. 胸壁软化

    E. 胸部爆震伤

10. 开放性气胸最显著的特点是（　　　）

    A. 胸腔内有气体   B. 肺萎陷

    C. 呼吸困难   D. 呼吸时空气经伤口自由出入

    E. 纵隔移位

第十四章　急性化脓性腹膜炎与腹部损伤患者的护理

第一节　急性化脓性腹膜炎患者的护理

📚 病案引导

　　患者男性，41 岁，既往溃疡病史。今天因暴饮暴食突发上腹部刀割样剧烈疼痛，迅速遍及全腹，来医院就诊。查体：患者意识清楚，痛苦面容。血压130/85mmHg，脉搏 110 次/分。腹部平坦，全腹压痛、反跳痛，肌紧张，拒按，尤以上腹部为甚，听诊肠鸣音活跃，移动性浊音（＋）。X－ray 检查显示膈下游离气体。该患者可能是何种疾病，该如何处理？

　　急性化脓性腹膜炎（Acute Purulent Peritonitis）是由各种原因如细菌感染、化学刺激及腹部损伤等引起的腹腔壁层腹膜和脏层腹膜的急性化脓性炎症，其临床特征以腹膜刺激征为主要特点。急性化脓性腹膜炎是急腹症最常见的病因。

【解剖生理概要】

　　腹膜是在高等脊椎动物腹腔中的一层结缔组织黏膜，主要由间皮细胞构成。腹膜包覆大部分腹腔内的器官，分泌黏液润湿脏器表面，减轻脏器间的摩擦，有分泌、吸收、扩散和渗透作用，还有防御、修复和再生作用。腹腔脏器的血液、淋巴和神经组织经腹膜与外界相连。腹膜由贴附于腹壁、盆腔壁内表面的壁层腹膜和覆盖腹、盆腔内脏器表面的脏层腹膜组成，二者一起构成一个潜在的腔隙，称为腹膜腔（图 14－1）。腹腔指由脊椎、腹部肌肉、膈肌和骨盆底部所构成的空间。腹膜内位器官主要有胃、十二指肠上部、空肠、回肠、阑尾、横结肠、乙状结肠、脾、卵巢、输卵管等，活动度大。腹膜外器官主要有升结肠、降结肠、直肠、十二指肠横部、泌尿系统、膀胱、子宫等，活动度较小，部分表面被覆腹膜或无腹膜覆盖。

　　壁层腹膜主要受体神经支配，对感染、化学等刺激敏感迅速，痛觉定位准确，有固定的压痛点。腹前壁腹膜在炎症时，可引起局部疼痛、压痛、反射性的腹肌紧张和反跳痛，即腹膜刺激征，是诊断腹膜炎的主要临床依据。

　　脏层腹膜受内脏神经支配，来自交感神经和迷走神经末梢，对牵拉、胃肠腔内压力

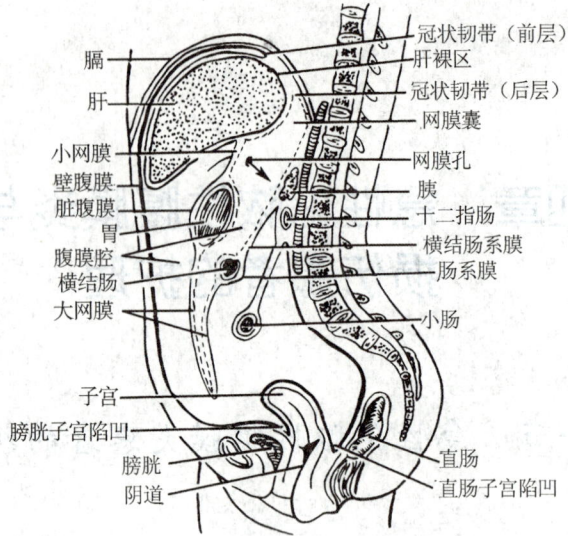

图14-1 腹膜腔解剖示意图

增加或炎症、压迫等刺激较为敏感，其性质常为钝痛而定位较差，无固定压痛点；严重刺激时可引起心率变慢、血压下降和肠麻痹。

由于脏层和壁层腹膜的生理特点，临床上外科疾病所导致的腹痛和内科疾病有许多不同点。①外科腹痛的特点：一般先有腹痛，后出现其他症状，如先有发热后出现腹痛；腹痛或压痛部位较固定，程度重；常可出现腹膜刺激征、休克等；常伴有腹部肿块或其他外科特征及辅助检查表现。②内科腹痛的特点：一般腹痛的出现晚于其他症状，或呕吐与腹痛同时发生；腹痛或压痛部位不固定，程度较轻；无腹膜刺激征。

【病因与发病机制】

急性化脓性腹膜炎按病因分为原发性腹膜炎和继发性腹膜炎。原发性腹膜炎（又称为自发性腹膜炎）是指腹腔内无原发性病灶，致病菌多通过血液或淋巴途径由其他感染病灶转移到腹膜而引起，多为溶血性链球菌，其次为肺炎双球菌或大肠杆菌。继发性腹膜炎的发病原因有：①由腹腔内空腔脏器穿孔、感染、外伤引起的内脏破裂。②腹腔内脏器炎症扩散：见于急性化脓性阑尾炎、急性胰腺炎、绞窄性肠梗阻、女性生殖器官化脓性感染等扩散而引起腹腔炎。③腹腔手术污染：如胃肠吻合口瘘，腹部手术时腹腔污染。病原菌以大肠杆菌最为多见，是急性继发性化脓性腹膜炎最常见的原因。

腹膜受到刺激后发生炎症反应，充血、水肿，大量浆液性液体渗出。一方面可以稀释腹腔内的毒素及化学物质，以减轻对腹膜的刺激；另一方面也可以导致严重脱水、蛋白质丢失和电解质紊乱。渗出液中逐渐出现大量中性粒细胞和吞噬细胞，加上坏死组织、细菌和凝固的纤维蛋白，使渗出液变为混浊，继而成为脓液。病情继续发展，可造成肠麻痹，肠道内积气、积液，膈肌抬高，影响呼吸和循环功能。大量毒素吸收可造成感染性休克。

【护理评估】

1. 健康史　了解患者有无腹部损伤、溃疡病史，有无其他部位的化脓性感染病史。

2. 身体状况

（1）症状　①腹痛：腹痛是最主要的临床症状，特点为持续性剧烈疼痛，难以忍受。其程度随炎症的程度而变化，炎症越严重，腹痛越剧烈。深呼吸、咳嗽、转动身体时可加剧疼痛，故患者不变动体位，呈被动体位。疼痛以原发病变部位较为显著。②消化道症状：恶心、呕吐，为早期出现的常见症状。开始时因腹膜受刺激而引起反射性的恶心呕吐，呕吐物为胃内容物；后期出现麻痹性肠梗阻时，呕吐物多为黄绿色含胆汁液，或棕褐色粪样肠内容物。③发热：发病早期体温可以正常，之后逐渐升高。老年衰弱的患者，体温不一定随病情的加重而升高。脉搏常随体温的升高而加快。如果脉搏增快而体温下降，多为病情恶化的征象。④感染中毒症状：当腹膜炎严重时，常出现高热、大汗、口干、脉快、呼吸浅促等全身中毒表现。后期由于大量毒素吸收，表现为表情淡漠、口唇发绀、肢体冰冷、皮肤干燥、呼吸急促、脉搏细弱、体温剧升或下降、血压下降等休克症状和酸中毒。若病情继续恶化，导致多器官功能衰竭而死亡。

（2）体征　①观察腹部形态及腹式呼吸运动，有无肠型、肠或胃蠕动波，有无局限性隆起或腹股沟肿块等。②腹部压痛：压痛部位常是病变器官所在处。如有腹膜刺激征，应了解其部位、范围及程度。腹膜刺激征的范围和程度反应腹膜炎的严重程度。弥漫性腹膜炎压痛和肌紧张的显著处常为原发病灶处。腹膜刺激征是腹膜炎的标志体征。③腹部包块：若触及腹部包块时，应注意部位、大小、形状、质地、压痛情况、活动度等，并结合其他症状和检查，以区别炎性包块、肿瘤、肠套叠或肠扭转、尿潴留等。④肝浊音界：胃肠穿孔或肠胀气时肝浊音界缩小或消失；炎性肿块、扭转的肠襻可呈局限性浊音区；腹膜炎渗液或腹腔内出血可有移动性浊音；膈下感染者在季肋区叩痛明显。⑤肠鸣音：早期肠鸣音可有亢进；气过水声或金属音是机械性肠梗阻的特征；腹膜炎严重时肠鸣音减弱或消失。⑥直肠指检：如果直肠前窝饱满及触痛，表示有盆腔感染存在。这是判断急腹症的病因及其病情变化的简易而有效的方法。

（3）并发症

1）腹腔脓肿（图14-2）：炎症局限后脓液未被吸收，积聚于腹膜腔各间隙中，被周围组织粘连包裹而形成腹腔脓肿。根据脓肿所在部位的不同，大体分为膈下脓肿、肠间脓肿和盆腔脓肿，其中以盆腔脓肿最为多见。①盆腔脓肿：主要表现为直肠刺激症状和膀胱刺激症状，直肠指检可出现直肠前壁饱满、压痛和波动感；B超显示盆腔有局限性液性暗区可确定诊断。②膈下脓肿：由于脓液积聚于膈肌下间隙，患者可出现上腹部持续性钝

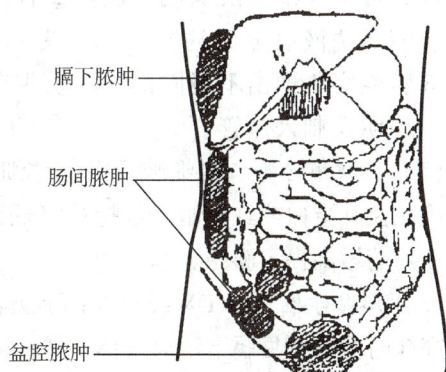

图14-2　腹腔脓肿示意图

痛，于深呼吸时加重；膈肌受到刺激可出现频繁呃逆。B 超显示上腹部液性暗区可确定诊断。③肠间脓肿：脓肿位于肠道间，周围可被肠管、肠系膜和大网膜包裹。可有腹痛和胃肠道刺激症状，脓肿较大而压迫肠管可出现肠梗阻。B 超和 CT 可显示脓肿的位置和大小。

2）粘连性肠梗阻：腹膜炎治愈后，腹腔内多有不同程度的纤维性粘连，一部分肠管粘连可造成扭曲或形成锐角，发生粘连性肠梗阻。

（4）不同类型的腹痛特点

1）炎症性病变：起病缓慢，腹痛由轻到重，呈持续性。体温升高，血白细胞及中性粒细胞增多。有固定压痛点，可伴有反跳痛与肌紧张。

2）穿孔性病变：腹痛突然，有时呈刀割样持续性剧痛。迅速出现腹膜刺激征，波及全腹，病变处最显著。可有气腹征，如肝浊音界缩小或消失，X 线见膈下游离气体。可有移动性浊音，肠鸣音消失。

3）出血性疾病：①多在外伤后迅速发生。②以失血、休克表现为主，可有程度不同的腹膜刺激征。③腹腔积液 500ml 以上可叩出移动性浊音。④腹穿见不凝血液。

4）梗阻性疾病：起病较急，以阵发性绞痛为著。初期多无腹膜刺激征。常有其他伴随症状，如呕吐、大便改变、黄疸、血尿等。

5）绞窄性病变：病情发展迅速，常呈持续性腹痛，阵发性加剧或持续性剧痛。出现腹膜刺激征或休克。可有黏液血便或腹部局限性固定浊音区等特征性表现。

3. 心理 - 社会状况　由于病情重，症状重，痛苦难忍，患者常会出现焦虑、烦躁和情绪不稳定等症状。随着病情逐渐加重，患者会出现恐惧、不安全感，常有拒绝或不配合治疗，言语举止粗暴。非手术治疗或诊断未明确前，因不允许用止痛剂，患者及家属可能有不理解的情绪或言行，会不同程度地出现焦虑和抵触情绪而发生纠纷。

4. 辅助检查

（1）腹腔穿刺、腹腔灌洗　腹腔穿刺可判断原发病灶，明确病因，是准确率较高的辅助检查措施，其操作方法是：让患者向穿刺侧侧卧 5 分钟，在脐与髂前上棘连线的中外 1/3 交界处或经脐水平线与腋前线交界处穿刺。①腹腔穿刺和腹腔灌洗液呈血性，提示绞窄性疾病或出血。②有粪样物或食物，提示胃肠道穿孔。③腹腔穿刺和腹腔灌洗液有血和粉酶增高，提示胰腺炎。④有混浊或脓液，提示腹腔内感染。⑤腹腔穿刺抽出不凝固血液，说明有腹腔内实质脏器损伤。⑥血液抽出后迅速凝固，说明误刺入血管。

（2）血常规检查　白细胞及中性粒细胞增高提示腹腔感染，增高程度与感染程度呈正比；血红蛋白或红细胞计数持续降低提示有出血。尿中有红细胞提示泌尿系结石。血尿淀粉酶增高提示胰腺炎。

（3）影像学检查　①X 线检查：小肠普遍积气，并有多个小液平面的肠麻痹征象；胃肠穿孔时多数可见膈下游离气体。②B 超检查：可显示腹内有积液，有助于原发病的诊断，并能明确脓肿的位置及大小。

5. 治疗要点　急性化脓性腹膜炎的治疗原则是积极消除原发病因，改善全身状况，促进腹腔炎症局限、吸收，或通过引流使炎症消除。

（1）非手术治疗　适用于原发性腹膜炎和继发性腹膜炎炎症比较局限或症状较轻、全身状况良好者，具体护理措施包括半卧位、禁食、持续胃肠减压、输液、输血、应用抗生素、镇静解痉、吸氧等。

（2）手术治疗　手术治疗方法：具体措施包括处理原发病灶、清理腹腔、充分引流。手术治疗的适应证：①腹腔内原发病灶严重者，如腹内脏器损伤破裂、绞窄性肠梗阻、炎症引起肠坏死、肠穿孔、胆囊坏疽穿孔、术后胃肠吻合口瘘所致的腹膜炎。②弥漫性腹膜炎较重而无局限趋势者。③患者一般情况差，腹腔积液多，肠麻痹重，或中毒症状明显，有休克者。④经非手术治疗 6~8 小时，如腹膜炎症状和体征不见缓解，或反而加重者。⑤原发病必须手术解决的，如阑尾炎穿孔、胃及十二指肠穿孔等。⑥腹膜炎病因不明，无局限趋势者。

护考链接

男，49 岁，急性阑尾炎穿孔，拟行阑尾切除术，术前禁水，半卧位。其主要目的是（　　）

A. 防止病情加重　　　　　B. 改善营养　　　　　C. 利于脓液积聚于盆腔

D. 减轻症状　　　　　E. 减少腹水形成

【护理诊断及合作性问题】

1. 焦虑或恐惧　与突然发病、剧烈疼痛、急症手术、担忧预后等因素有关。

2. 腹痛　与腹腔内炎症、穿孔、出血、梗阻或绞窄等病变有关。

3. 发热　与感染和毒素吸收有关。

4. 有体液不足的危险　与发热、呕吐、渗出有关。

5. 不舒适　与腹痛、引流和手术有关。

6. 并发症　腹腔脓肿、粘连性肠梗阻。

【护理目标】

1. 减轻症状，消除患者的焦虑情绪，使其配合医护工作。

2. 体温正常，水、电解质、酸碱平衡基本稳定，维持体液平衡。

3. 各种引流通畅，无并发症出现或减轻并发症的严重程度。

【护理措施】

1. 术前、非手术治疗护理措施

（1）观察病情　观察腹部症状和体征、胃肠道症状、中毒症状、生命体征、腹膜刺激征、引流液的量和性质、治疗护理的效果、实验室检查等。若病情加重，立即向医生汇报。

（2）体位　外科急症患者在无休克的情况下，一般采取平卧位或患者感觉最舒适的体位，以使腹腔内渗出液、脓液等积聚在盆腔，使炎症局限。盆腔腹膜的吸收能力较上腹部差，可减少毒素的吸收速度，防止形成膈下脓肿。处于休克状态的患者，可采用躯干和下肢各抬高10°～30°的中凹体位。

（3）**四禁** 外科急腹症患者包括急性化脓性腹膜炎患者在没有明确诊断之前，应严格执行四禁，即：①禁用吗啡、杜冷丁类止痛剂，以免掩盖病情。②禁饮食，以免加重胃肠道负担，胃肠道穿孔患者肠内容物易漏入腹腔，加重胃肠道出血患者的出血程度。③禁服泻药。④禁止灌肠，以免造成炎症扩散，增加胃肠道内的压力。胆道和胃肠道痉挛引起的腹痛，可适当用阿托品类解痉止痛剂止痛。对已决定手术的患者，可以适当使用镇痛药，以减轻其痛苦。

（4）**胃肠减压** 根据病情或医嘱决定是否施行胃肠减压。胃肠减压可以减轻腹胀，减轻消化道腔内的压力，对消化道穿孔或破裂的患者可避免消化液进一步漏入腹腔。

（5）**补液输血** 在禁食观察期间，通过补液维持水与电解质的平衡，供给营养。要保持补液的通畅。

（6）**抗感染** 原发性腹膜炎和继发性腹膜炎，都需要用抗菌药物。腹腔内炎症通常以革兰阴性杆菌感染为主，一般先给予常用的抗生素，待细菌培养及药物敏感试验出结果后再调整用药。

（7）**做好术前准备** 外科急腹症患者大多需要紧急手术，因此在观察期中必须做好术前准备，迅速收集各项化验的标本送检，及时收取报告单，做好家属的思想工作。一旦决定手术，要尽快做好皮肤准备，按医嘱给予术前用药，做好送手术室前的一切准备。

2. 术后护理措施

（1）平稳后取半卧位。

（2）术后禁饮食并行胃肠减压。在2～3日后，待肠蠕动恢复，拔除胃管后，可进流质饮食，少量多餐。如无腹胀、腹痛、呕吐等不适，逐渐改为半流质饮食或普食。

（3）鼓励患者及早翻身或下床活动，以促进肠蠕动恢复，预防肠粘连及下肢静脉血栓形成。

（4）病情观察。①观察生命体征变化。②注意腹部症状和体征。③观察手术伤口的情况。④注意手术后有无腹腔内出血、伤口感染、腹腔脓肿和粘连性肠梗阻等并发症的发生。若发现异常，及时通知医生并配合处理。

（5）腹腔引流护理。①护理时应掌握每条引流管的引流部位和作用。②妥善固定引流管，不要受压或扭曲，保持引流通畅、有效。③准确观察并记录引流液的量、颜色和性状。④当患者体温及血细胞计数恢复正常，腹部症状和体征缓解，引流液量明显减少、色清时，即可考虑拔管。

（6）预防伤口污染或感染。观察切口敷料是否干燥，有渗血或渗液时应及时更换；观察切口的愈合情况，及早发现切口感染征象。对腹胀明显的患者可加用腰带，以使患者舒适及防止伤口裂开。

【健康指导】

1. 向患者提供疾病的护理治疗知识。

2. 有消化系统疾病者及时治疗。

3. 指导患者早期进行适当活动，防止肠粘连。

4. 进食易消化的食物，少食多餐，避免进食过凉、过硬及辛辣食物，以防在肠粘连的基础上诱发肠梗阻。

5. 如有腹痛、腹胀、恶心、呕吐、发热等不适时，应及时去医院复诊。

护考链接

下列关于急腹症患者的护理，错误的是（　　　）

A. 病情稳定者取半卧位　　　B. 禁食、胃肠减压　　　C. 静脉输液

D. 用吗啡类止痛剂　　　E. 做好备皮等术前准备

第二节　腹部损伤患者的护理

病案引导

男性患者，28 岁，2 小时前打闹时硬物撞伤上腹部，自觉全腹疼痛，以上腹部疼痛较重来医院急诊。查体：痛苦面容，意识清楚，扶入病房，面色苍白。血压 95/70mmHg，脉搏 110 次/分，全腹压痛（+），反跳痛（+），以左上腹为重。肠鸣音活跃，移动性浊音（+），B 超显示腹腔积液，肝左叶可见长破裂口。该患者可能是何种疾病？该如何处理？

腹部损伤（Abdominal Injury）是指腹壁和（或）腹腔内脏器损伤，是常见的创伤性疾病，是外科急腹症常见的原因之一。在和平时期（生产、交通和生活事故）和战时都比较多见，发病率仅次于头、胸部而占第三位。多由生产或交通事故造成。腹部创伤的伤情主要取决于是否合并内脏损伤，有内脏损伤者病情严重，死亡率可高达 10%以上；合并头、胸部创伤时，病情更为危重。对腹部闭合性损伤，病情往往比较隐秘，必须密切观察，反复检查，妥善处理，因此对腹部创伤必须尽早诊断，及时治疗。

腹部创伤范围较广，包括腹壁、腹腔内脏器（肝、胆、脾、胃、肠等）、盆腔脏器（直肠、子宫附件、膀胱、输尿管等）、腹膜后器官（肾、输尿管、胰、腹主动脉、下腔静脉等）和膈肌、盆底的损伤。骨折常合并腹膜后或盆腔脏器损伤，不能忽视。由于医疗技术的进步，腹部创伤的死亡率逐渐下降。

【解剖生理概要】

腹部损伤的范围及程度取决于暴力的强度、速度、硬度、着力部位和作用力方向等因素。此外，内脏的解剖特点、功能状态以及是否有病理改变等内在因素对上述情况也有影响。例如：①肝、脾及肾的组织结构脆弱，血供丰富，位置比较固定，在受到暴力打击之后，比其他内脏更容易受到损伤。如果这些脏器原来已有病理改变，则更容易损

伤。②上腹受到撞击时，胃窦、十二指肠横部或胰腺可被挤压在脊柱上而断裂。③充盈的空腔脏器（饱餐后的胃、充盈的膀胱等）比排空者更易破裂。常见的内脏损伤依次是脾、肾、肝、胃、结肠等。

【病因与发病机制】

腹部损伤按腹壁有无伤口可分为开放伤和闭合伤两大类；按损伤深度可分为单纯腹壁损伤及合并腹腔内脏器损伤；按腹膜是否破损又分为穿透性和非穿透性两种损伤。开放伤多由利器或火器所致。闭合伤常由钝性暴力引起，易引起实质性脏器（如肝、脾、肾、胰等）损伤。闭合性腹部损伤具有更重要的意义。因为开放性损伤者一般需要剖腹手术，比较容易发现内脏损伤；闭合性腹部损伤时，由于体表无伤口，很难确定是否伴有内脏损伤。

【护理评估】

1. 健康史

（1）了解患者受伤的原因、时间、部位、姿势、致伤物的性质及暴力的大小和方向等。

（2）了解受伤前是否进食和排尿，受伤后的神志变化，有无腹痛、腹胀、呕吐、血尿、血便等异常表现。

（3）注意询问伤后病情变化及是否采取急救措施，效果如何。

（4）了解既往病史、不良嗜好。如果伤者有意识障碍，可询问现场目击者及护送人员。

2. 身体状况　对腹部损伤患者必须评估是单纯腹壁损伤，还是腹腔内脏器损伤；腹腔内脏器伤时应判断是实质性脏器损伤还是空腔脏器损伤；是否合并其他部位损伤。

（1）单纯腹壁损伤　症状和体征一般较轻，常为局限性腹壁肿痛和皮下瘀斑，实验室检查、影像学检查、腹腔穿刺等辅助检查无异常发现。

（2）腹部开放性损伤　可见腹壁创口，有时可见内脏（主要是肠道）脱出。以下主要介绍腹部闭合性合并内脏损伤的临床表现。

（3）腹痛　疼痛最重的部位，常是脏器损伤的部位。由于损伤的脏器不同，腹痛发生的时间、程度和性质也有所不同。

（4）腹腔内脏器损伤　出现下列情况之一，即应考虑腹腔内脏器损伤。①早期出现休克。②持续性腹痛，进行性加重。③有腹膜刺激征且范围呈扩散趋势。④有气腹表现或移动性浊音。⑤有呕血、便血或血尿等。⑥直肠指检、腹腔穿刺、腹腔灌洗等有阳性发现。

内脏损伤有空腔脏器和实质脏器损伤两种，其特点是：①空腔脏器破裂：主要表现为急性腹膜炎，有明显的腹膜刺激征。体温逐渐升高，脉搏增快，腹痛加剧。望诊：腹式呼吸减弱。触诊：板状腹压痛（＋）、反跳痛（＋）。叩诊：鼓音、移动性浊音（＋）、肝浊音界缩小。听诊：肠鸣音减弱或消失。辅助检查：X线多可发现气腹征，膈下游离气体；腹腔穿刺液呈混浊，带有食物残渣或粪样物。②实质性脏器损伤：主要表现是腹内出血。肝或胰腺损伤时，因胆汁、胰液流入腹腔，可有化学性腹膜炎的表现，有明显的腹膜刺激征。望诊：失血性休克的表现。触诊：腹膜刺激征，脾破裂较轻，肝脏、胆、胰腺较重。叩诊：出血多、移动性浊音（＋）。听诊：肠鸣音活跃、正常或消失。辅助检查：血常规检查出现贫血征象，血红蛋白逐渐下降；腹腔穿刺时穿出不凝固的血液，肝脏、胆道破裂则含有胆汁，胰腺破裂则含有胰淀粉酶。

3. 心理－社会状况　腹部损伤多在意外情况下突然发生，加之腹壁有伤口、出血、内脏脱出等，患者多表现出紧张、恐惧、焦虑、痛苦等心理变化，同时又对治疗及预后产生担忧。

4. 辅助检查

（1）**实验室检查**　实质性脏器破裂时，血常规检查红细胞计数、血红蛋白值、血细胞比容进行性下降；空腔脏器破裂时，白细胞计数及中性粒细胞明显增高；胰腺损伤时，血、尿淀粉酶值增高；尿常规检查发现红细胞，提示有泌尿系损伤。

（2）**影像学检查**　①B超检查、CT检查主要用于诊断实质性脏器损伤。②X线立位腹平片见到膈下游离气体，提示胃肠道破裂。

（3）**腹腔穿刺和腹腔灌洗**　腹腔穿刺是简便、快捷、安全及诊断率较高的辅助诊断措施，阳性率可达90%左右。让患者向穿刺侧侧卧5分钟，一般多选择在左麦氏点附近（B′点）（图14-3）。通过观察穿刺抽出液的性状，如血液、胆汁、胃肠内容物、尿液等，并收集标本做细胞计数、细菌涂片及培养，必要时测定淀粉酶来分析受损脏器的情况。对疑有内脏器官损伤而腹腔穿刺阳性者，应继续严密观察，必要时可重复腹腔穿刺或改行腹腔灌洗术（图14-4）。腹腔灌洗术在腹中线上取穿刺点。

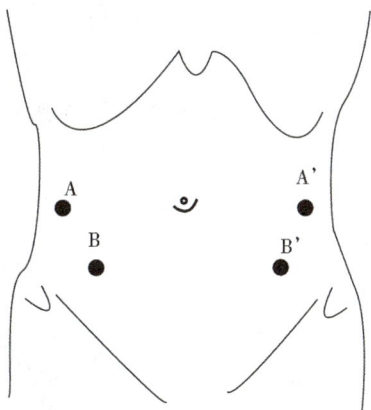

图14-3　腹腔穿刺点

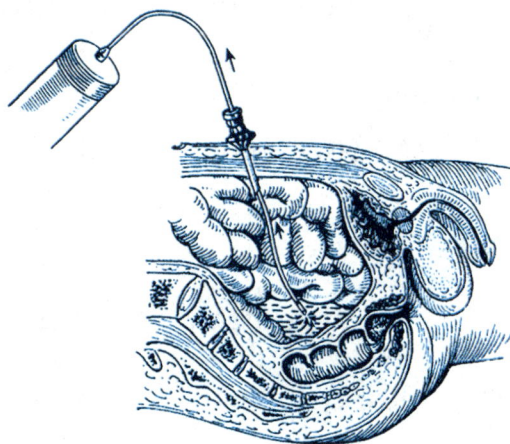

图14-4　腹腔灌洗

（4）**腹腔镜检查**　经上述检查仍不能确诊且疑有腹腔内脏器损伤时，考虑行腹腔镜检查，可直接观察损伤部位、性质及损伤程度，阳性率达90%以上。

5. 治疗要点

（1）**急救**　①腹部创伤伤员的急救与其他脏器伤的急救一样，应先处理威胁生命的情况。注意有无呼吸道阻塞和呼吸道功能障碍，维持呼吸道通畅。休克患者应积极抢救休克，然后迅速转运。②腹部有伤口时，应立即予以包扎。对有内脏脱出者，不可回纳脱出脏器，以免污染腹腔。可用大块敷料严加遮盖，然后用碗盖住脱出之内脏，防止其受压，外面再加以包扎。③如果腹壁缺损较大，脱出脏器较多，急救时应将内脏送回腹腔，以免因体腔暴露，加速体温和体液丧失而加重休克。④在急救处理的同时，伤者一律执行"四禁"，必要时可放置胃肠减压管抽吸胃内容物。有尿潴留的伤员应留置导尿管，观察每小时尿量和尿的颜色和性状，以防遗漏泌尿系损伤和肾衰。⑤急救处理后，在严密的观察下，尽快转送，膝关节呈半屈状以减轻腹壁张力，减轻伤员的痛苦。

（2）**手术治疗**　已确定腹腔内脏器破裂者，应及时进行手术治疗。对于非手术治疗者，在观察期间出现以下情况时，应进行剖腹手术。①腹痛和腹膜刺激征进行性加重或范围扩大者。②肠鸣音逐渐减少、消失或出现明显腹胀者。③全身情况有恶化趋势，出现休克征象者。④膈下有游离气体表现的。⑤红细胞计数进行性下降者。⑥经抗休克治疗，情况不见好转反而加重者。⑦腹腔穿刺物有气体、不凝血液、胆汁或胃肠内容物者。⑧胃肠出血不易控制者。

【护理诊断及合作性问题】

1. 体液不足　与发热、出血、呕吐有关。

2. 疼痛　与创伤有关。

3. 焦虑与恐惧　与疼痛、病情急重有关。

4. 潜在并发症　出血、感染、脓肿形成。

【护理目标】

患者疼痛缓解；焦虑减轻；体温恢复正常；休克得以纠正；水、电解质及酸碱平衡基本稳定。

【护理措施】

腹部损伤是急腹症的病因之一，因此，护理上与第一节急性化脓性腹膜炎患者的护理相同。

护考链接

下列哪种腹内脏器损伤，腹部体查时腹膜刺激征不明显（　　　）

A. 肝破裂　　　　　　　B. 脾破裂　　　　　　　C. 胰破裂

D. 肠穿孔　　　　　　　E. 胃穿孔

【护理评价】

1. 水、电解质及酸碱是否平衡，生命体征是否稳定。

2. 疼痛是否缓解，舒适感是否增加。

3. 焦虑/恐惧是否减轻，情绪是否稳定。

4. 有无发生出血、腹腔脓肿等并发症，是否得到有效处理。

【健康指导】

1. 加强劳动保护，安全生产，遵守交通规则，避免意外损伤。

2. 宣讲腹部损伤的急救常识，发生事故时能自救互救。

3. 腹部损伤后及时就诊，以免贻误治疗。

4. 出院后应注意休息、加强营养和适度活动，有腹痛、腹胀、肛门停止排便或排气等症状应及时到医院就诊。

小　　结

急性化脓性腹膜炎是急腹症最常见的病因。按病因分为原发性腹膜炎和继发性腹膜炎。原发性腹膜炎（又称为自发性腹膜炎）是指腹腔内无原发性病灶，致病菌多为溶血性链球菌。继发性腹膜炎的病原菌以大肠杆菌最多见，是急性继发性化脓性腹膜炎最常见的原因。腹痛是急性化脓性腹膜炎最主要的临床症状，特点为持续性剧烈疼痛，难以忍受。其程度随炎症的程度而变化，炎症越严重，腹痛越剧烈。深呼吸、咳嗽、转动身体时可加剧疼痛。

腹膜刺激征是腹膜炎的标志体征。不同类型的急性化脓性腹膜炎的腹痛各有其特点：①炎症性病变起病缓慢，腹痛由轻到重，呈持续性，体温升高，血白细胞及中性粒细胞增多，有固定压痛点，可伴有反跳痛与肌紧张。②穿孔性病变腹痛突然，有时呈刀割样持续性剧痛，迅速出现腹膜刺激征，可有气腹征，如肝浊音界缩小或消失，X 线见膈下游离气体，可有移动性浊音，肠鸣音消失。③出血性疾病多在外伤后迅速发生，以失血、休克表现为主，可有程度不同的腹膜刺激征。腹腔积液 500ml 以上可叩出移动性浊音，腹穿见不凝血液。④梗阻性疾病起病较急，以阵发性绞痛为著，初期多无腹膜刺激征。⑤绞窄性病变病情发展迅速，常呈持续性腹痛，阵发性加剧或持续性剧痛。

出现腹膜刺激征或休克，可有黏液血便或腹部局限性固定浊音区等特征性表现。外科急腹症患者在无休克的情况下，一般采取平卧位或患者感觉最舒适的体位，以使腹腔内渗出液、脓液等积聚在盆腔，使炎症局限。处于休克状态的患者，可采用中凹体位。外科急腹症患者包括急性化脓性腹膜炎患者在没有明确诊断之前，应严格执行"四禁"，即：①禁用吗啡、杜冷丁类止痛剂。②禁饮食。③禁服泻药。④禁止灌肠。根据病情或医嘱决定是否施行胃肠减压。胃肠减压可以减轻腹胀，减轻消化道腔内的压力，对消化道穿孔或破裂的患者可避免消化液进一步漏入腹腔。在禁食观察期间，通过补液维持水与电解质的平衡，供给营养。要保持补液的通畅。

原发性腹膜炎和继发性腹膜炎，都需要用抗菌药物。在观察期中必须做好术前准备，迅速收集各项化验的标本送检，及时收取报告单，做好家属的思想工作。腹部损伤的关键在于是否同时伴有腹腔内脏的损伤。腹腔内脏损伤分为空腔和实质脏器损伤，实质脏器的损伤主要以失血为主要表现，有腹腔内出血征和全身失血征，出血量多者，可有移动性浊音。空腔脏器受损伤破裂时，出现腹膜炎、腹膜刺激征和全身感染征。胃肠破裂时 X 线可见膈下游离气体。腹穿或腹腔灌洗一般可明确诊断，也可行剖腹探查和腹腔镜检查。腹部损伤（特别是伴内脏损伤）时，应禁食、胃肠减压、抗休克、抗感染，严格执行"四禁"和严密观察，并及早手术探查和修复脏器损伤。术前、术后护理应严密观察病情，保持引流通畅，注意体位、禁食、胃肠减压和饮食护理，禁食期给予补液，正确使用抗生素，鼓励患者早期下床活动，防止并发症的发生。

同步训练

1. 躯体性疼痛的特点是（　　）
   A. 对内脏膨胀敏感　　　　　　B. 对牵拉内脏敏感
   C. 对刺激定位准确　　　　　　D. 对疼痛不敏感
   E. 痛觉弥散

2. 下列哪项不符合内脏痛的特点（　　）
   A. 由内脏传入纤维传至中枢神经系统引起
   B. 定位精确
   C. 对牵拉、痉挛等刺激敏感
   D. 疼痛缓慢、持续
   E. 无腹膜刺激征

3. 外科急腹症的特点是（　　）
   A. 先有发热，后有腹痛
   B. 发热与腹痛同时出现
   C. 腹痛和压痛部位常较固定
   D. 腹膜刺激征多不明显
   E. 仅有腹痛和呕吐表现

4. 关于急腹症患者的护理，下列不正确的是（　　）
   A. 病情稳定者取半卧位　　　　B. 禁食、胃肠减压
   C. 静脉输液　　　　　　　　　D. 禁用吗啡类止痛剂
   E. 做好备皮、灌肠等术前准备

5. 患者，女性，35岁，突发左上腹剧痛2小时来院急诊。查体：全腹均有明显压痛，以左上腹最为明显，腹肌呈板样强直，肠鸣音消失，肝浊音界消失。既往有胃溃疡病史。首先考虑的疾病是（　　）
   A. 急性胆囊炎穿孔　　　　　　B. 胃溃疡急性穿孔
   C. 坏疽性阑尾炎　　　　　　　D. 绞窄性肠梗阻
   E. 急性胰腺炎

第十五章　胃肠疾病患者的护理

第一节　腹外疝患者的护理

病案引导

　　男性患者，36 岁，出生后发现右腹股沟区肿块，站立干活时明显，休息平卧时消失。随着年龄的增大，肿块越来越大。近期出现腹痛，有下坠感。查体可见：右腹股沟包块 12cm×10cm×14cm，质软，边界清楚，进入阴囊，透光试验阴性，叩诊鼓音，可闻及肠鸣音。该患者可能患何种疾病？该如何处理？

　　腹腔内的组织或器官，在腹内压增高的情况下，推移腹膜壁层经腹壁缺损或薄弱处向体表突出而形成的包块，称为腹外疝。其中以腹股沟疝较为多见，以腹股沟斜疝最常见，其次是直疝，再次是股疝。男性多于女性。

【解剖生理概要】

1. 腹股沟管解剖　腹股沟管位于腹股沟韧带下半部的内侧，是由外上斜向内下的肌肉筋膜裂隙，相当于腹内斜肌、腹横肌弓状下缘与腹股沟韧带之间的空隙（图 15 – 1）。男性的腹股沟管长 4～5cm，内含精索；女性因骨盆较宽、耻骨联合较高，故稍狭长，内有子宫圆韧带通过。内口即腹股沟深环，位于腹股沟韧带中点上方约一横指处，腹壁下动脉的外侧，是由腹横筋膜外突形成的卵圆形裂隙，是斜疝内容物的进出口。外口即腹股沟浅环，是腹外斜肌腱膜在耻骨结节外上方形成的三角形裂隙。

2. 直疝三角（Hesselbach 三角）　由三边组成：外侧边是腹壁下动脉，内侧边是腹直肌外缘，底边是腹股沟韧带（图 15 – 2）。它与腹股沟管深环之间有腹壁下动脉和凹间韧带相隔。直疝由此三角突出。

3. 股管结构　股管是一漏斗状筋膜间隙，实为股鞘内侧份，是股疝的通道。长为 1～1.5cm，平均长度为 1.3cm，有上、下两口及前、后、内、外四壁。上口即股环，有一薄层疏松结缔组织覆盖，其前缘为腹股沟韧带，后缘为耻骨梳韧带，内缘为腔隙韧带，外缘为股静脉内侧的纤维膈（图 15 – 3）。股管下口为卵圆窝，位于腹股沟韧带内下方，大隐静脉在此进入股静脉。

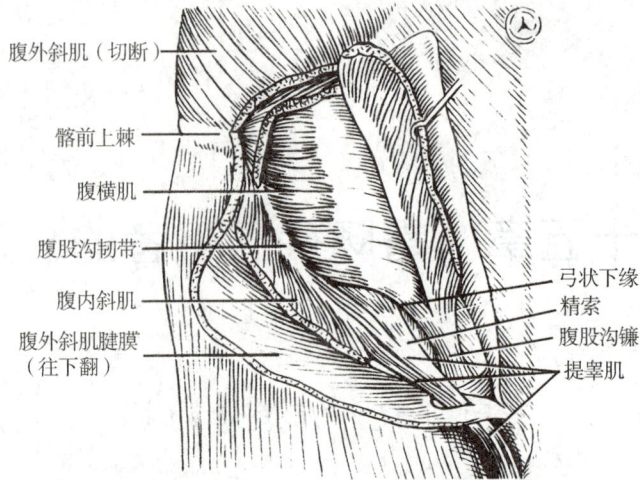

图 15－1　腹股沟管解剖结构

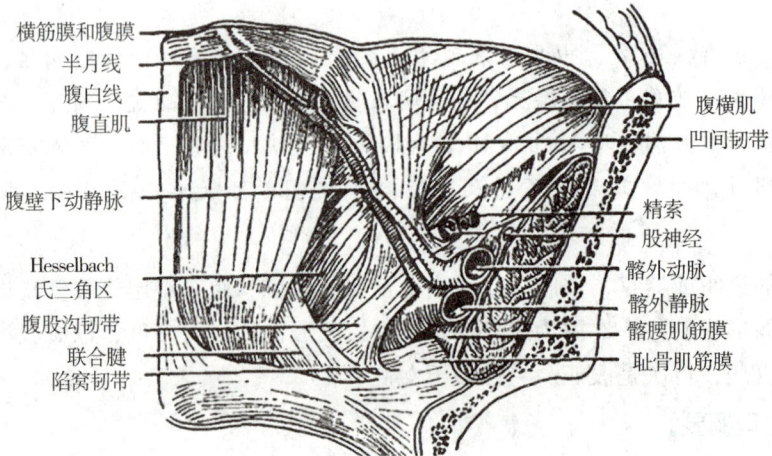

图 15－2　直疝三角解剖结构

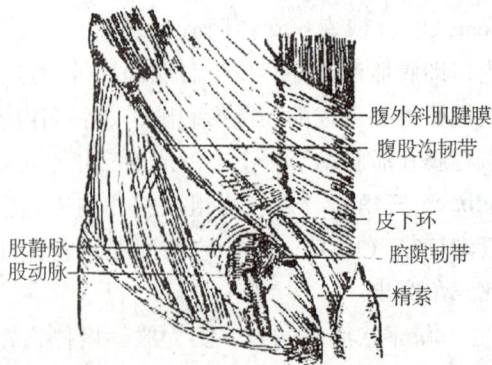

图 15－3　股管解剖结构

【病因、病理、分类】

1. 病因　腹外疝发病的主要原因是腹壁强度降低和腹内压增高，两者在发病过程中缺一不可，只有两者同时存在时才能发病。

（1）**腹壁强度降低** 是腹外疝发病的根本原因。①先天性因素：在胚胎发育过程中，因母体某些病变导致腹壁发育迟缓，或使腹壁缺损，造成局部腹壁强度降低，如男性的精索或女性的子宫圆韧带穿过的腹股沟管，股动脉、股静脉穿过的股环，以及腹股沟的海氏三角区，均为腹壁薄弱区。②后天性因素：腹部手术切口愈合不良、腹壁外伤或感染造成的腹壁薄弱；年老体弱、营养不良、过度肥胖等造成的腹壁肌肉萎缩，均致腹壁强度降低。

（2）**腹内压增高** 是腹外疝发病的重要因素。长期腹内压升高，使腹腔内的组织和脏器移位，从腹壁薄弱处向体表突出，形成腹外疝。如慢性咳嗽、便秘、排尿困难、抬举重物、婴幼儿经常啼哭等。

护考链接

腹外疝发病最重要的原因是（　　）

A. 慢性咳嗽　　　　　　　　B. 长期便秘

C. 排尿困难　　　　　　　　D. 腹壁有薄弱点或腹壁缺损

E. 经常从事导致腹内压增高的工作

2. 病理解剖 典型的腹外疝由疝环、疝囊、疝外被盖组成（图 15-4）。

（1）**疝环** 是指疝突出体表的门户。通常以疝所在的解剖部位作为命名疝的依据，如脐疝、股疝、切口疝。

（2）**疝囊** 是指包裹疝内容物的壁层腹膜，疝内容物推移壁层腹膜向体表突出所形成的囊袋状物。可分为疝囊颈、疝囊体、疝囊底三部分。

（3）**疝内容物** 是指突入疝囊腔内的腹腔器官或组织。最常见的是小肠，其次是大网膜。触诊质韧的是大网膜，质软可听到肠鸣音的是小肠。

（4）**疝外被盖** 指覆盖疝囊外的腹壁各层组织。因疝突出的部位不同，疝外被盖的结构层次不同，通常有皮肤、皮下脂肪、肌肉、筋膜等。

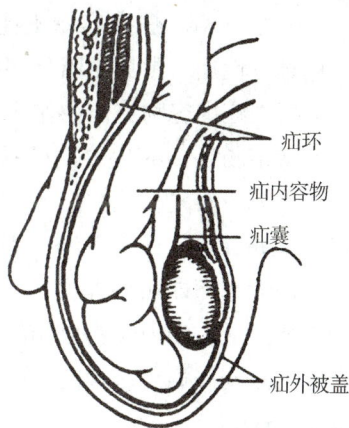

图 15-4 腹外疝的病理解剖

护考链接

腹外疝内容物最常见的是（　　）

A. 小肠　　　B. 盲肠　　　C. 大网膜　　　D. 阑尾　　　E. 膀胱

3. 腹外疝的分类 根据病理和临床表现，腹外疝可分为三种。

（1）**易复性疝** 疝的早期。疝内容物可自由进出腹腔的疝，称为易复性疝。当患者站立或腹压增高时，疝内容物突出；当患者平卧或用手按压疝块时，疝内容物回入腹腔。此为临床上最常见的一型。

（2）**难复性疝** 疝内容物不能回纳或不能完全回纳入腹腔内，但并不引起严重症状者，称难复性疝。常见原因是疝内容物与疝囊粘连；此外，病程长的巨大疝，疝环大而失去抵挡疝内容物突出的作用，也难以回纳；少数巨大疝可将腹腔内脏器（盲肠、膀胱、乙状结肠）随疝内容物牵拉下坠成为疝囊壁的一部分，这种疝称滑动性疝（图15-5），也属于难复性疝。

（3）**嵌顿性疝和绞窄性疝** 疝环狭小而腹内压突然增高时，疝内容物强行突过疝环而进入疝囊，随即疝环弹性回缩，将疝内容物卡住，使其不能回纳腹腔，称为嵌顿性疝。若嵌顿过久，疝内容物血循环障碍，发生缺血坏死则称为绞窄性疝。嵌顿性疝和绞窄性疝块时，疝内容物回入腹腔。临床上最常见的一型。

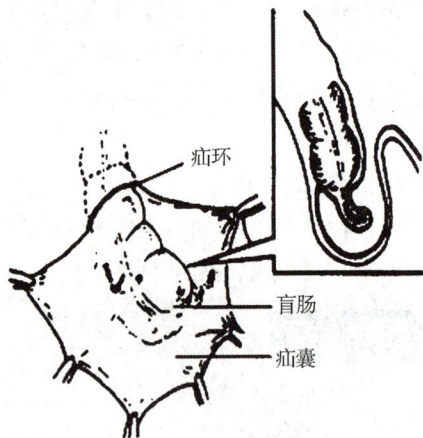

图 15-5 滑动性疝

（2）**难复性疝** 疝内容物不能回纳或不能完全回纳入腹腔内，但并不引起严重症状者，称难复性疝。常见原因是疝内容物与疝囊粘连；此外，病程长的巨大疝、疝环大因而失去抵挡疝内容物突出的作用，也难以回纳；少数巨大疝可将腹腔内脏器（盲肠、膀胱、乙状结肠）随疝内容物牵拉下坠成为疝囊壁的一部分，这种疝称滑动性疝（图15-5），也属于难复性疝。

（3）**嵌顿性疝和绞窄性疝** 疝环狭小而腹内压突然增高时，疝内容物强行突过疝环而进入疝囊，随即疝环弹性回缩将疝内容物卡住，使其不能回纳腹腔，称为嵌顿性疝。若嵌顿过久，疝内容物血循障碍，发生缺血坏死则称为绞窄性疝。嵌顿性质和绞窄性疝实际上是同一病理过程的不同阶段，临床上很难区分。此型属于急诊。

护考链接

患者，男，25岁。右侧腹股沟斜疝，干活时疝块突然增大，不能回纳，疝块紧张发硬，疼痛和压痛。患者可能是（   ）

A. 难复性疝　　　　B. 嵌顿性疝　　　　C. 绞窄性疝

D. 嵌顿性疝　　　　E. 易复性疝

【护理评估】

1. 健康史

（1）**腹内压增高的原因** 有无慢性咳嗽、习惯性便秘、前列腺增生等病史。

（2）**腹壁抵抗力的下降** 询问有无腹部手术或外伤史；是否存在老年体弱、过度肥胖、糖尿病等腹壁肌肉萎缩的因素。

2. 身体状况

（1）**易复性疝**　患者多无自觉症状，当疝块较大时，仅有局部坠胀不适。主要表现为包块，无触痛，可回纳入腹腔，当站立活动、用腹压时包块复出。疝块回纳后，局部查见腹壁缺损。嘱患者咳嗽时，检查者指尖有冲击感。当疝内容物为肠管时，叩击包块为鼓音，可听到肠鸣音。

（2）**难复性疝**　患者平卧或用手按压时，疝块不能完全回纳腹腔，有坠胀、隐痛不适。当疝内容物为肠管时，有消化不良的表现。

（3）**嵌顿性疝和绞窄性疝**　腹内压骤增后，出现腹壁包块，质硬而触痛，伴机械性肠梗阻的表现。嵌顿时间过久，出现腹膜刺激征者，考虑绞窄性疝。严重者有感染性休克。

腹股沟斜疝、直疝与股疝的鉴别要点见表 15 - 1。

表 15 - 1　腹股沟斜疝、直疝与股疝的鉴别

	斜疝	直疝	股疝
好发年龄	多见于儿童和青壮年	多见于老年人	中年肥胖妇女
突出途径	经腹股沟管突出，可进入阴囊	由直疝三角突出，不进入阴囊	由股管出卵圆窝
疝块外形	椭圆或梨形，近端如蒂柄	呈半球形，基底较宽	小半球形
回纳疝块后压住内环口	疝块不再复出	疝块仍可突出	疝块仍可突出
精索与疝囊的关系	精索在疝囊后方	精索在疝囊前外方	精索在疝囊下方
疝囊颈与腹壁下动脉的关系	疝囊颈在腹壁下动脉外侧	疝囊颈在腹壁下动脉内侧	疝囊颈在腹壁下动脉内下方

3. 心理 - 社会状况

腹股沟疝发展到一定程度时，影响患者的工作和生活，使患者焦虑不安，对手术治疗存在顾虑，故表现出焦虑、恐惧心理。

4. 辅助检查

（1）**阴囊透光试验**　透光试验阳性，则为鞘膜积液，不能透光则为腹股沟疝。

（2）**血、粪常规**　血中白细胞增高、粪便中有红细胞时，考虑绞窄性疝。

（3）**腹部 X 线检查**　腹部见多个阶梯状气液平面时，考虑腹外疝引起的肠梗阻。

5. 治疗要点及反应

（1）**非手术治疗**　适用于以下情况：①1 岁以内的小儿腹外疝，随着年龄的增长，腹肌渐增强，腹外疝可自愈。如腹股沟斜疝可用棉束带包扎压迫（图 15 - 6）。②年老体弱或伴有严重疾病，不能耐

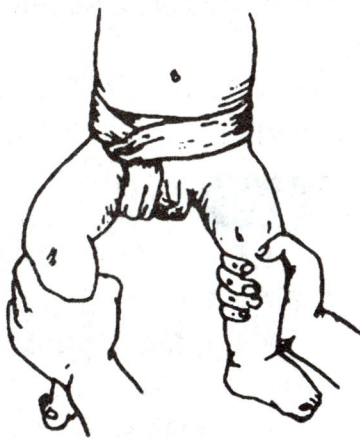

图 15 - 6　儿童斜疝棉束带压迫

受手术者,可佩带特制的疝带,或用其他压迫法,阻止疝内容物突出。

(2)**手术治疗** 手术是治疗腹外疝的有效方法。小儿腹外疝可采用单纯的疝囊颈高位结扎术。成人腹外疝可采用疝修补术、疝成形术及腹腔镜疝修补术。嵌顿3~4小时内的腹外疝,确认无绞窄,可先试行手法回纳,成功回纳后再择期手术;如手法回纳失败则立即手术治疗。绞窄性疝要尽快完善术前准备,立即进行手术治疗。

【护理诊断及合作性问题】

1. 急性疼痛 与疝块嵌顿或绞窄及手术创伤有关。

2. 体液不足 与嵌顿和绞窄性疝引起的机械性肠梗阻有关。

3. 知识缺乏 缺乏预防腹外疝复发的相关知识。

4. 潜在并发症 术后阴囊血肿、切口感染。

【护理目标】

1. 患者的疼痛得到缓解。

2. 患者的体液得到补充。

3. 患者获得预防腹外疝复发的相关知识。

4. 术后并发症得到有效的预防和控制。

【护理措施】

1. 非手术治疗的护理

(1)**棉束带压迫治疗的护理** ①棉束带的选择:婴幼儿的骨盆尚未发育,使用疝带时,注意选择疝带的大小,束缚疝带时一定要压住疝环。②加强基础护理:加强大、小便的护理,如果束带被大、小便污染,需要立即更换,以免浸渍过久而发生皮炎。③调节松紧度:经常检查束带的松紧度,过松则达不到治疗目的,过紧则影响小儿的生长发育、经常哭闹,需随时调节束带的松紧度。

(2)**疝带压迫治疗的护理** 选择合适的疝带,分清左右,正确佩戴,有效压迫疝环,随时调节松紧度。长期使用有不适感,应向患者解释使用的目的和意义,鼓励其长期使用。

(3)**病情观察** 实行手法复位的患者,留院观察30分钟,注意腹痛症状有无缓解,有无腹膜刺激征,若有异常则及时报告医生。

护考链接

患者,男,59岁,右侧腹股沟斜疝嵌顿4小时,经手法复位成功。留院观察的重点是（ ）

A. 疝块有无再次嵌顿   B. 呼吸、脉搏、血压

C. 腹痛、腹膜刺激征   D. 呕吐、腹胀、发热

E. 疝块部位红、肿、痛

2. 手术前护理

（1）**一般护理**　择期手术患者术前一般不限制体位和活动，巨大疝的患者卧床休息 2～3 日，使疝块回纳，疝环缩小，有利于手术中操作及术后愈合，术晨禁饮食。如疑有嵌顿和绞窄性疝者，禁饮禁食。

（2）**病情观察**　观察腹部情况，有明显腹痛、腹膜刺激征、疝块逐渐增大、不能还纳者，考虑嵌顿和绞窄性疝，要及时报告医生。

（3）**治疗配合**　①消除腹内压增高的因素：术前有咳嗽、便秘、排尿困难等表现的患者，除急诊手术外，均应做出相应的处理，待症状控制后，方可施行手术，否则术后易复发。对吸烟者，术前 2 周开始戒烟；生活规律，防止感冒；鼓励患者多饮水，多吃蔬菜水果等粗纤维食物，以保持大便通畅。②严格备皮：严格备皮是防止切口感染、避免疝复发的重要措施。术前嘱患者沐浴后，按照规定的范围、操作规程认真实施，既要剃尽毛发，又要防止剃破皮肤。手术日晨需再检查备皮情况，如有皮肤破损应暂停手术。③灌肠和排尿：术前晚灌肠通便，以免术后便秘。入手术室前嘱患者排空膀胱，以免术中误伤。④急诊手术前护理：嵌顿性和绞窄性腹外疝，特别是合并急性肠梗阻的患者，应紧急手术。术前除一般护理外，做好禁饮禁食、输液、输血、抗感染、胃肠减压等护理。

> **知识链接**
>
> **腹外疝复发的诱因**
>
> 感冒咳嗽、术后切口感染、术后便秘、过早下床活动等因素易导致疝复发。疝的手术属无菌手术，应杜绝切口感染，而严格备皮是要点之一。

（4）**心理护理**　腹外疝一般应及早采用手术治疗，与患者积极沟通，消除其紧张情绪和顾虑，向患者介绍腹外疝的相关知识。

3. 手术后护理

（1）**一般护理**　①体位与活动：术后取平卧位，腘窝处垫软枕，使髋关节微屈，降低腹壁张力。术后次日开始适当进行床上活动，手术后 1 周可以下床活动，以防止术后疝复发。②饮食：术后 6～12 小时后可进流质饮食，逐步改为半流质饮食、普食。

> **护考链接**
>
> 下列腹外疝术后护理中，不正确的是（　　　）
>
> A. 平卧 3 天，膝下垫一软枕　　　　B. 术后当日可进流食
>
> C. 预防感染　　　　　　　　　　　D. 预防术后出血
>
> E. 早期下床活动

（2）**病情观察**　观察生命体征；观察切口变化，有无红、热、肿、痛；观察切口有无渗血，阴囊有无肿胀，如有异常应报告医生并及时处理。

（3）**治疗配合** ①预防阴囊血肿：术中彻底止血是防止血肿发生的根本，术后可用丁字带或阴囊托兜起阴囊，常规腹股沟区砂袋压迫24小时。②预防感染：切口感染是疝复发的主要原因，术后应用抗生素预防感染。观察切口情况，保持切口敷料清洁干燥，敷料污染或脱落应及时更换。③防止腹内压增高：术后注意保暖，以防止感冒咳嗽。保持大、小便通畅，如有便秘应及时处理。④其他处理：如术后患者出现急性腹膜炎或排尿困难、血尿、尿外渗等表现，可能是术中肠管损伤或膀胱损伤，应及时报告医生。

知识链接

记忆技巧

如何对腹外疝术后护理进行简洁记忆？以下口诀可以帮到你：

"仰卧腘枕敷料干，注意保暖防感冒，托起阴囊水肿消，预防血肿压砂袋，二便通畅有必要，一周下床应明了，腹痛出血要报告。"

【护理评价】

1. 患者的疼痛是否得到缓解。
2. 患者的体液是否得到及时有效的补充。
3. 患者是否获得预防腹外疝复发的相关知识。
4. 术后并发症是否得到有效的预防和控制。

【健康指导】

1. 对非手术治疗的患者，教会其使用疝带的方法，自我调整，长期坚持。
2. 患者出院后逐步增加活动量，3个月内避免重体力劳动或提举重物。
3. 合理饮食，规律生活，心态平衡；保持大、小便通畅，养成每日定时排便的好习惯。
4. 预防和及时治疗使腹内压增高的各种疾病，消除咳嗽、便秘、排尿困难等，以免疝复发。
5. 若疝复发，应及时治疗。

第二节　胃及十二指肠疾病患者的护理

一、胃癌

病案引导

李某，男，60岁，以上腹部疼痛、食欲不振、体重减轻就诊。胃镜检查发现胃窦部小弯侧可见一直径约3cm的肿块。该患者最可能的诊断是什么？提出相关的护理诊断。

　　胃癌是起源于胃黏膜上皮细胞的恶性肿瘤，是最常见的消化道肿瘤，居全身恶性肿瘤的首位。好发年龄为50岁以上，男、女发病率之比为2∶1。多见于胃窦部，其次为贲门部，胃体少见。

【病因病理】

1. 病因　胃癌的确切病因到目前为止不十分明确，普遍认为与地域环境、饮食生活习惯（如长期食用熏烤、腌制食品）、遗传有关，幽门螺杆菌感染是引发胃癌的主要原因之一。此外，萎缩性胃炎、胃溃疡、胃息肉、残胃炎可能会发生癌变。

2. 病理

（1）按大体形态分类　①早期胃癌：指癌细胞仅限于黏膜或黏膜下层，无局部浸润，无淋巴结和远处转移。根据病灶形态分为隆起型、浅表型、凹陷型。②进展期胃癌：癌组织超出黏膜下层，侵入胃壁肌层或浆膜层。分为肿块型、溃疡型、弥漫型。

（2）组织学分型　分为腺癌、黏液腺癌、低分化癌、未分化癌等。以腺癌多见，约占95%。未分化癌的恶性度最高，预后差。

（3）胃癌转移途径　①直接浸润：浸润邻近器官及组织，如肝、胆囊、胰、腹主动脉等。②淋巴转移：是胃癌的主要转移途径。恶性程度较高，较晚期的胃癌可通过胸导管转移到左锁骨上淋巴结。③血行转移：发生于晚期。以肝转移为多见。④腹腔种植：癌细胞脱落种植于腹膜和脏器表面而形成转移结节。女性患者胃癌可形成卵巢转移性肿瘤，称为Krukenberg瘤。

【护理评估】

1. 健康史　了解患者的饮食嗜好、生活习惯；家族中有无胃癌或其他肿瘤病史；有无萎缩性胃炎、胃溃疡、胃息肉等癌前病史。

2. 身体状况

（1）早期胃癌　症状常不明显，如上腹部不适、隐痛、嗳气、泛酸、食欲减退、轻度贫血等，部分类似胃及十二指肠溃疡或慢性胃炎的症状。

（2）进展期胃癌　疼痛与体重减轻是最常见的临床症状，表现为上腹不适，进食后饱胀，上腹疼痛加重，食欲下降，消瘦，乏力。不同部位的胃癌有其特殊表现：贲门胃底癌可有胸骨后疼痛和进行性吞咽困难；幽门附近的胃癌有幽门梗阻症状；肿瘤破坏血管后可有呕血、黑便等消化道出血症状。晚期胃癌可出现贫血、消瘦甚至恶病质表现。

3. 心理 – 社会状况　患者对疾病的恐惧；家属、患者对疾病治疗效果及预后的期望；家属对病人的关心和支持；家庭的经济承受能力。

4. 辅助检查

（1）胃镜检查　是诊断胃癌的有效方法。直接观察病变部位和范围，并可取病变组织做病理学检查。

（2）**影像学检查**　①X 线气钡双重造影：可发现较小而表浅的病变。②螺旋 CT：有助于胃癌的诊断和术前临床分期。

（3）**实验室检查**　粪便隐血试验常呈持续阳性。胃游离酸测定多显示胃酸缺乏或减少。

5. 治疗要点与反应　早期发现、早期诊断、早期治疗是提高胃癌疗效的关键。首选手术治疗。对中、晚期胃癌积极辅以化疗、放疗及免疫治疗等综合治疗以提高疗效。

【护理诊断及合作性问题】

1. 焦虑、恐惧　与患者对癌症的恐惧、担心治疗的效果和预后有关。

2. 营养失调，低于机体需要量　与长期食欲缺乏、消化吸收不良及癌肿导致的消耗增加有关。

3. 舒适度改变　与顽固性呃逆、切口疼痛有关。

4. 潜在并发症　出血、感染、吻合口瘘、消化道梗阻、倾倒综合征等。

【护理目标】

1. 患者的焦虑、恐惧心理得到缓解。

2. 患者的营养得到补充。

3. 患者的疼痛得到缓解。

4. 患者的并发症得到有效的预防和控制。

【护理措施】

1. 心理护理　消除患者的顾虑和消极心理，增强其对治疗的信心，积极配合治疗和护理。

2. 营养护理　加强营养，纠正负氮平衡，提高手术的耐受力，有利于术后恢复；能进食者给予高蛋白、高热量、高维生素、易消化的饮食；对于不能进食或禁食患者，静脉补给足够的能量、氨基酸、电解质和维生素，必要时可实施全胃肠外营养；对化疗患者，适当减少脂肪、蛋白质含量高的食物，多食绿色蔬菜和水果，以利于消化和吸收。

3. 手术前后的护理　原则上与胃大部切除术前后护理相同，放疗及化疗的护理与肿瘤患者的护理相同。

【护理评价】

1. 患者的焦虑、恐惧心理是否得到缓解。

2. 患者的营养是否得到补充。

3. 患者的疼痛是否得到缓解。

4. 患者的并发症是否得到有效的预防和控制。

5. 患者是否获得健康教育的知识。

【健康指导】

保持良好的心理状态，适当运动。饮食少量多餐，摄入富含营养、易消化的饮食，忌生、冷、硬、油煎、浓茶等刺激性食物，戒烟、酒。出院后定期复查，术后初期每 3 个月复查一次，以后每半年复查一次，至少复查 5 年。若有腹部不适、肝区肿胀、锁骨上淋巴结肿大等表现时，应随时复查。

二、胃及十二指肠溃疡外科治疗患者的护理

病案引导

　　王某，女，52 岁，毕Ⅱ式胃大部切除术后第 4 天，突然发生右上腹剧痛。检查见痛苦面容，右上腹有压痛、反跳痛及肌紧张。该患者可能发生了什么？应采取何种措施？

　　胃及十二指肠溃疡是指发生于胃及十二指肠的局限性圆形或椭圆形的全层黏膜缺损。溃疡的形成与胃酸、胃蛋白酶的消化作用有关，故称消化性溃疡。多见于男性青壮年。大部分患者经内科正规治疗可以痊愈，仅少部分患者出现并发症时，才需要外科治疗。胃及十二指肠溃疡的手术适应证为：①胃及十二指肠溃疡急性穿孔；②胃及十二指肠溃疡大出血；③胃及十二指肠溃疡瘢痕性幽门梗阻；④胃溃疡癌变；⑤内科治疗无效的顽固性溃疡。

【胃及十二指肠解剖生理概要】

　　胃位于上腹部，为一弧形囊状器官，入口为贲门，出口为幽门。胃分为胃底、胃体和幽门部。胃壁由内向外分别为黏膜层、黏膜下层、肌层、浆膜层。

　　胃的血运非常丰富，胃的静脉汇集到门静脉系统。胃具有运动和分泌两大功能。

　　十二指肠连续于胃幽门，下接空肠。呈"C"形紧紧围绕胰腺头部。十二指肠分球部、降部、横部、升部。球部是溃疡的好发部位；降部的中部内侧壁有一黏膜隆起，叫十二指肠乳头，为胆总管及胰管的开口部。

【病因病理】

　　1. 胃酸分泌过多　是导致溃疡的最重要的因素。胃酸过多，激活胃蛋白酶，破坏胃的黏液屏障，使胃、十二指肠黏膜发生"自家消化"而形成溃疡。

　　2. 幽门螺杆菌（HP）感染　幽门螺杆菌感染可引起胃酸的分泌增加以及相应的调节机制障碍。

　　3. 胃黏膜屏障损害　黏膜屏障损害是溃疡产生的重要环节。非甾体类抗炎药、肾上腺皮质激素、酒精等均可破坏胃的黏膜屏障。

　　4. 其他因素　包括遗传、吸烟、心理压力等。

【护理评估】

　　1. 健康史　大多数患者有胃及十二指肠溃疡病史，常有暴食、进刺激性食物、情绪激动、过度疲劳等并发症的诱发因素。

知识链接

胃、十二指肠溃疡的主要区别

胃、十二指肠溃疡主要有慢性病程、周期性发作和节律性上腹部疼痛三大特点。十二指肠溃疡主要表现为餐后延迟痛、饥饿痛或夜间痛，进食后腹痛可暂时缓解，服用抗酸药物能止痛。胃溃疡的特点为进餐后上腹部疼痛，持续1~2小时，服用抗酸药物疗效不明显。

2. 身体状况

（1）**急性穿孔** 急性穿孔是胃及十二指肠溃疡常见的并发症。多数患者穿孔前溃疡症状加重。患者突然出现上腹部刀割样剧痛，随后减轻，并迅速波及全腹，有时出现休克症状。6~8小时后，由于腹膜大量渗出，强酸或强碱性胃及十二指肠内容物被稀释，腹痛稍缓解，继发细菌感染后腹痛可再次加重。全腹有压痛、反跳痛，上腹部较为明显，腹肌紧张呈板状强直。约75%的患者肝浊音界不清楚或消失，移动性浊音可呈阳性。腹腔穿刺抽出液可含胆汁或食物残渣。

（2）**急性大出血** 出血部位常为胃小弯或十二指肠后壁。主要表现为急性呕血和柏油样便（出血量达50~80ml即可出现柏油样便）。呕血前常有恶心，便血前突感便意，出血后软弱无力、头晕眼黑，甚至昏厥或休克。失血量超过400ml时，多有休克前期症状；出血量超过800ml则有明显的休克表现。随着出血量的增加，血红蛋白、红细胞计数和红细胞比积呈进行性下降。

（3）**瘢痕性幽门梗阻** 幽门附近的溃疡反复发作而形成瘢痕，瘢痕挛缩引起幽门梗阻。表现为上腹胀满与沉重感，进食后加重并呕吐，呕吐量较大，一次可达1000~2000ml，多为不含胆汁、带有酸臭味的宿食。查体：上腹膨隆，可见胃型及胃蠕动波，有振水音。患者多有不同程度的营养不良及水、电解质紊乱和酸碱失衡，可发生低氯低钾性碱中毒。

（4）**胃溃疡恶变** 疼痛的节律性和规律性消失，变为持续性疼痛，药物不能缓解。逐渐出现消瘦、贫血、低蛋白血症。

（5）**顽固性溃疡** 经过正规的内科治疗，不见好转，疼痛反而加重，影响工作、学习和睡眠。

3. 心理－社会状况 对于突发的腹痛、呕血等病变，表现出极度的紧张；对手术的恐惧；因惧怕癌变而产生担忧心理。

4. 辅助检查

（1）**X线检查** 钡餐透视可见龛影。急性穿孔患者，站立位X线检查时，80%的患者可见膈下新月状游离气体。

（2）**胃镜检查** 是确诊胃及十二指肠溃疡的首选检查方法。必要时取活组织做病理学检查，是鉴别胃溃疡良、恶性的可靠方法。

（3）**大便潜血试验** 可辅助诊断，潜血试验阳性提示溃疡有活动性。

（4）**胃液分析** 胃酸测定前必须停服抗酸药。迷走神经切断术前后测定胃酸对评估迷走神经是否完整切断有帮助。

5. 治疗要点与反应

（1）**急性穿孔**　对于空腹时症状轻、一般情况良好的较小穿孔可施行非手术疗法。主要措施：取半卧位、禁饮食、胃肠减压、输液、抗生素治疗等。非手术治疗 6～8 小时后不见好转、饱食后穿孔、顽固性溃疡穿孔和伴有幽门梗阻、大出血、恶变等并发症者，需施行手术治疗。

（2）**急性大出血**　大多数患者可用非手术疗法止血，包括卧床休息、补液输血、遵医嘱用止血药物或给予冰盐水洗胃；在胃镜直视下，局部注射去甲肾上腺素、电凝等可取得满意的疗效。对于年龄在 60 岁以上，或有动脉硬化、反复出血及输血后血压仍不稳定者，及早施行包含出血病灶在内的胃大部切除术。

（3）**瘢痕性幽门梗阻**　以手术治疗为主。经充分术前准备后行胃大部切除术。

> ## 护考链接
>
> 胃及十二指肠溃疡急性穿孔的非手术治疗期间，最重要的措施是（　　　）
> A. 半卧位　　　　　B. 补液　　　　　C. 应用抗生素
> D. 胃肠减压　　　　E. 全身支持治疗

6. 胃及十二指肠溃疡外科手术方式

（1）**胃大部切除术**　是治疗胃及十二指肠溃疡的首选术式。切除范围是：胃远侧 2/3～3/4，包括胃体的远侧部分、胃窦部、幽门和十二指肠球部（图 15－7）。胃大部切除术治疗溃疡的理论基础是：①切除胃窦部，减少 G 细胞分泌的胃泌素，使胃酸分泌减少；②切除大部分胃体，胃腺随之减少，使胃酸、胃蛋白酶的分泌减少；③切除了溃疡本身及溃疡的好发部位。

胃大部切除术分两种术式：①毕 I 式胃大部切除术：即在胃大部切除后将残胃与十二指肠吻合（图 15－8）。优点是：重建后的胃肠道接近正常的解剖生理状态，适用于胃溃疡。②毕 II 式胃大部切除术：即胃大部切除后残胃与空肠吻合，十二指肠残端关闭（图 15－9）。优点是：即使胃切除较多，胃空肠吻合后张力也不会过大，术后溃疡的复发率低。适用于各种胃及十二指肠溃疡，尤其是十二指肠溃疡。

图 15－7　胃大部切除术示意图

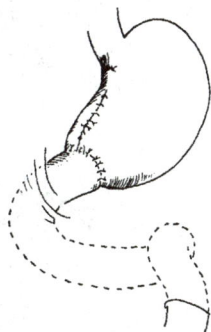

图 15－8　毕 I 式胃大部切除术示意图

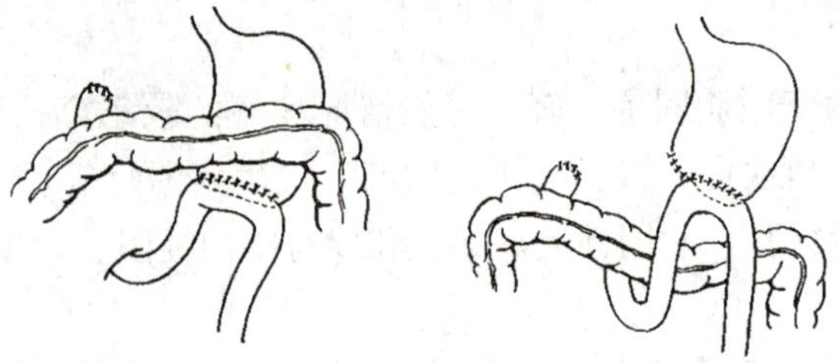

图15-9 毕Ⅱ式胃大部切除术示意图

（2）胃迷走神经切断术 主要用于治疗十二指肠溃疡。其理论根据是：切断了迷走神经，既消除了神经性胃酸分泌，又消除了迷走神经引起的胃泌素分泌，从而减少了体液性胃酸的分泌。此手术方法临床上较少用。胃迷走神经切断术有3种类型：①迷走神经切断术；②选择性迷走神经切断术；③高选择性迷走神经切断术。

【护理诊断及合作性问题】

1. 疼痛 与胃及十二指肠黏膜受侵蚀、突发急性穿孔及手术创伤有关。

2. 体液不足 与胃及十二指肠溃疡急性大出血及急性穿孔后大量腹腔渗出液有关。

3. 营养不良 与幽门梗阻致摄入不足、消化液丢失有关。

4. 潜在并发症 出血、感染、吻合口破裂或瘘、术后梗阻、倾倒综合征等。

【护理目标】

1. 患者的疼痛得到缓解或减轻。

2. 患者的体液和血液得到及时补充。

3. 患者的营养状况得到改善。

4. 并发症得到有效的预防和控制。

【护理措施】

1. 术前护理

（1）心理护理 消除紧张、恐惧情绪，解释手术方式及有关的注意事项，安慰患者，使之保持良好的心理状态，增强患者对手术的了解和信心。

（2）择期手术的术前护理 等待手术期间继续行内科药物治疗，以缓解疼痛。改善营养状况，采用高热量、高蛋白、高维生素、易消化、无刺激性的饮食。拟行迷走神经切断术的患者，术前应做基础胃酸分泌量和最大胃酸分泌量的测定。其他同腹部外科手术前护理。

（3）急性穿孔患者的术前护理 取半卧位，休克患者取平卧位，禁食，胃肠减压，输液，应用抗菌药物，严密观察病情变化。做好急症手术前的准备。

（4）急性大出血患者的术前护理 患者取平卧位，暂禁饮食，情绪紧张者给予镇静剂，补液、输血，使用止血药物。严密观察血压、脉搏、呕血、便血和周围循环情况，并记录每小时尿量。血压宜维持在稍低于正常水平，有利于减轻局部出血。同时，做好急症手术的准备。

（5）瘢痕性幽门梗阻患者的术前护理　静脉补液，纠正脱水、低氯低钾性碱中毒。根据病情给予流质饮食或暂禁食，同时由静脉补给营养，以改善营养状况，提高手术的耐受力。术前3天，每晚用温生理盐水洗胃，以减轻胃黏膜水肿，避免术后愈合不良。

2. 术后护理

（1）一般护理　①体位与活动：患者回病房后，取平卧位，血压平稳后取半卧位。鼓励患者早期活动，促进肠蠕动的恢复。②饮食的护理：胃肠减压期间禁食，胃管必须在肛门排气后才可拔除。拔管后当日可少量饮水，每次4~5汤匙，1~2小时1次；第2天进少量流质饮食，每次100~150ml；拔管后第4天，可进半流质饮食。术后1个月内，少量多餐，避免进食生、冷、硬、辣及不易消化的食物。

（2）病情观察　观察生命体征，尤其是血压、脉搏、呼吸。观察神志、尿量、切口、胃管引流液的情况等。如有异常发现，立即报告医生。

3. 配合治疗

（1）补液和营养　遵医嘱静脉输液，维持水、电解质、酸碱平衡，给予营养支持。

（2）引流管的护理　妥善固定各种引流管（如胃肠减压管、腹腔引流管），并保持各种管道的通畅。观察并记录引流液的颜色、性状和量。

（3）其他护理　遵医嘱应用抗菌药物以控制感染。术后疼痛排除并发症者，遵医嘱使用止痛剂。

4. 术后并发症的观察和护理

（1）吻合口出血　手术后24小时内可以从胃管内流出少量暗红或咖啡色胃液，一般不超过300ml，量逐渐减少，颜色变淡，属手术后的正常现象。吻合口出血表现为术后短期内从胃管内流出大量鲜血，甚至呕血或黑便。应采取禁食、应用止血剂、输鲜血等措施，出血多可停止；经非手术处理效果不佳，甚至血压逐渐下降，或发生出血性休克者，立即进行手术止血。

护考链接

　　某患者，行毕Ⅱ式胃大部切除术后第1天，查房时见胃管内吸出咖啡色胃液约200ml，正确的处理是（　　　）

　　A. 继续观察，不需特殊处理　　　　B. 输血

　　C. 应用止血药　　　　　　　　　　D. 胃管内灌注冰盐水

　　E. 马上做好手术止血准备

（2）十二指肠残端瘘　是毕Ⅱ式胃大部切除术后早期最严重的并发症。表现为右上腹突然发生剧烈疼痛和腹膜刺激征，腹腔穿刺可有胆汁样液体。一旦发生，须立即进行手术。通常做十二指肠残端造口和腹腔引流。

（3）吻合口梗阻　表现为进食后上腹部饱胀和呕吐，呕吐物为食物且不含胆汁。一般经禁食、胃肠减压、补液等处理后，多可使梗阻缓解。

（4）**输入段肠袢梗阻**　分为急、慢性两类。慢性不全性输入段梗阻，食后数分钟至 30 分钟即发生上腹胀痛和绞痛，伴呕吐，呕吐物主要为胆汁，多数可用非手术疗法使症状改善和消失，少数需再次手术。急性完全性梗阻，表现为突发剧烈腹痛，呕吐频繁，呕吐物量少，不含胆汁，上腹偏右有压痛及包块，严重时出现烦躁、脉速和血压下降，应及早手术治疗。

（5）**输出段肠袢梗阻**　表现为进食后上腹饱胀，呕吐食物和胆汁，非手术疗法如不能自行缓解应立即手术。

（6）**倾倒综合征**　指胃大部切除后，吻合口过大，失去对胃排空的控制，胃排空过速所产生的一系列综合征。表现为进食后，特别是进甜的流质饮食后 10～20 分钟，患者感到上腹胀痛不适、心悸、乏力、出汗、头晕、恶心、呕吐甚至虚脱，并有腹泻等，平卧几分钟后可缓解。术后早期指导患者少食多餐，饭后平卧 20～30 分钟，避免进过甜、过热的流质饮食，1 年内多能自愈。如经长期治疗护理未能改善者，应手术治疗，可将毕Ⅱ式改为毕Ⅰ式吻合。

【护理评价】

1. 患者的疼痛是否得到缓解或减轻。
2. 患者的体液和血液是否得到及时补充。
3. 患者的营养状况是否得到改善。
4. 并发症是否得到有效的预防和控制。

【健康指导】

保持心情舒畅，劳逸结合，戒烟酒。6 周内不要举起过重的物品。多进高蛋白、高热量饮食，有利于伤口的愈合。行胃大部切除术的患者，应少量多餐，避免进食刺激性食物，餐后平卧片刻。定期门诊复查，如出现剑突下持续性疼痛、呕吐、腹泻、贫血等，及时到医院诊治。

第三节　肠梗阻患者的护理

病案引导

　　张某，男性，50 岁，昨晚暴饮暴食后出现脐周阵发性腹部绞痛伴呕吐，轻度腹胀，肛门停止排气、排便。查体：腹部可见肠型和肠蠕动波，脐周有压痛，肠鸣音亢进。患者去年曾做阑尾切除术。初步诊断为粘连性肠梗阻，暂采取非手术治疗。1. 简述非手术疗法的护理措施。2. 哪些征象提示发生了绞窄性肠梗阻？

任何原因引起的肠内容物通过和运行障碍称为肠梗阻。它是常见的外科急腹症之一。

【解剖及生理概要】

小肠分为十二指肠、空肠、回肠三部分。小肠的血液供应来自肠系膜上动脉。静脉的分布与动脉相似，最后集合成肠系膜上静脉，与脾静脉汇合成门静脉干。小肠是食物消化和吸收的主要部位。

【病因、病理和分类】

1. 按肠梗阻发生的基本原因分类

（1）**机械性肠梗阻**　最为常见，是各种机械性原因导致的肠腔狭窄、肠内容物通过障碍。主要原因包括肠腔堵塞、肠管受压、肠壁疾病三类。肠腔堵塞：由结石、粪块、寄生虫（图15－10）及异物等引起。肠管受压：常由肠扭转、腹腔肿瘤压迫、粘连（图15－11）引起的肠管扭曲、腹外疝及腹内疝压迫等引起。肠壁病变：多见于肠肿瘤、肠套叠（图15－12）及先天性肠道闭锁等。

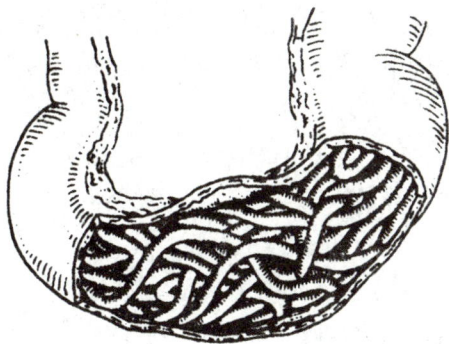

图 15－10　蛔虫性肠梗阻

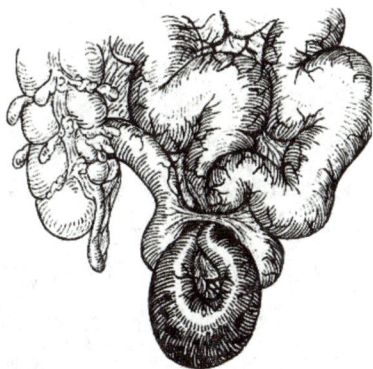

图 15－11　粘连带压迫　　　　图 15－12　回肠盲部肠套叠

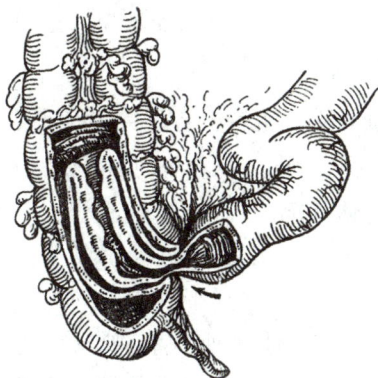

（2）**动力性肠梗阻**　肠壁本身无器质性病变，是神经反射或毒素刺激造成的肠壁功能紊乱，致肠内容物不能正常运行。可分为麻痹性肠梗阻和痉挛性肠梗阻两类。麻痹

性肠梗阻较为常见，见于急性弥漫性腹膜炎、某些腹部手术后及低钾血症等；痉挛性肠梗阻较少见，见于慢性铅中毒和肠道功能紊乱等。

（3）血运性肠梗阻　较少见，是由于肠系膜血管栓塞或血栓形成，使肠管缺血、坏死而发生肠麻痹。

2. 按肠壁有无血运障碍分类

（1）单纯性肠梗阻　只是肠内容物通过受阻，而无肠壁血运障碍。

（2）绞窄性肠梗阻　是指梗阻并伴有肠壁血运障碍者。

3. 其他分类方法　按梗阻部位分为高位（如空肠上段）和低位（如回肠末段和结肠）肠梗阻；根据梗阻的程度，分为完全性和不完全性肠梗阻；按病程分为急性和慢性肠梗阻。

【病理生理】

1. 肠管变化　肠梗阻的类型不同，其病理生理变化也不完全相同。其变化过程基本一致，随着病情的发展，梗阻部位以上的肠段蠕动增强，肠腔扩张，肠腔内积气和积液，肠壁充血、水肿，血供受阻，发生缺血、坏死、穿孔。

2. 全身变化

（1）体液失调　由于不能进食及频繁呕吐和肠腔积液，再加上肠管高度膨胀，血管通透性增强，使血浆外渗，导致水分和电解质大量丢失，造成严重的脱水、电解质紊乱及代谢性酸中毒。

（2）感染中毒　梗阻以上的肠腔内细菌大量繁殖并产生大量毒素，肠壁血运障碍致通透性增加，细菌和毒素可以透过肠壁而引起腹腔内感染，经腹膜吸收而引起全身性感染和中毒，甚至发生感染性休克。

（3）呼吸和循环功能障碍　肠膨胀时腹压增高、横膈上升，影响肺内的气体交换；腹痛和腹胀可使腹式呼吸减弱；腹压增高和血容量不足可使下腔静脉回流减少，心输出量减少，最终导致呼吸循环衰竭。

【护理评估】

1. 健康史　了解患者的一般情况，发病前有无体位及饮食不当、饱餐后剧烈运动等诱因；注意询问有无腹部手术或外伤史、各种急慢性肠道疾病病史及个人卫生史等。

2. 身体状况

（1）症状　肠梗阻的四大典型症状是腹痛、呕吐、腹胀及肛门排便排气停止。①腹痛：单纯性机械性肠梗阻表现为阵发性腹部绞痛；绞窄性肠梗阻，表现为腹痛间歇期缩短，呈持续性剧烈腹痛；麻痹性肠梗阻的腹痛特点为全腹持续性胀痛；肠扭转所致的闭袢性肠梗阻多为突发性持续性腹部绞痛伴阵发性加剧。②呕吐：与肠梗阻的部位、类型有关。在肠梗阻早期，呕吐多为反射性，呕吐物以胃液及食物为主。高位肠梗阻，呕吐出现早而频繁，呕吐物为胃及十二指肠内容物、胆汁等；低位肠梗阻，呕吐出现晚，呕吐物为粪样物；绞窄性肠梗阻，呕吐物为血性或棕褐色液体；麻痹性肠梗阻，呕吐呈溢出性。③腹胀：程度与梗阻部位有关，症状发生时间较腹痛和呕吐略迟。高位肠梗阻时腹胀轻，低位肠梗阻时腹胀明显。麻痹性肠梗阻表现为显著的均匀性腹胀。④肛门排气排便停止：完全性肠梗阻发生之后出现肛门停止排气、排便。但在高位完全性肠梗阻早期，可因梗阻部位以下的肠内有粪便和气体残存，仍可自行排出，不能因此而否认梗阻的存在。绞窄性肠梗阻（如肠套叠、肠系膜血管栓塞或血栓形成）可排出血性黏液样便。

护考链接

血性或咖啡色呕吐物提示（　　　）

A. 腹膜炎致肠麻痹　　　　　B. 幽门梗阻

C. 高位肠梗阻　　　　　　　D. 低位肠梗阻

E. 肠绞窄

（2）体征

1）腹部体征：①视诊：腹式呼吸减弱或消失。单纯机械性肠梗阻常可见肠型及肠蠕动波，腹痛发作时更明显。肠扭转时可见不对称性腹胀；麻痹性肠梗阻时腹胀明显，呈全腹部均匀性膨胀。②触诊：单纯性肠梗阻腹壁软，可有轻度压痛；绞窄性肠梗阻有腹膜刺激征、压痛性包块（受绞窄的肠袢）；蛔虫性肠梗阻常在腹中部扪及条索状团块，用手按摩时，肿块消失，停止按摩时又出现。③叩诊：肝、脾浊音界缩小，腹部呈鼓音。绞窄性肠梗阻腹腔有渗液时，叩诊有移动性浊音；麻痹性肠梗阻全腹呈鼓音。④听诊：机械性肠梗阻，肠鸣音亢进，有气过水声或金属音。麻痹性肠梗阻，肠鸣音减弱或消失。

2）全身表现：单纯性肠梗阻早期可无全身表现，梗阻晚期或绞窄性肠梗阻者，可有脱水、代谢性酸中毒的体征，甚至有体温升高、呼吸浅快、脉搏细速、血压下降等中毒和休克征象。

3. 心理-社会状况　评估患者对疾病的认知程度，有无接受手术治疗的心理准备。了解患者的家庭、社会支持情况。

4. 辅助检查

（1）X线检查　腹部摄片可见多个气液平面及胀气肠袢。

（2）实验室检查　①血常规：可出现血红蛋白含量、红细胞比容及尿比重升高。绞窄性肠梗阻多有白细胞计数及中性粒细胞比例的升高。②血气分析及血生化检查：血气分析、血清电解质检查，有助于水、电解质及酸碱平衡失调的判断；血尿素氮及肌酐检查，有助于了解肾功能。③其他：呕吐物和粪便检查见大量红细胞或潜血试验阳性，提示肠管有血运障碍。

5. 治疗要点与反应　肠梗阻的治疗原则是尽快解除梗阻，纠正全身生理紊乱。具体治疗方法要根据肠梗阻类型、程度及患者的全身情况而定。

（1）非手术疗法　主要适用于单纯性粘连性肠梗阻、麻痹性或痉挛性肠梗阻。主要措施为：禁食、胃肠减压；纠正水、电解质紊乱和酸碱失衡，必要时可输血浆或全血；及时使用抗生素防治感染；解痉、止痛；根据不同的病因采取低压空气或钡灌肠、腹部按摩等各种复位法。

（2）**手术治疗**　适用于各种绞窄性肠梗阻、肿瘤及先天性肠道畸形引起的肠梗阻及经非手术疗法不能缓解的肠梗阻。常用的手术方式有：肠粘连松解术、肠套叠或肠扭转复位术、肠切除吻合术、肠短路吻合术、肠造口或肠外置术等。

6. 几种常见的机械性肠梗阻

（1）**粘连性肠梗阻**　是肠粘连或肠管被粘连带压迫所致的肠梗阻，较为常见，多为单纯性不完全性肠梗阻。主要由于腹部手术、炎症、创伤、出血、异物等所致。多数患者采用非手术疗法可缓解；如非手术治疗无效或发生绞窄性肠梗阻时，应及时手术治疗。

（2）**蛔虫性肠梗阻**　由于蛔虫聚集成团并刺激肠管痉挛而致肠腔堵塞，多见于2～10岁的儿童，驱虫不当常为诱因。主要表现为阵发性脐周疼痛，伴呕吐，腹胀不明显。腹部可扪及条索状团块。单纯性蛔虫堵塞多采取非手术治疗，如无效或并发肠扭转、腹膜炎，应行手术治疗。

（3）**肠扭转**　指一段肠管沿其系膜长轴旋转而形成的闭袢性肠梗阻，常发生在小肠，其次是乙状结肠。①小肠扭转（图15－13）：多见于青壮年，常在饱餐后立即进行剧烈运动时发病。表现为突发腹部绞痛，呈持续性伴阵发性加剧，呕吐频繁，腹胀不明显。②乙状结肠扭转（图15－14）：多见于老年人，常有便秘史，表现为腹部绞痛，明显腹胀，呕吐不明显，X线钡剂灌肠可见"鸟嘴状"阴影。肠扭转可在短时间内发生绞窄、坏死，一经诊断，应急诊手术治疗。

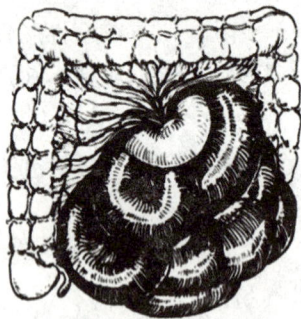

图15－13　小肠扭转　　　　　　　　图15－14　乙状结肠扭转

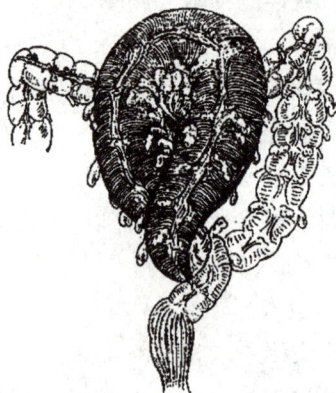

（4）**肠套叠**　指一段肠管套入与其相连的肠管内，以回结肠型最多见。好发于2岁以下的婴幼儿。典型表现为阵发性腹痛、果酱样血便和腊肠样肿块（多位于右上腹），右下腹触诊有空虚感。X线空气或钡剂灌肠可见"杯口状"或"弹簧状"阴影。早期肠套叠可试行空气灌肠复位，无效者或病程超过48小时，疑有肠坏死或肠穿孔者，行手术治疗。

护考链接

患儿，男，1岁，肠套叠20小时，主要的处理措施是（　　）

A. 禁食　　　　　　B. 胃肠减压　　　　C. 空气灌肠复位

D. 手法复位　　　　E. 手术复位

【护理诊断及合作性问题】

1. 疼痛　与肠蠕动增强或肠壁缺血有关。

2. 体液不足　与频繁呕吐、肠腔内大量积液及胃肠减压有关。

3. 体温升高　与肠腔内细菌繁殖有关。

4. 潜在并发症　腹腔感染、肠瘘、肠粘连。

【护理目标】

1. 患者的疼痛得到缓解。

2. 患者的体液和血液得到及时补充。

3. 患者的体温得到改善。

4. 并发症得到有效的预防和控制。

【护理措施】

1. 心理护理　向患者解释该病治疗的方法及意义；介绍手术前后的相关知识；消除患者的焦虑和恐惧心理，鼓励患者及家属配合治疗。

2. 非手术疗法及手术前护理

（1）一般护理　①饮食：禁食，梗阻解除后12小时可进少量流质饮食，再逐步过渡到普食。②休息与体位：卧床休息，无休克、生命体征稳定则取半卧位。

（2）病情观察　非手术疗法期间应密切观察患者的生命体征、腹部症状及体征，留意辅助检查的结果，准确记录24小时出入液量，高度警惕绞窄性肠梗阻的发生。出现下列情况者，应高度怀疑发生绞窄性肠梗阻的可能：①起病急，腹痛持续而固定，呕吐早而频繁；②腹膜刺激征明显，体温升高、脉搏增快、血白细胞升高；③病情发展快，感染中毒症状重，休克出现早或难纠正；④腹胀不对称，腹部触及压痛性包块；⑤移动性浊音或气腹征（＋）；⑥呕吐物、胃肠减压物、肛门排泄物或腹腔穿刺物为血性；⑦X线显示孤立、胀大肠袢，不因时间推移而发生位置的改变，或出现假肿瘤样阴影。

（3）治疗配合　①胃肠减压：清除肠内的积气、积液，有效缓解腹胀、腹痛。胃肠减压期间保持引流通畅，若抽出血性液体，则高度怀疑为绞窄性肠梗阻。②维持水、电解质及酸碱平衡：遵医嘱输液，合理安排输液的种类和量。③防治感染和中毒：遵医嘱应用抗生素。④解痉止痛：单纯性肠梗阻可肌内注射阿托品以减轻腹痛，禁用吗啡类止痛剂，以免掩盖病情。

3. 手术后护理

（1）卧位　麻醉清醒、血压平稳后取半卧位。

（2）**禁食、胃肠减压** 术后禁食，通过静脉输液以补充营养。当肛门排气后，即可拔除胃管，并逐步恢复饮食。

（3）**病情观察** 观察生命体征、腹部症状和体征的变化、伤口敷料及引流管的情况，及早发现术后腹腔感染、切口感染、肠瘘等并发症。

（4）**预防感染** 遵医嘱应用抗菌药。

（5）**早期活动** 术后应鼓励患者早期活动，以利于肠功能的恢复，防止肠粘连。

【护理目标】

1. 患者的疼痛是否得到缓解。
2. 患者的体液和血液是否得到及时补充。
3. 患者的体温是否得到改善。
4. 并发症是否得到有效的预防和控制。

【健康指导】

摄入营养丰富、易消化的食物，少食刺激性强的食物。注意饮食及个人卫生，饭前、便后洗手，不吃不洁的食品。饭后忌剧烈活动。加强自我检测，若出现腹痛、腹胀、呕吐等不适，应及时就诊。

第四节 急性阑尾炎患者的护理

病案引导

患者，男性，56岁。1天前右下腹有转移性腹痛，麦氏点有固定的压痛，现腹痛突然加重，范围扩大，下腹部有肌紧张，应考虑发生了什么？如何处理？

急性阑尾炎是指阑尾发生的急性炎症反应，是常见的外科急腹症之一，以青壮年较为多见，男性的发病率高于女性。

【阑尾解剖及生理概要】

阑尾远端为盲肠，体表投影在麦氏点（即右髂前上棘与脐连线的中外1/3交界处）。阑尾基底部与盲肠的关系恒定，可随盲肠的位置而变异。阑尾动脉属无侧支循环的终末动脉（图15-15），当血运障碍时，易致阑尾坏死。阑尾静脉血液汇入门静脉，阑尾炎症时，菌栓脱落可引起门静脉炎和肝脓肿。

【病因病理】

1. 病因

（1）**阑尾管腔阻塞** 是急性阑尾炎最常见的病因。阑尾管腔细长，开口较小，容易被食物残渣、粪石及蛔虫等阻塞而引起管腔梗阻。

（2）**细菌入侵** 阑尾腔内存在大量的大肠埃希菌和厌氧菌。当阑尾管腔阻塞后，腔内的致病菌繁殖并分泌毒素，损伤黏膜上皮并使黏膜形成溃疡，细菌穿过溃疡面侵入

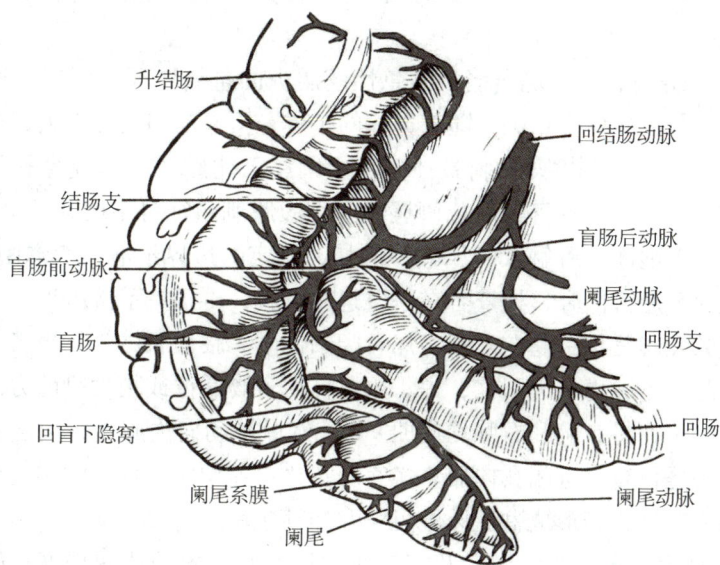

图 15 – 15　阑尾的解剖示意图

阑尾肌层而引起感染。

（3）其他　如急性肠炎等肠道疾病直接蔓延到阑尾。经常进食高糖、高脂肪、少纤维的食物，可使肠蠕动减弱、菌群改变、粪便黏稠而形成粪石，堵塞管腔。

2. 病理　根据急性阑尾炎的病理生理改变及临床过程，可将急性阑尾炎分为急性单纯性阑尾炎、急性化脓性阑尾炎、坏疽性及穿孔性阑尾炎、阑尾周围脓肿四种病理类型。

急性阑尾炎的转归主要取决于机体的抵抗力，其结局可能有 3 种情况：①炎症消退：一部分单纯性阑尾炎经及时治疗后炎症消退。大部分阑尾炎将转变为慢性阑尾炎，易复发，或迁延成慢性阑尾炎。②炎症局限化：化脓性、坏疽性、穿孔性阑尾炎被大网膜包裹，炎症可局限化，形成阑尾周围脓肿。③炎症扩散：阑尾炎症重、发展快，又未得到及时治疗，炎症可扩散，发展为弥漫性腹膜炎、化脓性门静脉炎、感染性休克等。

【护理评估】

1. 健康史　患者既往有无类似的发作史；发病前有无急性肠炎等诱因；成年女性患者应了解有无停经、月经过期、妊娠等。

2. 身体状况

（1）常见症状　①腹痛：典型症状为转移性右下腹痛。腹痛多开始于上腹部或脐周，数小时后转移并固定于右下腹，70%～80%的患者有此典型症状；少部分患者开始即为右下腹痛。单纯性阑尾炎表现为轻度隐痛；化脓性阑尾炎呈阵发性胀痛和剧痛；坏疽性阑尾炎呈持续性剧烈腹痛；穿孔性阑尾炎因阑尾腔内压力骤减，腹痛可暂时减轻，但出现腹膜炎后，腹痛又持续加剧。②胃肠道症状：早期有反射性恶心、呕吐，部分患者有便秘或腹泻。如盆位阑尾炎时，炎症刺激直肠和膀胱，引起排便次数增多、里急后重及尿痛。③全身表现：多数患者早期仅有乏力、低热。炎症加重可有全身中毒症状，如寒战、高热、脉快、烦躁不安或反应迟钝等。若发生化脓性门静脉炎，出现寒战、高热和轻度黄疸。

（2）**体征** ①右下腹固定压痛：是急性阑尾炎的重要体征。压痛点通常位于麦氏点，压痛的程度与炎症程度相关，随着炎症的扩散，压痛范围随之扩大，但压痛点仍以阑尾所在部位最为明显。②腹膜刺激征：提示阑尾已化脓、坏疽或穿孔等。小儿、老人、孕妇、肥胖、虚弱者及盲肠后位阑尾炎等，腹膜刺激征可不明显。③右下腹肿块：如查体发现右下腹饱满，可触及一压痛性肿块，固定、边界不清，考虑阑尾周围脓肿。④结肠充气试验：患者仰卧，检查者右手压迫左下腹，再用左手挤压近侧结肠，结肠内气体可传至盲肠和阑尾，引起右下腹疼痛者为阳性。⑤腰大肌试验：患者左侧卧位，右大腿后伸，引起右下腹疼痛为阳性，提示阑尾位于盲肠后位或腰大肌前方。⑥闭孔内肌试验：患者仰卧位，将右髋和右膝均屈曲90°，然后被动向内旋转，引起右下腹疼痛者为阳性，提示阑尾位置靠近闭孔内肌。⑦直肠指诊：盆位阑尾炎或阑尾炎症波及盆腔时可有直肠右前方触痛；若形成盆腔脓肿可触及痛性包块。

3. 心理－社会状况 评估患者及家属对阑尾炎及手术的认知程度；妊娠期患者及其家属对胎儿风险的认知程度、心理承受能力及应对方式。

4. 辅助检查 血常规检查可见白细胞计数和中性白细胞比例增高。

5. 治疗要点及反应 绝大多数急性阑尾炎一旦确诊，应及时行阑尾切除术。非手术治疗适用于诊断不甚明确、症状比较轻者，如早期单纯性阑尾炎。阑尾周围脓肿先行非手术治疗，待肿块缩小、局限，体温正常，3个月后再行手术切除阑尾。

【护理诊断及合作性问题】

1. 疼痛 与阑尾炎症、手术创伤有关。

2. 体温过高 与化脓感染有关。

3. 潜在并发症 急性腹膜炎、术后内出血、术后切口感染、术后粘连性肠梗阻、术后粪瘘等。

【护理目标】

1. 患者的疼痛得到缓解。

2. 患者的感染得到控制，体温恢复正常。

3. 患者的并发症得到有效的预防和控制。

【护理措施】

1. 非手术疗法及手术前的护理

（1）**一般护理** 卧床休息，取半卧位；禁食或进流质饮食，并做好静脉输液护理。

（2）**病情观察** 观察患者的神志、生命体征、腹部症状和体征及血白细胞计数的变化。如体温明显增高，脉搏、呼吸加快，或白细胞计数持续上升，或腹痛加剧且范围扩大，或出现腹膜刺激征，说明病情加重。注意病程中腹痛突然减轻，可能是阑尾腔梗阻解除、病情好转的表现，但也可能是阑尾坏疽穿孔，使腔内压力骤减而腹痛有所缓解，但这种腹痛缓解是暂时的，并且体征和全身中毒症状迅速恶化。同时，注意各种并发症的发生。

（3）治疗配合 ①抗感染：遵医嘱应用有效的抗生素。注意药物用量及配伍禁忌。②对症护理：有明显发热者，可给予物理降温；对诊断明确的剧烈疼痛者，可遵医嘱给予解痉剂或止痛剂，禁用吗啡或哌替啶。此外，按胃肠道手术常规做好手术前准备。

2. 手术后护理

（1）一般护理 ①卧位：根据不同的麻醉方式安置适当的体位。血压平稳后改为半卧位。②饮食：术后1～2天胃肠功能恢复、肛门排气后，可给予流食，如无不适则改半流食。术后4～6天给于软质普食。③早期活动：轻症患者术后当天麻醉反应消失后，即可下床活动，重症患者在床上多翻身、活动四肢，待病情稳定后，及早起床活动，以促进肠蠕动恢复，防止发生肠粘连。

（2）病情观察 密切观察生命体征、腹部症状和体征，及时发现并发症。

（3）配合治疗 遵医嘱使用抗生素，并做好静脉输液护理。

（4）术后并发症的观察和护理 ①腹腔内出血：常发生在术后24小时内，表现为腹痛、面色苍白、脉速、血压下降等内出血表现。一旦发生，立即将患者置于平卧位，快速静脉输液、输血，报告医生并做好紧急手术止血的准备。②切口感染：是术后最常见的并发症。表现为术后3天左右切口红肿、压痛甚至波动感，体温升高。遵医嘱给予抗生素、理疗等治疗，如已化脓应拆线引流。③腹腔脓肿：多见于化脓性或坏疽性阑尾炎术后。常发生在术后5～7天，表现为体温升高或下降后又上升，并有腹痛、腹胀、腹部包块或排便排尿改变等。腹腔脓肿一经确诊，积极配合医生行B超引导下抽脓、冲洗或置管引流。④粘连性肠梗阻：是阑尾切除术后较常见的远期并发症。与局部炎症重、手术损伤、切口异物、术后卧床等多种因素有关。术后早期离床活动可预防此并发症。⑤粪瘘：较少见。表现为发热、腹痛，并有少量粪性肠内容物从腹壁流出。经抗感染、支持疗法、局部引流等处理后，大多数能闭合，如经久不愈则考虑手术治疗。

护考链接

患者，男性，30岁。急性阑尾炎穿孔，行阑尾切除术后第6日，体温39℃，大便次数增多，伴里急后重。直肠指检时直肠前壁有触痛，并有波动感。目前最主要的处理措施是（　　）
A. 禁食、胃肠减压　　　B. 脓肿切开引流
C. 大量应用抗生素　　　D. 物理降温
E. 灌肠

3. 心理护理 稳定患者的情绪，向患者讲解手术的目的、方法、注意事项，使患者能积极配合治疗。

【护理评估】
1. 患者的疼痛是否得到缓解。
2. 患者的感染是否得到控制，体温是否恢复正常。
3. 患者的并发症是否得到有效的预防和控制。

【健康指导】

保持良好的饮食、卫生及生活习惯，餐后不做剧烈运动。及时治疗胃肠道炎症或其他疾病，预防慢性阑尾炎急性发作。术后早期下床活动，防止发生肠粘连甚至粘连性肠梗阻。阑尾周围脓肿者，告知患者 3 个月后再次住院行阑尾切除术。如发生腹痛或不适时及时就诊。

第五节　直肠肛管良性疾病患者的护理

病案引导

女性，29 岁，喜食辛辣食物，患痔疮 7 年，近期无痛性便血加重，在排便时间歇滴血，痔核脱出肛门外，排便后不可自行恢复。该患者患了什么疾病？简述其术后护理措施。

常见的直肠肛管疾病有痔、肛裂、直肠肛管周围脓肿、肛瘘等。

【直肠、肛管解剖及生理概要】

直肠上接乙状结肠，下接肛管。在直肠与肛管的交界处有一锯齿状环形线，称为齿状线（图 15-16）。直肠具有排便、吸收和分泌功能。其可吸收少量的水、盐、葡萄糖和一部分药物；也能分泌黏液，以利排便。

肛管周围有内、外括约肌环绕。肛管外括约肌深部、耻骨直肠肌、肛管内括约肌和直肠纵肌纤维共同组成肛管直肠环，具有收缩肛门的功能，若手术不慎切断，可引起肛门失禁。肛管的主要功能是排便。

【病因病理】

1. 痔　痔是最常见的肛肠疾病，是直肠下端黏膜下和肛管皮肤下的静脉丛扩张、迂曲所形成的静脉团。

（1）病因　①解剖因素：直肠静脉是门静脉系统的属支，且无静脉瓣膜，又位于门静脉系的最低处，静脉回流困难；直肠上、下静脉丛管壁薄，位置表浅；末端直肠黏膜下组织松弛。②静脉内压升高：便秘、久站久坐、妊娠等导致腹内压增高的因素，会导致直肠静脉回流受阻、瘀血、扩张而形成痔。③炎症刺激：长期饮酒、进食大量刺激性食物可使局部充血；肛周感染可引起周围血管炎症，使静脉失去弹性而扩张。④营养不良：可使局部组织萎缩无力。

（2）分类　根据痔所在部位的不同分为内痔、外痔和混合痔（图 15-17）。①内痔：由直肠上静脉丛扩张、迂曲而成的静脉团块。位于齿状线上方，表面覆盖直肠黏膜。好发于截石位 3、7、11 点处。②外痔：由直肠下静脉丛扩张、迂曲而成的静脉团块。位于齿状线下方，表面覆盖肛管皮肤。外痔常于用力排便时发生皮下静脉丛破裂而形成血栓性外痔。③混合痔：直肠上、下静脉丛互相吻合扩张、迂曲、融合而形成的静

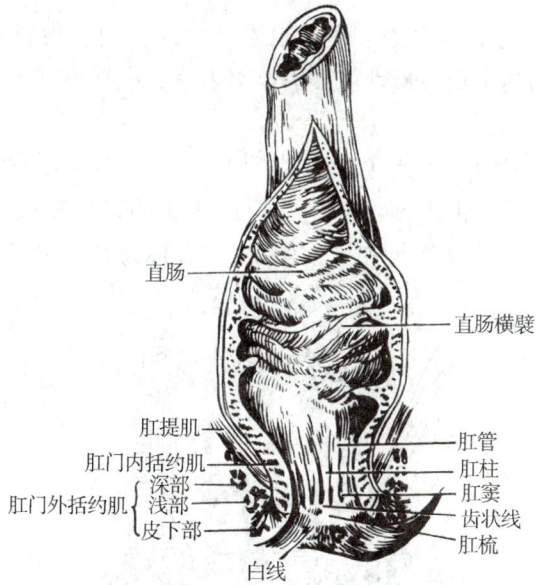

图 15-16 直肠肛管解剖示意图

脉团块，兼有内痔和外痔的表现。

护考链接

混合痔是指（　　）

A. 环形内痔　　　　　　　　B. 痔与肛瘘同时存在

C. 瘘与肛门旁脓肿同时存在　　D. 内痔、外痔在不同位置同时存在

E. 直肠上、下静脉丛吻合处形成的内、外痔

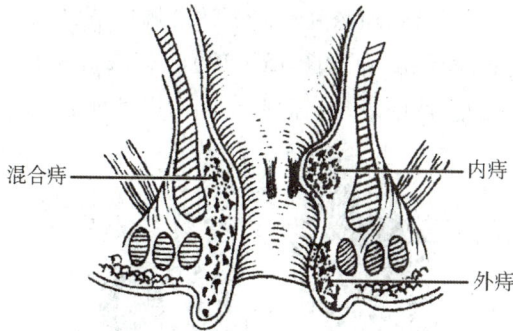

图 15-17 痔的分类示意图

2. 肛裂　肛裂是指肛管皮肤全层裂开形成的小溃疡，是一种常见的肛管疾病，多见于青、中年人。好发于肛管后正中线。

（1）**病因**　大多数肛裂形成的直接原因是长期便秘、粪便干结而引起的排便时机械性创伤。

（2）**分类**　肛裂可分急性肛裂和慢性肛裂。急性肛裂是指新近发生的肛裂，裂口边缘整齐，底红，无瘢痕形成；慢性肛裂因反复发作，底深不整齐，质硬，裂口边缘增厚、纤维化，底部肉芽组织苍白（图 15 - 18）。

（3）**病理**　溃疡裂隙上端的肛门瓣、肛乳头水肿可形成乳头肥大；溃疡裂隙下端皮肤因炎症、水肿及静脉、淋巴回流受阻，形成袋状的赘生物突出于肛门之外，称为"前哨痔"。溃疡裂隙、肛乳头肥大和"前哨痔"，合称为肛裂"三联征"。

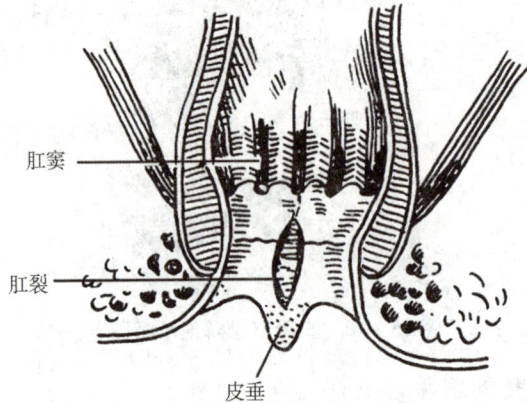

图 15 - 18　肛裂示意图

3. 直肠肛管周围脓肿　直肠肛管周围脓肿是指直肠肛管周围软组织间隙的急性化脓性感染，并形成脓肿。

（1）**病因**　绝大部分直肠肛管周围脓肿由肛窦炎、肛腺感染引起，也可继发于肛周的软组织感染、肛裂、损伤、内痔、药物注射等。

（2）**病理**　直肠肛管周围间隙为疏松的结缔组织，感染极易蔓延、扩散。感染向上可达直肠周围，形成骨盆直肠间隙脓肿；向下达肛周皮下，形成肛门周围脓肿；向外穿过括约肌，形成坐骨肛管间隙脓肿（图 15 - 19）。若未及时有效处理，可形成肛瘘。脓肿是直肠肛管周围炎症的急性期表现，而肛瘘则为慢性期表现。

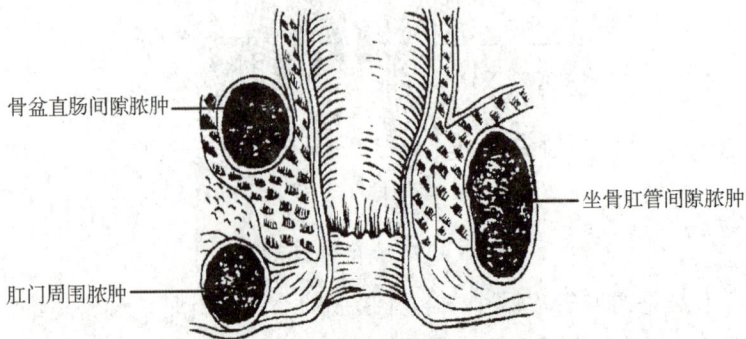

图 15 - 19　直肠肛管周围脓肿

4. 肛瘘　肛瘘为肛门周围的肉芽肿性管道，有内口、瘘管和外口三部分组成，是常见的直肠肛管疾病之一，多见于青壮年男性。

（1）**病因**　绝大多数肛瘘由直肠肛管周围脓肿发展而来，可由脓肿自行溃破或切开引流后处理不当形成，少数是结核分枝杆菌感染或由损伤引起。

（2）**按瘘管位置高低分类**　①低位肛瘘：瘘管位于肛门外括约肌深部以下。②高位肛瘘：在肛门外括约肌深部以上。

（3）**按瘘管、瘘口数量分类**　①单纯性肛瘘：只有一个瘘管。②复杂性肛瘘：有多个瘘口和瘘管（图15-20）。

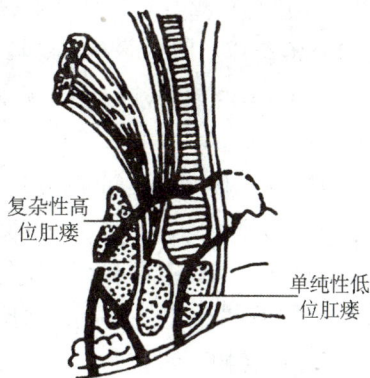

图15-20　肛瘘示意图

护考链接

某患者，肛门疼痛3天，无便血。局部检查：肛门外可见0.7cm大小的暗紫色圆形肿物，表面光滑，触痛明显。首先考虑的疾病是（　　　）

A. 血栓性外痔　　　　　　　B. 肛裂

C. 肛瘘　　　　　　　　　　D. 内痔脱出

E. 肛门周围脓肿

【护理评估】

1. 痔

（1）**健康史**　询问患者是否有长期饮酒、好食辛辣等刺激性食物；是否有长期使腹内压增高的病史或职业因素，如长期的坐与立或便秘、前列腺增生、腹水、妊娠和盆腔肿瘤等。

（2）**身体状况**

1）内痔：主要表现是无痛性便血和痔核脱出。临床上按病情轻重可分为4度（表15-2）。当脱出的痔核被嵌顿时，可引起局部剧烈疼痛，嵌顿痔核可发生坏死和感染。

表15-2　各期内痔的表现特点

分期	身体状况
Ⅰ度	便时无痛性出血或便后滴血，便后出血可自行停止，无痔核脱出
Ⅱ度	便时出血，量大甚至喷射而出，便时痔核脱出，便后自行回纳
Ⅲ度	偶有便血，站立、便秘等腹内压增高时痔核脱出，需用手回纳
Ⅳ度	偶有便血，痔核长期脱出肛门外，无法回纳或回纳后又脱出

2）外痔：主要表现为肛门不适、潮湿，有时伴局部瘙痒。当发生血栓性外痔时，

局部出现剧烈疼痛；肛门外可见暗紫色圆形肿物，触痛明显。

3）混合痔：同时兼有内痔和外痔的临床特点。

(3) 心理-社会状况　疾病反复发作，给患者的生活和工作带来痛苦和不适，产生焦虑和恐惧心理。

(4) 特殊检查　肛门镜检查可见肛管齿状线附近突出的痔。

(5) 治疗要点与反应　无症状的痔无须治疗；有症状痔的治疗目标是减轻及消除症状而非根治。首选非手术治疗，无效时才考虑手术。

1）非手术治疗：①一般治疗：适用于痔初期。a. 养成良好的饮食和排便习惯。多摄入粗纤维食物，多饮水，忌酒及刺激性食物，保持大便通畅。b. 便后用热水坐浴，改善局部的血液循环。c. 肛管内应用抗生素，促进炎症吸收。d. 血栓形成时，先局部热敷、外用消炎止痛药，无效时再手术。e. 嵌顿性痔及早行手法回纳。②注射疗法：适用于Ⅰ～Ⅱ度内痔。注射硬化剂（5%鱼肝油酸钠、5%二盐酸奎宁注射液等）于黏膜下痔血管周围，产生无菌性炎症反应，黏膜下组织、静脉丛纤维化，使痔萎缩而愈，治疗效果较好。③胶圈套扎法：适用于各期内痔，利用橡皮圈的弹性套扎痔核（亦可用粗丝线结扎），使其缺血、坏死、脱落，从而达到治疗目的。④冷冻疗法：用液态氮造成痔核冻伤、坏死脱落而治愈。适用于内痔出血不止、年老体弱不宜手术者。

2）手术治疗：适用于Ⅱ、Ⅲ、Ⅳ度内痔，发生血栓、嵌顿等并发症的痔，以及以外痔为主的混合痔。方法有：痔单纯切除术、激光切除痔核、血栓性外痔剥离术。

2. 肛裂

(1) 健康史　询问患者是否常有长期便秘史；了解患者的饮食习惯。

(2) 身体状况　①疼痛：此为主要症状。表现为排便时及排便后肛门的剧痛。排便时由于粪便冲击和扩张肛管而产生剧烈的疼痛；便后由于肛门括约肌痉挛性收缩，再度出现持续时间更长的剧痛。因疼痛有两次高峰，故又称"马鞍形"疼痛。②便秘：肛裂形成后，患者由于惧怕疼痛而不敢排便，排便次数减少而导致便秘，便秘又使肛裂加重，形成恶性循环。③出血：由于排便时粪便擦伤溃疡面或撑开肛管而致其裂开，创面常有少量出血，表现为粪块表面带血或手纸染血。

(3) 心理-社会状况　由于疼痛和便血，给患者带来痛苦和不适，进而产生焦虑和恐惧心理。

(4) 辅助检查　肛门检查：可发现肛管后方正中线有一单发的纵行的梭形裂开或溃疡。已确诊为肛裂者，不宜行直肠指检或肛镜检查，以免增加患者的痛苦。

(5) 治疗要点与反应

1）非手术治疗：肛裂的非手术治疗原则是解除括约肌痉挛、止痛、软化大便，促进局部愈合。①温水或1:5000高锰酸钾溶液坐浴。②口服缓泻剂或液状石蜡以润肠通便。③扩肛疗法：局麻下用手指扩张肛管，解除括约肌痉挛，达到止痛的目的。

2）手术治疗：主要适应于经久不愈、保守治疗无效且症状较重者。手术治疗可采用：①肛裂切除术，疗效较好，但愈合较慢。②肛管内括约肌切断术，缓解疼痛的效果较好，治愈率高，但手术不当可导致肛门失禁。

3. 直肠肛管周围脓肿

（1）健康史 询问患者是否有肛缘瘙痒、刺痛、分泌物等肛窦炎、肛腺感染的临床表现；了解患者有无肛周软组织感染、损伤、内痔、肛裂、药物注射等病史。

（2）身体状况 因脓肿所在部位的不同而有不同的临床表现。①肛门周围脓肿：最常见。以局部症状为主，表现为肛周持续性跳动性疼痛，病变处明显红肿，有硬结和压痛，脓肿形成后有波动感。全身感染症状不明显。②坐骨直肠间隙脓肿：较常见。初期局部症状不明显，以全身感染症状为主，如寒战、乏力、食欲不振等。肛门局部从持续性胀痛加重为显著性跳痛，可有排尿困难和里急后重。直肠指检时患侧有深压痛，甚至波动感。如不及时切开，脓肿破溃可形成肛瘘。③骨盆直肠间隙脓肿：较少见。位置较深，全身感染中毒症状更为明显，如寒战、发热、全身不适等；局部有直肠刺激症状和膀胱刺激症状。直肠指检可扪及肿胀及压痛，可有波动感。诊断主要靠穿刺抽脓。

（3）心理-社会状况 肛周疼痛使患者产生焦虑心理，甚至精神萎靡。

（4）辅助检查 ①直肠指检：对直肠肛管周围脓肿有重要意义。病变部位表浅时可触及压痛性包块，甚至波动感；深部脓肿可有患侧深压痛，有时可扪及局部隆起。②实验室检查：可见白细胞计数和中性粒细胞比例增高，严重者可出现核左移及中毒颗粒。③诊断性穿刺：局部穿刺抽到脓液则可确诊。

（5）治疗要点与反应 及早使用抗生素，局部热敷、理疗或温水坐浴，口服缓泻剂或石蜡油以减轻排便时的疼痛。如已形成脓肿，应及时切开引流。

4. 肛瘘

（1）健康史 多与直肠肛管周围脓肿的发病和治疗过程有关。了解患者有无肛门及周围组织损伤的情况。

（2）身体状况 以瘘外口流出少量的脓性、血性、黏液性分泌物为主要症状。较大的高位肛瘘常有粪便及气体排出。当外口堵塞或假性愈合时，脓液不能排出，可出现直肠肛管周围脓肿症状，脓肿破溃、脓液流出后，症状可缓解。肛周皮肤可见单个或多个瘘口，呈红色乳头状隆起。挤压时有少许脓液排出。

（3）心理-社会状况 由于粪便流出，常有臭味，患者不愿意走进人群，担心个人形象受到破坏。病情反复，使患者灰心、失望。

（4）辅助检查 ①肛门镜检查：有时可发现内口。自外口注入亚甲蓝溶液，肛门镜下可见蓝色液体溢入。②直肠指检：可触及条索状瘘管。

（5）治疗要点与反应 肛瘘不能自愈，须手术治疗。常用的术式有：①瘘管切开术或瘘管切除术：适用于低位肛瘘。②挂线疗法：适用于高位单纯性肛瘘的治疗或高位复杂性肛瘘的辅助治疗。将橡皮筋穿入瘘管内，然后收紧、结扎橡皮筋，使被结扎组织受压、坏死，起到慢性切割的作用，将瘘管切开；瘘管在慢性"切开"的过程中，底部肉芽组织逐渐生长修复，可以防止发生肛门失禁。

【护理诊断及合作性问题】

1. 急、慢性疼痛 与肛管病变、手术创伤有关。

2. 便秘 与饮水或纤维素摄入量不足、惧怕排便时疼痛、身体活动少有关。

3. 潜在并发症 尿潴留、肛门失禁、切开出血、感染等。

【护理目标】

1. 患者的疼痛得到缓解。

2. 患者的便秘得到缓解。

3. 术后并发症得到控制。

【护理措施】

1. 一般护理

（1）调节饮食 多饮水，多吃蔬菜、水果及富含纤维素的食物；忌饮酒，少食辛辣食物。

（2）保持大便通畅 养成定时排便的习惯，避免排便时间过长。必要时可服缓泻剂或液状石蜡。

（3）肛门坐浴 坐浴具有清洁肛门、改善局部血液循环、促进炎症吸收、缓解括约肌痉挛、减轻疼痛的作用。可采用温水或 1∶5000 高锰酸钾溶液坐浴，水温 43℃ ~ 46℃，每日 2 ~ 3 次，每次 20 ~ 30 分钟。

（4）直肠肛管检查配合与护理 直肠肛管检查的体位有 4 种（图 15 - 21）。①侧卧位：多取左侧卧位，此体位适用于年老体弱的患者。②膝胸位：临床上最常用，适用于较短时间的检查。③截石位：常用于手术治疗。④蹲位：适用于检查内痔脱出或直肠脱垂。

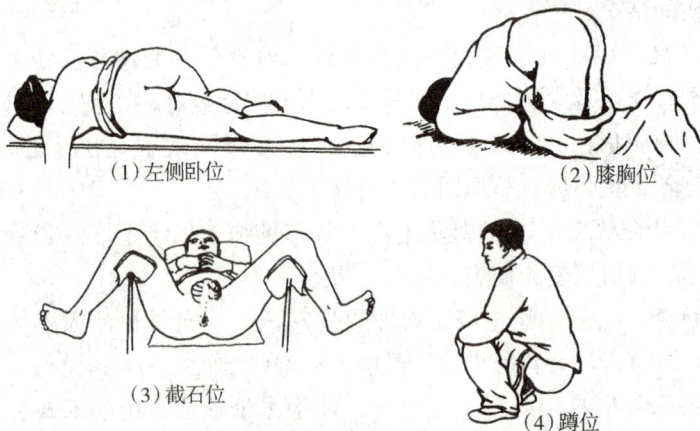

(1)左侧卧位   (2)膝胸位

(3)截石位   (4)蹲位

图 15 - 21 直肠肛管检查体位

直肠肛管检查的记录：先写明何种体位，再用时钟定位法记录病变的部位。如膝胸位，肛门前方正中 6 点，后方正中 12 点；截石位时的定位点与此相反（图 15 - 22）。

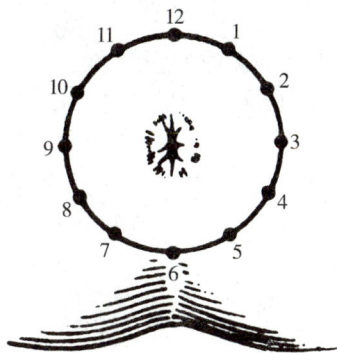

图 15－22　肛门检查时时钟定位法（截石位）

护考链接

肛管手术后，能促进炎症吸收，缓解肛门括约肌痉挛的护理措施是（　　　）

A. 保持大便通畅　　　　B. 早期适当活动

C. 温水肛门坐浴　　　　D. 保持局部清洁

E. 避免仰卧位

2. 手术前护理　同一般外科手术前的常规护理。每晚坐浴，清洁肛门、会阴部。手术前排空大、小便，必要时术晨清洁灌肠，减少肠道内粪便。

3. 手术后护理

（1）一般护理　①饮食：术后 2～3 天内进少渣半流质饮食。②体位：平卧位或侧卧位，臀部垫气圈，以防伤口受压而引起疼痛。③保持大便通畅：直肠肛管手术后一般不必限制排便，要保持大便通畅，术后 3 天未排便者，可口服液体石蜡或缓泻剂，但禁忌灌肠。

（2）病情观察　术后出血是最常见的并发症。注意切口出血、敷料染血情况，测血压、脉搏。观察有无肛门失禁、切口感染等其他并发症。

（3）治疗配合

1）止痛：肛管术后因括约肌痉挛或肛管内敷料填塞过紧而引起伤口疼痛。可通过坐浴、松解填塞物来缓解疼痛，必要时按医嘱给予止痛剂。

2）伤口护理：直肠肛管手术后切口多数敞开、不缝合，需每日换药。每次排便后或更换敷料前用 1∶5000 高锰酸钾溶液坐浴。

3）并发症护理：①尿潴留：患者术后常因手术、麻醉、疼痛等引起尿潴留。可用诱导、下腹部按摩、热敷等方法处理，多能自行排尿；若无效，应予导尿。若因肛管内填塞敷料而引起尿潴留，应及时松解填塞敷料。②预防肛门狭窄：术后 5～10 天用食指扩肛，每日 1 次。

4. 心理护理　直肠肛管疾病反复发作的疼痛和便血或身体上散发出的异味，给患者的生活和工作带来痛苦和不适而产生焦虑和恐惧心理。与患者多沟通，结合健康指导向其讲解疾病的治疗方法，及时消除其焦虑和恐惧心理。

【健康指导】

患者痊愈出院时，嘱其多饮水，多吃粗纤维饮食；戒烟酒，避免辛辣、刺激性食物；保持大便通畅，养成每日定时排便的习惯；每天坚持适量的体育运动；防止复发。

第六节　大肠癌患者的护理

病案引导

患者，女性，因大便次数增多，肛门坠胀感，血便、黏液血便半年，曾以"痔"治疗，效果不佳，到医院就诊。直肠指检：距肛缘 3.5～4cm 可触及一环形肿物，质硬，活动度差，指套上染血。活组织检查示"直肠低分化腺癌"。请问：可能选择何种术式？术前应做哪些准备？

大肠癌是发生在结肠和直肠黏膜上皮细胞的恶性肿瘤。前者称为结肠癌，后者称为直肠癌，是常见的消化道恶性肿瘤。发病年龄多在 40～46 岁。直肠癌的发病率高于结肠癌。结肠癌好发于乙状结肠。青年人（＜30 岁）患直肠癌的比例较高，为 10%～15%。

结肠包括盲肠、升结肠、横结肠、降结肠、乙状结肠。结肠的主要功能是吸收水分、葡萄糖和电解质，储存和转运粪便。

一、结肠癌

【病因病理】

1. 病因　结肠癌的病因尚未研究清楚，普遍认为与下列因素有关：

（1）**饮食习惯**　与长期摄入高脂肪、高蛋白、低纤维素饮食及过多摄入腌制食品有一定的关系。

（2）**遗传因素**　部分结肠癌患者存在家族史，常见的有家族性多发性息肉病及家族性无息肉结直肠癌综合征。

（3）**癌前病变**　溃疡性结肠炎、克罗恩病、血吸虫病。

2. 病理

（1）**按肿瘤的大体形态分类**　①溃疡型：是结肠癌最常见的类型。多发生于左半结肠，早期形成溃疡，向肠壁深层浸润生长，恶性程度高，转移早，预后差。②肿块型：多发生于右半结肠，呈菜花状向肠腔内凸出，易溃破，较少向周围浸润，恶性程度低，预后较好。③浸润型：多见于左半结肠，沿肠壁浸润生长，致肠腔狭窄而引起梗阻，恶性程度高，转移早，预后差。

（2）**组织学分型**　分为腺癌（最多见）、黏液腺癌、未分化癌（预后最差）。

（3）**结直肠癌的转移途径**　淋巴转移是结直肠癌的主要转移方式，其他转移途径为直接浸润、血行转移、种植转移。

【护理评估】

1. 健康史　评估患者既往有无便血、排便习惯改变以及结肠慢性炎症病史，患者的饮食嗜好及生活习惯，了解家族中有无类似病史。

2. 身体状况

（1）排便习惯和性状改变　是最早出现的症状。表现为大便次数增多，粪便不成形，腹泻与便秘交替出现，黏液脓血便。

（2）腹痛　早期常为持续性隐痛或腹部不适，发生肠梗阻时，腹痛加剧，甚至出现阵发性绞痛。

（3）腹部肿块　晚期癌肿较大时，可在腹部扪及肿块，质硬。

（4）肠梗阻　多为晚期症状。多为慢性、低位、不完全性肠梗阻的表现。

（5）全身症状　可出现贫血、消瘦、乏力、低热等全身表现。晚期可出现恶病质表现。

知识链接

左半结肠癌和右半结肠癌的区别

左半结肠癌：肠腔较小，粪便成形，癌肿多为浸润型，故临床以肠梗阻症状为主，常有便秘、便血等表现。

右半结肠癌：肠腔较宽大，粪便较稀，癌肿多为肿块型，易溃烂坏死致出血感染，故临床表现以中毒症状为主，常有贫血、腹部肿块、消瘦乏力等表现。

3. 心理-社会状况　结肠癌患者具有恶性肿瘤患者的心理反应。施行结肠造瘘者，由于自身形象和生活模式的改变，患者会感到自卑，甚至对工作、生活失去信心。

4. 辅助检查

（1）内镜检查　是诊断结肠癌最有效、最可靠的方法。可通过乙状结肠镜、纤维光束结肠镜检查，观察病灶的部位、大小、形态等，并可钳取病变组织做病理学检查。

（2）影像学检查　①X线钡灌肠：可显示结肠壁充盈缺损、黏膜破坏或不规则、肠腔狭窄等征象。②B超和CT检查：主要是了解癌肿的浸润程度及淋巴结的转移情况，还可提示有无腹腔内种植和肝、肺转移灶等。

（3）实验室检查　①癌胚抗原（CEA）测定：血清CEA阳性率随病情的进展而增高，但特异性不强，目前CEA测定主要用于CEA阳性的结直肠癌患者的术后监测。②大便隐血试验：可作为高危人群的初筛及普查手段。持续阳性应行进一步的检查。

护考链接

患者男性，45岁，近3个月来排便次数增多，每天3~4次黏液脓血便，里急后重，首选的有助于临床确定诊断的检查方法是（　　　　）

A. B超　　　　　　　B. X线钡剂灌肠　　　　　C. 直肠指检

D. 纤维结肠镜检　　　E. 血清癌胚抗原

5. 治疗要点与反应 手术切除是治疗结肠癌的主要方法，同时辅以化疗、放疗、中医药、免疫等综合治疗。

（1）手术治疗 包括根治性手术和姑息性手术。①结肠癌根治术：根据癌肿的部位，可选择右半结肠切除术、横结肠切除术、左半结肠切除术及乙状结肠切除术等术式。②结肠造口术：适用于急性肠梗阻的结肠癌或晚期直肠癌。

（2）非手术治疗 包括化疗、中医药、免疫治疗等。

【护理诊断及合作性问题】

1. 焦虑 与担忧预后和生活方式有关。

2. 营养失调，低于机体的需要量 与肿瘤慢性消耗、放化疗反应有关。

3. 自我形象紊乱 与结肠造口后排便方式改变有关。

4. 知识缺乏 缺乏人工结肠造口术后的护理知识。

5. 潜在并发症 出血、感染、造口坏死或狭窄等。

【护理目标】

1. 患者获得有关疾病治疗与预后的知识，焦虑得到缓解。
2. 患者的营养得到补充。
3. 患者适应术后的身体改变。
4. 获得有关人工结肠造口术后的护理知识。
5. 患者的并发症得到有效的预防和控制。

【护理措施】

1. 术前护理

（1）心理护理 多与患者沟通，及时解答患者提出的问题，尽量满足患者提出的合理要求。介绍手术的必要性，消除其顾虑，使其配合手术治疗。

（2）一般护理 给予易消化、营养丰富的少渣饮食。必要时遵医嘱给予少量多次输血、清蛋白等，以纠正贫血、低蛋白血症。有肠梗阻症状者应禁食，胃肠减压，静脉补液，纠正水、电解质紊乱。

（3）病情观察 观察生命体征，注意有无脱水、出血等征象；观察患者有无腹痛、腹胀及排便情况；了解有无肠梗阻的征象。

（4）治疗配合

1）肠道准备：术前肠道准备可减少术中污染，防止术后切口感染，有利于吻合口的愈合，提高手术的成功率。

传统肠道准备法：①饮食：术前 3 天进少渣半流质饮食，术前 2 天起进食流质饮食，以减少粪便；有肠梗阻者禁食补液；术前 12 小时禁食、4 小时禁水。②清洁肠道：术前 2～3 天给予口服缓泻剂，如液状石蜡 20～30ml 或硫酸镁 15～20g，每日 1 次；术前 1 天晚及术日晨做清洁灌肠。③服药：术前 3 天，口服肠道不吸收的抗生素，如新霉素、甲硝唑等，以抑制肠道细菌；同时补充维生素 K，因肠道细菌被抑制而致维生素 K 吸收受到影响。

全肠道灌洗法：于术前 12～14 小时开始口服 37℃ 左右的等渗平衡电解质溶液（用氯化钠、碳酸氢钠、氯化钾配制）6000ml，引起容量性腹泻，以清洁肠道。也可在灌洗液中加入抗菌药。但年老体弱、心肾功能障碍者及肠梗阻者不宜选用此法。

口服甘露醇肠道准备法：术前 1 天，午餐后 0.5～2 小时内口服 20% 甘露醇 250ml。甘露醇吸收肠壁水分，可使患者有效腹泻，达到清洁肠道的效果。但甘露醇经肠道细菌酵解后产气，术中使用电刀时可能有爆炸的危险。年老体弱、肝肾功能不全或肠梗阻患者不宜使用此法。

2）术晨护理：留置胃管和导尿管。

2. 术后护理

（1）**一般护理**　①体位：病情稳定后取半卧位，以利于呼吸和腹腔引流。②饮食与营养：禁食，持续胃肠减压，静脉补液。肛门排气或结肠造口开放后拔除胃管，解除胃肠减压，进流质饮食，1 周后可进软食，2 周左右进普食。饮食宜选用营养丰富、易消化吸收的少渣饮食。③留置导尿管的护理：术后导尿管的放置时间为 1～2 周，置管期间保持尿管引流通畅，观察、记录尿液情况，做好尿道口清洁。拔管前试行夹管，每 4～6 小时开放 1 次，以训练膀胱的排尿功能。④腹腔引流管的护理：骶前引流管一般留置 5～7 天。观察并记录骶前引流管引流液的色、质和量；保持负压吸引的通畅。及时更换引流管周围渗湿的敷料。

（2）**病情观察**　密切观察生命体征、腹部症状和体征、腹部切口渗血情况；观察造口的血运情况。

（3）**治疗配合**

1）结肠造口（人工肛门）的护理：①保护腹部切口：结肠造口的开放时间一般于术后 2～3 天。结肠造口开放前，造口周围用凡士林或生理盐水纱布保护，及时更换渗湿的敷料。造口开放后，取左侧卧位，用塑料薄膜将腹部切口与造口隔开，注意避免粪便污染手术切口而造成感染。②观察肠造口：观察造瘘口肠黏膜的色泽，注意肠管有否回缩、出血、坏死等情况。③保护造口周围的皮肤：及时清理流出的粪便，经常用中性肥皂或 0.5% 氯己定（洗必泰）溶液清洗、消毒造口周围皮肤，再涂锌氧油以保护皮肤。观察造口周围皮肤有无湿疹、水疱、破溃等。④预防造口狭窄：在造口拆线、愈合后，用食指、中指每日扩张造瘘口 1 次，持续 3 个月。⑤指导患者正确使用人工肛门袋：当肛门袋内充满 1/3 的粪便时，须及时清倒或更换造口袋。人工肛门袋不宜长期持续使用，以防造口黏膜和周围皮肤糜烂。⑥日常生活指导：避免进食产气或有刺激性的食物；避免穿紧身衣裤，以免摩擦或压迫造口；适当增加活动量，以保持排便通畅，若发生便秘，可用液状石蜡或肥皂水经结肠造口做低压灌肠，注意插入造口内的肛管不要超过 10cm，防止肠管损伤甚至穿孔；术后可恢复正常工作，但避免重体力活动。

2）术后化疗的护理参见肿瘤患者的护理。

知识链接

人工肛门袋的使用

①选袋：选用袋口大小适宜的肛门袋。②佩袋：用袋前先用中性肥皂或0.5%氯己定溶液将造口周围的皮肤洗净，擦干后涂抹锌氧油以保护皮肤，袋囊朝下，袋口贴敷于造口处，用弹力带将肛门袋系固于腰间。③换袋：袋内存积粪便达1/3容积时，应及时更换清理；皮肤清洁、涂锌氧油保护后，再佩戴清洁肛门袋。④不戴：粪便成形及养成定时排便习惯后可不戴肛门袋，患者每日排便后用清洁敷料覆盖造口即可。⑤肛门袋的保养：除一次性肛门袋外，倒出肛门袋内的排泄物后，用中性洗涤剂和清水洗净，用0.1%氯己定溶液浸泡30分钟，晾干备用。

3. 心理护理　鼓励患者正视现实，理解结肠造口的治疗价值，指导其正确进行结肠造口的自我护理，适应新的生活方式，重塑自我形象，增强生活的信心与勇气，积极配合治疗，促进患者的身心康复。

【护理评价】

1. 患者是否获得有关疾病治疗与预后的知识，焦虑是否得到缓解。
2. 患者的营养是否得到补充。
3. 患者是否适应术后的身体改变。
4. 患者是否获得有关人工结肠造口术后的护理知识。
5. 患者的并发症是否得到有效的预防和控制。

【健康指导】

1. 普及防癌知识　鼓励患者摄入低脂肪、适量蛋白质及富含纤维素的食物；少吃腌制、熏、烧烤和油炸食品；防治肠道慢性疾病。

2. 饮食指导　注意饮食及个人卫生，避免进生冷、辛辣饮食；保肛手术者，摄入高纤维素饮食，多饮水；结肠造口者，需注意不要摄入过多粗纤维、过稀、可致胀气的食物。

3. 继续治疗　坚持术后化疗，定期门诊复查。若发现腹痛腹胀、排便困难等情况要及时就诊。教会患者及家属进行结肠造口的护理。

二、直肠癌

【病因与发病机制】

1. 病因　直肠癌的病因尚未完全清楚，但认为以下因素与致癌有着密切的关系。

（1）**饮食因素**　直肠癌的发生与高脂肪、高蛋白、低纤维饮食有关，高脂饮食不但可刺激胆汁的分泌增加，而且可促进肠道内某些厌氧细菌的生长，胆醇和胆盐一经厌氧菌分解则形成不饱和胆固醇，主要是脱氧胆酸和石胆酸，两者都是致癌物质或辅癌物质，可导致直肠癌的发生。

（2）**遗传因素**　在直肠癌患者家族中，约1/4有癌肿的家族史，其中半数亦为消化道肿瘤。

（3）**癌前病变**　息肉、慢性炎症刺激可导致直肠癌的发生。如血吸虫病、阿米巴痢疾、慢性非特异性溃疡性结肠炎、慢性菌痢等，可通过肉芽肿、炎性和假性息肉阶段而发生癌变。溃疡性结肠炎的病程超过 10 年的患者，容易演变，且癌变的恶性程度高，易于转移，预后较差。

（4）**其他因素**　与精神因素、年龄、内分泌因素、环境应激能力、气候因素、免疫功能失常及病毒感染等有密切的关系，但尚需在一定的条件下才能发生直肠癌。

2. 直肠癌的大体分型

（1）**早期直肠癌**　癌肿限于大肠黏膜层及黏膜下层者称早期直肠癌，一般无淋巴结转移。根据肉眼观察，早期直肠癌分为 3 型，即息肉隆起型、扁平隆起型、扁平隆起伴溃疡型。

（2）**晚期直肠癌**　系指癌组织侵犯在黏膜层以下，直至浆膜层者。肉眼观察分为 3 型：①肿块型：主要向腔内生长，呈球状或半球状，表现有多个小溃疡，易出血。此型浸润性小，淋巴转移发生较迟，预后较好。②溃疡型：初起为扁平状肿块，以后中央部坏死，形成大溃疡，边缘外翻呈蝶形，表面易出血、感染。③浸润型：癌组织主要沿肠壁浸润生长，有明显的纤维组织反应，引起肠管狭窄和肠梗阻，淋巴转移较早，预后较差。

3. 直肠癌的组织学分型　一般分为腺癌、黏液癌及未分化癌。

（1）**腺癌**　癌细胞排列呈腺管状或腺泡状。根据其分化程度，按 Broder 法分为Ⅰ～Ⅳ级，即低度恶性（高分化）、中等恶性（中分化）、高度恶性（低分化）和未分化癌。本型较为多见。

（2）**黏液癌**　癌细胞分泌较多的黏液，黏液可在细胞外间质中或聚集在细胞内，将核挤向边缘，细胞内黏液多者预后差。

（3）**未分化癌**　癌细胞较小，呈圆形或不规则形，呈不整齐的片状排列，浸润明显，易侵入小血管及淋巴管，预后差。

【护理评估】

1. 健康史　评估患者既往有无便血、排便习惯改变以及结肠慢性炎症病史，患者的饮食嗜好及生活习惯，了解家族中有无类似病史。

2. 身体状况　直肠癌早期可无症状，随着癌灶逐渐增大，可产生一系列症状。

（1）**便血**　是直肠癌最常见的症状。多为红色或暗红色的黏液血便，或脓血便，有时伴有血块及坏死组织。

（2）**大便习惯改变**　由于肿块及其产生的分泌物刺激肠道，便意频繁，排便不尽感，里急后重。随着病情的发展，排便次数逐渐增多，甚至晚间不能入睡，改变了往日的大便习惯。

（3）**肠道狭窄及梗阻现象**　癌肿绕肠壁周径浸润，使肠腔狭窄，尤其在直肠、乙状结肠交界处，多为狭窄型硬癌，极易引起梗阻现象。大便形成变细，排便困难，便秘，引起腹部不适、气胀及疼痛。

（4）**肛门疼痛及肛门失禁**　直肠下段癌如浸润肛管部可引起局部疼痛及肛管括约

肌失禁，脓血便经常流出，污染内裤。

（5）其他　直肠癌晚期如浸润其他脏器及组织，可引起相应部位病变。侵犯骶神经丛可使骶部及会阴部疼痛；侵犯膀胱、前列腺，可引起膀胱炎、尿道炎、膀胱直肠瘘、尿道直肠瘘。

3. 心理-社会状况　直肠癌患者具有恶性肿瘤患者的心理反应。对施行结肠造瘘者，由于自身形象和生活模式的改变，患者会感到自卑，甚至对工作、生活失去信心。

4. 辅助检查

（1）**直肠指检**　是诊断直肠癌最简便有效的检查方法。凡遇患者有便血、大便习惯改变、大便变形等症状，应行直肠指检。

（2）**大便潜血检查**　可作为高危人群的初筛手段。阳性者再行进一步检查。

（3）**内镜检查**　不仅可在直视肉眼下作出诊断，而且可取活组织进行病理检查。

（4）**钡剂灌肠检查**　对直肠癌的诊断意义不大，但常用以排除结、直肠多发癌和息肉病。

（5）**其他**　B超、CT、CEA等。

5. 治疗要点与反应　直肠癌的治疗是以手术为主，辅以化疗、中医药、免疫治疗等综合措施。手术以直肠癌根治术为主，有以下式：

（1）**经腹直肠癌切除术（Dixon手术）**　适用于腹膜返折以上（距肛缘5cm以上）的直肠癌，可保留肛门。

（2）**腹会阴联合直肠癌根治术（Miles手术）**　适用于腹膜返折以下的直肠癌，不能保留肛门，于患者左下腹行永久性结肠造口（人工肛门），对患者的身心影响显著。

【护理诊断及合作性问题】

1. 焦虑　与担忧预后和生活方式有关。

2. 营养失调，低于机体的需要量　与肿瘤慢性消耗、放化疗反应有关。

3. 自我形象紊乱　与结肠造口后排便方式改变有关。

4. 知识缺乏　缺乏人工结肠造口术后的护理知识。

5. 潜在并发症　出血、感染、造口坏死或狭窄等。

【护理目标】

1. 患者获得有关疾病治疗与预后的知识，焦虑得到缓解。

2. 患者的营养得到补充。

3. 患者适应术后的身体改变。

4. 获得有关人工结肠造口术后的护理知识。

5. 患者的并发症得到有效的预防和控制。

【护理措施】

1. 术前护理　与结肠癌的术前护理基本相同，不同之处是直肠癌患者术前2天每晚用1∶5000高锰酸钾溶液坐浴，女患者同时做阴道冲洗。

2. 术后护理　与结肠癌的术后护理基本相同，不同之处有以下几点：

（1）会阴部切口护理　保持会阴部清洁。骶前引流管拔出后用温热的 1∶5000 高锰酸钾溶液坐浴，每日 2 次。若发生感染，则开放伤口，彻底清创，遵医嘱使用抗生素。

（2）Dixon 术后护理　患者常有排便次数增多或排便失禁，指导其调整饮食，注意饮食卫生，进行肛门括约肌舒缩训练，便后清洁肛门，并涂抹锌氧油等保护肛周皮肤。

【护理评价】

1. 患者是否获得有关疾病治疗与预后的知识，焦虑是否得到缓解。
2. 患者的营养是否得到补充。
3. 患者是否适应术后的身体改变。
4. 是否获得有关人工结肠造口术后的护理知识。
5. 患者的并发症是否得到有效的预防和控制。

【健康指导】

1. 饮食指导。肠蠕动恢复后方可进食，以易消化的食物为主，避免摄入太稀或粗纤维太多的食物及产气食物。
2. 教会患者适当掌握活动强度，避免过度活动致腹压增加而引起人工肛门黏膜脱出。
3. 教会患者使用人工肛门袋的方法，用肛袋前先以清水将周围皮肤洗净，肛袋松紧适宜，随时清洗，避免感染和减少臭气。
4. 指导患者掌握人工肛门的护理，定时指扩，若发现狭窄或排便困难，及时到医院复查。

小　　结

胃肠疾病种类较多，有许多是急腹症，患者入院后，护士要在很短的时间内完成术前准备，并纠正生理紊乱，需要严密观察病情，否则会延误治疗，造成不可弥补的损失。对于胃及十二指肠疾病患者，一定要掌握胃肠减压的护理，并及时发现和处理并发症。对于直肠肛门疾病患者，一定要掌握坐浴的护理，及时发现并发症并进行及时处理。对于大肠癌患者，一定要掌握手术前的肠道准备，以及手术后人工肛门的护理。

同步训练

1. 临床上最容易发生嵌顿的腹外疝是（　　　）
   A. 腹股沟斜疝　　　　　　　　　　B. 腹股沟直疝
   C. 股疝　　　　　　　　　　　　　D. 婴儿脐疝
   E. 切口疝
2. 嵌顿性疝手法复位后，应重点观察的内容是（　　　）
   A. 腹痛、腹部体征　　　　　　　　B. 生命体征
   C. 神志改变　　　　　　　　　　　D. 呕吐、腹胀

E. 肛门排气

3. 腹股沟斜疝手术后护理，下列哪项错误（　　）

    A. 平卧位，膝下垫软枕   B. 早期下床活动

    C. 咳嗽时用手按压伤口   D. 丁字带兜起阴囊

    E. 手术区用砂袋压迫

4. 斜疝修补术后，用砂袋压迫切口的主要目的是（　　）

    A. 减轻切口疼痛   B. 预防切口裂开

    C. 预防切口感染   D. 防止疝块脱出

    E. 减少伤口内渗血

5. 腹外疝最常见的疝内容物是（　　）

    A. 小肠、大网膜   B. 乙状结肠

    C. 膀胱   D. 盲肠、直肠

    E. 降结肠

6. 区分直疝与斜疝的主要依据是（　　）

    A. 发病年龄   B. 嵌顿机会的多少

    C. 疝块外形   D. 疝环与腹部下动脉的关系

    E. 外环是否扩大

7. 腹外疝术后错误的健康指导是（　　）

    A. 积极治疗便秘   B. 积极治疗排尿困难

    C. 积极治疗慢性咳嗽   D. 术后2个月可以恢复正常工作

    E. 疝复发后及早回院诊治

8. 为确诊胃及十二指肠溃疡，首选的检查是（　　）

    A. X线钡餐   B. 粪便潜血试验

    C. 胃镜   D. 胃酸测定

    E. 血常规

9. 胃溃疡合并幽门梗阻患者的术前准备，下列哪项可减轻胃黏膜水肿（　　）

    A. 术前数日每晚用等渗盐水洗胃   B. 纠正脱水

    C. 纠正碱中毒   D. 术前给予流质饮食

    E. 术前晚灌肠

10. 以下各因素中，对消化性溃疡发病起决定作用的因素是（　　）

    A. 胃酸、胃蛋白酶增高   B. 吸烟

    C. 饮食失调   D. O型血者

    E. 全身性疾病

11. 倾倒综合征患者的饮食指导，以下不正确的是（　　）

    A. 少食多餐   B. 餐后散步

    C. 高蛋白饮食   D. 餐时限制饮水

    E. 避免过甜、过咸食物

12. 当急性阑尾炎患者出现寒战、高热、黄疸时，应警惕（　　）

    A. 脓毒血症   B. 膈下脓肿

    C. 盆腔脓肿   D. 门静脉炎

    E. 急性化脓性胆管炎

第十六章　肝、胆、胰疾病患者的护理

第一节　门静脉高压症患者的护理

病案引导

男性，46 岁，自觉上腹部不适，恶心，1 小时前突然呕出大量鲜血，内有少量食物残渣。既往有乙型肝炎病史。体格检查：一般情况较差，贫血貌，巩膜无黄染，血压 100/70mmHg，脉搏 116 次/分，心、肺无特殊，腹平软，无压痛，肝肋下未及，脾肋下刚及，无移动性浊音。血红蛋白 70g/L，血白细胞数 $3.1 \times 10^9/L$，血小板数 $56 \times 10^9/L$，胆红质 34.2mmol/L，尿常规无异常。该患者可能是何种疾病？该如何处理？

门静脉高压症（Portal Hypertension）是指门静脉的血流受阻、血液淤滞时，引起门静脉系统压力增高，继而出现脾肿大和脾功能亢进、食管胃底静脉曲张、呕血、黑便和腹水等一系列表现的临床病症。门静脉的正常压力为 13~24cmH$_2$O（1.28~2.35kPa），门静脉高压时，压力可高达 30~50cmH$_2$O（2.9~4.9kPa）。常以内科治疗为主，当病情发展到一定程度时，往往被迫采取外科手术处理。

【解剖生理概要】

门静脉主干是由肠系膜上、下静脉和脾静脉汇合而成，其中约 20% 的血液来自脾。门静脉和腔静脉之间有四个交通支（图 16-1）。

1. 胃底、食管下段交通支　门静脉血流经胃冠状静脉、胃短静脉，通过食管胃底静脉与奇静脉、半奇静脉的分支吻合，流入上腔静脉。

2. 直肠下端、肛管交通支　门静脉血流经肠系膜下静脉、直肠上静脉与直肠下静脉、肛管静脉吻合，流入下腔静脉。

3. 前腹壁交通支　门静脉（左支）的血流经脐旁静脉与腹上深静脉、腹下深静脉吻合，分别流入上、下腔静脉。

4. 腹膜后交通支　在腹膜后，有许多肠系膜上、下静脉分支与下腔静脉分支相互吻合。

在以上四个交通支中，最主要的是胃底、食管下段交通支。这些交通支在正常情况下都很细小，血流量也很少。

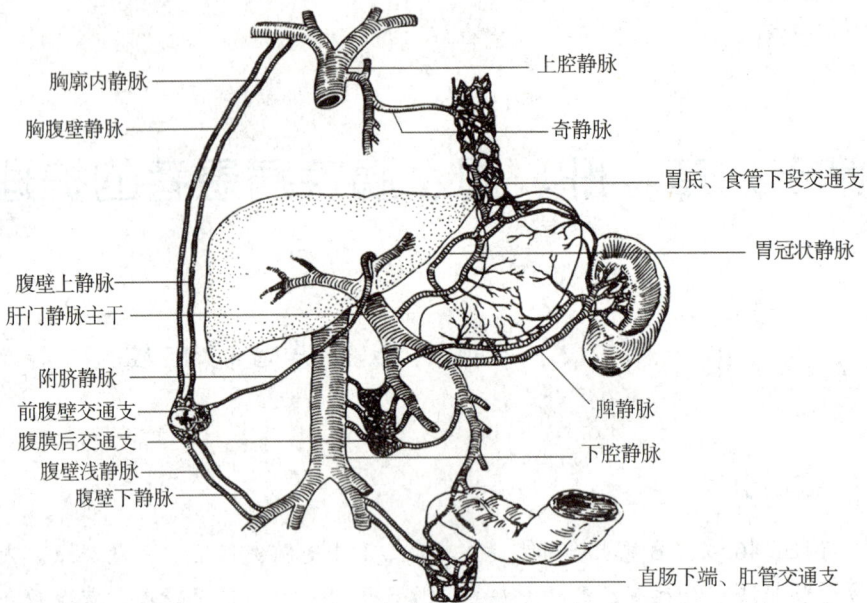

胸廓内静脉 ——上腔静脉
胸腹壁静脉 ——奇静脉
——胃底、食管下段交通支
腹壁上静脉 ——胃冠状静脉
肝门静脉主干
附脐静脉 ——脾静脉
前腹壁交通支 ——下腔静脉
腹膜后交通支
腹壁浅静脉
腹壁下静脉 ——直肠下端、肛管交通支

图 16 – 1　门 – 腔静脉系交通支示意图

【病因与发病机制】

约 90% 以上的门静脉高压症由肝硬变引起。在我国，门静脉高压症以血吸虫性肝硬化（南方地区）、肝炎后肝硬化（其他地区）最为常见。根据门静脉血流受阻因素所在的部位，门静脉高压症可分为肝前型、肝内型和肝后型三大类。肝内型门静脉高压症又可分为窦前、窦后和窦型。门静脉高压症形成后，可引起下列病理变化：

1. 脾肿大、脾功能亢进　门静脉血流受阻后，首先出现充血性脾肿大，脾窦长期充血使脾内纤维组织和脾髓细胞再生，引起脾脏破坏血细胞的功能增加。临床上除有脾肿大之外，还有外周血细胞减少，最常见的是白细胞和血小板减少。

2. 静脉交通支扩张　由于正常的门静脉通路受阻，门静脉又无静脉瓣，门静脉高压时，上述的四个交通支显著扩张，并扭曲形成静脉曲张。其中，最有临床意义的是在胃底、食管下段的交通支，它距离门静脉主干和腔静脉最近，承受压力差最大，静脉曲张改变最严重。进食粗糙食物、咳嗽、呕吐、用力排便、负重等因素会使腹腔内压突然升高，引起曲张静脉的破裂，导致上消化道大出血。其他交通支同样也会发生扩张，如直肠上、下静脉丛扩张会引起继发性痔；脐旁静脉与腹上、下深静脉交通支扩张会引起前腹壁静脉曲张；腹膜后的小静脉也可明显扩张、充血。

3. 腹水　腹水形成的因素是多方面的，可能与下列因素有关：①门静脉压力升高。②肝硬变后肝功能减退，血浆胶体渗透压降低。③低蛋白血症。④淋巴液回流受阻。⑤醛固酮分泌增多。

【护理评估】

1. 健康史　了解患者有无慢性肝炎、肝硬化、血吸虫病病史，有无长期大量饮酒史。有上消化道大出血的患者，注意询问有无劳累、进食粗糙食物、咳嗽、呕吐、用力排便、负重等诱因。

2. 身体状况

（1）脾大、脾功能亢进　在门静脉高压症早期即可有脾脏充血、肿大，伴有程度不同的脾功能亢进。

（2）呕血和黑便　食管胃底曲张静脉突然破裂而发生急性大出血，患者会呕吐鲜红色血液或排出柏油样便，甚至很快形成休克；由于肝功能损害致凝血功能障碍及脾功能亢进致血小板减少，出血常不易自止；大出血的同时引起肝细胞严重缺氧坏死，易诱发肝性脑病。

（3）腹水　是肝功能损害的表现。常伴腹胀、食欲减退和下肢浮肿。腹水形成较多时患者表现为腹部膨胀，能叩出腹部移动性浊音。

（4）其他　常有消化吸收功能障碍或营养不良的表现，鼻与齿龈出血等全身出血倾向，还可有黄疸、蜘蛛痣、腹壁静脉曲张、痔等。

3. 心理－社会状况

（1）患者对突然大量出血是否感到紧张、恐惧。

（2）患者有否因长时间、反复发病，工作和生活受到影响而感到焦虑不安和悲观失望。

（3）家庭成员能否提供足够的心理和经济支持。

（4）患者及家属对门脉高压症的治疗、预防再出血的知识的了解程度。

4. 辅助检查

（1）常规检查　脾功能亢进时，全血细胞计数减少，白细胞计数降至 $3 \times 10^9/L$ 以下，血小板计数减至（$70 \sim 80$）$\times 10^9/L$ 以下。

（2）肝功能检查　血浆白蛋白水平降低而球蛋白增高，白、球蛋白比例倒置，凝血酶原时间延长。肝炎后肝硬变患者的血清转氨酶和血胆红素增高较血吸虫性肝硬变者明显。

（3）影像学检查　①B超检查：可了解肝脏和脾脏的形态、大小、有无腹水及门静脉扩张。②食管吞钡X线检查：可发现食管和胃底静脉曲张的征象。在食管被钡剂充盈时，曲张的静脉使食管黏膜呈虫蚀状改变；排空时，则表现为蚯蚓样或串珠状负影。③腹腔动脉（静脉相）或肝静脉造影：可确定门静脉受阻部位及侧支回流情况。

5. 治疗要点与反应　以内科综合治疗为重点。外科治疗的主要目的是预防和控制食管胃底曲张静脉破裂而引起的上消化道大出血，解除或改善脾大、脾功能亢进及顽固性腹水。手术方式有：

（1）门体分流术　即通过手术将门静脉和腔静脉系连接起来，使压力较高的门静脉系血液直接分流到腔静脉中去，从而降低门静脉系的压力。门体分流术存在的主要问题是由门静脉向肝的血流减少，会加重肝功能损害，未经肝处理的门静脉血液直接流入体循环，易发生肝性脑病。

（2）**断流术**　即通过阻断门－奇静脉间的反常血流而达到止血的目的（图16－2）。

（3）**脾切除术**　对严重脾大合并脾功能亢进者应做脾切除。此法对于肝功能较好的晚期血吸虫性肝硬化患者疗效较好。但脾切除后血小板迅速增高，有静脉血栓形成的危险。

（4）**顽固性腹水的手术处理**　对于终末期肝硬化门静脉高压症的患者，理想的治疗方法是肝移植，即替换了病肝，又使门静脉系统的血流动力学恢复正常。但目前临床尚难推广。其他方式还有TIPS和腹腔－静脉转流术。

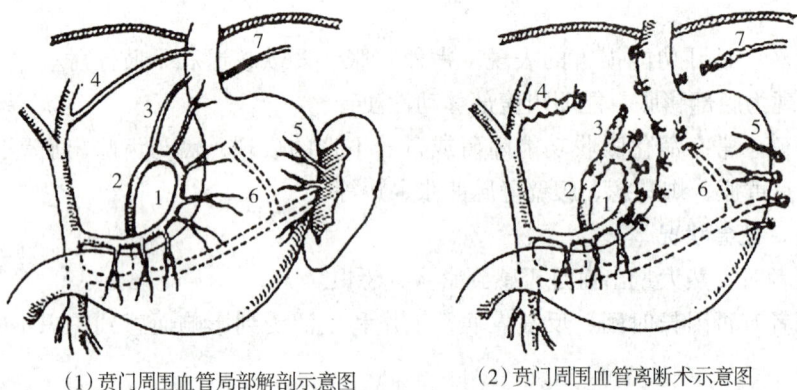

（1）贲门周围血管局部解剖示意图　　　　　（2）贲门周围血管离断术示意图

1.胃支　2.食管支　3.高位食管支　4.异位高位食管支
5.胃短静脉　6.胃后静脉　7.左膈下静脉

图16－2　断流术示意图

护考链接

李某，男，49岁，肝硬化，拟行门－腔静脉吻合术，其主要目的是（　　　）

A. 阻断侧支循环　　　　　B. 改善肝功能　　　　　C. 降低门静脉压力
D. 消除脾功能亢进　　　　E. 减少腹水形成

【护理诊断及合作性问题】

1. 焦虑或恐惧　与大量出血、长期患病而失去康复的信心、手术及预后的顾虑有关。

2. 体液不足　与上消化道大量出血、手术有关。

3. 体液过多（腹水）　与肝功能损害致低蛋白血症、血浆胶体渗透压降低及醛固酮分泌增加有关。

4. 营养失调，低于机体需要量　与肝功能损害、营养素摄入不足、消化吸收障碍有关。

5. 潜在并发症　上消化道大出血、术后出血、肝性脑病、静脉血栓形成。

6. 知识缺乏　缺乏预防上消化道出血的有关知识。

【护理目标】

1. 树立患者战胜疾病的信心，使其较好地配合医疗护理工作。

2. 预防患者出现出血、肝性脑病、静脉血栓等并发症。

3. 患者的体液不足得到改善。

4. 患者的腹水减少，体液平衡能得到维持。

5. 患者的肝功能和营养状况得到改善。

6. 患者能正确描述预防再出血的有关知识。

【护理措施】

1. 心理护理　门静脉高压症患者因长期患病而对战胜疾病的信心不足，一旦并发急性大出血，会极度焦虑、恐惧。因此，在积极治疗的同时，应做好患者的心理护理，减轻患者的焦虑，稳定其情绪，使之能配合各项治疗和护理。

2. 预防上消化道出血　①休息与活动：合理休息与适当活动，避免过于劳累，一旦出现头晕、心慌和出汗等不适，立即卧床休息。②饮食：忌粗糙、过热、辛辣饮食，以免损伤食管黏膜而诱发上消化道出血。忌烟酒。③避免引起腹压升高的因素，如剧烈咳嗽、打喷嚏、便秘、用力排便等，以免引起腹内压升高而诱发曲张静脉破裂出血。

3. 减少腹水形成或积聚　①注意休息：尽量取平卧位，以增加肝、肾的血流灌注。若有下肢水肿，可抬高患肢以减轻水肿。②限制液体和钠的摄入：每日钠的摄入量限制在 500～800mg（氯化钠 1.2～2.0g）以内，进液量约为 1000ml。少食含钠高的食物，如咸肉、酱菜、酱油、罐头等。③测量腹围和体重：每天测腹围一次，每周测体重一次。标记腹围测量部位，每次在同一时间、同一体位和同一部位测量。④按医嘱使用利尿剂，如氨苯喋啶，同时记录每日出入液量，并观察有无低钾、低钠血症。

4. 改善营养状况，保护肝脏　①加强营养调理：肝功能尚好者，宜给予高蛋白、高热量、高维生素、低脂饮食；肝功能严重受损者，补充支链氨基酸，限制芳香族氨基酸的摄入。②纠正贫血、改善凝血功能：贫血严重或凝血功能障碍者，可输注新鲜血和肌肉注射维生素 K，改善凝血功能。血浆白蛋白低下者，可静脉输入人体白蛋白等。③保护肝脏：遵医嘱给予肌苷、乙酰辅酶 A 等保肝药物，避免使用红霉素、巴比妥类、盐酸氯丙嗪等有损肝脏的药物。

5. 急性出血期的护理

（1）**一般护理**　①绝对卧床休息；②心理护理；③口腔护理。

（2）**恢复血容量**　迅速建立静脉通路，输血、输液，恢复血容量，保证心、脑、肝、肾等重要器官的血流灌注，避免不可逆性损伤。宜输新鲜血，因其含氨量低、凝血因子多，有利于止血及预防肝性脑病。

（3）**止血**　①局部灌洗：用冰盐水或冰盐水加血管收缩剂，如肾上腺素，做胃内灌洗。因低温可使胃黏膜血管收缩，减少血流量，从而达到止血的目的。②药物止血：遵医嘱应用止血药，并观察其效果。③严密观察病情：监测血压、脉搏、每小时尿量及中心静脉压的变化，注意有无水、电解质及酸碱平衡失调。

（4）对放置三腔管者做好置管后的护理　三腔管压迫止血是食管胃底静脉大出血的有效止血方法之一。其护理详见内科护理学门静脉高压一章。

6. 分流术前准备　除以上护理措施外，术前2~3日口服肠道不吸收的抗生素，以减少肠道氨的产生，预防术后肝性脑病；术前1日晚做清洁灌肠，避免术后因肠胀气而致血管吻合口受压；脾-肾分流术前要明确肾功能是否正常。

7. 术后护理

（1）病情观察　①密切观察患者神志、血压、脉搏的变化。②观察胃肠减压引流和腹腔引流液的性状与量，若引流出的新鲜血液量较多，应考虑是否发生内出血。

（2）保护肝脏　缺氧可加重肝功能损害，因此术后应给予吸氧；禁用或少用吗啡、巴比妥类、盐酸氯丙嗪等有损肝脏的药物。

（3）卧位与活动　分流术后48小时内，患者取平卧位或15°低坡卧位，2~3日后改半卧位；避免过多活动，翻身时动作要轻柔；手术后不宜过早下床活动，一般需卧床1周，以防血管吻合口破裂出血。

（4）饮食　指导患者从流质饮食开始，逐步过渡到正常饮食，保证热量的供给。分流术后，患者应限制蛋白质和肉类的摄入，忌食粗糙和过热的食物，禁烟、酒。

护考链接

1. 门静脉高压症手术前的准备，错误的是（　　　）

A. 保肝治疗　　　　　B. 无渣高糖饮食　　　　　C. 输新鲜血液

D. 肌注维生素K　　　E. 手术当日放置胃管

2. 关于门静脉高压症分流术后的护理，不正确的是（　　　）

A. 早期起床活动　　　B. 低蛋白饮食　　　　　　C. 使用抗生素

D. 忌食过烫食物　　　E. 术后平卧48小时

---

8. 观察和预防并发症

（1）肝性脑病　分流术后部分门静脉血未流经肝脏解毒而直接进入体循环，因其血氨含量高，加之术前肝功能已有不同程度的受损及手术对肝功能的损害等，术后易诱发肝性脑病。若发现患者有神志淡漠、嗜睡、谵妄，应立即通知医师；遵医嘱测定血氨浓度，对症使用谷氨酸钾、谷氨酸钠，降低血氨水平；限制蛋白质的摄入，减少血氨的产生；忌用肥皂水灌肠，减少血氨的吸收。

（2）静脉血栓形成　脾切除后血小板迅速增高，有诱发静脉血栓形成的危险。术后2周内每日或隔日复查一次血小板，若超过$600 \times 10^9/L$，立即通知医师，协助抗凝治疗。应注意使用抗凝药物前后的凝血时间变化。脾切除术后不用维生素K和其他止血药物，以防血栓形成。

【护理评价】

1. 患者的焦虑情绪是否得到解除，能否积极配合治疗和护理。

2. 体液能否维持平衡，补液是否恰当，生命体征是否平稳。

3. 患者的肝功能和营养状况是否得到改善。

4. 腹水是否减轻。

5. 患者有无出血、肝性脑病、感染或静脉血栓形成等并发症；若有这些并发症，能否得到及时的治疗。

6. 患者对预防上消化道出血的知识是否了解。

【健康指导】

1. 保持心情舒畅，避免情绪波动而诱发出血。

2. 指导患者合理休息和安排活动，避免劳累和进行较重的体力活动。

3. 避免引起腹内压增高的因素，如咳嗽、打喷嚏、用力大便等，以免诱发曲张静脉破裂而出血。

4. 做好饮食管理；按医嘱服用保肝药，定期复查肝功能。

5. 注意自我保护，用软牙刷刷牙，避免牙龈出血；防外伤。

第二节　原发性肝癌患者的护理

病案引导

男性，53 岁，有慢性肝炎史 20 年，近 2 个月右上腹持续性闷痛，半个月来疼痛较明显，食欲减退，较前消瘦。检查见其贫血貌，腹软，肝肋下可及有触痛之结节，血红蛋白 80g/L，白细胞 11×10^9/L。该患者可能患何种疾病？为明确诊断，首选何种检查？

肝癌（Liver Cancer）分为原发性和继发性两种。原发性肝癌是指发生于肝细胞和肝内胆管上皮细胞的癌，是我国常见的恶性肿瘤之一，以东南沿海地区多见。高发于 40 ~ 49 岁年龄组，男多于女。

【解剖生理概要】

肝居右上腹，在实质器官中体积最大（约 25cm × 15cm × 6cm）。肝的膈面凸起，借助韧带固定于膈和前腹壁上；脏面较扁平，邻近胃、十二指肠、胆囊、结肠肝曲、右肾、右肾上腺。小网膜的右侧部分为肝 – 十二指肠韧带，内含胆总管、肝动脉、门静脉、淋巴管、淋巴结、神经等，统称肝蒂。

肝的脏面有呈 H 形的重要表面解剖标志。根据肝静脉主干的走向，外科临床上可依正中裂将肝脏分为左、右两半；左叶间裂，再把左半肝分成左外叶和左内叶；右叶间裂，则把右半肝分为右前叶和右后叶；左外叶与右后叶，又以横向的段间裂为界，各自分出上、下两段。

肝小叶为肝最基本的结构单位。小叶中心是中央静脉。肝脏血运丰富，约 1/3 的血来自肝动脉，约 2/3 的血由门静脉供给。肝具有分泌胆汁、参与代谢、解毒、吞噬或免疫、协调凝血、造血等重要功能，且代偿和再生潜力很大。

【病因病理】

原发性肝癌的病因和发病机制迄今尚未确定。据流行病学调查和临床观察提示：可能与肝硬化、病毒性肝炎、黄曲霉菌、亚硝胺类致癌物、水土因素等密切相关。此外，寄生虫、营养、饮酒、遗传等因素与肝癌亦有一定的关系。

原发性肝癌按病理形态可分三型：结节型、巨块型和弥漫型。其中，结节型最为常见，为单个或多个大小不等的结节散布于肝内，多伴有肝硬化；巨块型常为单发，也可由多个结节融合而成，易出血、坏死，但肝硬化程度轻；弥漫型少见，结节大小均等，预后差。按组织学类型，原发性肝癌可分为三类：肝细胞型、胆管细胞型和二者同时出现的混合型。我国绝大多数患者是肝细胞型（约占91.5%）。原发性肝癌的转移途径有：①血行转移：多为肝内转移，癌栓经门静脉系统在肝内直接播散，肝外依次见于肺、骨、脑等。②淋巴转移：多转移至肝门淋巴结。其次为胰周、腹膜后、主动脉旁及锁骨上淋巴结。③直接蔓延。④腹腔种植性转移。

护考链接

与原发性肝癌的发生有关的肝病是（　　　　）

A. 乙型肝炎　　　　　　B. 脂肪肝　　　　　　C. 肝血管瘤

D. 肝囊肿　　　　　　　E. 肝脓肿

【护理评估】

1. 健康史　了解患者是否居住于肝癌好发区，饮食和生活习惯，有无进食被黄曲霉素污染的食物史；询问患者有无肝硬化、病毒性肝炎病史；注意有无家族遗传病史。

2. 身体状况　原发性肝癌早期缺乏特异性表现，多数人在普查或体检时发现。随着病情的发展，常见的表现有：

（1）肝区疼痛　为最常见的主要症状。半数以上患者以此为首发症状，多为持续性钝痛、刺痛或胀痛，以夜间或劳累后为重。疼痛部位常与癌肿部位密切相关。当肝癌结节发生坏死、破裂而引起腹腔内出血时，可突然出现右上腹剧痛，并有压痛、反跳痛、腹肌紧张等腹膜刺激征的表现。

（2）全身和消化道症状　早期不易引起重视，主要表现为乏力、消瘦、食欲缺乏、腹胀等。部分患者可伴有恶心、呕吐、发热、腹泻等症状。晚期则出现贫血、黄疸、腹水、下肢水肿、皮下出血及恶病质等。

（3）肝脏肿大　为中、晚期患者的主要临床体征。肝大呈进行性，质硬，边缘钝而不规则，表面高低不平，有明显的结节或肿块，常有压痛。癌肿位于肝右叶顶部者可使膈肌抬高，肝浊音界上升。

3. 心理-社会状况　肝癌早期不易发现，一旦发现多属晚期，且患者多伴有肝硬化或慢性肝炎病史，长期治疗效果不佳，患者丧失信心，经济负担较重，容易产生焦虑、恐惧、敏感、抑郁甚至绝望等心理变化。

4. 辅助检查

（1）定性　①血清甲胎蛋白（AFP）测定：对诊断肝细胞癌有相对专一性，阳性率可达80%，可用于普查。放射免疫法测定AFP持续阳性或定量≥400ng/ml，并排除活动性肝病、生殖腺胚胎性肿瘤、妊娠等，即可考虑肝癌的诊断。②血清酶学检查：血清中r-谷氨酸转肽酶、碱性磷酸酶、乳酸脱氢酶、同工酶等均可增高，但由于缺乏特异性，多作为辅助检查。

（2）定位　①B超：可显示肿瘤的大小、形态、部位以及肝静脉或门静脉有无癌栓等，诊断符合率可达90%左右。②CT、磁共振成像（MRI）：能明确显示肿瘤的位置、大小、数目及与周围器官和重要血管的关系，对判断能否手术切除很有价值。③肝动脉造影：此方法诊断肝癌的准确率最高，可达95%左右。其分辨率低限约为1cm。但患者要接受大量的X线照射，并具有创伤和价格昂贵等缺点，仅在上述各项检查均不能确诊时才考虑采用。④肝穿刺行针吸细胞学检查有确定诊断意义：目前多采用B超引导下行细针穿刺，能提高阳性率，但易导致出血、肿瘤破裂和针道转移等危险。

5. 治疗要点及反应　原发性肝癌从症状出现到获得诊断，如不治疗，常于半年内死亡。早期诊断、早期治疗，是提高疗效的关键。

（1）手术治疗　手术治疗仍是目前肝癌治疗首选和最有效的方法。①肝切除术：主要有肝叶切除、半肝切除、肝三叶切除或局部肝切除等，适用于全身情况好、重要脏器功能好、肝功能代偿好的患者，以及肿瘤局限于肝的一叶或半肝内而无严重肝硬化，第一、二肝门及下腔静脉未受侵犯。对有明显黄疸、腹水、下肢浮肿、远处转移及全身衰竭等晚期患者则属禁忌。②不能切除肝脏的肝癌外科治疗：可视病情单独或联合应用肝动脉结扎或肝动脉栓塞、液氮冷冻、激光气化、微波热凝等方法，有一定的疗效。③根治性手术后复发肝癌的手术治疗：在病灶局限、患者尚能耐受手术的情况下可再次手术。④肝移植：原发性肝癌是肝移植的指征之一。

（2）B超引导下经皮穿刺肿瘤行射频、微波或无水乙醇注射治疗　这些方法适用于瘤体较小而又不能或不宜手术切除者，特别是肝切除后早期肿瘤复发者。

（3）放射治疗　适用于一般情况较好，肝功能处于代偿阶段，不伴有肝硬化、黄疸、腹水、脾功能亢进和食管静脉曲张，肿瘤较小且局限，尚无远处转移但又不能手术切除，或手术切除后肝断面有残留癌组织或肿瘤复发者。

（4）化学药物治疗　适宜于经手术探查发现已不能切除者，或作为肿瘤姑息性切除的后续治疗。常用肝动脉插管化疗、放射介入治疗等方法。

【护理诊断及合作性问题】

1. 焦虑/恐惧　与得知癌症的诊断、担忧疾病的预后、忍受较重的痛苦、担心生存期、经济拮据等有关。

2. 疼痛　与疾病的过程或手术、放疗、化疗等有关。

3. 营养失调，低于机体需要量　与食欲不振、肝功能不良、肿瘤消耗有关。

4. 潜在并发症　肝癌破裂出血、感染、上消化道大出血、肝性脑病等。

5. 知识缺乏　缺乏相关的疾病知识。

【护理目标】

1. 患者情绪稳定，安全渡过手术治疗期，并积极配合治疗与护理。

2. 患者疼痛减轻或缓解。

3. 患者的营养状况得到改善，体重不再下降，能主动进食或接受营养支持治疗。

4. 患者未出现并发症或并发症得到及时发现和处理。

5. 患者自述能理解治疗计划。

【护理措施】

1. 术前护理

（1）除常规检查外，要全面检查肝功能和凝血功能。

（2）疼痛的护理。帮助患者采取舒适的体位、转移注意力、安排舒适的环境来缓解疼痛。遵医嘱给予止痛剂。

（3）全身支持疗法和保肝疗法。注意加强营养，给予高热量、高蛋白、高维生素饮食、输液、输血，纠正低蛋白血症，并给予保肝药物。

（4）术前给予维生素 K，改善凝血功能。

（5）做好术前一般准备，放置胃管、备血等。术前 3 天口服肠道抗生素，术前晚清洁灌肠。

（6）了解患者的心理状态，给予心理支持。

2. 术后护理

（1）病情观察　密切监测体温、脉搏、呼吸、血压等生命体征，观察腹部切口及敷料渗血情况，注意观察有无出血和昏迷，另注意监测肝、肾功能及水、电解质酸碱平衡情况。

（2）一般护理　常规给氧。患者血压平稳后可取半坐卧位，避免过早离床活动。术后第一天禁食，第二天可少量饮水，第三天如排气可进流质饮食。

（3）伤口及引流管的护理　同一般外科护理，但如有伤口渗液或引流液逐渐增多情况，要及时报告医生。

（4）预防感染　遵医嘱合理应用抗生素。

（5）肝性脑病的预防和护理　肝性脑病常发生于肝功能失代偿或濒临失代偿的原发性肝癌者。对患者加强生命体征、意识状态及口腔气味的观察，若出现性格行为变化，如欣快感、表情淡漠或扑翼样震颤等前驱症状时，应及时报告医生。

3. 肝动脉插管化疗患者的护理

（1）向患者解释肝动脉插管化疗的目的和注意事项。

（2）做好导管护理。①妥善固定导管；②严格无菌操作，每次注药前严格消毒导管，注药后用无菌纱布包扎，防止感染；③保持导管通畅，注药后用肝素 2～3ml（25U/ml）冲洗导管。

（3）预防出血。术后取平卧位，穿刺处砂袋压迫 1 小时，穿刺侧肢体制动 6 小时。

注意观察穿刺侧肢体皮肤的颜色、温度及足背动脉搏动情况。

（4）栓塞后综合征的护理。肝动脉栓塞化疗后多数患者可出现发热、肝区疼痛、恶心、呕吐、心悸、白细胞下降等，称为栓塞后综合征。发热、肝区疼痛、恶心、呕吐等可对症处理；当白细胞计数低于 $4 \times 10^9/L$ 时，应暂停化疗，并应用升白细胞药物。

（5）拔管护理。拔管后局部加压 15 分钟，卧床 24 小时，防止局部出血。

4. 心理护理　了解患者的饮食、睡眠、精神状态，观察其言行举止，分析、评估患者的焦虑程度，为患者创造一个安静的环境，教会其消除焦虑的方法。仔细进行手术前指导，介绍成功病例，消除其紧张心理，医护人员与家属一起帮助患者树立战胜疾病的信心，使其接受和配合治疗及护理。

【护理评价】

1. 患者能否正确面对疾病，能积极配合治疗和护理。
2. 患者疼痛是否减轻或缓解。
3. 患者的营养状况有无改善，体重是否稳定或增加。
4. 并发症能否有效预防，或得到及时发现和处理。

【健康指导】

1. 注意休息，适当活动，避免劳累。
2. 指导患者摄入高蛋白、高维生素饮食，以利于术后康复。
3. 定期复查，注意有无复发或转移。

第三节　肝脓肿患者的护理

肝受感染后形成的脓肿，称为肝脓肿（Liver Abscess），属于继发感染性疾病，好发于右半肝。一般根据病原菌的不同分为细菌性肝脓肿和阿米巴性肝脓肿。临床上细菌性肝脓肿较阿米巴性肝脓肿多见。

一、细菌性肝脓肿

细菌性肝脓肿系指化脓性细菌引起的肝内化脓性感染。最常见的致病菌为大肠杆菌和金黄色葡萄球菌，其次为链球菌、类杆菌属等。

【病因病理】

病原菌入侵肝脏的常见途径：①胆道系统：是最主要的入侵途径和最常见的病因。胆囊炎、胆道蛔虫症、胆管结石等并发急性化脓性胆管炎时，细菌沿胆管上行，感染肝脏而形成脓肿，常为多发性，以肝外叶最为多见。②肝动脉：体内任何部位的化脓性病变，如急性上呼吸道感染、化脓性骨髓炎、亚急性细菌性心内膜炎等并发菌血症时，细菌可经肝动脉侵入肝。③门静脉：坏疽性阑尾炎、菌痢、痔核感染等可经门静脉进入肝内。④淋巴系统：肝脏毗邻部位的感染，如膈下脓肿或肾周脓肿时，细菌可经淋巴系统侵入肝脏。⑤其他：肝脏开放性损伤，细菌可直接经伤口侵入肝。此外，尚有原因不明的肝脓肿。

【护理评估】

1. 健康史 有无细菌性肠炎、反复胆道感染、肝的开放性损伤和体内化脓性病史，以及发病的急、缓、病程长短等。

2. 身体状况

(1) 全身中毒症状 寒战、高热是最常见的早期症状，体温可达39℃～40℃，一般为稽留热或弛张热，伴多汗、脉率增快。严重时可发生脓毒症和感染性休克。

(2) 肝区疼痛 由于肝大、肝包膜急性膨胀和炎性渗出物的局部刺激，多数患者出现肝区持续性胀痛或钝痛，有时可伴有右肩牵涉痛或胸痛。

(3) 消化道及全身症状 由于细菌毒素吸收及全身消耗，患者出现乏力、食欲下降、恶心、呕吐，少数患者可有腹胀及顽固性呃逆等症状。

(4) 肝区压痛和肝大 查体常见肝区压痛和肝大，右下胸部和肝区有叩击痛。若脓肿位于肝前下缘比较表浅的部位，可伴有右上腹肌紧张和局部触痛；巨大的肝脓肿可使右季肋呈饱满状态，甚至局限性隆起；局部皮肤呈凹陷性水肿。严重者可出现黄疸。病程较长者，常有贫血。

(5) 并发症 细菌性肝脓肿可引起严重的并发症，病死率极高。脓肿穿破进入腹腔可引起腹膜炎，向上穿破可形成膈下脓肿。向胸内破溃时，患者常有突然出现的剧烈胸痛、胸闷、气急、寒战、高热，气管向健侧移位，呼吸音减低或消失，患侧胸壁凹陷性水肿。左肝脓肿可穿破心包，发生心包积液，严重者导致心包填塞。

3. 心理-社会状况 由于突然发病或病程较长，患者忍受较重的痛苦，担忧预后、并发症、经济拮据及对疾病知识缺乏等原因，常有焦虑、悲伤或恐惧反应。

4. 辅助检查

(1) 实验室检查 血白细胞计数增高，中性粒细胞可高达90%以上，有核左移现象和中毒颗粒，有时出现贫血。肝功能检查：可见轻度异常。

(2) 影像学检查 X线检查：肝阴影增大，右膈肌抬高和活动受限。B超检查：能分辨肝内直径2cm的液性病灶，并明确其部位和大小。CT或MRI放射性核素扫描和肝动脉造影：对诊断肝脓肿有帮助。

(3) 诊断性肝穿刺 必要时可在肝区压痛最剧烈处穿刺，或在超声探测引导下穿刺，抽出脓液即可证实；同时可行脓液细菌培养和药物敏感试验。

5. 治疗要点及反应 加强全身支持疗法，应用足量、有效的抗生素控制感染。脓肿形成后，可在B超引导下穿刺抽脓或置管引流，如疗效不佳应手术切开引流。

【护理诊断及合作性问题】

1. 体温过高 与感染有关。

2. 疼痛 与肝脓肿致肝包膜张力增加及手术有关。

3. 潜在并发症 继发二重感染、腹膜炎、膈下脓肿、胸腔内感染、休克等。

【护理目标】

1. 患者的体温逐渐恢复正常。

2. 患者疼痛减轻或缓解。

3. 未继发其他部位的细菌性感染。

【护理措施】

1. 一般护理

（1）降温　高热患者及时应用物理降温，必要时遵医嘱进行药物降温。

（2）镇静止痛　适时遵医嘱应用镇静止痛药物，以减轻疼痛，保证休息。

2. 病情观察　加强对生命体征和腹部情况的观察。若继发脓毒血症、急性化脓性胆管炎或出现中毒性休克时应立即抢救。注意脓肿是否破溃而引起腹膜炎、膈下脓肿等严重并发症。

3. 营养支持　给予高热量、高蛋白、高维生素饮食；必要时少量多次输血和输血浆，以纠正低蛋白血症，增强机体抵抗能力。

4. 做好引流护理　患者取半卧位，有利于呼吸和引流；妥善固定引流管，防止意外脱落；每日用无菌生理盐水冲洗脓腔，注意观察引流液的量和性状；及时更换引流瓶，注意无菌操作；当每日脓液引流量少于 10ml 时，可拔出引流管，适时换药，直至脓腔闭合。

5. 心理护理　关心、安慰患者，加强与患者的交流和沟通，减轻或消除其焦虑情绪，使其积极配合治疗和护理，以取得满意的效果。

【护理评价】

1. 患者的体温是否恢复正常。

2. 患者疼痛有无减轻或缓解。

3. 患者有无其他部位或二重感染。

【健康指导】

介绍细菌性肝脓肿预防、治疗的一般知识；指导患者遵守治疗和护理要求；解释引流管的意义和注意事项；嘱患者出院后加强营养；有明显不适时及时就诊。

二、阿米巴性肝脓肿

阿米巴性肝脓肿是肠道阿米巴病最常见的并发症。阿米巴原虫从结肠溃疡处经门静脉血液、淋巴管或直接侵入肝门。原虫产生溶组织酶，导致肝细胞坏死，液化的组织和血液形成脓肿。阿米巴性肝脓肿与细菌性肝脓肿的鉴别见表 16－1。

表 16－1　阿米巴性肝脓肿与细菌性肝脓肿的鉴别

鉴别点	阿米巴性肝脓肿	细菌性肝脓肿
病史	有阿米巴痢疾史	常继发于胆道感染或其他化脓性疾病
症状	起病较缓慢、病程较长，可有高热或不规则发热	起病急骤，全身脓毒症明显，有寒战、高热等
体征	肝大显著，可有局限性隆起	肝大不显著，多无局限性隆起

续表

鉴别点	阿米巴性肝脓肿	细菌性肝脓肿
脓肿	较大，多数为单发性，位于肝右叶，呈巧克力色	较小，常为多发性
脓液	无臭味，可找到阿米巴滋养体，若无混合感染，脓液细菌培养呈阴性	多为黄、白色脓液，涂片和培养大都有细菌
血液检查	白细胞计数可增加，若无混合感染，血细菌培养呈阴性，血清学阿米巴抗体检测呈阳性	白细胞计数及中性粒细胞均明显增加，血细菌培养可呈阳性
粪便检查	部分患者可找到阿米巴滋养体或包囊	无特殊发现
治疗	抗阿米巴药物治疗，必要时手术	抗生素治疗，必要时手术

第四节　胆道疾病患者的护理

病案引导

　　女性，53 岁，突发上腹痛 6 小时，伴高热，最高达 39.3℃，皮肤巩膜发黄。既往史：胆总管结石 2 年。体格检查：一般情况差，体温 39.5℃，心率 126 次/分，血压 80/60mmHg，四肢湿冷，皮肤发花，心肺（－），腹软，右上腹压痛（＋），反跳痛（＋），肌紧张（＋），Murphy 征（＋），肠鸣音弱。请给出该患者的诊断、治疗原则；简述对该患者术前的护理诊断及护理措施。

【解剖生理概要】

　　胆道是胆汁的输送、浓缩、储存系统。肝内胆道起自毛细胆管，逐渐汇合成小叶间胆管肝段、肝叶胆管，然后移行为肝外胆道的左、右肝管，再经肝总管，汇合胆囊管成为胆总管。胆总管长 6～8cm，内径 0.6～0.8cm，分十二指肠上段、后段、胰段和十二指肠内段四部分。大多数情况下，胆总管汇集主胰管，形成膨大的乏特（Vater）壶腹，最终以乳头开口于十二指肠降部的左后壁。在胆总管和主胰管末端有俄狄（Oddi）括约肌，乏特壶腹周围有波登（Boyden）括约肌，两者控制胆汁的排泄。

　　胆囊外观似梨形，长约 8cm、宽约 3cm，包括底、体、颈三部分。颈部稍突出，成漏斗状，称哈特门（Hartman）袋，为结石易藏处。胆汁在胆囊内被浓缩 6～10 倍，故色深、成胶状，这有利于消化，亦易于结石形成。胆囊管有调节胆汁出入的螺旋式黏膜皱襞。该管与肝总管、肝下缘共同构成卡洛特（Calot）三角区（图 16－3），内有来自肝右动脉并越过胆囊颈右上方的胆囊动脉通过。胆囊管及胆囊动脉变异很多，术中需仔细辨认。

　　胆道功能受植物性神经和内分泌的支配。空腹时，俄狄括约肌关闭，胆总管内压力维持在 30cmH$_2$O 左右，肝胆汁流入胆囊；进食后，括约肌松弛，胆总管内压力可下

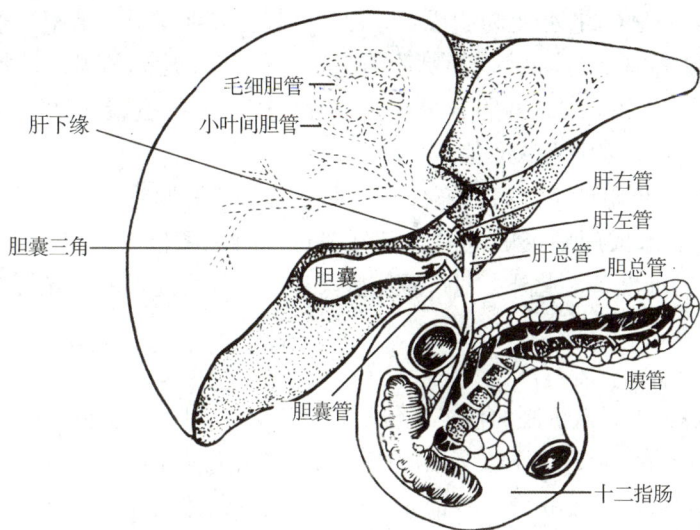

图 16 – 3　卡洛特（Calot）三角区（胆囊三角）

降至 $10cmH_2O$，而胆囊收缩所致的最大排胆汁压力约为 $30cmH_2O$，遂使胆汁流入十二指肠参与消化。

【胆道系统检查方法及护理配合】

诊断胆道疾病，除根据病史、一般体检和化验以外，常用以下的检查方法：

1. B 型超声检查　目前已作为常规检查，方法安全、简便、经济，在胆道结石、肿瘤和囊性病变的诊断以及阻塞性黄疸的鉴别诊断方面，被认为是首选的诊断方法。

护理配合：告诉患者检查前需禁食 8 小时以上，以保证胆囊、胆管内充盈胆汁，并减少肠胃的内容物和气体的干扰。

2. X 线检查

（1）**腹部平片**　胆囊内胆固醇结石不显影，但有 10% ~ 15% 的胆囊结石因含有足够的钙质而显影。

（2）**口服法胆囊造影**（Oral Cholecystography，OC）　口服三碘化合物碘番酸作造影剂，拍片检查，可检查胆囊有无结石、肿瘤或息肉等病变，服脂肪餐后还可了解胆囊的收缩功能。但它受许多因素的影响，准确率较低，近年已渐被 B 型超声检查所代替。

护理配合：①清理胆囊：胆囊内充填陈旧性胆汁时，含造影剂的胆汁则不易进入胆囊，可造成显影不良，故在造影前一天中午进高脂肪餐，晚餐低脂饮食。②服药：造影前一日晚上 8 时起服造影剂，每隔 5 分钟服碘番酸 1 片（每片 0.5g），共 6 片，30 分钟内服完，服药后除饮水外，禁食至检查结束，并应注意服药后的反应，若呕吐、腹泻剧烈，估计药物吸收较差，宜取消造影。③检查当日清晨宜排空大便。

（3）**经皮肝穿刺胆道造影**（Percutaneous Transhepatic Cholangiography，PTC）**及经皮肝穿刺置管引流术**（PTCD）　PTC 是经穿刺针直接将胆道造影剂注入肝内胆管，能清晰地显示整个胆道系统（包括肝内胆管）。可了解胆管内病变部位、程度和范围，有助于黄疸的鉴别，如胆管扩张更易于成功。此方法操作简便，显示清晰，不受肝功能减退或黄疸的限制，临床上逐渐替代静脉胆道造影。但 PTC 是一种损伤性检查技术，可能会出现胆汁外漏、出血或急性胆管炎等并发症，应事先检查凝血功能并给予维生素 K，还需做好造影后即刻手术的准备。

PTCD 是对重度梗阻性黄疸患者施行 PTC 后，置管于肝胆管内引流减压，既可防止单行 PTC 漏胆汁而酿成腹膜炎的危险，又可缓解梗阻性黄疸的症状，改善肝脏功能，为择期手术做好术前准备。此外，对严重胆管炎患者，还可通过引流导管进行冲洗和滴注有效的抗生素等。

护理配合：

1）术前准备：①凝血机制的检查：包括出、凝血时间，血小板计数，凝血酶原时间等。对凝血功能异常者，应予以全面的凝血功能检查并给予积极处理和纠正，争取达到正常范围。即使凝血功能正常，术前 3 天也应常规注射维生素 K。②向患者说明 PTC 的必要性，消除患者的恐惧心理，并应向患者家属讲明该检查的危险性及可能出现的并发症。③PTC 前 3 天开始应用抗生素。④术前做碘过敏试验。⑤术前做普鲁卡因试验。⑥接患者时注射镇静剂（按医嘱）。⑦术晨禁食，术前 30 分钟开始输液。⑧准备造影剂，60% ~70% 泛影葡胺 60ml。

2）术后处理：①平卧 6 小时，测血压、脉搏，每小时 1 次，共 6 次，至平稳为止。②术后禁食 1 天，卧床 24 小时，观察有无发热、畏寒、脉搏增快。③术后给予抗生素，静脉滴注 2~3 天。④遵医嘱给予静脉注射止血芳酸、维生素 K。⑤如做 PTCD 有引流导管，需接床旁无菌瓶，引流管要妥善固定，保持通畅，必要时用生理盐水冲洗。⑥密切观察腹部情况，有无出血、胆汁外溢性腹膜炎和气胸等并发症。

（4）经内窥镜逆行胆胰管造影（Endoscopic Retrograde Choledocho Pancreatography，ERCP）　通过纤维十二指肠镜观察十二指肠乳头区的病变，并经乳头开口处插管至胆管或胰管内，再行逆行性造影，以显示胆胰系统，鉴别肝内外胆管梗阻的部位和病变范围。但它可诱发急性胰腺炎、胆管炎等并发症。近年还通过十二指肠镜切开乳头和 Oddi 括约肌或插管至胆管内行取石和引流术。

护理配合：①术前准备：术前 1 餐禁食；术前 20~30 分钟肌肉注射硫酸阿托品 0.5mg、杜冷丁 50mg、安定 10mg；做好心理护理，消除患者的顾虑和紧张心理。②术后处理：术后一般需经 2 小时后方可进食；如检查过程中发现特殊情况者，应留院观察并做相应处理；检查后应严密观察体温和腹部体征，注意有无急性胰腺炎、胃肠道出血、穿孔等并发症。

（5）静脉胆道造影（Intra Venous Cholangiography，IVC）　静脉注入造影剂 30% 或 50% 胆影葡胺，90% 的造影剂自肝排入胆汁内，30 分钟胆道即显影，60 分钟时最为清晰。可观察胆管的位置、粗细，管内有无结石、肿瘤、蛔虫及梗阻。但它受肝功能因素的影响，血清胆红素高者多不显影。近年多被 PTC 或 ERCP 所替代。

护理配合：①检查前做碘过敏试验。②清理胆囊：检查前一日中午服高脂肪饮食

（胆囊已切除者进普通饮食），晚餐后禁食、不禁水。③检查前一日晚服泻药（番泻叶6～9g，热水泡饮，或服蓖麻油30ml或镁乳30ml），检查日晨排空大便。④在各种有机碘静脉注射造影中，胆影葡胺的反应较为多见，故在注射时应尽可能缓慢，在注射过程中及注射后均应观察患者的反应。⑤准备造影药物，50%胆影葡胺20ml，50%葡萄糖溶液20ml。

（6）**手术中和手术后直接胆管造影**　胆道手术中，可由胆囊管插管进行胆总管造影，以帮助确定是否需要探查胆总管，这样可使一部分无胆管病变者免受不必要的探查；如发现病变，还可依据此计划探查的步骤，在探查胆总管后，可通过置入的T管注入显影剂进行造影，以确定有无残留结石或狭窄等病变。手术后，在拔除T管前，应再做一次直接胆管造影，了解胆管内的病变情况。

护理配合（术后胆道造影）：①造影前准备：一般无特殊准备，但有高度过敏史者，造影的前一天早、中、晚各口服复方碘溶液10滴，观察有无过敏反应。②造影后必须立即接好引流管继续引流2～3天，使胆管内残留的造影剂及胆汁可以充分引流，以预防胆管炎症的发生和扩散。

（7）**低张性十二指肠钡餐检查**　利用抗胆碱药物抑制十二指肠蠕动，当其松弛后，即进行气钡双对比检查，可显示十二指肠黏膜上较小的病变，有助于鉴别胆管下端癌性梗阻和结石性梗阻。

3. 十二指肠引流　放置导管至十二指肠内，注入硫酸镁，松弛胆总管Oddi括约肌，并使胆囊收缩，分别收集胆总管、胆囊和肝胆管内的胆汁。检查胆汁内容，包括色泽、透明度、浓度，镜检有无胆固醇结晶、脓细胞、异常细胞、虫卵和细菌等。

4. CT、MRI检查　能清晰地显示肝、胆、胰的形态和结构，及其内结石、肿瘤或梗阻的情况，属于无创伤、准确性较高的检查。但对某些胆道疾病的诊断准确率并不比B超高，故不作为常规的检查手段，而主要用于B超诊断不清、疑有肿瘤的患者。CT、MRI检查可将肝、胆、胰等脏器的占位病变作出较准确的判断，不受十二指肠气体遮盖的影响，对胆总管下端病变的显示优于B超检查，如胆管扩张、胆管梗阻部位和因素、胆囊结石、胆囊扩大或缩小等，均可使用CT协助诊断。

5. 核素扫描　使用^{99m}锝-EHIDA等静脉注射，然后用r相机连续摄影，动态观察肝内外胆道系统和肝脏的病变，有助于黄疸的鉴别诊断。方法简便，对患者无损害，适用于黄疸患者。

胆道疾病包括胆石病、胆道感染、胆道蛔虫病以及胆道的肿瘤和畸形等，而以前两者多见。急性梗阻性化脓性胆管炎最为严重，而且病死率较高。胆道感染可引起胆石病，胆石病可导致胆道梗阻而诱发感染；胆道蛔虫病又是引起胆道感染和胆石病的重要因素。因此，蛔虫、胆石和感染之间相互联系，相互影响，互为因果。

【病因与发病机制】

胆石病（Cholelithiasis）指发生在胆囊和胆管的结石，是我国的常见病、多发病。发病率在自然人群中达10%左右，随着年龄的增长，发病率增高，女性比男性多见，胆囊结石的发病率比胆管结石高。

　　按胆石的成分可分为胆固醇结石、胆色素结石和混合性结石 3 种。胆固醇结石以胆固醇为主要成分。正常时胆汁中的胆盐、胆固醇、卵磷脂，它们以一定的比例混合，保持着胆汁的胶状溶解状态。由于饮食、代谢因素，使胆汁中的胆固醇含量增高，胆盐和卵磷脂含量减少，三者比例失调，胆固醇呈过饱和状态，发生沉淀和结晶，进而析出成为结石；胆囊收缩功能紊乱，胆囊内胆汁淤滞也是重要病因。胆色素结石以胆红素为主，其成因与胆道感染、胆道寄生虫、胆汁淤滞等有关。胆汁内的大肠杆菌产生的 β - 葡萄糖醛酸酶使可溶性胆红素水解为非水溶性的游离胆红素，并与钙结合，沉淀为结石。

　　按结石所在的部位可分为胆囊结石、肝外胆管结石和肝内胆管结石。胆囊结石患者约占全部胆结石患者的 50% 左右，多为胆固醇结石或以胆固醇为主的混合性结石。肝外胆管结石大多数是胆色素结石或以胆色素为主的混合性结石。

　　急性胆囊炎（Acute Cholecystitis）的致病因素主要包括：①胆囊管梗阻，80% 由胆囊结石引起，其他如蛔虫或胆囊管扭曲等。②致病菌入侵，可经胆道逆行或血循环入侵。③创伤、化学性刺激，如较大的手术、创伤、胰液返流入胆囊等。

　　据胆囊内结石嵌顿与否、感染的严重程度等，急性胆囊炎按病理类型分为 3 型：①急性单纯性胆囊炎：炎症初期，病变局限于黏膜层，仅有充血、水肿和渗出。②急性化脓性胆囊炎：炎症扩散到胆囊全层，白细胞弥漫性浸润，黏膜有散在的坏死和溃疡，胆汁呈脓性，浆膜面有脓性渗出物。③急性坏疽性胆囊炎：病变进一步加重，胆囊内压力持续增高，压迫胆囊壁致血运障碍，引起胆囊壁坏死、穿孔和胆汁性腹膜炎。

　　急性胆囊炎反复发作，可使胆囊壁纤维化，结缔组织增生，胆囊萎缩，形成慢性胆囊炎。

　　急性梗阻性化脓性胆管炎（Acute Obstructive Suppurative Cholangitis，AOSC），或称急性重症胆管炎（Acue Cholangitis of Severe Type，ACST），是由于各种原因造成胆管梗阻和狭窄，使胆汁排出不畅，胆汁淤滞，继发感染。胆管组织充血、水肿、渗出，发生急性胆管炎。病变进一步发展，梗阻加重或形成胆管完全性梗阻，胆管壁糜烂、水肿、坏死，胆管内充满脓性胆汁，腔内压力增高，常形成胆源性脓毒症或感染性休克。其原因最常见的是胆管结石，其次是胆道蛔虫、胆管狭窄、胆管及壶腹部肿瘤等。

　　胆道蛔虫病（Biliary Ascariasis）是肠道蛔虫上行钻入胆道后所引起的一系列临床症状。多见于儿童和青少年。蛔虫寄生于人体小肠的中、下段，喜碱厌酸。当其寄生环境发生变化时，如胃肠道功能紊乱、饥饿、发热、妊娠、驱虫不当等，蛔虫可上窜至十二指肠，如有 Oddi 括约肌功能失调，有钻孔习性的蛔虫即可钻入胆道。蛔虫钻入的机械性刺激可引起 Oddi 括约肌痉挛而诱发剧烈胆绞痛，并可诱发急性胰腺炎；虫体带入的肠道细菌可导致胆道感染，严重者可引起急性梗阻性化脓性胆管炎和肝脓肿等。蛔虫在胆道内死亡后，其残骸和虫卵可在胆道内沉积，成为结石形成的核心。

【护理评估】

1. 健康史　了解患者的年龄、性别、饮食习惯、营养状况、工作环境、劳动强度、妊娠史等；有无反酸、嗳气、饭后饱胀、厌油腻食物或因此而引起的腹痛发作史；注意询问是否出现过腹痛、寒战、高热、黄疸等，有无胰腺炎发作病史；怀疑胆道蛔虫者，应注意询问有无驱虫、呕虫、便虫史，了解患者生活环境的卫生状况。

2. 身体状况

（1）胆囊结石与胆囊炎

1）静止性胆囊结石：20%～40% 的胆囊结石患者可终生无症状，而在其他检查、手术或尸体解剖时被偶然发现，称为静止性胆囊结石。

2）急性胆囊炎：约 95% 的急性胆囊炎患者伴有胆囊结石，主要表现是：①胆绞痛：多于饱餐、进食油腻食物后发生，疼痛位于上腹部或右上腹部，呈阵发性，可向右肩胛部和背部放射，多伴有恶心、呕吐、发热。②多数人可出现上腹部或右上腹部隐痛不适、饱胀，伴嗳气、呃逆等，易被误诊为"胃病"。③墨菲（Murphy）征阳性，有时可触及肿大的胆囊。④Mirizzi 综合征：持续嵌顿和压迫胆囊壶腹部和颈部的较大结石，可引起胆总管狭窄或胆囊胆管瘘，以及反复发作的胆囊炎、胆管炎及梗阻性黄疸，称Mirizzi 综合征。⑤并发症：急性化脓性和坏疽性胆囊炎可致局限性或弥漫性腹膜炎；脓性胆汁进入胆管和胰管，可致胆管炎或胰腺炎的发生。

3）慢性胆囊炎：其表现常不典型，多数患者有胆绞痛病史，其后有厌油、腹胀、嗳气等消化道症状。体格检查时右上腹胆囊区有轻压痛和不适感。

（2）胆管结石与胆管炎　胆管结石分为原发性胆管结石和继发性胆管结石。原发性胆管结石系指在胆管内形成的结石，主要为胆色素结石和混合性结石。继发性胆管结石为胆囊结石排至胆总管者，主要为胆固醇结石。根据结石所在部位分为肝外胆管结石和肝内胆管结石。肝外胆管结石指发生于左、右肝管汇合部以下的胆管结石，多发生在胆总管下端；肝内胆管结石可广泛分布于两叶肝内胆管，或局限于某叶胆管，其中以左外叶和右后叶多见。胆管结石和胆管炎常同时存在，互为因果。结石可引起胆管阻塞、胆汁淤滞，发生感染，导致胆管炎。

1）肝外胆管结石与急性胆管炎：肝外胆管结石患者常伴非特异性消化道症状，如上腹部隐痛不适、呃逆、嗳气等或无任何症状，但当结石阻塞胆管并继发感染时，出现典型的临床表现，即腹痛、寒战、高热、黄疸，称为夏柯（Charcot）三联征。

护考链接

出现夏柯三联征的胆道疾病是（　　　）

A. 急性胆囊炎　　　　B. 胆囊结石　　　　C. 胆总管结石合并胆管炎

D. 肝内胆管结石　　　E. 萎缩性胆囊炎

腹痛发生在剑突下或右上腹部，多为绞痛，呈阵发性，或持续性疼痛，阵发性加剧，可向右肩背部放射，常伴恶心、呕吐。胆管梗阻继发感染后，胆管内压力增高，感染向上扩散，细菌和毒素经毛细胆管进入肝窦，再入全身血流而引起寒战、高热，体温可高达 39℃～40℃。胆管梗阻后可出现黄疸，黄疸多呈间歇性和波动性变化。其轻重程度、发生和持续时间取决于胆管梗阻的程度、是否并发感染等因素。

肝外胆管结石如不及时治疗，可出现胆道出血、肝脓肿等并发症，亦有引起胆源性胰腺炎的可能；反复发作，长期广泛性胆管结石阻塞，可导致胆汁性肝硬化。

2）肝内胆管结石与胆管炎：肝内胆管结石常与肝外胆管结石并存，其临床表现与肝外胆管结石相似。当胆管梗阻和感染仅发生在部分肝叶、段胆管时，患者可无症状或仅有轻微的肝区和患侧胸背部胀痛。若一侧肝内胆管结石合并感染，而未能及时治疗并发展为叶、段胆管积脓或肝脓肿时，患者由于长时间发热、消耗而出现消瘦、体弱等表现，部分患者可有肝肿大、肝区压痛和叩痛等体征。

3）急性梗阻性化脓性胆管炎（AOSC）：发病急骤，病情进展快，除具有一般胆道感染的夏柯三联征外，还可出现休克、中枢神经系统抑制的表现，称为雷诺（Reynolds）五联征。起病初期即出现腹痛、畏寒发热，绝大多数患者有较明显的黄疸。神经系统症状主要为表情淡漠、烦躁、谵妄、嗜睡、神志不清甚至昏迷；严重者可在短期内出现代谢性酸中毒、感染性休克的表现。体格检查时，患者的体温可持续升高，达39℃~40℃，呈弛张热，出冷汗，脉搏快而弱，达120次/分以上，血压下降。呈急性病容，可出现皮下瘀斑或全身发绀。剑突下及右上腹有腹膜刺激征，可有肝肿大和肝区叩痛，有时可扪及肿大的胆囊。如未给予及时有效的治疗，病情继续恶化，将发生急性呼吸衰竭和急性肾衰竭等，严重者可在短期内死亡。

（3）**胆道蛔虫病** 其特点为临床症状与体征不相符，症状重而体征较轻。主要症状是患者突发性剑突下或上腹部钻顶样剧烈疼痛，可向右肩背部放射，坐卧不安，大汗淋漓；常伴恶心、呕吐，呕吐物中有时可见蛔虫。疼痛可反复发作，持续时间不等，可突然自行缓解，间歇一段时间后又突然再次发作，间歇期内宛如常人。由于蛔虫的钻入引起的梗阻多为不完全性，因而黄疸较少见或较轻。患者体征轻微，可在剑突下或右上腹有轻度的深压痛。若继发感染和胆道梗阻时，可出现急性胆囊炎、胆管炎、胰腺炎、肝脓肿等表现。

护考链接

胆道蛔虫病的特点及诊断要点（　　）

A. 剧烈的腹部绞痛与轻微的腹部体征不相称

B. 严重的腹膜刺激征

C. Mirizzi 综合征

D. 夏柯（Charcot）三联征

E. 雷诺（Reynolds）五联征

3. 心理-社会状况 由于胆道疾病与患者的日常生活有密切的关系，干预其生活习惯或行为、方式，可能使患者有不适应感；症状的反复发作及并发症的出现，常使患者烦恼、焦虑；当需要接受痛苦的检查或被告知手术时，则易产生恐惧和不安全感；胆道结石多次手术治疗仍不能痊愈，经济负担加重，可使患者对治疗缺乏信心，甚至表现出不合作的态度。

4. 辅助检查 除行一般常规检查外，可选择胆道系统的特殊检查及重要脏器的功能检查。

5. 治疗要点及反应

（1）胆囊结石与胆囊炎　胆囊切除术是最佳的选择。胆囊切除术包括开腹胆囊切除术和腹腔镜胆囊切除术。病情较轻的急性胆囊炎、胆石症患者，可给予禁食、胃肠减压、补液、记录出入液体量、控制感染、解痉止痛等处理。

知识链接

腹腔镜胆囊切除术（LC）

　　腹腔镜手术是 20 世纪 80 年代开始应用于临床的一项新兴技术，近 20 年来发展迅速。在我国，腹腔镜胆囊切除术已广泛开展并逐步完善。临床实践证明，腹腔镜胆囊切除术具有手术创伤小、痛苦轻、对全身及腹腔内脏器干扰小、术后恢复快、住院时间短和遗留瘢痕较小等优点；然而，也有血管损伤、胆道损伤等严重并发症。除了胆囊切除外，腹腔镜手术还在普通外科有很多的应用，如腹腔镜阑尾切除术、疝修补术、高选择性迷走神经切断术、结肠癌切除术、脾切除术、肝囊肿开窗引流术、胆总管探查术等。

（2）胆管结石与胆管炎

1）肝外胆管结石：以手术治疗为主。其原则是：手术中尽可能取尽结石，解除胆道狭窄和梗阻，去除感染病灶，手术后保持胆汁引流通畅，预防结石复发。常用的手术方法有：①胆总管切开取石加 T 管引流术。②胆肠吻合术，常用的是胆管空肠 Roux－en－y 吻合术（图 16－4）。③Oddi 括约肌成形术。④经内镜下括约肌切开取石术。

2）肝内胆管结石的治疗：应采取以手术为主的综合治疗。常用的手术方法有：①高位胆管切开取石。②胆肠内引流。③去除肝内感染性病灶。合并感染时，给予有效抗生素，加强营养支持疗法，维持水、电解质及酸碱平衡。

3）AOSC 的治疗原则：紧急手术解除胆道梗阻并引流，从而有效地降低胆管内压力。术前应用足量有效的

图 16－4　胆管空肠
Roux－en－y 吻合术

抗生素控制感染，纠正水、电解质和酸碱平衡失调，积极抗休克治疗。通常采用胆总管切开减压加 T 管引流术。

（3）胆道蛔虫病　以非手术治疗为主，仅在非手术治疗无效或出现严重并发症时才考虑手术治疗。非手术治疗包括：解痉镇痛，可用阿托品、山莨菪碱（654－2）、哌替啶等；利胆驱虫，可口服食醋、30% 硫酸镁、中药乌梅汤，也可经胃管注入氧气驱虫；应用适当的抗生素防治感染。手术可选用胆总管探查取虫及 T 管引流，术中和术后

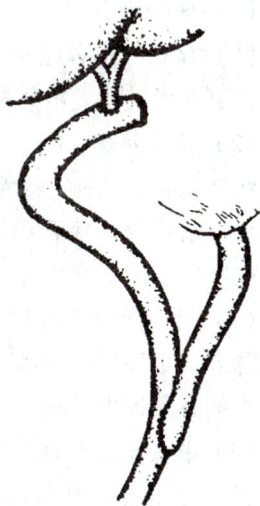

均应行驱虫治疗，以预防复发。

【护理诊断及合作性问题】

1. 焦虑或恐惧 与胆道疾病病情反复发作及患者对疾病认识不正确等有关。

2. 不舒适 腹痛、腹胀、恶心等，与胆道感染、胆石症或胆道蛔虫等有关。

3. 体温过高 与胆道感染、术后合并感染或手术对创伤的反应有关。

4. 营养失调，低于机体需要量 与摄入不足（食欲不振、恶心、呕吐、禁饮食）及消耗增高（代谢率增加）等有关。

5. 潜在并发症 感染性休克、体液代谢失衡、急性胰腺炎、胆汁渗漏、结石残留等。

6. 有皮肤完整性受损的危险 与梗阻性黄疸、皮肤引流口胆汁渗漏、日久卧床等有关。

7. 有 T 管引流异常的危险 与引流管脱出、引流阻塞、逆行感染、残余结石等有关。

8. 知识缺乏 缺乏保健及康复知识。

【护理目标】

患者能正确认识疾病，积极配合医护工作；焦虑感减轻或消失；疼痛、瘙痒减轻，舒适感改善，无皮肤损伤发生；体温维持正常；体液和营养得到及时补充，手术耐受力增强；有关并发症能被及时发现并处理，T 管引流维持通畅。

【护理措施】

1. 一般护理

（1）**体位** 患者注意卧床休息，根据病情选择舒适的体位，有腹膜炎者如不伴有休克，宜取半卧位。术后早期取平卧位，在血压平稳后取半卧位。

（2）**饮食护理** 胆道疾病患者对脂肪的消化和吸收能力低，而且常有肝功能损害，故应给予低脂、高糖、高维生素、易消化的饮食。肝功能较好者可给予富含蛋白质的饮食。对病情较重，伴有急性腹痛或恶心、呕吐者，应暂禁饮食，注意静脉补液，维持水、电解质和酸碱平衡。

（3）**对症护理** 黄疸患者皮肤瘙痒时可外用炉甘石洗剂止痒，温水擦浴；高热时物理降温；重症患者有休克时，应积极进行抗休克治疗的护理；有腹膜炎者，执行急性腹膜炎的有关护理措施。

（4）**相关检查护理** 进行胆道特殊检查时，做好检查前及检查后的相关护理。

（5）**手术前护理** 做好备皮、药物皮试、配血、心电图及常规实验室检查等必要的术前准备护理。

2. 病情观察 术前注意患者的生命体征及神志变化；胆道感染时，体温升高，呼吸、脉搏增快；如果血压下降、神志改变，说明病情危重。观察腹痛的部位、性质、有无诱因及持续时间，注意黄疸及腹膜刺激征的变化，观察有无胰腺炎、腹膜炎等情况发生。及时了解辅助检查结果，准确记录 24 小时液体出入量。术后注意患者神志、生命体征、尿量、黄疸、腹部症状和体征的观察；记录腹腔引流的量和性状；注意观察伤口情况。

3. 治疗配合

（1）**控制感染** 遵医嘱使用抗生素，注意按时用药，观察药物的毒副作用。

（2）**解痉止痛护理**　胆绞痛发作的患者，遵医嘱给予解痉、镇静和止痛，常用哌替啶 50~100mg、阿托品 0.5mg 肌内注射；但勿使用吗啡，因其能使 Oddi 括约肌痉挛，加重胆道梗阻症状。

护考链接

胆石症患者出现胆绞痛时禁用（　　　）

A. 吗啡　　　　　　　　　B. 亚硝酸异戊酯

C. 阿托品　　　　　　　　D. 硝酸甘油

E. 33% 硫酸镁溶液

（3）**T 管引流的护理**　凡切开胆管的手术，一般都放置 T 管引流，一端通向肝管，一端通向十二指肠，直接从剑突下右方引出体外接袋，以便形成短而直的瘘道。

其主要目的是：

1）引流胆汁和减压：防止因胆汁排出受阻导致胆总管内压力增高、胆汁外漏而引起胆汁性腹膜炎。

2）引流残余的结石：使胆道内残余的结石，尤其是泥沙样结石通过 T 管排出体外；术后亦可经 T 管溶石、造影等。

3）支撑胆道：避免胆总管切口处瘢痕狭窄、管腔变小、粘连狭窄等，应按一般引流管护理原则进行护理。特别要注意以下几个方面：①妥善固定：T 管接床边无菌瓶或无菌袋后，即应检查其在皮肤外固定的情况。T 管除由皮肤戳口穿出后用缝线固定于腹壁外，一般还应在皮肤上加胶布固定。连接管不宜太短，严防因翻身、起床活动时牵拉而脱落。②保持引流通畅：病情允许时鼓励患者下床，活动时引流袋可悬吊于衣服上，位置应低于腹壁引流口的高度，防止胆汁逆流而引起感染。注意检查 T 管是否通畅，避免引流管受压、折叠、扭曲、阻塞，应经常由近向远端挤捏。如有阻塞，应用无菌生理盐水缓慢冲洗，不可用力推注。③观察记录胆汁量及性状：注意观察胆汁的颜色、性状，有无鲜血、结石及沉淀物。胆汁引流量一般每日 300~700ml，正常胆汁呈深绿色或棕黄色，较清晰，无沉淀物。胆汁量少可能因 T 管阻塞或肝功能衰竭所致，量过多应考虑胆总管下端不通畅。颜色过淡或过于稀薄，说明肝功能不佳；混浊表示有感染；有泥沙样沉淀物，说明有残余结石。④预防感染：严格无菌操作。长期置管者，每周更换无菌引流袋 1~2 次。引流管周围皮肤每天用 70% 酒精消毒，管周垫无菌纱布，防止胆汁浸润皮肤而引起发炎、红肿。行 T 管造影后，应立即接好引流管进行引流，以减少造影后反应和继发感染。⑤拔管：T 管一般放置 2 周左右，如引流量逐渐减少，无特殊情况可以拔管。拔管前必须先试行夹管 1~2 天，夹管时注意患者有无腹痛、发热、黄疸等表现。若有以上现象，说明胆总管下端仍有阻塞，暂时不能拔管，应开放 T 管继续引流。若观察无异常，可拔管。必要时可在拔管前行 T 管造影，以了解胆管内的情况。拔管后引流口有少量胆汁流出，为暂时现象，可用凡士林纱布堵塞数日即可愈合。

（4）**腹腔镜手术护理**　①向患者讲清腹腔镜胆囊切除术的有关知识，解除其心理疑虑。②饮食：术前嘱其低脂饮食；术后一般6小时即可进食，如有恶心、呕吐等不适，可适当延迟进食。③做好术前常规准备及各项检查：术前置鼻胃管和导尿管，备皮范围同常规剖腹手术，特别注意脐部的清洁。④术后严密观察生命体征的变化；注意伤口护理。⑤并发症的观察和护理：注意观察有无出血、胆漏、肠穿孔、伤口渗液及腹部体征，有无高碳酸血症、酸中毒等。护士应注意观察，发现异常时立即报告医生并及时处理。

4. 心理护理 胆道疾病往往起病急骤，常有剧烈疼痛，严重者有休克等情况，患者常常焦虑不安。护士应该在术前和术后根据患者的具体心理状况，以亲切的语言予以安慰，适当解释病情，解除或尽量缓解患者的心理压力，使其主动配合手术治疗以及相关的护理，取得理想的效果。

【护理评价】

患者的焦虑情绪是否得以缓解或消除；疼痛是否缓解；水、电解质、酸碱平衡紊乱是否得到纠正；体温是否正常；营养是否得以及时补充；并发症能否被及时发现并处理。

【健康指导】

1. 指导患者合理饮食，一般选择低脂肪、高蛋白、高维生素的易消化饮食，忌油腻食物及暴饮暴食。
2. 注意自我监测，出现腹痛、发热、黄疸等情况时及时到医院就诊。
3. 患者带T管出院时，应告知患者留置T管的目的，指导其进行自我护理。
4. 对经非手术疗法缓解的胆道疾病，如有病情变化应及时复诊。

第五节　胰腺疾病患者的护理

病案引导

男性，47岁，因进食油腻食物后3小时出现上腹部疼痛，向两侧腰部放射，恶心，无呕吐。自服抗生素及止痛片无效。12小时后就诊。体格检查：体温37.6℃，心率112次/分，血压100/70mmHg，呼吸平稳，腹平软，中、上腹偏左压痛，无反跳痛。血淀粉酶500索氏单位，腹腔穿刺阴性。该患者可能患何种疾病？该如何处理？简述相应的护理诊断及护理措施。

胰腺横贴于上腹后壁，相当于第1~2腰椎水平，血运非常丰富。分为头、颈、体、尾四部分。头部最厚，在十二指肠曲内后方，与十二指肠第二段紧密相连，且同属一供血系统；胰颈为胰头与胰体的移行部分，胰尾部近脾门。胰腺具有内、外分泌的双重功能：胰岛细胞分泌胰岛素、高血糖素及胃泌素，直接进入血流；胰泡分泌胰液（含胰蛋白酶原、脂肪酶、淀粉酶等），通过主、副胰管排至十二指肠，胰蛋白酶原需在碱性肠液中，先被肠激酶和胆汁激活为胰蛋白酶，方能消化食物。

胰液从胰管输入十二指肠，胰管分主胰管和副胰管；主胰管直径为2~3mm，贯穿全部胰腺，约85%的主胰管末端与胆总管汇合而形成共同通路，开口于十二指肠乳头（Vater 乳头），乳头内有 Oddi 括约肌；一部分主胰管与胆总管共同开口于乳头，但二者之间有分隔；少数人分别开口于十二指肠，这种共同通路或共同开口，是胰腺疾病与胆道疾病相互关联的局部基础。此外，有时可见副胰管，一般较细而短，单独开口于十二指肠。

一、急性胰腺炎

急性胰腺炎（Acute Pancreatitis）是指胰腺分泌的消化酶被激活后对自身器官产生消化所引起的炎症，是常见的急腹症之一。它不仅是胰腺的局部炎症，而且常涉及多个脏器改变的全身性疾病。分为单纯性（水肿性）和出血坏死性（重症）胰腺炎两种。前者病变较轻微；后者是急性胰腺炎的严重类型，表现为胰腺广泛出血、坏死，病情发展快，并发症多，死亡率高。

【病因】

急性胰腺炎的病因比较复杂。一般认为，胆汁、胰液逆流和胰酶损害胰腺组织起着重要作用。

1. 梗阻因素　由于胆总管与主胰管常有共同通路，当局部因素引起胆、胰管共同开口梗阻时，梗阻后胆汁逆流入胰管，活化胰酶。梗阻又可使胰管内压力增高，致胰小管和胰腺腺泡破裂，胰液外溢，损害胰腺组织。胆道疾病是最常见的病因，如胆总管下端发生结石嵌顿、胆道蛔虫症、Oddi 括约肌水肿和痉挛、壶腹部狭窄时，即可引起梗阻。

2. 酒精中毒　酒精可刺激胃酸、促胰液素和胰液分泌增多；可增加 Oddi 括约肌的阻力，导致胰管内压增高，破坏腺泡；对胰腺有直接毒性作用。

3. 创伤因素　上腹部钝器伤、穿透伤、手术操作，特别是经 Vater 壶腹的操作，如内镜逆行经胆管造影等。

护考链接

在我国，引起急性胰腺炎的最常见的病因为（　　　）

A. 大量饮酒和暴饮暴食　　　　B. 手术创伤

C. 胆道疾病　　　　　　　　　D. 并发于流行性腮腺炎

E. 高钙血症

4. 胰腺血液循环障碍　低血压、动脉栓塞、血管炎以及血液黏滞性增高等因素均可造成胰腺血液循环障碍而发生胰腺炎。

5. 其他　暴饮暴食、感染因素、药物因素、高脂血症、高血钙等。有少数患者最终因找不到明确的发病原因，被列为特发性急性胰腺炎。

【病理】

包括局部和全身性病理生理改变。当胆汁、胰液反流或胰管内压增高，使胰腺导管破裂、上皮受损，胰液中的胰酶被激活而起自身消化作用，出现胰腺充血、水肿及急性炎症反应，称为水肿性胰腺炎。此时若能及时解除梗阻，炎症较易消退。

若病变进一步发展或发病初期即有胰腺细胞的大量破坏，则可形成出血坏死性胰腺炎。胰蛋白酶原被激活后，可再激活其他多种酶原，如糜蛋白酶是一种强有力的蛋白水解酶；弹力纤维酶可造成血管的严重损害；磷脂酶 A 使卵磷脂变为溶血磷脂酰胆碱；脂肪酶使中性脂肪分解等，胰腺除有水肿外，被膜下有出血斑甚或血肿，最终导致胰腺及其周围组织的出血和坏死。胰液广泛侵袭腹膜后和腹膜腔，腹腔有血性腹水；大小网膜、肠系膜、腹膜后脂肪组织发生坏死溶解、与钙离子结合形成皂化斑；浆膜下多处出血或血肿形成；甚至胃肠道也有水肿、出血等改变。大量胰酶被腹膜吸收入血液，使血淀粉酶和脂肪酶升高，并可通过激活体内多种活性物质的作用，导致多器官功能受损。

重症急性胰腺炎的病程可归纳为三期，但并非所有患者都有明显的三期病程。①急性反应期：自发病至 2 周左右，因腹腔大量渗出、麻痹的肠腔内液体积聚、呕吐及出血，使血容量锐减，可导致休克、呼吸衰竭和肾衰竭等并发症。②全身感染期：发病 2 周至 2 个月左右，以全身细菌感染、深部真菌感染（后期）或双重感染为主要表现。③残余感染期：为发病 2 ~ 3 个月以后，主要表现为全身营养不良、后腹膜感染、胰瘘或肠瘘。部分患者可形成胰腺假囊肿、慢性胰腺炎等。

【护理评估】

1. 健康史 有无胆道疾病、酗酒、暴饮暴食、腹部手术、胰腺外伤、感染及用药等诱发因素。

2. 身体状况（症状和体征）

（1）**腹痛** 是主要的症状，系胰腺包膜肿胀、胰胆管梗阻和痉挛、腹腔内化学性物质刺激及腹腔神经丛受压所致。常突然发作，呈持续性、刀割样剧痛，位于上腹正中或偏左；有时呈束带状，并放射至腰背部。胆源性胰腺炎常在饱餐后出现腹痛。饮酒诱发的胰腺炎常在饮酒后 12 ~ 48 小时发病。

（2）**恶心、呕吐、腹胀** 初期患者有较频繁的反射性恶心和呕吐，呕吐后腹痛并不减轻。随着病情的发展，因肠管浸泡在含有大量胰液、坏死组织和毒素的血性腹水中而发生麻痹，甚或梗阻，腹胀更为明显，并可出现持续性呕吐。

（3）**腹膜炎体征** 水肿性胰腺炎时，中、上腹部中度压痛，常无明显肌紧张。出血坏死性胰腺炎时，腹膜刺激征明显，上腹部广泛压痛，以左侧更为明显。重度休克时，腹膜刺激征反而不明显；叩诊可有移动性浊音；肠鸣音减弱或消失。

（4）**皮下出血** 仅发生于严重出血坏死性胰腺炎，在起病后数天内出现。主要系外溢的胰液沿组织间隙到达皮下，溶解皮下脂肪而使毛细血管破裂出血所致，表现为皮肤有出血斑点，腰部蓝 – 棕色斑（Grey – Turner 征）或脐周围蓝色改变（Cullen 征）。

（5）**水、电解质紊乱** 由于呕吐和胰周渗出，多数患者可有轻重不等的脱水和代谢性酸中毒。呕吐频繁者可有代谢性碱中毒。部分病例可因低血钙而引起手足抽搐。

（6）**休克** 严重者出现休克症状，表现为脉搏细速，血压下降，呼吸加快，面色苍白，神志淡漠或四肢湿冷，尿少等。有的患者以突然休克为主要表现。

（7）**发热**　提示继发胰周感染、胰腺脓肿或肺部感染。体温常超过 39℃。

（8）**黄疸**　胆道结石、感染等胆系疾病和胰头水肿压迫胆总管可引起黄疸。病程较长者，可因肝脏中毒性损害而致黄疸。

（9）**血糖升高**　早期由于应激反应，后期可因胰岛细胞破坏所致。

3. 辅助检查

（1）**实验室检查**　①血清淀粉酶在发病 3~12 小时内升高，24~48 小时达高峰，2~5天后恢复正常。血清淀粉酶高于 128 温氏单位（正常 8~64 单位）或大于 300 索氏单位（正常 40~180 单位），即提示发生本病。但其高低并不反映急性胰腺炎的严重程度。严重的出血坏死性胰腺炎，由于腺泡严重破坏，淀粉酶生成减少，淀粉酶值反而不升高。②尿淀粉酶一般在发病 12~24 小时后上升，下降较缓慢，可持续 1~2 周。尿淀粉酶超过 256 温氏单位或 500 索氏单位也具有诊断意义。但尿淀粉酶受尿量和肾小球滤过等因素的影响，可测定 24 小时尿中的淀粉酶排出量和尿淀粉酶与肌酐排出的比例，以提高正确率。③血清钙能反映病情的严重性和预后。起病后 2~5 天血清钙为 1.87mmol/L（7.5mg/dl），当降至 1.75mmol/L 以下时，患者的死亡率较高。

（2）**影像学检查**　①B 型超声波检查：可以发现胰腺水肿及是否合并胆系结石和腹水。水肿性胰腺炎时，胰腺呈均匀性肿大；出血坏死性胰腺炎时，胰腺组织回声不均匀。②腹部 X 线平片检查：可见横结肠、胃充气扩张，左侧膈肌升高，左下胸腔积液等。③腹部 CT 检查：可见胰腺弥漫性肿大，密度不均匀，边界模糊，胰周脂肪间隙消失，胰内、胰周积液，有助于明确坏死部位、胰外侵犯程度和诊断。④腹腔穿刺：对有腹膜炎体征而诊断困难者可行腹腔穿刺。穿刺液外观呈血性混浊，可见脂肪小滴，并发感染时呈脓性。血性腹水的颜色深浅常能反映胰腺炎的严重程度。穿刺液可做淀粉酶测定，若明显高于血清淀粉酶水平，表示胰腺炎严重。

4. 心理－社会状况　评估患者对疾病、拟采取手术方式及治疗配合的相关知识；患者的心理承受能力，有无焦虑、恐惧、失望等；患者家属的配合情况及家庭的经济承受能力。

5. 治疗要点及反应　急性胰腺炎初期、水肿性胰腺炎及尚无继发感染者均首先考虑非手术治疗；出血坏死性胰腺炎，尤其合并感染者则采用手术疗法，胆源性胰腺炎大多需手术治疗以解除病因。

（1）**非手术治疗**

1）禁食与胃肠减压一般为期 2~3 周。通过胃肠减压可减少胰泌素和胆囊收缩素－促胰酶素的分泌，减少胰腺外分泌，并减轻胃潴留和腹胀。

2）纠正体液失衡和微循环障碍：根据病情，快速经静脉输入晶体液、血浆、人体白蛋白等，以恢复有效循环血量和纠正酸碱失衡。适当补充低分子右旋糖酐，降低血液黏稠度，有利于微循环的改善。

3）营养支持：早期经中心静脉置管予以肠外营养（TPN），待胰腺炎稳定，胃肠功能趋于恢复时，逐步向肠内营养过渡。

4）抑制胰腺外分泌：可应用抑制胰腺分泌或胰酶活性的药物。如静脉点滴抑肽酶能抑制胰蛋白酶的活性。善得定则能有效抑制胰腺的外分泌功能。5 - Fu 250 ~ 500mg 加入 5% GS 溶液 500ml 内静脉滴入，每日 1 次，持续 3 ~ 7 天，抑制胰酶的合成。

5）镇痛解痉：对诊断明确、腹痛较重的患者，可给予阿托品、普鲁本辛或杜冷丁，但勿用吗啡，以免引起 Oddi 括约肌收缩。

6）抗生素治疗：对病情重或胆源性胰腺炎，发病早期即可用抗生素，有效的抗生素有环丙沙星、头孢他啶、头孢噻肟、复方新诺明、甲硝唑等。继发感染后应根据细菌培养和药敏试验结果确定。

7）防治多器官功能障碍：①休克：若患者出现低血压、末梢循环不良、平均动脉血压 <70mmHg 及心率增快等循环衰竭症状，应在补足血容量的基础上，正确使用血管活性药物，安置中心静脉插管或 Swan - Ganz 漂浮导管和留置导尿管，监测血流动力学变化，并保持其平稳。②呼吸功能障碍：应重视早期 ARDS 的诊治。当患者出现呼吸困难，动脉血氧分压 <60mmHg 时，应给予吸氧，必要时予以呼吸机辅助呼吸。③急性肾衰竭：若患者出现少尿或无尿，并出现尿毒症的症状，血肌酐 >120μmol/L，按急性肾衰竭抢救，必要时做血液透析治疗。

(2) 手术治疗　包括坏死组织清除和规则性胰腺切除，灌洗引流，处理胆道病变，去除原发病灶。

1）胰腺及其周围坏死组织清除：根据胰腺及其周围组织的病变，切开胰腺被膜及胰周的后腹膜，彻底清除胰腺和胰周坏死组织，也可行规则性部分或全胰腺切除，但尽量保留仍然存活的胰腺组织。必要时，需多次手术清除胰腺坏死组织。

2）灌洗引流：由于术后胰腺组织可继续坏死，因此，术中须在胰床、胰周、腹腔和盆腔深部置腹腔冲洗管及双套管负压吸引，每日用 4000 ~ 20000ml 液体灌洗，以吸出渗液和坏死组织。

3）其他处理：术中应注意胆道病变，取出胆石、胆道内蛔虫等，置 T 管做胆总管引流。需要时，行胃造口以便做胃肠减压，行空肠造口以便输入营养要素。

(3) 常见并发症的处理

1）出血：重症急性胰腺炎可使胃肠道黏膜的防御能力减弱，易引起应激性溃疡出血。主要用 H$_2$ 受体拮抗剂和抗酸药物预防和治疗，胃内出血时可应用冰盐水加血管收缩剂配制的溶液做胃内降温灌注治疗。

腹腔内坏死组织感染可侵蚀邻近脏器和组织（胃、十二指肠、结肠和胰腺本身），造成局部糜烂、溃疡、出血，严重时可并发脏器穿孔，常需手术止血。

2）胰瘘：大部分急性出血坏死性胰腺炎经引流或坏死组织清除手术后遗有胰瘘，多数患者在 3 ~ 6 个月内可自行愈合。不能自行愈合者，需手术治疗。

3）肠瘘：系胰腺和胰外的坏死组织感染侵犯肠管所致。肠瘘的治疗一般先选用非手术方法，将瘘口与敞开的创口隔开，局部可用 0.3% 乳酸溶液持续灌洗，部分瘘口可愈合。对于经久不愈的肠瘘，在病情稳定后再行手术治疗。

【护理诊断及合作性问题】

1. 疼痛　与胰腺及周围组织发炎有关。

2. 有体液不足的危险　与炎性渗出、出血、呕吐、禁食等有关。

3. 营养失调，低于机体需要量　与恶心、呕吐、禁食和应激消耗有关。

4. 体温升高　与感染及坏死组织吸收有关。

5. 知识缺乏　缺乏相关疾病的防治及康复知识。

6. 潜在并发症　休克、MODS、感染、出血、胰瘘或肠瘘。

【护理目标】

1. 患者疼痛减轻或得到控制。
2. 患者体液维持平衡。
3. 患者的营养状态逐渐得到改善。
4. 患者的感染得到控制，体温恢复正常。
5. 患者掌握与疾病有关的知识。
6. 患者的并发症得到预防或被及时发现和处理。

【护理措施】

1. 疼痛护理　禁食、胃肠减压，以减少对胰腺的刺激。遵医嘱给予抗胰酶药物、阿托品等解痉药物或杜冷丁，必要时在 4～8 小时后重复使用。协助患者变换体位，使之膝盖弯曲、靠近胸部以缓解疼痛；按摩背部，增加舒适感。

2. 防治休克，维持水、电解质平衡　密切观察患者的生命体征、神志、皮肤黏膜温度和色泽；准确记录 24 小时出入水量和水、电解质失衡状况；必要时留置导尿，记录每小时尿量。早期应迅速补充液体和电解质。根据脱水程度、年龄和心功能，调节输液速度，输全血、血浆。重症胰腺炎患者易发生低钾血症、低钙血症，应根据病情予以及时补充。

在观察过程中，若发现患者突然烦躁不安，面色苍白，四肢湿冷，脉搏细弱，血压下降，少尿、无尿时，提示已发生休克，应立即通知医生，积极进行抗休克治疗。

3. 维持有效的呼吸形态　①观察患者的呼吸形态，根据病情，监测血气分析。②若无休克，协助患者取半卧位，利于肺扩张。③鼻导管吸氧，3L/min。④保持呼吸道通畅，协助患者翻身、拍背，鼓励患者深呼吸、有效咳嗽、咳痰。⑤给予雾化吸入，每日 2 次，每次 20 分钟。⑥若患者出现严重的呼吸困难及缺氧症状，应予气管插管或气管切开，应用呼吸机辅助呼吸。

4. 维持营养需要量　病情较轻者，可进少量清淡流质或半流质饮食。病情严重者，早期应禁食和胃肠减压。向患者讲解禁食的重要性，以取得配合。此期可予 TPN 支持。待 2～3 周后，若病情稳定，淀粉酶恢复正常，肠麻痹消除，可在肠外营养的同时，通过空肠造瘘管给予肠内营养，以选择要素膳或短肽类制剂为宜。需加强肠内外营养液的输注护理。患者若无不良反应，可逐步过渡到全肠内营养和经口进食。开始时进食少量米汤或藕粉，再逐渐增加营养素量，但应限制高脂肪膳食。

5. 引流管护理　包括胃管、腹腔引流管、T 型管、空肠造瘘管、胰引流管、导尿管等。护士应分清每根导管的名称、放置部位及其作用。将导管贴上标签后与相应的引流装置正确连接固定，防止滑脱；对昏迷患者，尤其要注意防止引流管扭曲、堵塞和受压。定时更换引流瓶、袋，注意无菌操作。分别观察和记录各引流液的色、质、量。

6. 控制感染，降低体温 监测体温和血白细胞计数变化，根据医嘱给予抗生素，并评估效果。协助并鼓励患者多翻身，深呼吸、有效咳嗽及排痰。加强口腔和尿道口护理，预防口腔、肺部和尿路感染。由于长期、大剂量应用抗生素，易并发真菌感染，可做血、尿、痰、引流液等的真菌培养，以助诊断。患者体温高于 38.5℃ 时，应补充适量液体，给予物理降温，如冷敷、温水或酒精擦浴，必要时可给予药物降温。出汗多时及时擦干汗液，更衣保暖。

7. 并发症的观察与护理

（1）**急性肾衰竭** 详细记录每小时的尿量、尿比重及 24 小时出入水量。遵医嘱静脉滴注碳酸氢钠，应用利尿剂，或做血液透析。

（2）**术后出血** 按医嘱给予止血药物，定时监测血压、脉搏，观察患者的排泄物、呕吐物色泽。若因胰腺坏死引起胃肠道糜烂、穿孔、出血，及时清理血迹和倾倒胃肠引流液，避免不良刺激；并立即做好急诊手术止血的准备。

（3）**胰腺或腹腔脓肿** 急性胰腺炎患者术后 2 周出现发热、腹部肿块，应检查并确定有无胰腺脓肿或腹腔脓肿的发生。

（4）**胰瘘** 可从腹壁渗出或引流管引流出无色透明的腹腔液，合并感染时，引流液可呈脓性。除注意保持负压引流通畅外，还应保护创口周围的皮肤，如保持瘘口周围皮肤干燥，涂以氧化锌软膏，防止胰液对皮肤的浸润和腐蚀。

（5）**肠瘘** 腹部出现明显的腹膜刺激征，有含粪便的内容物流出，即可明确诊断。应注意以下几点：①保持局部引流通畅。②保持水、电解质平衡。③加强营养支持。

8. 心理护理 患者由于发病突然，病情重，又多需在重症监护病房治疗，常会产生恐惧心理。此外，由于病程长，患者易产生悲观、消极情绪。护士应为患者提供安静、舒适的环境，与患者多做语言和非语言的交流，耐心解答患者的问题，讲解有关的疾病知识和必要的治疗、护理措施，帮助患者树立战胜疾病的信心。

【护理评价】

1. 患者腹痛是否减轻，有无痛苦面容，疼痛主诉是否减少。

2. 患者的水、电解质是否维持平衡，生命体征是否平稳，有无休克发生。

3. 患者的营养是否得到适当补充，是否逐步恢复经口进食。

4. 患者的感染是否得到控制，体温是否恢复正常。

5. 患者是否掌握与疾病有关的知识，能否复述健康教育内容并配合护理工作。

6. 并发症是否得到预防或被及时发现和处理，以及康复的程度如何。

【健康指导】

1. 避免暴饮暴食及酗酒。告诉患者维持低脂肪饮食和少量多餐进食方式的意义。帮助患者及家属正确认识胰腺炎易复发的特性，强调预防复发的重要性。

2. 积极治疗胆道结石，消除诱发胰腺炎的因素。

3. 告知患者及家属易引发胰腺炎的药物，指导患者遵医嘱服药及服药须知，如药名、作用、剂量、途径、副作用及注意事项。

4. 出院后 4~6 周，避免举重物和过度疲劳。

5. 门诊定期复查。

二、慢性胰腺炎

慢性胰腺炎（Chronic Pancreatitis）是各种原因所致的胰腺实质和胰管的不可逆的慢性炎症，其特征是反复发作的上腹部疼痛伴不同程度的胰腺内、外分泌功能减退或丧失。

【病因】

主要由慢性酒精中毒和胆道疾病引起。此外，营养不良、新陈代谢紊乱等因素也可导致慢性胰腺炎。慢性胰腺炎还可由急性胰腺炎迁延所致。

【病理】

属渐进性病变。基本病理改变是胰腺细胞破坏并被纤维组织替代。胰腺缩小变硬或呈不规则的结节样硬化，可有大小不等的假性囊肿。胰管系统狭窄伴节段性扩张，胰管钙化或胰石形成。部分患者因胰腺纤维化而引起胆总管梗阻。严重的慢性胰腺炎可导致胰腺的内、外分泌功能减退。

【护理评估】

1. 健康史　有无胆道疾病、酗酒、暴饮暴食及急性胰腺炎病史。

2. 身体状况

（1）腹痛　是最常见的症状。可能系支配胰腺组织的神经受炎性物质的刺激、胰管阻塞致胰管内压力增高等因素所致。常因饮酒、疲劳或暴食所诱发。疼痛位于上腹中间或稍偏左，呈持续性或反复发作性疼痛，多放射到背部。

（2）消化不良　由于胰腺腺泡破坏过多或胰管阻塞，胰酶分泌减少，导致蛋白质和脂肪消化不良。患者可有食欲不振、饱胀、嗳气、脂肪泻；排便次数增多，恶臭，不成形，可有油滴。患者因消化不良而消瘦。

（3）糖尿病表现　因胰岛功能受影响，约 10% 的患者可出现明显的糖尿病症状，如多饮、多尿、消瘦等。

（4）黄疸　胰头部纤维化压迫胆总管可引起进行性黄疸、肝肿大和胆囊肿大。

（5）其他　少数患者可出现上腹部肿块、腹水等。慢性胰腺炎急性发作时，临床表现与急性胰腺炎相似。

3. 辅助检查

（1）实验室检查　部分慢性胰腺炎急性发作时，血、尿淀粉酶可增高，但多数患者不增高。粪便在显微镜下有多量脂肪滴和未消化的肌纤维等。部分病例尿糖和糖耐量试验阳性。

（2）影像学检查　①B超检查：可显示胰腺体积、胰石、胰腺囊肿、胆总管结石等。②ERCP：可见胰管狭窄或扩张、胰石、囊肿及胆石、胆总管改变等。③X 线腹部平片：可显示胰腺的钙化或胰石。④CT：具有诊断价值，可见胰实质钙化、结节状、假性囊肿形成或胰管扩张等。

4. 心理–社会状况　评估患者对疾病、拟采取手术方式及治疗配合的相关知识；患者的心理承受能力，有无焦虑、恐惧、失望等；患者家属的配合情况及家庭的经济承受能力。

5. 治疗要点及反应　包括治疗原发病，减轻疼痛，治疗胰腺内、外分泌功能不足及由于消化、吸收不良所导致的营养障碍。

（1）*非手术治疗*　主要是对症处理。①注意饮食，限制脂肪的摄入量，禁止饮酒。②补充脂溶性维生素。③应用胰酶制剂以助消化。④应用止痛药物控制腹痛，必要时行腹腔神经丛封闭。⑤对伴糖尿病患者，进行饮食和药物控制。

（2）*手术治疗*　目的在于解除胰管梗阻，去除原发疾病和病因，减轻疼痛。①胆道手术，如胆道切开取石、Oddi 括约肌切开成形术等。②胰管引流，包括胰远端部分切除、胰空肠端吻合术和胰管切开取石、胰空肠侧吻合术。③胰腺切除术，包括胰头十二指肠切除术、胰体尾切除术和全胰切除术，可达到消除疼痛的目的，但术后糖尿病和脂肪泻的发生率较高。④内脏神经切除术，包括胰头神经丛切断术及腹腔神经丛切断术，使顽固性疼痛得到缓解。

【护理诊断及合作性问题】

1. 疼痛　与胰腺及神经受刺激有关。

2. 有体液不足的危险　与腹泻有关。

3. 营养失调　与消化吸收不良有关。

4. 知识缺乏　缺乏相关疾病的防治及康复知识。

5. 潜在并发症　糖尿病、消瘦、黄疸、肝肿大等。

【护理目标】

1. 患者疼痛减轻或得到控制。

2. 患者体液维持平衡。

3. 患者的营养状态逐渐得到改善。

4. 患者掌握与疾病有关的知识。

5. 患者的并发症得到预防或被及时发现和处理。

【护理要点】

1. 心理护理　因病程迁延，反复疼痛、腹泻等症状，患者常有消极、悲观的情绪反应。关心患者，讲解疾病知识，帮助患者树立战胜疾病的信心。

2. 饮食指导　指导患者进低脂肪膳食，严格戒酒、戒烟，限制茶、咖啡、辛辣食物及过量进食。对伴有糖尿病患者，应按糖尿病饮食进餐。

3. 疼痛护理　应用镇痛药，应注意禁用吗啡和可卡因，以免引起 Oddi 括约肌收缩。同时严格控制使用麻醉镇痛药，防止成瘾。

4. 手术护理 参见急性胰腺炎。

【护理评价】

1. 患者腹痛是否减轻，有无痛苦面容，疼痛主诉是否减少。
2. 患者的水、电解质是否维持平衡，生命体征是否平稳，有无休克发生。
3. 患者的营养是否得到适当补充。
4. 患者是否掌握与疾病有关的知识，能否复述健康教育内容并配合护理工作。
5. 并发症是否得到预防或被及时发现和处理，以及康复的程度如何。

【健康指导】

1. 避免暴饮暴食及酗酒。告诉患者维持低脂肪饮食和少量多餐进食方式的意义。对伴有糖尿病的患者，应按糖尿病饮食进食。
2. 积极治疗胆道结石，消除诱发胰腺炎的因素。
3. 门诊定期复查。

三、胰腺癌和壶腹部癌

胰腺癌（Prancreatic Carcinoma）是消化系统较常见的恶性肿瘤。发病率有逐年上升的趋势。男性多于女性，年龄多为 40 岁以上。早期诊断困难，手术切除率低，预后差。胰头癌是胰腺癌中最常见的一种，约占胰腺癌的 2/3。壶腹部癌（Carcinoma of Amoulla）系指胆总管末端、壶腹部及十二指肠乳头附近的癌肿，在临床上与胰头癌有很多共同之处，故统称为壶腹周围癌（Periampullary Carcinoma）。壶腹部癌的恶性程度低于胰头癌，若能较早明确诊断，手术切除率和 5 年生存率明显高于胰头癌。

【病因】

尚不清楚。吸烟被认为是胰腺癌的主要危险因素，香烟烟雾中的亚硝胺有致癌作用。高蛋白和高脂肪饮食可增加胰腺对致癌物质的敏感性。此外，糖尿病、慢性胰腺炎患者发生胰腺癌的危险性高于一般人群。

【病理】

胰腺癌包括胰头癌、胰体尾癌和胰腺囊腺癌。组织类型以导管细胞腺癌多见，其次为黏液癌和腺鳞癌等。胰头癌可经淋巴转移至胰头前后、幽门上下、肝－十二指肠韧带内、肝总动脉、肠系膜根部及腹主动脉旁淋巴结；晚期可转移至锁骨上淋巴结。胰头癌亦可直接浸润邻近脏器，如胆总管、胃、十二指肠、腹腔神经丛。部分经血行转移至肝、肺、骨、脑等处。此外，还可经腹腔种植。

壶腹部癌的组织类型以腺癌最多见，其次为乳头状癌、黏液癌等。淋巴转移比胰头癌出现要晚；远处转移多至肝脏。

【护理评估】

1. 术前评估

（1）健康史 了解患者家族中有无胰腺肿瘤或其他肿瘤患者。是否长期高蛋白、高脂肪饮食，有无吸烟史，吸烟持续的时间及数量。有无其他伴随疾病，如糖尿病、慢性胰腺炎等。

（2）身体状况　了解疾病的性质、发展程度、重要器官的功能状态及营养状况，为手术前、后的护理提供依据。

1）局部：腹痛性质、部位、程度、放射痛、药物的止痛效果。

2）全身：①营养状况：食欲、体重减轻情况，消化吸收情况，大便次数、性状。②黄疸情况：黄疸出现的时间、程度，有无皮肤瘙痒。③血糖水平：有无头晕、出冷汗、面色苍白、乏力、饥饿、震颤等低血糖症状。④辅助检查：了解疾病的性质和程度、重要器官的功能状况。

护考链接

胰头癌的主要临床特点是（　　　）

A. 黄疸　　　　　　　B. 肝脏肿大　　　　　　C. 胆囊肿大

D. 上腹部隐痛　　　　E. 厌食、消瘦、乏力

（3）心理和社会支持状况　患者对疾病的认识及手术前、后护理配合知识的掌握程度，对胰腺肿瘤诊断及预后的心理反应。家属对本病的认识、心理反应，对患者的关心、支持程度。家庭的经济承受能力。

2. 术后评估

（1）手术情况　麻醉方式和手术类型、范围，术中出血量、补液量及安置的引流管情况。

（2）身体状况　术后生命体征，伤口渗血、渗液情况，引流管是否通畅，引流液的色、质、量，患者疼痛、睡眠情况。

（3）心理和认知状况　患者对疾病和术后各种不适的心理反应。患者和家属对术后康复过程及出院健康教育知识的掌握程度。

（4）并发症　有无出血、感染、胰瘘、胆瘘、血糖调节失控等并发症发生。

【辅助检查】

1. 实验室检查　常见血红蛋白值下降；胆道梗阻时，血清总胆红素和直接胆红素、碱性磷酸酶升高，转氨酶可轻度升高，尿胆红素阳性；部分病例见血、尿淀粉酶值升高，或血糖升高，尿糖阳性；CEA、胰胚抗原（POA）、糖类抗原19-9（CA19-9）等胰腺癌血清学标记物可升高。其中，CA19-9是最常用的辅助诊断和随访项目。

2. 影像学检查

（1）B超检查　可以发现胰腺及壶腹部肿块、胆囊增大、胆管扩张，同时可观察有无肝脏及腹腔淋巴结肿大。

（2）X线检查　钡餐检查可发现十二指肠曲扩大，局部黏膜皱襞异常、充盈缺损、不规则、僵直等，低张十二指肠造影或气钡双重造影可提高确诊率。

（3）CT　能清楚显示肿瘤的部位及与之毗邻器官的关系，对判断肿瘤能否切除有

重要意义。

（4）ERCP　可直接观察十二指肠乳头部的病变，并能进行活检。造影可显示胆管或胰管的狭窄或扩张。

（5）PTC　可显示胆道的变化。可了解胆总管下段的狭窄程度。造影后置管引流胆汁可减轻黄疸。其缺点是可能并发胆漏、出血等，应注意避免。

（6）选择性动脉造影　腹腔动脉造影可显示胰腺癌所造成的血管改变，对估计根治性手术的可行性有一定意义。

3. 腹腔镜检查　可直接观察胰腺病变，在直视下细针穿刺行细胞学检查。

【治疗要点及反应】

争取手术切除。不能切除者行姑息性手术，辅以放疗或化疗。

1. 根治性手术

（1）Whipple 胰头十二指肠切除术　适用于无远处转移的壶腹周围癌。切除范围：胰头、远端 1/2 胃、十二指肠、下段胆总管及 Treitz 韧带以下 10～15cm 的空肠，同时清除相关淋巴结；再将胰、胆管和胃与空肠吻合，重建消化道。

（2）保留幽门的胰头十二指肠切除术　对幽门上下淋巴结无转移、十二指肠切缘肿瘤细胞阴性的壶腹周围癌，可行此手术方式。

（3）左半胰切除术　对胰体尾部癌，原则上做胰体尾部及脾切除。

（4）全胰切除术　适用于弥漫性或全胰癌患者。包括整块切除全胰、脾脏、远端 1/2 胃、十二指肠、近端 10cm 空肠、胆囊、胆总管、胰周和后腹膜淋巴结。但术后并发症高，预后亦不理想。

2. 姑息性手术　对不能手术切除或不能耐受手术的患者，可行内引流术，如胆总管空肠或胆囊空肠吻合术，以解除胆道梗阻；伴有十二指肠梗阻者可做胃空肠吻合术，以保证消化道通畅；腹腔神经丛封闭可以减轻疼痛。

3. 辅助治疗　放疗加化疗对胰十二指肠切除术后有一定的协同治疗作用。常用的化疗药物有氟尿嘧啶、丝裂霉素等。此外，可选用免疫疗法、中医药治疗等。合并糖尿病者需用胰岛素等控制血糖。

【护理诊断及合作性问题】

1. 焦虑　与对癌症的诊断、治疗过程及预后的忧虑有关。

2. 疼痛　与胰胆管梗阻、癌肿侵犯腹膜后神经丛及手术创伤有关。

3. 营养失调，低于机体需要量　与食欲下降、呕吐及癌肿消耗有关。

4. 潜在并发症　出血、感染、胰瘘、胆瘘、血糖调节失控。

【护理目标】

1. 患者的焦虑感减轻。

2. 患者疼痛减轻或对疼痛的耐受程度提高。

3. 患者的营养状况得到适当维持。

4. 并发症得到预防，或被及时发现和处理。

【护理措施】

1. 手术前护理

(1) 心理护理 胰腺癌患者大多就诊晚，预后差。患者多处于 40~60 岁，家庭责任较重，很难接受诊断，常会出现否认、悲哀、畏惧和愤怒情绪，对治疗缺乏信心。应以同情、理解的态度对待患者。讲解与疾病和手术相关的知识；每次检查及护理前给予解释，帮助患者和家属进行心理调节，使之树立战胜疾病的信心。

(2) 疼痛护理 对于疼痛剧烈的胰腺癌患者，及时给予有效的镇痛剂止痛，并教会患者应用各种非药物止痛的方法。

(3) 改善营养状态 通过提供高蛋白、高糖、低脂肪和丰富维生素的饮食，肠外营养或输注白蛋白等，改善营养状态。有黄疸者，静脉补充维生素 K。

(4) 控制血糖 对合并高血糖者，应调节胰岛素用量。对胰岛素瘤患者，应注意患者的神态和血糖的变化。若有低血糖表现，适当补充葡萄糖。

(5) 控制感染 有胆道梗阻继发感染者，遵医嘱给予抗生素控制感染。

(6) 做好肠道准备 术前一天给予流质饮食并口服抗生素，如新霉素或庆大霉素；术前晚灌肠，以减少术后腹胀和并发症的发生。

2. 术后护理

(1) 预防休克的发生 密切观察生命体征、伤口渗血及引流液，准确记录出入水量。静脉补充水和电解质，必要时输血，同时补充维生素 K 和 C，应用止血药，防止出血倾向。

(2) 控制血糖 监测血糖、尿糖和酮体水平。按医嘱给予胰岛素，控制血糖在 8.4~11.2mmol/L。若发生低血糖，应补充适量葡萄糖。

(3) 防治感染 术后合理使用抗生素，及时更换伤口敷料，注意无菌操作。

(4) 引流管护理 妥善固定各种引流管，保持引流通畅。观察并记录引流的色、质、量。若呈血性，有内出血的可能；若含有胃肠液、胆汁或胰液，要考虑吻合口瘘、胆瘘或胰瘘的可能；若为混浊或脓性液体，需考虑继发感染的可能，取液体做涂片检查和细菌培养。

(5) 营养支持 术后一般禁食 2~3 天，静脉补充营养。拔除胃管后给予流质饮食，再逐步过渡至正常饮食。胰腺切除术后，胰外分泌功能严重减退，应根据胰腺功能给予消化酶制剂或止泻剂。

(6) 常见并发症的观察和护理

1）胰瘘：表现为腹痛、腹胀、发热、腹腔引流液内淀粉酶增高。典型者可自伤口流出清亮液体，腐蚀周围皮肤，引起糜烂疼痛。应于早期持续引流，周围皮肤涂以氧化锌软膏，多数胰瘘可以自愈。

2）胆瘘：多发生于术后 5~10 天，表现为发热、腹痛及胆汁性腹膜炎症状，T 型管引流量突然减少，但可见沿腹腔引流管或腹壁伤口溢出胆汁样液体。术后应保持 T 型管引流通畅，每日做好观察和记录。对胆瘘周围皮肤的护理同胰瘘护理。

3）出血：术后早期 1~2 天内的出血可因凝血机制障碍、创面广泛渗血或结扎线脱落等引起；术后 1 ~ 2 周发生的出血可因胰液、胆汁腐蚀以及感染所致。表现为呕血、便血、腹痛，以及出汗、脉速、血压下降等。出血量少者可予止血药、输血等治疗，出血量大者应再次手术止血。

4）胆道感染：多为逆行感染，若胃肠吻合口离胆道吻合口较近，进食后平卧时则易发生。表现为腹痛、发热，严重者可出现败血症。故进食后宜坐位 15 ~ 30 分钟，以利于胃肠内容物引流。主要治疗为应用抗生素和利胆药物，防止便秘发生。

【护理评价】

1. 患者焦虑是否减轻，情绪是否稳定，对疾病治疗是否有信心。

2. 患者疼痛是否得到有效控制，能否采取有效的应对方法减轻疼痛，疼痛主诉是否减少。

3. 患者的营养需要能否维持，体重是否得到维持，有无低蛋白血症发生，能否耐受各种治疗。

4. 术后并发症是否得到预防或被及时发现和处理，康复程度如何。

【健康教育】

1. 40 岁以上，短期内出现持续性上腹部疼痛、闷胀、食欲明显减退、消瘦者，应注意对胰腺做进一步的检查。

2. 饮食宜少量多餐，予以高蛋白、高糖、低脂肪饮食，补充脂溶性维生素。

3. 定期监测血糖、尿糖，发生糖尿病时给予药物治疗和饮食控制。

4. 定期放疗或化疗。放、化疗期间定期复查血常规，一旦出现骨髓抑制现象（白细胞计数小于 $4 \times 10^9/L$），应暂停放、化疗。

5. 每 3 ~ 6 个月复查 1 次，若出现进行性消瘦、贫血、乏力、发热等症状，应及时就诊。

小　结

在肝、胆、胰疾病患者的护理工作中，要注意借助各种辅助检查以明确诊断和治疗，同时也要注意做好并发症的预防与处理。早发现、早诊断、早治疗是预防和抑制肝、胆、胰病的最佳手段。我国胆道和胰腺疾病患者达 1 亿多人，过去人们对此并不重视，事实上，胆不是肝的"旁观者"，它具有很大的免疫、吸收功能，常言道"肝胆相照"，治疗胆道、胰腺疾病一定要护好肝。在门静脉高压症患者的护理中，一定要注意营养的护理，避免引起食道、胃底静脉曲张破裂，并且还要学会正确使用三腔二囊管压迫止血。在肝胆疾病患者的护理中，要学会结合病史和辅助检查判断病情，严格掌握 T 管的护理措施。在护理患者时，尤其还要注意患者的心理护理以及做好健康宣教，对疾病做到及早预防和及时治疗。

同步训练

1. 关于门静脉高压症的术后护理，错误的是（　　）
    A. 定期监测生命体征　　　　　　　B. 观察腹腔引流液的性质及颜色
    C. 分流术后应取半坐卧位　　　　　D. 卧床 1 周
    E. 观察患者有无意识改变

2. 门静脉高压症患者吃干硬、粗糙的食物，易引起（　　）
    A. 脾大　　　　　　　　　　　　　B. 脾功能亢进
    C. 呕血、黑便　　　　　　　　　　D. 顽固性腹水
    E. 肝性脑病

3. 赵先生，56 岁，肝硬化致门静脉高压症，分流手术前的护理，哪项正确（　　）
    A. 鼓励体育锻炼　　　　　　　　　B. 高蛋白、低脂饮食
    C. 注射维生素 K　　　　　　　　　D. 术日晨放置胃管
    E. 术前清洁灌肠

4. 普查和诊断胆道疾病的首选检查方法是（　　）
    A. X 线平片　　　　　　　　　　　B. B 超
    C. CT　　　　　　　　　　　　　　D. MRI
    E. ERCP

5. 出现夏柯三联征的胆道疾病是（　　）
    A. 急性胆囊炎　　　　　　　　　　B. 胆囊结石
    C. 胆总管结石合并胆管炎　　　　　D. 肝内胆管结石
    E. 萎缩性胆囊炎

6. 胰腺癌常好发于（　　）
    A. 胰体、尾部　　　　　　　　　　B. 胰颈、体部
    C. 全胰腺　　　　　　　　　　　　D. 胰头、颈部
    E. 胰尾

7. 墨菲征是用来检查（　　）
    A. 急性腹膜炎　　　　　　　　　　B. 慢性胆囊炎
    C. 急性胆囊炎　　　　　　　　　　D. 胆囊结石
    D. 胆道蛔虫病

第十七章　急腹症患者的护理

📖 病案引导

　　沈某，67 岁，有胃溃疡病史 30 年，嗜酒。当日晚饭后突发上腹部（偏右）疼痛，经村医检查后考虑为胆结石并发急性胆囊炎，给予抗感染和解痉止痛处理。2 小时后患者腹痛逐渐加重，家属遂拨打 120。入院后查体：体温 37.8℃，脉搏 118 次/分，呼吸 24 次/分，血压 80/60mmHg。患者呈痛苦貌，腹式呼吸减弱，触诊全腹有压痛，以上腹部为主，伴有反跳痛和肌紧张，移动性浊音阳性。首先考虑该患者患何种疾病？还应该评估哪些内容？目前应如何处理？

　　外科急腹症（Surgical Acute Abdomen）是指以急性腹痛为突出表现，必须早期诊断和及时处理的腹部外科疾病。其临床特点是起病急、病情重、发展快、变化多，因诊断、治疗困难，并且容易出现诸多并发症，故而存在一定的死亡率。因此，加强病情观察、及时发现病情演变，并及时采取正确的护理措施是十分重要的。

【腹痛的分类】

1. 内脏痛　病理性刺激由内脏神经感觉纤维传至中枢神经系统，特点为疼痛定位不精确；对切、刺、割、灼等刺激不敏感，对牵拉、膨胀、痉挛、缺血及炎症刺激敏感；疼痛感觉特殊，常伴有消化道症状或情绪精神反应。

2. 躯体痛　由壁腹膜受体神经支配，可产生体表相应部位的持续性锐痛，感觉敏锐、定位准确。

3. 牵涉痛　又称放射痛，发生内脏痛的同时，在远离该内脏的身体其他部位也出现疼痛感觉。

【常见外科急腹症的鉴别特点】

1. 炎症性病变　常见的有急性阑尾炎、急性胆囊炎、急性胰腺炎等。根据腹痛的部位和性质，并结合病史和其他表现及辅助检查等可明确诊断。临床有以下特点：

（1）一般起病缓慢，腹痛由轻至重，呈持续性。

（2）体温升高，血白细胞及中性粒细胞增高。

（3）有固定的压痛点，可伴有反跳痛和肌紧张。

2. 穿孔性病变 常见的有胃及十二指肠溃疡穿孔、小肠穿孔等。依据病史，选择腹腔穿刺等有助于诊断。临床有以下特点：

（1）腹痛突然，呈刀割样持续性剧痛。

（2）迅速出现腹膜刺激征，容易波及全腹，但病变处最为显著。

（3）可有气腹征，如肝浊音界缩小或消失，X线见膈下游离气体。

（4）有移动性浊音，肠鸣音消失。

3. 出血性病变 常见的有腹部外伤所致的肝、脾破裂，腹腔内动脉瘤破裂，肝癌破裂等。临床有以下特点：

（1）多在外伤后迅速发生，也见于肝癌破裂出血。

（2）以失血表现为主，常导致失血性休克，可有不同程度的腹膜刺激征。

（3）腹腔积血在 500ml 以上时可叩出移动性浊音。

（4）腹腔穿刺可抽出不凝固性血液，必要时给予腹腔灌洗（用于外伤出血）等检查将有助于诊断。

4. 梗阻性病变 常见的有肠梗阻、结石或蛔虫引起的胆道梗阻、泌尿系结石等。临床有以下特点：

（1）起病较急，以阵发性绞痛为主。

（2）发病初期多无腹膜刺激征。

（3）结合其他伴随症状（如呕吐、大便异常、黄疸、血尿等）和体征、有关辅助检查，能有助于对肠绞痛、胆绞痛和肾绞痛的病情诊断及估计。

5. 绞窄性病变 常见的有肠扭转、肠系膜动脉栓塞、肠系膜静脉血栓形成、脾栓塞等。临床有以下特点：

（1）病情发展迅速，常呈持续性腹痛，阵发性加重或持续性剧痛。

（2）容易出现腹膜刺激征或休克。

（3）可有黏液血便或腹部局限性固定性浊音等特征性表现。

（4）根据病史、腹痛部位、化验及其他辅助检查可明确诊断。

【外科急腹症与内科、妇产科急腹症的鉴别要点】

1. 外科急腹症 常见上述病变，以急性阑尾炎最为常见。鉴别特点是：

（1）一般先有腹痛，后出现发热等伴随症状。

（2）腹痛或压痛部位较固定，程度重，患者多"拒按"。

（3）常可出现腹膜刺激征，甚至休克。

（4）可伴有腹部肿块或其他外科特征性体征及辅助检查表现。

2. 内科急腹症 常见急性胃肠炎、大叶性肺炎、腹型过敏性紫癜、心肌梗死等。鉴别特点是：

（1）一般先发热或先呕吐，后才腹痛。常伴有发热、咳嗽、胸闷、气促、心悸、心律失常、呕吐、腹泻等症状。

（2）腹痛或压痛部位不固定，程度较轻，无明显腹肌紧张，患者常"喜按"。

（3）查体或检验、X线、心电图等检查可明确诊断。

3. 妇产科急腹症　常见异位妊娠、急性盆腔炎、卵巢肿瘤扭转等。鉴别特点是：

（1）以下腹部或盆腔内疼痛为主，可向会阴部放射。

（2）常伴有白带增多、阴道流血，或有停经史、月经不规则，或与月经周期有关。

（3）妇科检查可明确诊断。

【护理评估】

1. 健康史　了解患者的既往史和现病史，以便于评估急腹症的病因或诱因。如腹痛的始发时间、与饮食和活动的关系；与腹痛加剧或缓解相关的因素；有无消化道或全身伴随症状；既往有无腹部疾病史或手术史等。

胆囊炎、胆石症常发生于进油腻食物后；急性胰腺炎常与过食或过量饮酒有关；胃及十二指肠溃疡穿孔在饮食后多见；剧烈活动后突然腹痛应考虑肠扭转；粘连性肠梗阻多有腹部手术史；驱虫不当常是胆道蛔虫病的诱因。

2. 身体状况

（1）**腹痛**　腹痛是外科急腹症最主要的表现，应评估疼痛的部位及范围、缓急、性质及程度等。

1）腹痛的部位及范围：一般来说，最先出现腹痛的部位或腹痛最显著处往往与病变部位一致，且范围越大，提示病情越重。腹痛由一点开始，然后波及全腹者，多为实质性脏器破裂或空腔脏器穿孔，如胃及十二指肠溃疡穿孔者，其疼痛始于上腹部，后波及全腹；外伤后腹痛的病变部位多为外力作用处或腹壁擦伤处。

但某些炎症性、梗阻性疾病，早期腹痛定位常不明确，如急性阑尾炎常表现为转移性右下腹痛，急性胰腺炎、胆石症、泌尿系结石多有牵涉痛。

某些腹外疾病，如右侧肺炎、胸膜炎，由于炎症刺激肋间神经和腰神经分支（胸6～腰1），可引起右侧上、下腹痛，易被误诊为胆囊炎或阑尾炎。

2）腹痛发生的缓急：腹痛开始时轻，以后逐渐加重，多为炎症性病变。腹痛突然发生，迅速恶化，多见于实质性脏器破裂或空腔脏器穿孔、急性梗阻、绞窄等，如急性肠扭转。

3）腹痛的性质：腹痛的性质反映了腹腔内脏器病变的性质，大体有三种：①阵发性腹痛多为空腔脏器发生痉挛或阻塞，如机械性肠梗阻、输尿管结石，但麻痹性肠梗阻表现为持续性胀痛。②持续性钝痛或隐痛多为腹腔各种炎症和出血性病变的持续性刺激所致，如急性胰腺炎、肝破裂出血等。③持续性腹痛伴阵发性加剧，多表示炎症和梗阻并存，如肠绞窄、急性重症胆管炎。上述不同规律的腹痛可出现在同一疾病的不同病程中，并可相互转化。

4）腹痛的程度：一般来说，炎性腹痛较轻，梗阻性、绞窄性、穿孔性疾病疼痛程度较重，常难以忍受。如溃疡病穿孔呈刀割样锐痛，患者平卧，不敢翻动，不敢深吸气；胆道蛔虫呈间歇性剑突下"钻顶样"剧痛，患者辗转不安。多数疾病的腹痛程度与病情的严重程度呈正比，但当阑尾炎坏死穿孔或腹膜炎导致休克等特殊情况下，腹痛似有减轻，但却是病情恶化的征兆。另外，个体对于疼痛的敏感性及耐受力也有差异，如老人、孕妇和儿童，有时病变发展严重，但腹痛表现却不典型。

（2）伴随症状

1）呕吐：腹痛初起常因内脏神经末梢受刺激而产生较轻的反射性呕吐；机械性肠梗阻呕吐频繁而剧烈；肠麻痹时呕吐呈溢出性；幽门梗阻时呕吐物无胆汁；高位肠梗阻时可吐出大量胆汁；低位肠梗阻时呕吐物呈粪臭样；血性或咖啡色呕吐物常提示有肠绞窄。

2）腹胀：腹胀逐渐加重，应考虑低位肠梗阻，或腹膜炎病情恶化而发生麻痹性肠梗阻。

3）排便异常：肛门停止排气、排便，提示有肠梗阻；腹腔脏器炎症疾病伴有大便次数增多或里急后重感，考虑盆腔脓肿形成；果酱样血便或黏液血便提示肠套叠或肠绞窄。

4）发热：腹痛后发热，提示有继发感染。

5）黄疸：应考虑肝胆疾病。

6）血尿或有膀胱刺激征：应考虑泌尿系损伤、结石或感染等。

（3）体征

1）望诊：观察腹部形态及腹式呼吸运动，有无肠型、肠或胃蠕动波，有无局限性隆起或腹股沟肿块等。

2）触诊：应重点检查有无压痛及其部位、范围和程度，了解有无腹膜刺激征，压痛和肌紧张最显著的部位常是病变器官所在处或原发病灶处。若触及腹部包块时，应注意部位、大小、形状、质地、压痛情况、活动度等，并结合其他症状和检查，以区别炎性包块、肿瘤、肠套叠或肠扭转、尿潴留等。

3）叩诊：胃肠穿孔或肠胀气时肝浊音界缩小或消失；炎性肿块、扭转的肠袢可呈局限性浊音区；腹膜炎渗液或腹腔内出血可有移动性浊音；膈下感染者在季肋区叩痛明显。

4）听诊：肠鸣音亢进，有气过水声或金属高调音是机械性肠梗阻的特征；腹膜炎发生时肠鸣音减弱或消失。

5）直肠指检：有助于判断急腹症的病因及病情变化。如急性阑尾炎时直肠右侧触痛；有直肠膀胱陷凹（或直肠子宫陷凹）脓肿时前壁饱满、触痛、有波动感；指套染有血性黏液应考虑肠管绞窄等。

3. 心理 – 社会状况

（1）患者对突发腹痛或需手术治疗是否感到紧张、恐惧。

（2）诊断未明确前，患者是否因不能使用镇痛剂而表现出不理解、不配合。

（3）家庭成员能否提供足够的心理和经济支持。

（4）患者及家属对本次疾病的治疗、护理知识的了解程度。

4. 辅助检查

（1）实验室检查

1）血常规：腹腔内出血常表现为血红蛋白和血细胞比容降低；腹腔内感染患者的白细胞及中性粒细胞计数多升高，但老年及危重患者可因应激反应差而无相应变化。

2）尿常规：泌尿系结石患者的尿液中有红细胞；梗阻性黄疸患者的尿胆红素检测为阳性。

3）大便常规：消化道疾病者的大便隐血试验多呈阳性表现。

4）血、尿淀粉酶：急性胰腺炎患者可见血、尿淀粉酶值升高。

5）肝功能：胆道梗阻和急性胰腺炎患者常有肝功能的损害。

（2）影像学检查

1）B超检查：了解有无腹腔内实质性脏器损伤、破裂和占位性病变，亦可明确腹腔内有无积液、积血及其部位和量。对胆道结石者，B超检查可提供准确的诊断依据。

2）X线检查：①X线透视和平片：消化道穿孔可见膈下游离气体；机械性肠梗阻时立位腹部平片可见肠管内存在多个气液平面；麻痹性肠梗阻时可见普遍扩张的肠管；泌尿系结石时于腹部X线片可见阳性结石影。②钡剂灌肠或充气造影：肠扭转时可见典型的鸟嘴征，肠套叠时可见杯口征。

3）CT或MRI：对实质性脏器的病变、破裂、腹腔内占位性病变及急性出血坏死性胰腺炎等的诊断极有价值。

4）血管造影：对疑有腹腔内脏（如胆道、小肠等）出血及肠系膜血管栓塞的诊断有帮助。

（3）内镜检查　消化道内镜（如胃镜、肠镜）可直接观察病变，并可取活组织送病理学检查；疑难急腹症可用腹腔镜诊断。

（4）腹腔穿刺和腹腔灌洗　对诊断不确切的急腹症可选用此法协助诊断，但对诊断已明确或严重腹胀者不宜采用此法。穿刺部位在脐与髂前上棘连线的中外1/3交界处，穿刺若抽出不凝固性血性液体，多提示腹腔内出血；若是混浊液或脓液，多为消化道穿孔或腹腔内感染；若系胆汁性液体，常是胆囊穿孔；若穿刺液的淀粉酶测定结果阳性，即考虑为急性胰腺炎。

对腹腔穿刺无结果的急性腹膜炎、腹部损伤进行腹腔灌洗，常能得到有重要价值的评估资料。

护考链接

老年急腹症患者的临床特点不包括（　　　）

A. 症状不典型　　　　　B. 体征较轻　　　　　C. 体温改变不明显

D. 白细胞计数显著增高　　E. 易伴发其他疾病

5. 治疗要点与反应

（1）非手术治疗　适用于病情较轻或较稳定者；或病情虽重但不能耐受麻醉或手术者；也可作为手术前的准备。治疗要点包括：

1）严密观察生命体征、腹部症状和体征、辅助检查结果，尤其是症状、体征不明显的特殊患者（如老年人），更应细致观察，以助医生尽早明确诊断。对诊断尚未明确或治疗方案未确定的患者，禁用吗啡、哌替啶等麻醉性止痛剂，以免掩盖症状，延误诊断和治疗。禁给患者灌肠和用热水袋热敷、禁用腹泻药，以免感染扩散或病情加重，但蛔虫性肠梗阻患者口服液状石蜡或肠套叠早期灌肠复位等治疗性措施例外。

2）禁食，根据病情行胃肠减压，补液（必要时输血），纠正水、电解质、酸碱失衡。

3）应用解痉剂和抗生素；出现休克时，应积极进行抗休克治疗，同时做好术前准备。

（2）手术治疗 适用于诊断明确、需手术处理的急腹症患者；对诊断不明确，但腹痛和腹膜炎体征加剧，全身中毒症状加重者，应在经非手术治疗的同时，积极完善术前准备，尽早进行手术治疗。

【护理诊断及合作性问题】

1. 焦虑或恐惧 与突然发病、剧烈疼痛、紧急手术、担忧预后等因素有关。

2. 急性疼痛 与腹腔炎症、穿孔、出血、梗阻或绞窄等病变有关。

3. 体温过高 与腹部器官炎症或继发腹腔感染有关。

4. 体液不足 与限制摄入（禁饮食）或丢失过多（发热、呕吐、胃肠减压）等有关。

5. 营养失调，低于机体需要量 与摄入不足（禁饮食）和消耗、丢失过多（出血、呕吐）等有关。

6. 潜在并发症 低血容量性或感染性休克，与腹腔内出血、穿孔、梗阻、感染等病变程度加重有关；腹腔脓肿形成，与机体抵抗力较低、炎症渗出等吸收不全有关。

7. 知识缺乏 缺乏与疾病相关的治疗和护理知识。

【护理目标】

1. 患者焦虑感减轻，树立康复的信心，配合治疗。

2. 患者疼痛减轻或缓解。

3. 患者的体温恢复正常。

4. 患者的体液得到及时补充，平衡能得到维持。

5. 患者的营养状况得到改善。

6. 患者未发生并发症，或一旦发生能得到及时、正确的处理。

7. 患者能正确描述与疾病相关的治疗和护理知识。

【护理措施】

1. 心理护理 护士接诊时热情接待和关心患者，挽扶患者至诊查床卧床休息，冬季注意保暖。注意患者入院时的步态、姿势、脸色和神态，初步估计患者病情的紧急程度，根据轻重缓急安排就诊，切勿随意将患者搁置一边，避免发生延误。要恰当地向患者解说引起腹痛的可能原因，耐心解释各项检查和治疗、护理措施的意义，以取得其配合。如遇到严重休克，应协同医师首先抢救患者，待病情好转再进行检查。

2. 减轻或缓解疼痛

（1）体位 休克患者取中凹卧位；非休克患者宜取半卧位，以减轻腹壁张力，减轻对疼痛的敏感性。急腹症患者容易发生休克，因此，在护送患者和检查过程中，应当平稳而迅速、轻柔而准确，尽量减少不必要的搬动。

（2）饮食 一般患者入院后都需暂禁食，诊断不明确或病情较重者应严格禁饮食，必要时应进行胃肠减压，以减轻腹胀和腹痛。应加强口腔护理，防止呕吐误吸，保持胃肠减压管引流通畅。

（3）**解痉和镇痛**　对诊断明确的单纯性胆绞痛、肾绞痛，或已决定手术的患者，为减轻其痛苦，遵医嘱使用镇痛药。

3. 维持体温正常

（1）对于高热的患者应加强体温监测，及时做好物理降温，必要时应用退热药。

（2）遵医嘱使用抗生素，注意给药浓度、时间、途径及配伍禁忌等。

4. 补充体液，纠正营养失调　迅速建立静脉通道，及时补充液体，以纠正水、电解质、酸碱平衡紊乱，必要时输血或血浆，以纠正营养失调。准确记录 24 小时液体出入量。

5. 严密观察病情变化，及时防治并发症

（1）定时观察生命体征，注意有无脱水等体液紊乱或休克表现。

（2）定时观察腹部症状和体征的变化，如腹痛的部位、范围、性质和程度，有无牵涉痛。若腹痛突然中止或加重、腹部检查见腹膜刺激征出现或加重，均提示病情恶化（如肠破裂、阑尾穿孔、憩室破裂），应及时报告医生。观察有无腹腔脓肿形成。

（3）观察有无伴随症状，如呕吐、腹胀、发热、大小便改变、黄疸等。注意有无呼吸、心血管、妇科等其他系统疾病的相关表现。

（4）动态观察实验室检查结果的变化，如血和大小便常规、血清电解质测定、二氧化碳结合力、肝肾功能等；同时注意 X 线、B 超、腹部穿刺和直肠指检等特殊检查结果。

6. 做好必要的术前准备　及时做好药物皮肤过敏试验、交叉配血、备皮、有关常规实验室检查或器官功能检查等，以备应急手术的需要。

7. 术后护理　参见其他章节相关疾病的护理问题和护理措施。

护考链接

1. 对诊断不明确的急腹症患者禁用泻药的主要原因是（　　　）

A. 易致感染扩散　　　　B. 减少肠蠕动　　　　C. 易致血压下降

D. 影响肠道的消化吸收　　E. 易致水、电解质失衡

2. 患者被汽车撞伤，右上腹剧痛，诊断不明确，下列处理措施错误的是（　　　）

A. 测血压、脉搏　　　　B. 开放静脉通道　　　　C. 安慰患者

D. 给予吗啡止痛　　　　E. 禁食

【护理评价】

1. 患者的焦虑情绪是否得到解除，能否积极配合治疗和护理。

2. 患者疼痛是否减轻或缓解。

3. 患者的体温有无恢复正常。

4. 患者的体液是否得到及时补充，平衡能否得到维持。

5. 患者的营养状况是否得到改善。

6. 患者有无发生并发症，或发生后能否得到及时、正确的处理。

7. 患者是否了解所患疾病的相关治疗和护理知识。

【健康指导】

1. 向患者或家属恰当介绍外科急腹症发生的原因、病情转归和目前的治疗与护理计划。

2. 解释有关检查的方法和意义。

3. 说明饮食管理的必要性，保持清洁和易消化的均衡饮食，形成良好的饮食和卫生习惯。

4. 说明疼痛护理的有关原则和必要性，取得患者和家属的良好配合。

5. 积极控制诱发外科急腹症的各类诱因，如有溃疡病者，应按医嘱定时服药；胆道疾病和慢性胰腺炎者，需适当控制油腻饮食；反复发生粘连性肠梗阻者，应避免暴饮暴食及饱食后剧烈活动。行手术治疗者，术后应早期活动，以预防粘连性肠梗阻。

小　　结

外科急腹症具有发病突然、病情重、病因复杂、病情变化快的特点，准确收集信息，及时发现问题是实施护理措施的关键。外科急腹症常由腹腔内脏器炎症、穿孔或破裂、缺血、梗阻等病因引起，主要症状是急性腹痛，可伴随其他症状和体征，要注意与内科、妇科、儿科急性腹痛相鉴别。在患者病情未明确诊断前要做好手术前准备，应严格执行"四禁"，即禁用吗啡类止痛剂、禁饮食、禁服泻药和禁灌肠。在护理患者时，除了严密观察病情和做好必要的术前准备外，还要注意患者的心理护理以及手术前、后的健康宣教，以帮助患者建立恢复健康的信心，养成良好的生活习惯，预防疾病的再次发生。

同步训练

1. 外科急腹症最突出的特点是（　　　　）

    A. 伴有发热　　　　　　　　　　　　B. 腹部有肿块

    C. 伴有呕吐、腹泻　　　　　　　　　D. 均有腹膜刺激征

    E. 腹痛或压痛部位较固定，程度重

2. 外科急腹症患者，在未明确诊断时应严格执行"四禁"，下列哪项不属于"四禁"的内容（　　　　）

    A. 禁用吗啡止痛　　　　　　　　　　B. 禁饮食

    C. 禁服泻剂　　　　　　　　　　　　D. 禁灌肠

    E. 禁腹部透视

3. 对急腹症患者的处理措施，错误的是（　　　　）

    A. 禁饮食，按需要实施胃肠减压　　　B. 积极应用抗生素以抗感染

    C. 便秘者行低压灌肠　　　　　　　　　　D. 禁用吗啡等强镇痛剂

    E. 及时纠正体液失衡

4. 急腹症患者的病情观察中，最值得注意的是（　　　）

    A. 腹部症状和体征　　　　　　　　　　　B. 生命体征

    C. 液体出入量　　　　　　　　　　　　　D. 实验室检查结果

    E. X 线、B 超等检查结果

5. 张同学，20 岁，转移性右下腹痛 4 小时，伴恶心呕吐，查体：体温 37.8℃，脉搏 84 次/分，血压 125/75mmHg，右下腹麦氏点压痛，无反跳痛及肌紧张。目前患者最主要的护理问题是（　　　）

    A. 腹痛　　　　　　　　　　　　　　　　B. 焦虑和恐惧

    C. 体温过高　　　　　　　　　　　　　　D. 体液不足

    E. 有发生休克的危险

第十八章　周围血管疾病患者的护理

第一节　下肢静脉曲张患者的护理

病案引导

　　刘某，男，49 岁，建筑工人。近 5 年来，时常感觉双下肢酸胀、沉重，易疲乏，休息后症状减轻，因症状日益加重，影响工作而前来就诊。体检见双小腿内侧有蚯蚓状团块，足靴区有色素沉着。请问：该患者患何种疾病？应如何处理？

　　下肢静脉曲张是指下肢浅静脉因血液回流障碍，导致静脉扩张和迂曲为主要表现，晚期常并发小腿慢性溃疡的一种常见外科疾病。分为原发性（单纯性）和继发性（代偿性）两种。本节主要介绍原发性下肢静脉曲张患者的护理。

【解剖生理概要】

　　下肢静脉由浅静脉、深静脉、交通静脉和肌肉静脉组成。浅静脉位于皮下，深静脉位于肌中间，与同名动脉伴行，深、浅静脉之间有交通静脉连接，并都有向心单向开放的静脉瓣膜，防止血液倒流。

　　1. 下肢浅静脉　主要有大、小隐静脉（图 18 - 1）。大隐静脉是人体最长的静脉，从足背起在下肢内侧上行至卵圆窝入股总静脉，进入深静脉前有 5 个分支。小隐静脉起自足、小腿外侧，上行至腘窝进入腘静脉。

　　2. 下肢深静脉　小腿部有胫前、胫后和腓静脉，三者先后汇合成为腘静脉，经腘窝上行至股部为股浅静脉，在大腿上部与股深静脉汇合为股总静脉。

　　3. 下肢交通静脉　小腿外侧的交通静脉多位于小腿中段，大腿内侧的交通静脉多位于大腿中、下 1/3 处。小腿内侧以踝交通静脉最为重要，与溃疡形成有密切的关系。

【病因与发病机制】

　　静脉壁薄弱、静脉瓣膜缺陷以及浅静脉内压力持续升高是引起浅静脉曲张的主要原因，相关因素包括：

　　1. 先天因素　静脉壁薄弱和静脉瓣膜缺陷，与遗传因素有关。

　　2. 后天因素　长期站立、重体力劳动、妊娠或盆腔内肿瘤、慢性咳嗽、习惯性便

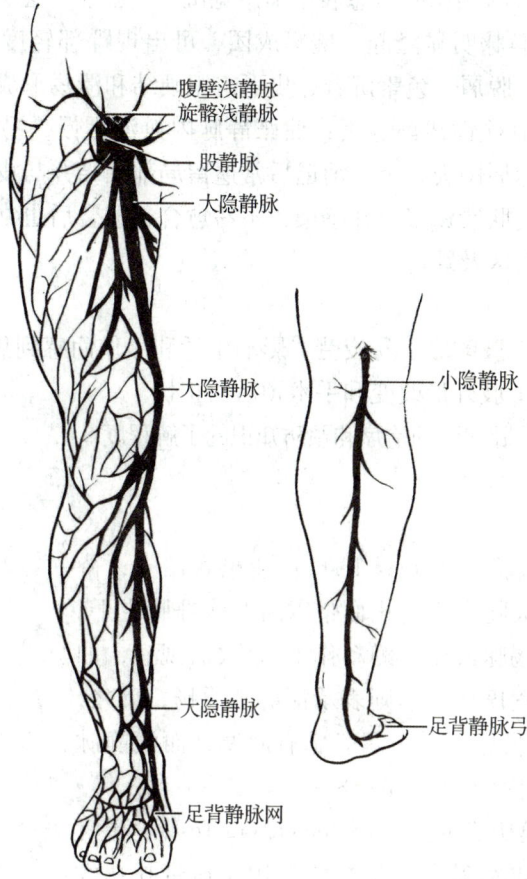

图 18 – 1　大、小隐静脉

秘等，均可使下肢血柱重力增加，导致下肢静脉瓣膜承受过度的压力，逐渐松弛而关闭不全，造成血流逆流（图 18 – 2）。循环血量经常超负荷，也可造成压力升高、静脉扩张，从而形成相对性瓣膜关闭不全。

　　血液逆流使主干静脉长期高压，导致浅静脉逐渐弯曲扩张，皮肤毛细血管高压造成皮肤微循环障碍，导致皮肤色素沉着和皮肤萎缩，最后形成经久不愈的溃疡。

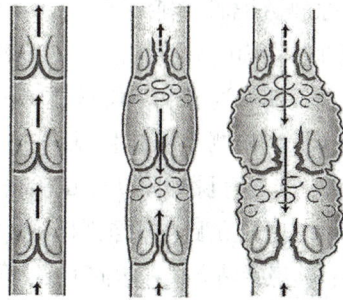

图 18 – 2　下肢静脉血逆流示意图

【护理评估】

　　1. 健康史　　了解患者的职业及工作特点，是否妊娠，有无腹内压增高等因素；是否使用过弹力袜或紧身衣裤。

　　2. 身体状况　　以大隐静脉曲张较为多见，单独的小隐静脉曲张较少见；左下肢多见，也可双下肢先后发病，主要表现为下肢浅静脉曲张、蜿蜒扩张、迂曲。

（1）早期　仅在长时间站立后患肢小腿感觉沉重、酸胀、乏力。

（2）后期　曲张静脉明显隆起，蜿蜒成团，可出现踝部轻度肿胀和足靴区皮肤营养不良，如皮肤萎缩、脱屑、色素沉着、皮下组织硬结和溃疡形成。

（3）并发症　①血栓性浅静脉炎：曲张静脉内血流缓慢，易形成血栓，并伴有感染性静脉炎及曲张静脉周围炎，炎症消退后常遗留局部硬结并与皮肤粘连。②湿疹或溃疡：好发于足靴区，皮肤溃疡多合并感染，不易愈合，愈合后也常复发。③曲张静脉破裂出血：多发生于足靴区及踝部。

3. 心理－社会状况

（1）患者是否因下肢酸胀、易疲劳、影响生活和工作而感到焦虑和苦恼。

（2）患者是否因下肢外形改变和手术预后而担忧。

（3）患者对下肢静脉曲张的治疗和预防知识的了解程度。

4. 辅助检查

（1）特殊检查

1）深静脉通畅试验（Perthes Test）：让患者站立，待静脉充盈曲张后，在大腿中部扎止血带以阻断浅静脉主干。然后嘱患者连续用力踢腿或做下蹲动作10余次后观察，如曲张静脉消失或充盈程度减轻，则表示深静脉通畅；反之，静脉充盈加重，并有胀痛，说明深静脉有阻塞，而浅静脉曲张为继发性，禁忌手术治疗（图18－3）。

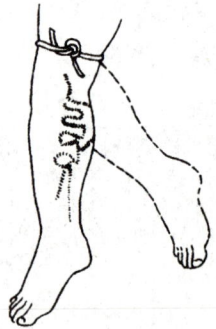

图18－3　深静脉通畅试验

2）大隐静脉瓣膜功能试验（Trendelenburg Test）：患者平卧，抬高患肢，使曲张静脉血液排空，用止血带扎在大腿根部，以阻止大隐静脉血液回流。然后让患者站立，10秒钟内松开止血带，若出现自上而下的静脉逆向充盈，提示大隐静脉瓣膜功能不全。若未放开止血带前，止血带下方的静脉在30秒内已充盈，则表明交通静脉瓣膜关闭不全。而放松止血带后充盈更加明显，说明交通支和大隐静脉入股静脉处瓣膜功能均不全。根据同样的原理在腘窝部扎止血带，可检测小隐静脉瓣膜的功能（图18－4）。

3）交通静脉瓣膜功能试验（Pratt Test）：患者平卧，抬高患肢，用止血带扎在大腿根部，然后从足趾向上至腘窝缠缚第一根弹力绷带，再自止血带处向下，缠绕第二根弹力绷带；让患者站立，一边向下解开第一根弹力绷带，一边向下缠绕第二根弹力绷带，如果在第二根绷带之间的间隙内出现曲张静脉，即提示该处有功能不全的交通静脉（图18－5）。

（2）影像学检查　①下肢静脉造影：是确诊下肢静脉疾病最可靠的方法。可观察下肢静脉是否通畅，瓣膜功能情况以及病变程度。②血管超声检查：可以观察瓣膜关闭活动及有无逆向血流。

5. 治疗要点与反应

（1）非手术治疗　只能改善症状，主要方法有：

1）促进静脉回流：避免久站、久坐，间歇性抬高患肢。患肢穿弹力袜或用弹力绷带。

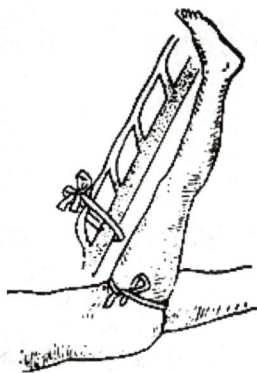

图 18 - 4　大隐静脉瓣膜功能试验　　　图 18 - 5　交通静脉瓣膜功能试验

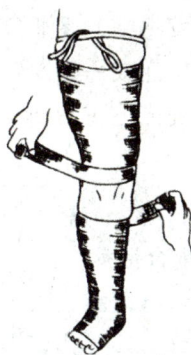

2）注射硬化剂和压迫疗法：适用于病变范围小且局限者，或作为手术的辅助疗法，处理残留的曲张静脉。常用的硬化剂有鱼肝油酸钠、酚甘油液等。将硬化剂注入曲张静脉后，局部用绷带包扎，大腿部维持压迫 1 周，小腿部维持压迫 6 周左右，利用硬化剂造成的静脉炎症反应使其闭塞。

3）处理并发症：①血栓性浅静脉炎：给予抗菌药物及局部热敷治疗。②湿疹和溃疡：抬高患肢并给予创面湿敷。③曲张静脉破裂出血：局部加压包扎止血，必要时予以缝扎止血。

（2）手术治疗　适用于深静脉通畅、无手术禁忌证者，是治疗下肢静脉曲张的根本方法。①传统手术：大（小）隐静脉高位结扎 + 剥脱术。②微创疗法：静脉腔内激光治疗、内镜筋膜下交通静脉结扎术、旋切刀治疗，以及静脉内超声消融治疗等微创疗法。特点是创伤小、恢复快，有替代传统治疗方式的趋势。

护考链接

决定下肢静脉曲张能否手术治疗的主要检查是（　　　）
A. Perthes 试验　　　B. Trendelenburg 试验　　　C. Pratt 试验
D. Buerger 试验　　　E. 腰交感神经阻滞试验

【护理诊断及合作性问题】

1. 焦虑　与下肢疲乏而影响生活、担心预后有关。
2. 活动无耐力　与下肢静脉回流障碍有关。
3. 皮肤完整性受损　与皮肤营养障碍、慢性溃疡有关。
4. 潜在并发症　血栓性浅静脉炎、曲张静脉破裂出血、术后深静脉血栓形成。
5. 知识缺乏　缺乏防治下肢静脉曲张的有关知识。

【护理目标】

1. 患者的焦虑情绪得到缓解。

2. 患者的活动耐力逐渐增强。

3. 创面无继发感染，逐渐愈合，小腿皮肤完整性恢复。

4. 未发生并发症或一旦发生能得到及时处理。

5. 患者能正确描述防治下肢静脉曲张的有关知识。

【护理措施】

1. 缓解焦虑情绪 与患者进行积极的沟通，讲解疾病的有关知识，消除其顾虑和担忧，鼓励患者配合治疗。

2. 促进下肢静脉回流，改善活动能力

（1）**穿弹力袜或扎弹力绷带** 指导患者站立或行走时穿弹力袜或使用弹力绷带，以促进静脉回流。手术后弹力绷带一般需维持 2 周方可拆除。

（2）**保持合适的体位** 采取良好的坐姿，坐时双膝勿交叉过久；休息或卧床时抬高患肢30°～40°，以利于静脉回流。

（3）**避免引起腹压和静脉压增高的因素** 如避免长时间站立，保持大、小便通畅，不穿过紧的内裤，肥胖者应减轻体重。

3. 预防或处理创面感染

（1）**加强下肢皮肤护理** 合并水肿者应抬高患肢；并发溃疡者应加强换药，保持创面清洁，术前2～3天周围皮肤用70%乙醇消毒后包扎，每日1～2次，并结合创面细菌培养结果使用抗生素，以促进创面愈合。

（2）**术前严格备皮** 术前应沐浴，修剪趾甲，备皮（需按患侧腹股沟手术的备皮范围及同侧整个下肢，直达足趾）。注意清洗肛门和会阴部。若需植皮，还应做好供皮区皮肤准备。

4. 并发症的预防和护理

（1）**保护患肢** 日常活动时注意动作轻柔，以免因外伤而引起曲张静脉破裂出血。一旦发生出血，应立即抬高患肢，局部加压包扎止血。

（2）**观察病情** 注意观察患肢远端皮肤的温度、颜色，是否有肿胀、渗出，局部有无红肿、压痛等感染征象，绷带包扎是否松紧合适，一旦发现切口出血、感染、静脉炎或深静脉血栓形成等征象，应立即报告医生并协助处理。

（3）**术后早期活动** 卧床期间抬高患肢30°，指导患者做足背伸屈和旋转运动。术后24小时鼓励患者下地行走，以防止下肢深静脉血栓形成。

护考链接

　　大隐静脉高位结扎加剥脱术后，预防患者下肢深静脉血栓形成的措施，不正确的是（　　）

　　A. 抬高患肢　　　　　　　　　B. 指导患者做足背伸屈和旋转运动

　　C. 继续用弹力绷带包扎患肢　　D. 鼓励患者尽早下床活动

　　E. 术后平卧48小时

【护理评价】

1. 患者的焦虑情绪是否得到缓解。

2. 患者的活动耐力是否逐渐增强，增加活动量后有无不适感。

3. 创面有无继发感染，小腿皮肤完整性是否恢复。

4. 有无发生并发症或一旦发生是否能得到及时处理。

5. 患者能否正确描述防治下肢静脉曲张的有关知识。

【健康指导】

1. 指导患者进行适当的体育锻炼，以增强血管壁的弹性。活动时注意保护患肢，避免因外伤而引起血管破裂出血，一旦发生出血应立即抬高患肢并加压包扎止血。

2. 非手术治疗患者应坚持长期使用弹力袜或弹力绷带，术后应继续使用 1 ~ 3 个月。指导患者使用弹力绷带及弹力袜的注意事项：①根据个人情况选择厚薄、压力及长短合适的弹力袜或弹力绷带。②包扎前应排空曲张静脉内的血液，故清晨起床前包扎较佳。③应抬高患肢，自下而上包扎，包扎不应影响关节活动。④宽度和松紧度合适。弹力绷带以能伸入一个手指、能触及足背动脉搏动和保持足部正常皮温为宜；弹力短袜应在膝下 3cm 处结束，长袜应在腹股沟下 3cm 处结束。⑤包扎后应注意观察肢端的皮肤色泽、患肢肿胀情况，以判断效果。

3. 平时应保持良好的坐姿，避免久站久坐；坐时避免双膝交叉过久，休息时抬高患肢。

4. 消除影响下肢静脉回流的因素，如避免慢性咳嗽、便秘和尿潴留等；勿穿过紧的衣裤和腰带；控制体重。

第二节　深静脉血栓形成患者的护理

病案引导

王女士，28 岁，初产妇，剖宫产后 10 天，一直未下床活动，近两日来感觉下肢肿胀发硬、疼痛，家人遂给予下肢按摩，今晨突感胸痛、胸闷、呼吸困难，急诊入院。请问：该患者患何种疾病？应如何处理？

深静脉血栓形成，又称血栓性深静脉炎，是指血液在深静脉内不正常地凝结、阻塞管腔，导致静脉回流障碍，若不及时治疗，易造成肢体功能不全，严重者可并发肺栓塞，危及患者的生命。全身主干静脉均可发病，本节主要介绍最常见的下肢深静脉血栓形成。

【病因与发病机制】

血液高凝状态、血流缓慢和静脉壁损伤是导致深静脉血栓形成的三大因素，其中，血液高凝状态是最重要的因素。

1. 血流缓慢 如长期卧床、久坐不动、手术以及肢体制动的患者。

2. 血液高凝状态 如妊娠、产后、术后、创伤、肿瘤、长期服用避孕药等。

3. 静脉壁损伤 化学性损伤，如静脉输注各种刺激性药物和高渗溶液；机械性损伤，如静脉局部挫裂伤、骨折碎片创伤等；感染性损伤，如静脉周围感染。

血栓形成后可向主干静脉近端和远端滋长蔓延；其后，可在纤溶酶的作用下溶解消散，也可成为栓子随血流进入肺动脉而引起肺栓塞，或血栓与静脉壁粘连并逐渐机化；最终形成边缘毛糙、管径粗细不一的再通静脉。同时，静脉瓣膜被破坏，造成继发性下肢深静脉瓣膜功能不全。

【护理评估】

1. 健康史 了解患者的年龄、性别和婚姻状况；近期是否有外伤、手术、分娩、感染等病史，是否妊娠；既往有无肿瘤或出血性疾病；是否长期服用避孕药、输液、卧床及肢体固定等。

2. 身体状况 深静脉是血液回流的主要通路，下肢深静脉血栓形成后引起远端静脉回流障碍，主要表现为患肢水肿、胀痛、浅静脉怒张三大主要症状。根据血栓发生的部位及病程，临床分为三型。

（1）**中央型** 血栓发生于髂-股静脉，左侧多于右侧。表现为起病急骤，患侧髂窝、股三角区有疼痛和压痛，浅静脉扩张，下肢肿胀明显，皮温及体温均升高。

（2）**周围型** 包括股静脉及小腿深静脉血栓形成。前者主要表现为大腿肿痛而下肢肿胀不严重；后者的特点为突然出现小腿剧痛，患足不能着地和踏平，行走时症状加重，小腿肿胀且有深压痛，做小腿关节过度背屈试验时小腿剧痛（Homans 征阳性）。

（3）**混合型** 为全下肢深静脉血栓形成。主要表现为全下肢明显肿胀、剧痛、苍白（股白肿）和压痛，常有体温升高和脉率加速，任何形式的活动都可使疼痛加重。若进一步发展，肢体极度肿胀而压迫下肢动脉，出现动脉痉挛，从而导致下肢血供障碍，足背和胫后动脉搏动消失，进而足背和小腿出现水疱，皮肤温度明显降低并呈青紫色（股青肿）；若处理不及时，可发生静脉性坏疽。

3. 心理-社会状况

（1）患者是否因下肢肿胀、疼痛而感到焦虑和苦恼。

（2）患者对下肢深静脉血栓形成的治疗和预防知识的了解程度。

4. 辅助检查

（1）**超声多普勒检查** 通过测定静脉最大流出率可判断下肢主干静脉是否有阻塞，但对小静脉的血栓敏感性不高。

（2）**静脉造影** 可直接显示下肢静脉的形态、有无血栓存在、血栓的形态、位置、范围和侧支循环。

（3）**放射性核素检查** 新鲜血栓对^{125}I 的摄取量远远大于等量血液的摄取量，基于此，若摄取量超过正常的 5 倍，即提示早期血栓形成。

5. 治疗要点与反应 急性期以血栓消融为主，中、晚期则以减轻下肢静脉瘀血和改善生活质量为主。

（1）非手术治疗

1）一般处理：卧床休息，抬高患肢，适当应用利尿剂以减轻肢体肿胀。全身症状和局部压痛缓解后，可进行轻便活动。下床活动时，应穿弹力袜或用弹力绷带。

2）溶栓疗法：适用于病程不超过 72 小时者。常用药物有尿激酶、重组链激酶、重组组织纤溶酶原激活物等药物，溶于液体中经静脉滴注，共 7～10 天。

3）抗凝疗法：适用于范围较小的血栓。通过肝素和香豆素类抗凝剂预防血栓的繁衍和再生，促进血栓的消融。大多先用肝素，继以华法林，维持 3～6 个月。

4）祛瘀疗法：常用药物有右旋糖酐、丹参等，能扩充血容量、稀释血液、降低血液黏稠度。其他抗血小板聚集的药物有阿司匹林、双嘧达莫等。

（2）手术治疗　常用于下肢深静脉血栓形成，尤其是髂 - 股静脉血栓形成不超过 48 小时者。对已出现股青肿征象，即使病期较长者，也应行手术取栓以挽救肢体。采用 Fogarty 导管取栓，术后辅以抗凝、祛瘀疗法，防止再发。

【护理诊断及合作性问题】

1. 疼痛　与深静脉回流障碍或手术创伤有关。

2. 生活自理能力下降　与急性期需绝对卧床休息有关。

3. 潜在并发症　出血、栓塞。

4. 知识缺乏　缺乏防治深静脉血栓形成的有关知识。

【护理目标】

1. 患者自诉疼痛逐渐减轻或消失。

2. 患者在绝对卧床期间，生理需求得到满足。

3. 未发生并发症或一旦发生能得到及时处理。

4. 患者能正确描述防治深静脉血栓形成的有关知识。

【护理措施】

1. 缓解疼痛

（1）观察和记录　密切观察患者患肢疼痛的部位及程度、动脉搏动、皮温和色泽、肢体感觉等情况，每日测量、比较并记录患肢不同平面的周径。但不可施行对患肢有压迫的检查。

（2）抬高患肢　患肢宜高于心脏平面 20～30cm，可促进静脉回流并降低静脉压，减轻疼痛和水肿。

（3）有效止痛　疼痛剧烈或术后切口痛者，可遵医嘱给予止痛剂，如肌注哌替啶或应用镇痛泵。

（4）非药物性措施　分散患者的注意力，如听音乐、看电视或杂志等；局部可用 50% 硫酸镁湿敷。

2. 满足患者的基本生理需求　加强基础护理和生活护理，鼓励患者进食低脂肪、富含纤维素的食物，保持大便通畅，尽量避免因排便困难而引起腹内压增高，影响下肢静脉回流。

3. 并发症的预防和护理

（1）预防出血　应用抗凝药物最严重的并发症是出血。①应根据抗凝药物的作用时间观察抗凝状况，每日测定凝血酶原时间，若凝血时间为 20～25 分钟，应及时报告医生调整用药剂量。②严密观察有无全身性出血倾向和伤口渗血情况，如刷牙时有无牙龈出血，月经量是否过多等。一旦有出血现象，应报告医生及时停用抗凝药，并遵医嘱给予鱼精蛋白或维生素 K，必要时输血。

（2）预防栓塞　①卧床休息：急性期患者应绝对卧床休息 10～14 天，保持呼吸节律正常，床上活动时避免动作幅度过大；禁止按摩患肢，以防血栓脱落而引起肺栓塞。恢复期患者应逐渐增加活动量，以促进下肢深静脉再通和侧支循环建立。术后应鼓励患者尽早活动，以免再次血栓形成。②密切观察病情：若患者出现胸痛、呼吸困难、血压下降等异常情况，提示可能发生肺栓塞，应立即嘱患者平卧，并报告医生配合救治。出现栓塞的 24 小时内应限制患者活动，避免做深呼吸、咳嗽、剧烈翻动，同时给予高浓度氧气吸入，保持呼吸节律正常。

护考链接

　　深静脉血栓形成的患者，急性期应绝对卧床休息 10～14 天，床上活动时避免动作幅度过大，禁止按摩患肢，目的是（　　）

A. 防止血栓脱落　　　　B. 预防出血　　　　C. 促进静脉回流

D. 缓解疼痛　　　　　　E. 防止再次血栓形成

【护理评价】

1. 患者疼痛是否缓解，能否复述自我缓解疼痛的方法。
2. 患者绝对卧床期间，生理需求是否得到满足。
3. 有无发生并发症或一旦发生是否能得到及时处理。
4. 患者能否正确描述防治深静脉血栓形成的有关知识。

【健康指导】

1. 指导患者进食低脂肪、高纤维素饮食，保持大便通畅。
2. 告诫患者要绝对戒烟，防止尼古丁刺激而引起血管收缩。
3. 鼓励患者加强日常锻炼，促进静脉回流。对长期卧床和制动的患者，应指导家属协助其进行床上运动，如定时翻身，做四肢的主动或被动锻炼。避免在膝下垫硬枕、过度屈髋、用过紧的腰带和紧身衣裤。
4. 长期静脉输液者，应尽量保护静脉，避免在同一部位反复穿刺，穿刺侧肢体可行湿热敷。
5. 告诫患者若突然出现下肢剧烈胀痛、浅静脉曲张伴有发热等，应警惕下肢深静脉血栓形成的可能，应及时就医。

第三节　血栓闭塞性脉管炎患者的护理

病案引导

　　张先生，38岁，有20年吸烟史。因长距离步行后右小腿持续剧烈疼痛，肌肉抽搐，不能行走而就诊。平日有右足发凉、怕冷及麻木感。查右小腿皮肤苍白，肌萎缩，足背动脉搏动消失。请问：该患者患何种疾病？应如何处理？

　　血栓闭塞性脉管炎，又称伯尔格病（Buerger），是一种进展缓慢、累及血管的炎症性和闭塞性疾病。主要侵及四肢的中、小动静脉，尤其是下肢的小动脉，小静脉也常受累，发作具有节段性和周期性。我国北方地区发病率较高，多为长期吸烟的青壮年男性。

【病因与发病机制】

　　病因尚未完全清楚，一般认为与下列因素有关：

　　1. 外来因素　长期吸烟导致烟碱中毒、寒冷与潮湿的生活环境、慢性损伤和感染等。主动或被动吸烟是参与本病发生和发展的重要环节，戒烟可使病情缓解，再度吸烟常使病情反复。

　　2. 内在因素　自身免疫功能紊乱、性激素和前列腺素失调及遗传因素等。免疫功能紊乱可能是本病发生的重要因素。

　　上述因素引起血管痉挛及血管内膜损伤，导致血管慢性非化脓性病变。病变呈节段性分布，先动脉后静脉，先远端后近端。早期以血管痉挛为主，继而血管内膜增厚并有血栓形成，进一步导致血管完全闭塞。晚期血管壁的炎症病变向周围扩散，血管周围纤维组织增生硬化，将动脉、静脉及周围的神经粘连在一起。在血栓闭塞形成的同时，可有代偿性侧支循环形成，症状可暂时缓解，进而形成周期性加重，最终可造成肢体远端坏疽。

【护理评估】

　　1. 健康史　询问患者有无吸烟嗜好，生活环境是否寒冷、潮湿，有无外伤和感染史；了解其有无自身免疫功能紊乱、性激素和前列腺素失调及遗传史。

　　2. 身体状况　起病隐匿，进展缓慢，呈周期性发作，初始常表现在一侧下肢，以后才侵及对侧。按病变发展程度，临床上分为三期：

　　（1）局部缺血期　也称早期或Ⅰ期，此期以血管痉挛为主，表现为患肢供血不足，出现肢端发凉、怕冷、小腿部酸痛、足趾有麻木感。尤其在行走一段时间后出现小腿肌肉抽痛，休息后疼痛可缓解，但再行走后又可发作，这种现象称为间歇性跛行。少部分患者可伴有游走性浅静脉炎，出现下肢浅小静脉条索状炎性栓塞，局部皮肤红肿、压痛，约经2周后可逐渐消失，然后又在另一处发生。此期患肢足背、胫后动脉搏动明显减弱。

（2）**营养障碍期**　也称中期或Ⅱ期，此期除血管痉挛继续加重外，还有明显的血管壁增厚及血栓形成。即使在休息时也不能满足局部组织的血液需求，故患者足趾部可出现持续性疼痛，尤以夜间更甚。剧痛常使患者夜不能眠，迫使其屈膝抱足而坐，或将患肢垂于床沿，以增加血供来缓解疼痛，这种现象称为休息痛（静息痛）。此时，足与小腿皮肤苍白、干冷，肌肉萎缩，趾甲增厚，足背及胫后动脉搏动消失。

（3）**组织坏死期**　也称坏疽期、晚期或Ⅲ期，此期患肢动脉完全闭塞，疼痛剧烈，发生干性坏疽，常先见于第一趾尖端，可延及其他各趾或更高平面。此后，坏死组织可自行脱落，在残端留下经久不愈的溃疡创面。当继发细菌感染时，可转为湿性坏疽，患者可有高热、烦躁等全身感染中毒症状。此期侧支循环供血已不能维持组织的存活。

3. 心理－社会状况

（1）患者是否因患肢反复剧烈疼痛，影响生活和工作而感到痛苦和悲观。

（2）患者是否因趾端坏死或截肢致自我形象损伤和手术预后而担忧。

（3）患者对血栓闭塞性脉管炎的治疗和预防知识的了解程度。

4. 辅助检查

（1）**特殊检查**　①测定跛行距离和跛行时间。②测定皮肤温度：若双侧肢体对应部位的皮肤温度相差2℃以上，提示皮温降低侧肢体动脉血流减少。③检查患肢远端动脉搏动情况：若搏动减弱或不能扪及常提示血流减少。④肢体抬高试验（Buerger 试验）：患者平卧，患肢抬高70°～80°，持续60秒，若出现麻木、疼痛、苍白或蜡黄色者为阳性，提示动脉供血不足。再让患者坐起，下肢自然下垂于床沿，正常人皮肤色泽可在10秒内恢复正常。若超过45秒且皮肤色泽不均匀，进一步提示患肢存在动脉供血障碍。

（2）**影像学检查**　①肢体血流图：可了解肢体的血流通畅情况。血流波平坦或消失，表示血流量明显减少，动脉严重狭窄。②超声多普勒检查：可显示动脉的形态、直径和流速、血流波形等；还能测定节段动脉压，如踝肱指数，即踝部胫前或胫后动脉压与同侧肱动脉压之比，正常值>1.0。③动脉造影：可明确动脉阻塞的部位、程度、范围及侧支循环建立的情况。

5. 治疗要点与反应　治疗原则为控制病变进展，改善和促进下肢血液循环。

（1）**非手术治疗**

1）一般治疗：绝对禁烟；防止受潮和外伤，肢体注意保暖，但不做热疗；止痛；早期进行患肢锻炼，以促进侧支循环建立。

2）药物治疗：适用于早、中期患者。应用扩张血管和抑制血小板聚集的药物；对继发感染者，应选用有效的抗生素；也可用中医药治疗。

3）高压氧疗法：改善组织的缺氧程度。

4）创面处理：对干性坏疽的创面，应消毒后包扎，以防继发感染。感染创面可给予湿敷和换药。

（2）**手术治疗**　目的是增加肢体血供和重建动脉血流管道，改善缺血引起的不良后果。

1）动脉重建术：①旁路转流术：适用于主干动脉闭塞，但在闭塞的近侧和远侧仍有通畅的动脉通道者。②血栓内膜剥脱术：适用于短段的动脉阻塞者。

2）分期动、静脉转流术：适用于动脉广泛闭塞并且无流出道者。在下肢建立人为的动－静脉瘘，通过静脉逆向灌注，向远端肢体提供动脉血，4～6个月后再次手术结扎瘘近侧静脉。

3）大网膜移植术：适用于动脉广泛闭塞者。

4）腰交感神经切除术：适用于腘动脉远端狭窄的患者。腰交感神经阻滞试验阳性（阻滞后皮肤温度提高1℃～2℃），提示血管痉挛因素大于闭塞因素，可考虑施行腰交感神经切除术。

5）截肢术：肢体远端坏死已有明确界限者，或严重感染而引起毒血症者，需做截肢（趾、指）术。

护考链接

1. 血管闭塞性脉管炎的病变主要位于（　　）

A. 大、中动脉　　　　　B. 大、中静脉　　　　C. 上肢中、小动静脉

D. 下肢中、小动静脉　　E. 深静脉

2. 血栓闭塞性脉管炎中期的典型表现是（　　）

A. 静息痛　　　　　　　B. 间歇性跛行　　　　C. 足背动脉搏动减弱

D. 患肢麻木发凉　　　　E. 足趾溃疡坏死

【护理诊断及合作性问题】

1. 疼痛　与患肢缺血、组织坏死有关。

2. 焦虑　与患肢剧烈疼痛、久治不愈、对治疗失去信心有关。

3. 组织完整性受损　与肢端坏疽、脱落有关。

4. 活动无耐力　与患肢远端供血不足有关。

5. 潜在并发症　术后切口出血和栓塞。

6. 知识缺乏　缺乏防治血栓闭塞性脉管炎的有关知识。

【护理目标】

1. 患肢疼痛逐渐减轻或消失。

2. 患者的焦虑情绪减轻，对治愈疾病充满信心。

3. 损伤创面逐渐愈合，未出现继发感染。

4. 患者的活动耐力逐渐增强。

5. 未发生并发症或一旦发生能得到及时处理。

6. 患者能正确描述防治血栓闭塞性脉管炎的有关知识。

【护理措施】

1. 减轻疼痛

（1）**绝对戒烟**　告知患者吸烟的危害性，消除烟碱对血管的收缩作用。

（2）**肢体保暖**　告知患者避免肢体受寒冷刺激，注意保暖，但应避免用热水袋或热水给患肢直接加温。寒冷可使血管收缩，而温度升高会使局部组织耗氧量增加，加重局部缺血缺氧。

（3）**有效止痛**　疼痛是本病患者较为突出的症状，一般镇痛药常难以奏效，应合理使用吗啡类镇痛剂。对早期轻症患者，可遵医嘱用血管扩张剂、中医药缓解疼痛。对疼痛剧烈的中、晚期患者，常需使用麻醉性镇痛药。若疼痛难以缓解，可采用连续硬膜外阻滞方法止痛。

2. 减轻焦虑　应以极大的同情心去关爱、体贴患者，与患者进行积极的沟通，讲解疾病的有关知识，消除其顾虑和担忧，帮助其树立战胜疾病的信心，积极配合治疗和护理。

3. 预防或控制创面感染

（1）**保持足部清洁、干燥**　每天用温水洗脚，告诉患者勿用足趾试水温，以免烫伤。

（2）**预防组织损伤**　皮肤瘙痒时，可涂止痒药膏，避免用手抓痒，以免皮肤破溃而形成经久不愈的溃疡。

（3）**预防继发感染**　患者有皮肤溃疡或组织坏死时应卧床休息，减少损伤部位的耗氧量；保持溃疡部位的清洁，避免受压及刺激；加强创面换药，并遵医嘱应用抗菌药物。

（4）**预防术后切口感染**　密切观察患者的体温和切口情况，若发现伤口红肿、渗出和体温升高，应及早处理，并遵医嘱合理使用抗菌药物。

4. 促进侧支循环，提高活动耐力

（1）**步行**　鼓励患者坚持每天多走路，行走时以出现疼痛时的行走时间和行走距离作为活动量的指标，以不出现疼痛为度。

（2）**指导患者进行 Buerger（伯格）运动**　患者平卧，抬高患肢45°以上，坚持2～3分钟；然后坐起，双足自然下垂2～5分钟，同时进行足背屈、跖屈和旋转运动；再将患肢平放，休息2分钟。如此反复练习5次，每日3～4次。若有以下情况则不宜运动：①腿部已发生溃疡及坏死时，运动可增加组织耗氧量；②动脉或静脉血栓形成时，运动可致血栓脱落而造成栓塞。

5. 预防术后出血和栓塞

（1）**体位**　血管造影术后患者应平卧位，穿刺点加压包扎24小时，患肢制动6～8小时，患侧髋关节伸直，避免弯曲，以免降低加压包扎的效果。静脉手术后患肢抬高30°，制动1周；动脉手术后患肢平置，制动2周。患者卧床制动期间应做足部运动，促进局部血液循环。自体血管移植术后愈合较好者，卧床制动的时间可适当缩短。

（2）**观察病情**　严密观察生命体征，以及切口、穿刺点渗血或血肿情况。观察肢体远端的血运情况，检查双侧足背动脉搏动、皮肤温度、皮肤颜色及感觉，并做记录。若动脉搏动消失、皮肤温度降低、颜色苍白、感觉麻木，提示有动脉栓塞；若动脉重建术后出现肿胀、皮肤颜色发紫、皮肤温度降低，可能是重建部位的血管发生痉挛或继发性血栓形成，应立即报告医生，并配合治疗。

6. 其他　血管造影术后鼓励患者多喝水，以促进造影剂的排泄，必要时可给予补液。同时记录 24 小时的尿量。

护考链接

关于血栓闭塞性脉管炎的护理，错误的是（　　　）
A. 劝告患者戒烟　　　　B. 防止患肢受伤　　　　C. 局部热敷
D. 足部保暖　　　　　　E. 做伯格运动

【护理评价】

1. 患肢疼痛是否逐渐减轻或消失。
2. 患者的焦虑情绪有无减轻，是否对治愈疾病充满信心。
3. 损伤创面是否逐渐愈合，有无继发感染。
4. 患者的活动耐力是否逐渐增强。
5. 有无发生并发症或一旦发生能否得到及时处理。
6. 患者能否正确描述防治血栓闭塞性脉管炎的有关知识。

【健康指导】

1. 劝告患者坚持戒烟，合理使用止痛药物。
2. 指导患者睡觉或休息时宜取头高脚低位，使血液容易灌流至下肢。告知患者避免长时间维持同一姿势（站或坐）不变，以免影响血液循环。坐时应避免将一腿搁在另一腿膝盖上，以防腘动、静脉受压和血流受阻。
3. 告知患者日常活动时应注意保护患肢，切勿赤足行走，避免外伤；注意患肢保暖，避免受寒；穿合脚的鞋子，不穿高跟鞋；穿棉袜，勤换袜子，预防真菌感染。
4. 指导患者进行患肢功能锻炼（Buerger 运动），促进侧支循环建立，改善局部症状。

小　　结

静脉病变（下肢静脉曲张、下肢深静脉血栓形成）导致静脉回流障碍，出现远端肢体胀痛、水肿、浅静脉怒张等症状。血栓闭塞性脉管炎主要侵及下肢中、小动静脉，是一种慢性非化脓性病变，表现为患肢动脉供血不足，典型症状有间歇性跛行、静息痛、足背及胫后动脉搏动减弱或消失，血管完全闭塞时造成肢体远端坏疽。护理评估时要注意观察肢体的感觉（如麻木、疼痛）、运动、皮肤温度和色泽的变化，测量动脉搏动和静脉曲张程度。

动、静脉造影是诊断周围血管病变最可靠的方法，可直接显示病变的位置、范围和侧支循环。血管造影术后患者应平卧位，穿刺点加压包扎 24 小时，患侧髋关节伸直，患肢制动 6~8 小时。严密观察穿刺点渗血或血肿情况。

多数周围血管疾病的发生和发展属慢性过程，与个体生活方式和生活习惯等密切相关，若患者未予以足够重视，病情将呈进行性发展，到后期则治疗难度加大，因此，该类疾病的护理重点是指导患者尽早采取正确的防治措施。静脉手术后患肢抬高30°，制动1周；动脉手术后患肢平置，制动2周。患者卧床制动期间应做足部运动，促进局部血液循环。自体血管移植术后愈合较好者，卧床制动的时间可适当缩短。鼓励患者加强日常锻炼，Buerger运动有利于促进侧支循环，提高活动耐力。应用抗凝药物要预防出血；深静脉血栓形成者应预防血栓脱落而引起肺栓塞。

同步训练

1. 诊断下肢静脉曲张最可靠的方法是（　　）
   - A. 下肢静脉造影
   - B. 下肢静脉压测定
   - C. 多普勒超声检查
   - D. CT 检查
   - E. MRI 检查

2. 治疗下肢静脉曲张最根本有效的方法是（　　）
   - A. 患肢抬高休息
   - B. 弹力绷带包扎
   - C. 穿弹力袜
   - D. 注射硬化剂
   - E. 手术治疗

3. 深静脉血栓形成的患者，抗凝治疗期间最严重的并发症是（　　）
   - A. 动脉痉挛
   - B. 继发性深静脉瓣膜功能不全
   - C. 出血
   - D. 血栓与静脉壁粘连并逐渐机化
   - E. 形成再通静脉

4. 血栓闭塞性脉管炎患者，营养障碍期患肢的典型表现为（　　）
   - A. 间歇性跛行
   - B. 趾甲变厚，肌肉萎缩
   - C. 持续性疼痛，夜间更甚
   - D. 足趾尖端皮肤呈暗红色
   - E. 形成经久不愈的溃疡

5. 间歇性跛行是由于（　　）
   - A. 肌无力
   - B. 静脉血栓形成
   - C. 动脉栓塞
   - D. 动脉痉挛，供血不足
   - E. 维生素 C 缺乏

6. 血栓闭塞性脉管炎的发病原因，不包括（　　）
   - A. 长期大量吸烟
   - B. 气候寒冷潮湿
   - C. 神经内分泌紊乱
   - D. 下肢活动减少
   - E. 免疫功能异常

7. 对于下肢急性深静脉血栓形成患者，正确的护理措施是（　　）
   - A. 床上活动
   - B. 卧床休息，患肢抬高
   - C. 行走练习
   - D. 患肢热敷
   - E. 按摩，促进血液循环

第十九章 泌尿及男性生殖系统疾病患者的护理

第一节 泌尿、男性生殖系统疾病的主要症状和检查

一、排尿异常

1. 尿频 排尿次数明显增多，尤其夜尿次数增多更是异常。正常人白天 4~6 次，夜间 0~1 次，尿频可由炎症、精神因素、饮水、利尿剂、糖尿病等引起。

2. 尿急 尿意急迫而难以控制，一般尿量少。

3. 尿痛 排尿时的疼痛感，呈烧灼感，与膀胱、尿道、前列腺感染有关。尿频、尿急、尿痛称为膀胱刺激征。

4. 排尿困难 膀胱内尿液排出不畅，表现为排尿费力、延迟、射程变短、尿线变细、中断甚至点滴状、排尿时间延长等，多为膀胱以下尿路梗阻所致。

5. 尿潴留 膀胱内充满尿液，不能自行排出。

6. 尿失禁 膀胱内尿液不受主观控制而自尿道流出。

（1）**真性尿失禁** 由于膀胱或尿道括约肌失去收缩功能引起。

（2）**充盈性尿失禁或称假性尿失禁** 如膀胱内充满尿液，过度充盈而使尿液不断溢出。

（3）**压力性尿失禁** 由于膀胱松弛，膀胱尿道括约肌张力减低，当腹压增加时，尿液不随意地流出。

（4）**急迫性尿失禁** 严重的尿频、尿急而膀胱不受意识控制，常见于膀胱炎和不稳定膀胱。

7. 尿瘘 尿液经不正常通道自行流出。

二、尿液异常

1. 血尿 即尿内含有红细胞者。分镜下血尿（红细胞 >3 个/高倍视野）和肉眼血尿。

（1）**肉眼血尿** 为肉眼能见到血色的尿，常为泌尿系肿瘤、炎症、损伤、结石等引起。

（2）**镜下血尿** 借助显微镜见到尿液中含有红细胞，常由泌尿系炎症、损伤、结石及肾下垂引起。

2. 脓尿 脓细胞 >3 个/高倍视野，常见于泌尿生殖系感染。

3. 晶体尿 尿中有机物或无机物呈过饱和状态，或因 pH 值改变而沉淀形成。

4. 乳糜尿 尿中含有乳糜或淋巴液，呈乳白色。

5. 少尿或无尿 尿量 <400ml/d 为少尿，<100ml/d 为无尿，常由肾功能障碍引起。

三、诊疗操作及护理

1. 尿三杯试验 在不中断排尿的情况下，将尿分段留在 3 个容器中，分别镜检，用于判断病变部位。

(1) 初血尿 第 1 杯变化明显，提示病变在前尿道。

(2) 终末血尿 第 3 杯变化明显，提示病变在后尿道、膀胱颈部或膀胱三角区。

(3) 全血尿 如 3 杯变化均类似，提示病变在膀胱及膀胱以上。

2. 尿道膀胱镜检查及护理 尿道膀胱镜（Urethrocystoscopy）检查是泌尿外科最重要的腔内镜诊疗方法，多用于膀胱和尿道病变的诊断和治疗，尿道狭窄、尿路急性炎症、膀胱容量小于 50ml 者不宜做该项检查。

(1) 检查前准备 向患者解释检查的目的和意义，取得其合作。需做逆行肾盂造影者，应在检查前一天服缓泻剂，清洁会阴部，检查日不进早餐，并排空粪便。

(2) 协助检查 安置患者于膀胱截石位；用 0.1% 苯扎溴铵溶液以尿道口为中心冲洗、消毒外阴部，男性患者应注意包皮内侧和冠状沟的消毒；在患者臀下、双下肢及下腹部铺无菌布单；术者常规刷手并戴无菌手套，如需在镜下做膀胱手术或行输尿管插管，术者应穿无菌手术衣；在检查过程中，护士应保持膀胱镜通电和冲洗液不中断，其次还需做好其他配合工作。

(3) 检查后护理 嘱患者多饮水以增加尿量，如感尿道疼痛可用止痛剂，如有血尿，一般多饮水，适当卧床休息 2～3 日即可自愈。在膀胱镜下手术后、血尿明显或有感染征象时，遵医嘱应用抗生素。

3. X 线检查与护理

(1) 尿路平片（Plain Film of Kidney – Ureter – Bladder，KUB） 可观察泌尿系有无不透光的结石，显示肾轮廓、腰大肌阴影，以及 95% 以上的泌尿系结石影，是不用任何造影剂对比的肾、输尿管及膀胱 X 线摄片。

护理要点：摄片前 2～3 天禁用含铋、铁的药物及硫酸钡；摄片前一天食少渣饮食，晚上服缓泻剂；摄片当天禁早餐并排空大便。

(2) 排泄性尿路造影（Excretory Urography） 又称静脉尿路造影，是应用有机碘造影剂（如 76% 泛影葡胺注射液 20～30ml）静脉注射后，于 5～8 分钟、15～20 分钟、30 分钟分别摄肾、输尿管及膀胱 X 线片，以观察肾盂、输尿管和膀胱的形态及肾功能。

护理要点：检查前一天的肠道准备同尿路平片；术前禁食禁水 12 小时；前一天做碘过敏试验，检查前排空尿液，试验前需准备肾上腺素等抢救药物；对碘过敏、肝肾功能严重障碍、心血管功能不全、甲状腺功能亢进、妊娠及全身极度衰竭者，忌做该项检查。

(3) 行尿路造影（Retrograde Pyelography） 是在膀胱镜下插输尿管插管，经输尿管插管注入造影剂，以显示肾、输尿管形态的方法。此方法显影清晰，适用于禁忌静脉尿路造影及造影不清晰者。术前常规肠道准备，禁饮食，除有过敏史者外，不必常规做碘过敏试验。

护理要点：造影前的肠道准备同尿路平片，但不必严格禁水；一般不需做碘过敏试验，但对少数有过敏史的患者需加强观察；造影后多数可出现腰痛，数日内可缓解；多数患者检查后 1～2 日内可有肉眼血尿，应嘱其多饮水，必要时可应用止血剂；术后常规应用抗生素，观察尿量的变化。

（4）电子计算机 X 线体层扫描（CT）　能对泌尿系肿瘤的诊断以及确定肾损伤范围、程度提供可靠依据。检查时常规先做平扫，然后经静脉注射造影剂以增强效果。所以，CT 检查前应做碘过敏试验。

4. B 超检查　为无创检查，用于检查肾、膀胱、前列腺等，可测残余尿及前列腺大小等。彩色多普勒 B 超显像可清楚地显示肾血管灌注，可以监测肾移植术后移植肾的血液灌注情况。

5. 尿道探子　用于检查尿道有无狭窄并扩张尿道。

（1）护理要点　首选 18～20F 探条，以免过细的尖锐头部损伤或穿破尿道。每次扩张的间隔时间不少于 3 天。

（2）并发症　尿道出血、假尿道形成、尿道热（菌血症）。

6. 膀胱冲洗护理　膀胱冲洗就是通过留置的导尿管或耻骨上膀胱造口管，反复将适量冲洗液灌注膀胱进行冲洗。适用于长期留置导尿管的患者预防感染、泌尿外科术前准备以及前列腺或膀胱手术后的患者。常用的冲洗方法有：

（1）密闭式冲洗法　患者卧床，将放入膀胱的三腔气囊导尿管借胶管与冲洗液瓶和引流袋相连接。冲洗液瓶悬吊于床旁的输液架上，瓶高应距骨盆 1m 左右，引流袋悬吊于床旁。冲洗前应先引流完膀胱内的尿液，然后夹闭引流管，开放冲洗管，以每分钟约 60 滴的速度向膀胱内灌注冲洗液 50～100ml，然后关闭冲洗管，开放引流管，将膀胱内的冲洗液引流至引流袋内，每次反复冲洗 3～4 遍即可。

（2）开放式冲洗法　就是应用膀胱冲洗器或大号注射器进行冲洗的方法。冲洗时，先将留置导尿管或膀胱造口管与引流管分开，远端用无菌纱布包好后妥善放置，用 70% 乙醇消毒尿管外口及周围管壁，冲洗者左手衬无菌纱布捏住尿管末端，右手持吸有冲洗液的冲洗器，对接紧密后缓缓注入，然后取下冲洗器，让膀胱内的液体缓缓流出，用弯盘承接，如此反复冲洗 3～4 遍即可。冲洗结束时，将远端引流管冲洗一遍，最后将导尿管与引流管接通并继续引流。

冲洗注意点：①冲洗液按病情选用 0.02% 呋喃西林、0.02% 依沙吖啶（雷佛奴尔）、3% 硼酸、0.9% 氯化钠溶液。②水温 35℃～37℃，如膀胱内出血宜用冷冲洗液。③一般每天冲洗 3～4 次，每次冲洗液量不超过 100ml，但膀胱手术后每次注入量不超过 50ml。④冲洗时应观察患者的反应，如发现有鲜血或感到剧痛、回流量少于注入液量时应停止冲洗，并及时报告医生。⑤记录每次冲洗所需用液量。⑥密闭式冲洗法时，输液瓶高于患者骨盆 1m 左右，每分钟滴 60 滴，注入量每次 <100ml，每次反复冲洗 3～4 次。⑦耻骨上膀胱造瘘管一般留置 1～2 周。

7. 泌尿外科各种引流导管的护理 其共同点有如下几点：

（1）妥善固定。

（2）保持无菌，定时更换引流管及引流瓶。冲洗时应严格执行无菌操作。

（3）保持引流通畅，必要时间歇或持续冲洗，避免引流管过长或扭曲。

（4）观察引流物的量、性状、色泽，并及时记录。

第二节 泌尿系统损伤患者的护理

病案引导

1. 患者，男，30 岁，自高处跌下，致骨盆骨折，发生排尿困难，尿潴留，会阴部肿胀，导尿管不能插入膀胱，损伤的部位应是哪里？

2. 患者，男，25 岁，发生左侧腹部及左下胸部撞击伤 3 小时。检查：神志清晰，体温 37℃，血压 80/60mmHg，脉率 120 次/分。左侧腹压痛，有轻度反跳痛及肌紧张，血白细胞 20×10^9/L，尿镜检红细胞 20/HP，正确的急救处理是什么？

泌尿系统包括肾、输尿管、膀胱和尿道，主要功能是产生并排除尿液（图 19 - 1）。

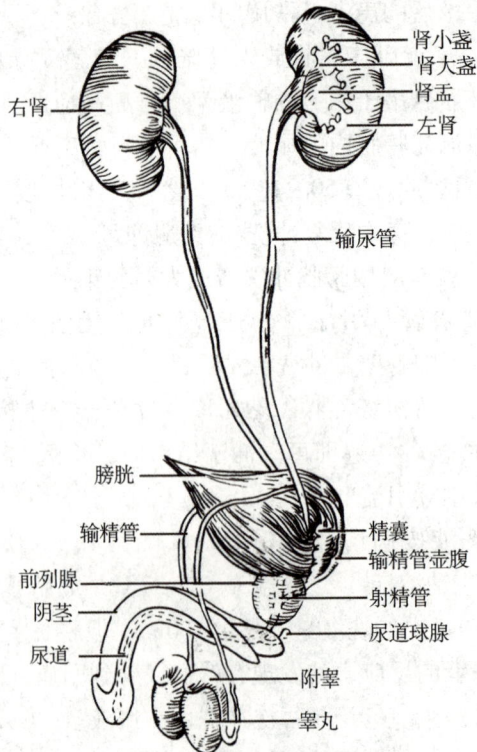

图 19 - 1 泌尿系统解剖结构

　　泌尿系统大多位置隐蔽，周围有组织器官保护，一般不易受伤。一旦暴力致伤，常与胸、腹内脏损伤，或腰椎、骨盆骨折合并存在。随着工业和交通的发展，本病有逐年增加的趋势，约占全部急症损伤的 10% 。由于解剖的特点，男性尿道损伤最为多见，肾、膀胱次之，输尿管损伤最少见。

　　泌尿系统损伤的主要表现为出血和尿外渗。大出血可引起休克，血肿和尿外渗可继发感染，严重时导致脓毒症、周围脓肿、尿瘘或尿道狭窄。在临床护理工作中，应注意全面观察。

一、肾损伤

　　肾深藏于肾窝，受到肋骨、腰肌、脊椎和前面的腹壁、腹腔内脏器、上面膈肌的保护，正常时肾有一定的活动度，故不易受损。但肾的质地脆，包膜薄，周围有骨质结构，一旦受暴力打击会发生破裂；肾在脂肪囊内有一定的活动度，被暴力推移时会牵拉肾蒂，造成损伤；肋骨骨折端可伸入肾实质内而造成损伤。肾损伤（Renal Ttrauma）常是严重多发性损伤的一部分。肾损伤多见于成年男子，发生率在上升，其原因有交通事故、剧烈的竞技运动、暴力性犯罪增加等。

【病因与发病机制】

　　1. 开放性损伤　因弹片、枪弹、刀刃等锐器致伤，常伴有胸、腹部等其他组织器官损伤，损伤复杂而严重。

　　2. 闭合性损伤　因直接暴力（如撞击、跌打、挤压、肋骨或横突骨折等）或间接暴力（如对冲伤、突然暴力扭转等）所致，最为多见。

　　3. 自发性　肾本身病变（如肾积水、肾肿瘤、肾结核或肾囊性疾病等）更易损伤，有时极轻微的创伤，也可造成严重的"自发性"肾破裂。

　　4. 医源性　穿刺、腔镜检查或治疗时。

【病理类型】

　　各种肾脏损伤如图 19 - 2 所示：

　　1. 肾挫伤　损伤仅局限于部分肾实质，一般症状轻微，不需手术可自愈，临床常见此类损伤。

　　2. 肾部分裂伤　除肾实质部分裂伤外，还伴有肾包膜及肾盂、肾盏黏膜破裂。一般不需手术治疗。

　　3. 肾全层裂伤　肾实质、被膜和肾盂黏膜均断裂或裂伤，这类肾损伤症状明显，后果严重，均需手术治疗。

　　4. 肾蒂损伤　最严重。肾蒂血管部分或全部撕裂时可引起大出血、休克，常来不及诊治就死亡。多见于车祸、从高处坠落。此类损伤多发生于右肾，易被忽略，应迅速确诊并施行手术。

　　临床上，以肾挫伤和肾部分裂伤为常见。

　　晚期病理改变包括由于持久尿外渗形成的尿囊肿；血肿、尿外渗引起组织纤维化，

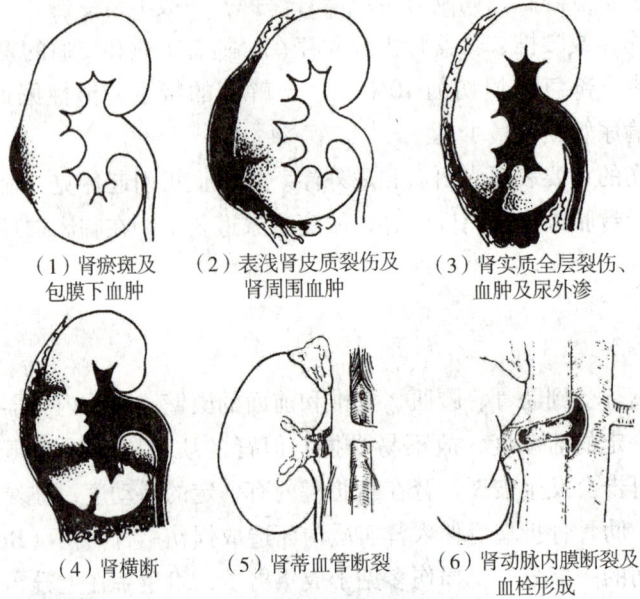

(1) 肾瘀斑及 (2) 表浅肾皮质裂伤及 (3) 肾实质全层裂伤、
包膜下血肿   肾周围血肿   血肿及尿外渗

(4) 肾横断 (5) 肾蒂血管断裂 (6) 肾动脉内膜断裂及
血栓形成

图 19-2　各种肾脏损伤示意图

压迫肾盂输尿管交界处而导致肾积水；开放性肾损伤偶可发生动静脉瘘或假性肾动脉瘤；部分肾实质缺血或肾蒂周围纤维化压迫肾动脉，引起肾血管性高血压。

【护理评估】

1. 健康史　肾损伤患者多有肾区受直接暴力或间接暴力打击的病史，也可由弹片、枪弹、刀刃等锐器致伤。有时亦因膀胱镜检查、盆腔手术等医疗操作造成医源性损伤。肾本身病变，如患肾积水、肾肿瘤、肾结核或肾囊性疾病的患者，有时遇到极轻微的创伤，亦可造成严重的"自发性"肾破裂。应详细询问患者受伤原因、时间、部位、姿势、受伤经过、就诊前采取的措施等。

任何腹部、背部、下胸部外伤或受对冲力损伤的患者，无论是否有典型的腰、腹部疼痛、肿块、血尿等，均要注意肾损伤的可能。有时症状与肾损伤的严重程度并不平行。

2. 身体状况

(1) 血尿　是肾损伤的重要症状，肾损伤患者大多有血尿。肾挫伤时可出现少量血尿，严重肾裂伤则呈大量肉眼血尿，并有血块阻塞尿路。血尿与损伤程度不成比例，肾挫伤或轻微肾裂伤会导致肉眼血尿，而严重的肾裂伤（如肾蒂血管断裂，肾动脉血栓形成，肾盂、输尿管断裂或血块堵塞等）可能只有轻微血尿或无血尿。部分病例血尿可延续很长时间，常与继发感染有关。还应注意，血尿停止后，可因感染或过早起床活动而再度出现。

(2) 休克　严重肾裂伤、肾蒂裂伤或合并其他脏器损伤时，因损伤和失血常发生休克，可危及生命，与肾损伤程度成正比。

(3) 疼痛　肾包膜下血肿、肾周围软组织损伤、出血或尿外渗引起患侧腰、腹部疼痛；血液、尿液渗入腹腔或合并腹内脏器损伤时，出现全腹疼痛和腹膜刺激症状；血块通过输尿管时堵塞而发生肾绞痛。

（4）腰、腹部肿块　血液和尿液外渗到肾周围组织可使局部肿胀，形成具有压痛的包块，且有周围肌强直，可有皮下瘀斑。

（5）发热　肾损伤 8 小时以上，由于血肿、尿外渗易继发感染，甚至导致肾周脓肿或化脓性腹膜炎，出现全身中毒症状。

3. 辅助检查

（1）常规检查　尿常规检查应及早进行，可见大量红细胞，甚至呈肉眼血尿；肾组织损伤可释放大量乳酸脱氢酶，尿中含量可增高。血常规检查：血红蛋白和血细胞比容持续降低提示有活动性出血；血白细胞增加应注意并发感染的可能性。

（2）影像学检查　可显示肾损伤的部位、程度和尿外渗情况。①B 超检查：能提示肾损伤的部位，有无肾周血肿、尿外渗等情况。须注意肾蒂血管情况，如肾动静脉的血流等。②泌尿系平片（KUB）。③静脉尿路造影（排泄性尿路造影）：可评价肾损伤的范围和程度。④CT：可清晰显示肾皮质裂伤、尿外渗和血肿范围，显示无活力的肾组织，并可了解与周围组织和腹腔内其他脏器的关系，为首选检查。⑤肾动脉造影：适宜于排泄性尿路造影未能提供肾损伤的部位和程度，尤其是伤侧肾未显影，可做选择性检查。肾动脉造影可显示肾动脉和肾实质的损伤情况，同时可对肾损伤处行超选择性血管栓塞，以达到止血的目的。⑥逆行肾盂造影易致感染，不宜应用。

4. 治疗要点与反应　肾损伤的处理与损伤程度直接相关。临床以肾挫伤和肾部分裂伤为多见，一般经绝对卧床休息、止血、抗休克、防感染等非手术治疗而愈，仅少数需手术治疗。

（1）急救　有大出血、休克的患者需迅速给予抢救措施，观察生命体征，进行输血、复苏，同时明确有无合并其他器官损伤，做好手术探查的准备。

（2）保守治疗　①绝对卧床休息 2～4 周，病情稳定，血尿消失后才可以允许患者离床活动。通常损伤后 4～6 周，肾挫裂伤才趋于愈合，过早、过多地离床活动，有可能再度出血。恢复后 2～3 个月内不宜参加体力劳动或竞技运动。②密切观察：定时测量血压、脉搏、呼吸、体温，注意腰、腹部肿块的范围有无增大。观察每次排出的尿液颜色深浅的变化。定期检测血红蛋白和血细胞比容。③及时补充血容量和热量，维持水、电解质平衡，保持足够的尿量。必要时输血。④早期应用广谱抗生素以预防感染。⑤适量使用止痛剂、镇静剂和止血药物。

（3）手术治疗　手术方法：包括肾修补术、肾部分切除术、肾切除术和肾周引流术。注意：只有在肾严重碎裂或肾血管撕裂，无法修复，而对侧肾功能良好时，才行肾切除。

1）开放性肾损伤：几乎所有这类损伤的患者都要施行手术探查。

2）闭合性肾损伤：一旦确定为严重肾裂伤、难以控制的出血、肾碎裂及肾蒂损伤或合并腹腔脏器伤、严重尿外渗，需尽早手术。若肾损伤患者在保守治疗期间发生以下情况，需施行手术探查：①经积极抗休克后生命体征仍未见改善，提示有内出血。②血尿逐渐加重，血红蛋白和血细胞比容继续降低。③腰、腹部肿块明显增大。④有腹腔脏器损伤的可能。

护考链接

> 患者，男，29岁，右腰部撞伤2小时，局部疼痛、肿胀，有淡红色血尿，诊断为右肾挫伤，采用非手术治疗。能反映肾出血情况的是（　　）
>
> A. 面色、意识　　　　B. 腰部疼痛　　　　C. 血压、脉搏
> D. 肢体温度　　　　E. 尿量、尿色

【护理诊断及合作性问题】

1. 恐惧/焦虑　与外伤打击、担心预后不良有关。

2. 组织灌注量改变　与肾损伤后出血或同时合并其他器官损伤有关。

3. 疼痛　与局部组织损伤、血肿、尿外渗、感染而引起腹膜炎及手术切口有关。

4. 有感染的危险　与血肿及尿外渗形成、留置各种引流管及免疫力下降有关。

5. 有皮肤完整性受损的危险　与尿液刺激造瘘口的皮肤有关。

6. 潜在并发症　休克。

【护理目标】

1. 患者情绪稳定，疼痛等不适感减轻或消除。

2. 患者卧床期间的生活需要得到满足。

3. 休克、感染发生的危险性小。

4. 有并发症发生时可被及时发现并处理。

5. 尽早完善术前准备，急症手术处理损伤脏器。

【护理措施】

1. 非手术治疗的护理及手术前护理

（1）心理护理。向患者解释疏导，转移不良情绪，消除其紧张和焦虑情绪。

（2）绝对卧床2~4周，血尿消失后再卧床1周。

（3）输血、输液，维持水、电解质及血容量的平衡，应用止血剂，减少或控制出血，根据病情及时补充血容量，预防休克的发生。

（4）镇静止痛。

（5）严格无菌操作，防治感染。

（6）密切观察病情。①每2~4小时留取尿液于试管内，观察血尿颜色深浅的变化，若颜色逐渐加深，说明出血加重。②准确测量并记录腰腹部肿块的大小，观察腹膜刺激征的轻重，以判断渗血、渗尿情况，若肿块逐渐增大，说明有进行性出血或尿外渗。③定时检测血红蛋白和血细胞比容，以了解出血情况及其变化。④定时观察体温和血白细胞计数，以判断有无继发感染。

（7）加强基础护理，预防压疮发生。早期或病情不允许翻身者，应经常按摩骨突

出受压处，但患侧腰部禁忌按摩，随着病情的好转，可逐渐增加翻身次数。指导患者每日做深呼吸 3~5 次，每次 3 分钟左右，预防肺部并发症。

（8）对症处理。高热者给予物理或药物降温；腰腹部疼痛明显者，可给予止痛剂、镇静剂，以减轻疼痛，避免躁动而加重出血；给予抗生素控制感染。

（9）术前常规准备工作。

2. 手术后护理

（1）体位及活动。取患侧卧位或半卧位；肾切除后卧床 2~3 日；肾修补或部分切除后卧床 2 周。

（2）加强病情观察。①生命体征变化；②伤口情况；③引流液的量和性质；④尿量及血尿变化；⑤血、尿常规及肾功能检查情况等。

（3）禁食 24 小时。

（4）肾切除患者输液不要太快。

（5）使用抗生素防治感染。

（6）做好引流管的护理。①妥善固定：固定好各种导尿管及集尿袋，防止牵拉和滑脱。②定时观察：观察尿的颜色、性质、量，以判断双肾的功能。③保持引流通畅。④保持瘘口周围清洁干燥，及时更换渗湿敷料。留置导尿管者，每日用 0.1% 苯扎溴铵棉球消毒尿道口及外阴 2 次，除去分泌物及血痂。⑤定时放出集尿袋内的尿液，每周更换 1 次连接管及集尿袋。⑥长期置管者应定时更换。⑦每周常规做尿培养和尿常规 1 次，以及时发现感染。⑧鼓励患者多饮水，起内冲洗作用。⑨根据病情拔管，肾造瘘管需在手术 12 天以后拔管，拔管前先闭管 2~3 天，若患者无患侧腰痛、漏尿、发热等不良反应，或经造瘘管注入造影剂，证明肾盂尿至膀胱排出通畅，即可拔除。

> **护考链接**
>
> 肾部分切除术后，不正确的护理方法是（　　　）
>
> A. 早期下床活动　　　　　　B. 术后注意生命体征的变化
>
> C. 绝对卧床休息　　　　　　D. 术后适当镇痛
>
> E. 注意引流管的护理

【护理评价】

1. 镇痛措施的效果如何，疼痛有无减轻。

2. 患者卧床期间的日常生活护理是否到位。

3. 患者的组织灌注量是否正常，生命体征是否平稳，皮肤是否温暖，毛细血管充盈是否正常。

4. 患者术后伤口及损伤脏器的愈合情况、尿外渗的恢复情况如何，体温及血白细胞计数是否正常，伤口有无感染。

5. 患者的排尿情况如何，尿量及颜色有无异常变化，有无尿液梗阻，排尿是否能控制。

【健康指导】

1. 告诉患者绝对卧床 2～4 周以及观察血尿、腰部肿块、腹痛的重要性。

2. 宣传卧床期间保护皮肤的意义。

3. 忌用肾毒性药物。

4. 多饮水，保持尿路通畅。

5. 宣传入院后 2～3 个月避免重体力劳动的意义。

6. 5 年内定期复查。

二、膀胱损伤

膀胱排空时深藏在骨盆内，受到周围筋膜、肌肉、骨盆及其他软组织的保护，除锐器、火器引起的贯通伤或骨盆骨折外，一般不易受伤。膀胱充盈时膀胱壁紧张而薄，可高出耻骨联合并伸展至下腹部，受到拳击、踢踏、碰撞等钝性暴力也可引起膀胱损伤。由于临床医疗技术不断提高，目前医源性损伤很少见。

【病因与发病机制】

1. 开放性损伤 由弹片、子弹或锐器贯通所致，常合并其他脏器损伤，如直肠、阴道损伤，形成腹壁尿瘘、膀胱直肠瘘或膀胱阴道瘘。

2. 闭合性损伤 当膀胱充盈时，下腹部遭撞击、挤压、骨盆骨折骨片刺破膀胱壁。产程过长，膀胱壁被压在胎头与耻骨联合之间而引起缺血性坏死，可致膀胱阴道瘘。

3. 医源性损伤 见于膀胱镜检查或治疗，如膀胱颈部、前列腺、膀胱癌等电切术，盆腔手术、腹股沟疝修补术、阴道手术等可伤及膀胱。

【病理类型】

1. 挫伤 仅伤及膀胱黏膜或肌层，膀胱壁未穿破，局部出血或形成血肿，无尿外渗，可发生血尿。

2. 膀胱破裂 严重损伤可发生膀胱破裂，分为腹膜外型与腹膜内型两类（图 19-3）。

（1）腹膜外型 膀胱壁破裂，但腹膜完整。尿液外渗到膀胱周围组织及耻骨后间隙，沿骨盆筋膜到盆底，或沿输尿管周围的疏松组织蔓延到肾区。大多由膀胱前壁的损伤引起，伴有骨盆骨折。

（2）腹膜内型 膀胱壁破裂伴腹膜破裂，与腹腔相通，尿液流入腹腔，引起腹膜炎。多见于膀胱后壁和顶部损伤。有病变的膀胱（如膀胱结核）过度膨胀，发生破裂，称为自发性破裂。

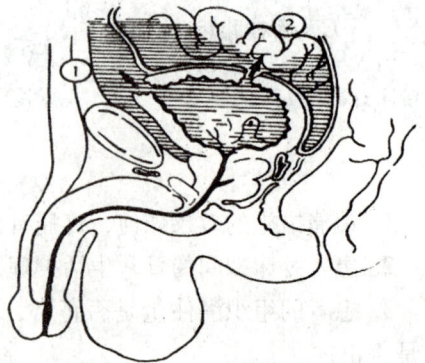

图 19-3 膀胱破裂示意图

【护理评估】

1. 健康史

（1）外伤史　骨盆骨折、贯通伤或暴力打击等。

（2）手术史　患者做下列手术时易误伤膀胱：盆腔手术、腹股沟疝修补术、阴道手术、膀胱镜检查、经尿道膀胱肿瘤电切术、前列腺电切术、膀胱碎石术。

（3）相关疾病史　患者如患有膀胱结核、膀胱晚期肿瘤、膀胱长期接受放射治疗等情况，当过度膨胀时可引起自发性破裂。

另外，有难产经历的产妇，可因膀胱曾较长时间被压于胎头与耻骨联合之间，受压组织缺血坏死而引起膀胱阴道瘘。

2. 身体状况　膀胱损伤的临床表现与损伤的轻重、损伤的部位及就诊时间的早晚有密切的关系。

膀胱挫伤的损伤较轻，由于膀胱壁的连续性未受到破坏，可无明显症状，或仅有下腹部的隐痛不适及少量终末血尿，短期内自行消失。膀胱全层破裂时症状明显，依腹膜外型或腹膜内型的破裂而有其特殊的表现。

（1）休克　骨盆骨折引起的大出血和剧痛，可引起失血性休克。膀胱破裂所致的尿外渗和腹膜炎，如长时间未得到处理，并发感染，可引起感染性休克。

（2）排尿困难和血尿　膀胱破裂，尿液渗漏至膀胱周围或腹腔，患者有尿意，但不能排尿或仅排出少量血尿。当有血块堵塞时，或尿外渗到膀胱周围、腹腔内，括约肌痉挛等，则无尿液自尿道排出。膀胱全层破裂时，导尿仅见少量血性尿液。

（3）腹痛　腹膜外型破裂，外渗的尿液及血液积于盆腔而引起下腹部疼痛、压痛及肌紧张，疼痛可放射至直肠、会阴及下肢。腹膜内型破裂，尿液渗入腹腔可引起急性腹膜炎，可叩及移动性浊音。伴有骨盆骨折时，疼痛更加剧烈。

（4）尿瘘　开放性膀胱损伤，可引起体表伤口漏尿；如与直肠或阴道相通，则形成膀胱直肠瘘或膀胱阴道瘘。闭合性损伤在尿外渗感染后破溃，可形成尿瘘。反复发作则可并发严重的尿路感染和形成结石。

（5）晚期症状　尿液自伤口溢出，或经膀胱直肠瘘或膀胱阴道瘘自肛门或阴道排出。膀胱容易缩小，致尿频、尿急症状出现，并可有反复的尿路感染症状。

3. 辅助检查

（1）一般检查　体检发现耻骨上区压痛，直肠指检触及直肠前壁有饱满感，提示腹膜外膀胱破裂。全腹剧痛，腹肌紧张，压痛及反跳痛，并有移动性浊音，提示腹膜内膀胱破裂。

（2）导尿及测漏试验　导尿管可顺利插入膀胱，但不能引流出尿液或仅导出少量血尿。从导尿管注入200ml无菌生理盐水后再吸出，吸出量减少，则提示有膀胱破裂；若吸出量增多，可能为腹腔内液体回流至膀胱，也提示膀胱破裂的可能。

（3）影像学检查　X线检查腹部平片可以发现骨盆或其他骨折。也可注入空气造影，若腹膜内破裂，空气进入腹腔，膈下可见到游离气体。经导尿管注入15%泛影葡胺进行摄片，可显示膀胱破裂的位置与程度。B超检查，可显示腹腔内液体的多少。

（4）**腹腔穿刺**　如有腹水者可行腹腔穿刺。如抽得大量含血性液体，可测定其尿素氮及肌酐含量。如高于血肌酐和尿素氮正常值者，则可能是外渗之尿液。

护考链接

诊断膀胱破裂最简单的检查方法是（　　　　）

A. 腹腔穿刺　　　　　B. 膀胱造影　　　　　C. 尿常规

D. 膀胱穿刺　　　　　E. 注水试验

---

4. 治疗要点与反应

（1）休克处理。休克的预防和治疗是首要的急救措施，也是手术前必要的准备。

（2）妥善处理骨盆骨折、输血、输液、镇静、止痛和预防感染等。

（3）轻度膀胱挫伤处理。留置导尿 7～10 天，止血，抗生素预防感染。

（4）膀胱破裂处理。一旦明确诊断，需尽早手术，清除外渗的血液和尿液，修补膀胱破裂处，同时留置膀胱造瘘管。腹膜外膀胱破裂行修补术后，应放置引流管，充分引流外渗的尿液。腹膜内膀胱破裂则行剖腹探查，吸净腹腔内的尿液，并处理其他脏器的损伤。

（5）并发症的处理。盆腔血肿宜尽量避免切开，以免发生大出血并招致感染。若出血不止，用纱布填塞止血，24 小时后再取出。出血难以控制时，可行选择性盆腔血管栓塞术。

【护理诊断及合作性问题】

1. 疼痛　与局部组织损伤、骨盆骨折、感染及引起腹膜炎有关。

2. 有感染的危险　与血肿及尿外渗形成、留置各种引流管等有关。

3. 有皮肤完整性受损的危险　与尿液刺激造瘘口的皮肤有关。

4. 焦虑或恐惧　与骨盆骨折及休克有关。

5. 有引流管引流异常的危险　与耻骨上造瘘管或导尿管脱出、堵塞等因素有关。

6. 潜在并发症　休克、感染。

【护理目标】

1. 患者的情绪稳定，疼痛等不适感减轻或消除。

2. 患者卧床期间的生活需要得到满足。

3. 休克及并发症发生的危险性小。

4. 保持引流管通畅。

5. 尽早完善术前准备，急症手术处理损伤脏器。

【护理措施】

1. 急救护理　妥善安置体位；迅速建立静脉输液通道，正确输液、输血，纠正循环血量不足；遵医嘱给予镇静或止痛治疗；严密观察患者的生命体征和腹部症状、体征的变化；安慰患者，稳定患者的情绪，消除其焦虑或恐惧感。

2. 非手术疗法的护理

（1）病情观察 ①定时测量呼吸、脉搏、血压。②输液护理：根据患者内环境的变化情况给予合理输液，必要时输血，维持有效循环血量。

（2）心理护理 主动关心、帮助膀胱破裂患者了解伤情，解释目前采用的治疗方法的可行性，消除患者及家属的顾虑，以取得其配合。

（3）其他护理 对留置的导尿管，要妥善固定，保持引流通畅，观察血尿的变化。鼓励患者多饮水，以增加尿量，防止膀胱内凝血块形成。遵医嘱尽早使用广谱抗生素预防感染。

3. 手术前后的护理

（1）手术前护理 有休克者首先纠正休克，同时注意保持水、电解质及酸碱平衡；密切观察膀胱破裂患者的生命体征，准确记录尿量，了解患者的病情变化；应用抗生素，防治感染；留置导尿管引流尿液，以减少尿外渗；迅速完成急诊术前的常规护理。

（2）手术后护理 除按腹部手术后一般护理、严密观察生命体征和腹部症状、体征外，重点做好耻骨上膀胱造瘘管的护理和耻骨后引流物的护理。

（3）排尿异常的护理 患者因膀胱破裂行手术修补后1周内不能自行排尿，需留置导尿或膀胱造瘘，对此类患者应加强导尿管或膀胱造瘘的护理。

耻骨上膀胱造瘘管的护理：①造瘘管接引流袋，并妥善固定。②保持引流通畅，使膀胱壁张力减轻，以利于修补的裂口尽早愈合，如有阻塞，用无菌等渗盐水冲洗。③造瘘口周围皮肤用氧化锌膏保护，敷料浸湿后应及时更换。④遵医嘱定时用 1:5000 呋喃西林行膀胱冲洗，每次注入量为 20~50ml，反复低压冲洗至冲出液澄清为止。⑤保持尿道口清洁，定期更换尿袋。观察尿量和颜色的变化，多饮水，多食易消化的食物，保持排便通畅。⑥造瘘管一般留置 7~14 天，如需长期留尿管，配合医生定期更换造瘘管；拔管前先夹管，观察能否自行排尿。如排尿困难或切口处漏尿，则需延期拔除。拔管后，造瘘口有少许漏尿为暂时现象，给患者取仰卧位，局部换药，即可自愈。将腹膜外橡皮引流管连接负压吸引装置，持续或间歇吸出膀胱周围残留的尿液及渗出物。一般于手术后 2~3 天拔除负压引流管，手术后 3~5 天拔除烟卷引流，改用凡士林纱布引流伤口至愈合。导尿管拔前 1~2 日应定时夹管、放管，以训练膀胱的排尿功能。

【护理评价】

1. 镇痛措施的效果如何，疼痛有无减轻。

2. 患者卧床期间的日常生活护理是否到位。

3. 休克是否得到改善。

4. 患者术后伤口及损伤脏器的愈合情况、尿外渗的恢复情况如何，体温及血白细胞计数是否正常，伤口有无感染。

5. 患者的排尿情况如何，尿量及颜色有无异常变化，有无尿液梗阻，排尿是否能控制。

6. 合并骨盆骨折者的骨折愈合情况如何。

【健康指导】

1. 向患者解释腹痛的原因及卧位的意义。

2. 对骨盆骨折者解释需长时间卧床的必要性及注意事项。

3. 告诉患者多饮水的作用。

4. 宣讲导尿管及耻骨上造口管的注意事项。

三、尿道损伤

尿道解剖结构见图 19 – 4。由于解剖特点，尿道损伤几乎全部发生于男性，是泌尿外科常见的急症，早期处理不当，会产生尿道狭窄、尿瘘等并发症。男性尿道以尿生殖膈（三角韧带）为界，分为前、后两段。盆腔以外部分为前尿道，包括球部和阴茎部，后尿道包括前列腺部和膜部，位于盆腔内。尿生殖膈附在骨盆上。

球部和膜部的损伤较为多见。

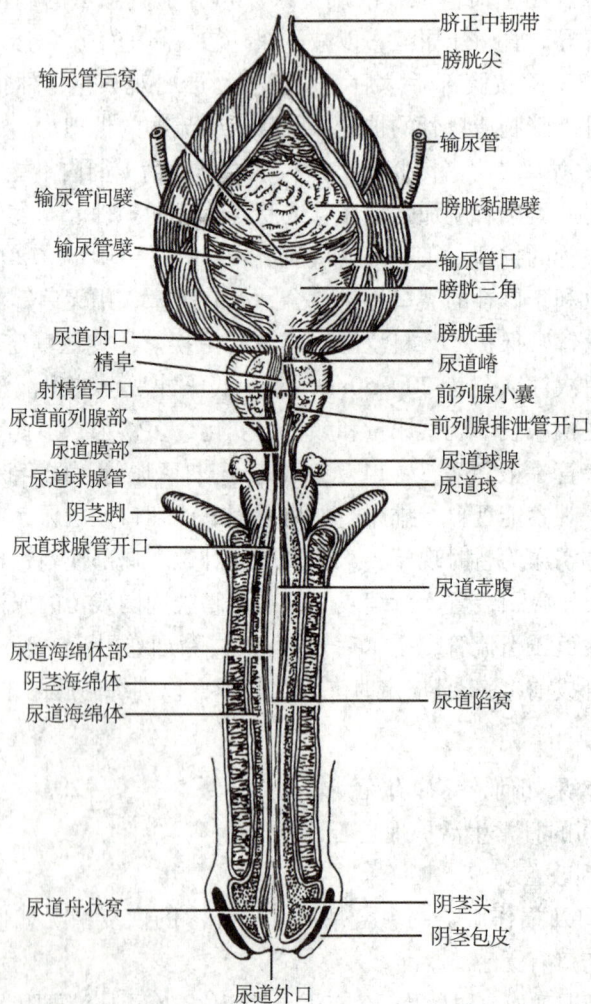

左侧标注（从上到下）：
输尿管后窝
输尿管间襞
输尿管襞
尿道内口
精阜
射精管开口
尿道前列腺部
尿道膜部
尿道球腺管
阴茎脚
尿道球腺管开口
尿道海绵体部
阴茎海绵体
尿道海绵体
尿道舟状窝
尿道外口

右侧标注（从上到下）：
脐正中韧带
膀胱尖
输尿管
膀胱黏膜襞
输尿管口
膀胱三角
膀胱垂
尿道嵴
前列腺小囊
前列腺排泄管开口
尿道球腺
尿道球
尿道壶腹
尿道陷窝
阴茎头
阴茎包皮

图 19 – 4　尿道解剖结构

【病因与发病机制】

尿道损伤（Urethral Injuries）分为开放性和闭合性两类。开放性损伤多因弹片、锐器伤所致，常伴有阴囊、阴茎或会阴部贯通伤。闭合性损伤为挫伤、撕裂伤或腔内器械直接损伤。

1. 男性骑跨伤可致前尿道损伤，多发生于球部。

2. 骨盆骨折引起后尿道损伤以膜部多见，典型的后尿道损伤常位于前列腺尖部。

【病理类型】

1. 尿道挫伤仅有水肿和出血，可以自愈。

2. 尿道部分裂伤引起尿道周围血肿和尿外渗，愈合后引起瘢痕性尿道狭窄。

3. 尿道完全断裂，断端退缩、分离，血肿较大，发生尿潴留，用力排尿则发生尿外渗。

4. 前尿道和后尿道损伤引起尿外渗的范围不同。

（1）前尿道损伤时将尿道挤向耻骨联合，血液及尿液渗入会阴浅筋膜包绕的会阴浅袋，会阴、阴囊、阴茎肿胀，有时向上扩展至腹壁。若不及时处理或处理不当，会发生广泛皮肤、皮下组织坏死、感染和脓毒症。

（2）后尿道损伤膜部尿道穿过尿生殖膈。当挤压伤引起骨盆骨折时，附着于耻骨下支的尿生殖膈移位，产生剪切样暴力，使薄弱的膜部尿道撕裂，甚至在前列腺尖处撕断。骨折及盆腔血管丛损伤引起大量出血，在前列腺和膀胱周围形成大血肿，尿外渗至耻骨后间隙和膀胱周围。

【护理评估】

1. 健康史　主要是外伤史，骑跨伤或合并骨盆骨折。

2. 身体状况　单纯尿道损伤，全身症状较轻，伴有骨盆骨折的后尿道损伤可发生休克。局部表现主要有：

（1）伤处疼痛　局部常有疼痛及压痛，尿时尤重，疼痛可牵涉会阴、阴茎、下腹部等处，有时可放射到尿道外口。

（2）尿道出血　前尿道损伤时，即使不排尿也可由尿道外口滴血；后尿道损伤，于排尿前或后有少量血液滴出。血液有时不从尿道流出而进入膀胱，可见到少量血尿。

（3）排尿困难与尿潴留　尿道挫裂伤时因疼痛而致括约肌痉挛，发生排尿困难。尿道完全断裂时，则可发生尿潴留。伤后时间稍长，耻骨上区可触到膨胀的膀胱。

（4）皮下血肿及瘀斑　骑跨伤引起会阴部、阴囊部肿胀、瘀斑及蝶形血肿。

（5）尿外渗　当患者用力排尿时，尿液可由裂口外渗到周围组织中。一旦继发感染致蜂窝组织炎，出现脓毒血症。如不及时治疗，可致死亡。如为开放性损伤，可继发感染或坏死，最终形成尿瘘。

根据病史、症状和体征，尿道损伤的诊断并不困难。前尿道损伤的征象一般较为明显，诊断较易。后尿道损伤的诊断较困难。

3. 辅助检查

（1）X 线　骨盆平片可了解有无后尿道损伤合并骨盆骨折；尿道造影时，根据造影剂外渗情况，可了解尿道损伤的部位和程度。

（2）诊断性导尿　可判断尿道的连续性和完整性。导尿管能顺利插入膀胱，说明尿道为挫伤或部分裂伤；若不能插入膀胱，表示损伤重，甚至完全断裂。一旦插入导尿管，应留置导尿1周以引流尿液并支撑尿道。试插不成功，不要反复试插，以免加重损伤。

（3）直肠指诊检查　后尿道损伤时，直肠指诊检查前列腺上移，并有浮动感，直肠前血肿。

（4）尿道逆行造影　可确诊损伤的部位及程度。

4. 治疗要点与反应　治疗总原则：恢复尿道的延续性；引流膀胱尿液；彻底引流尿外渗。

（1）急救处理。骨盆骨折损伤严重伴大出血时应抗休克。患者须平卧，勿随意搬动，以免加重损伤。一般不宜插入导尿管，避免加重局部损伤及血肿感染。

（2）抗感染。

（3）轻度挫伤，一般不需特殊治疗，尿道损伤处可自愈。用抗生素预防感染，并鼓励患者多饮水以稀释尿液，减少刺激。必要时插入导尿管引流1周。

（4）尿道裂伤，插入导尿管引流1周。不能插入导尿管者，可行膀胱穿刺造瘘，留置导尿2~3周后定期行尿道扩张。

（5）尿道完全断裂应即时行尿道修补术，清除血肿，行尿道端吻合术或膀胱耻骨上造瘘术以及尿道会师术（图19-5）。

（6）处理并发症。尿外渗者尽早施行尿外渗部位多处切开引流，尿道狭窄者拔除导尿管后，定期做尿道扩张术，如合并尿瘘要一并切除。

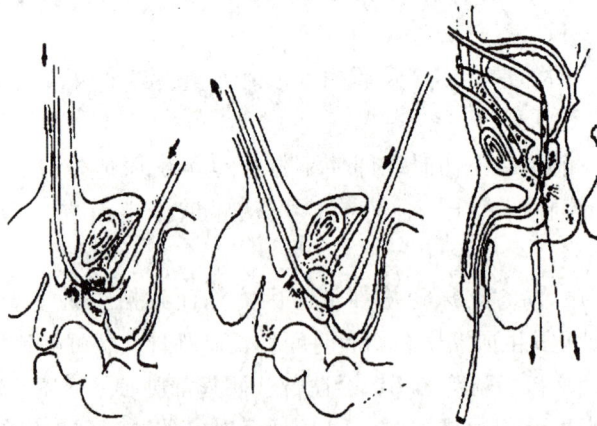

图 19-5　尿道会师术

【护理诊断及合作性问题】

1. 疼痛　与组织损伤、排尿困难及尿外渗有关。

2. 排尿异常　与尿道括约肌痉挛、尿道部分或完全断裂等有关。

3. 焦虑　与排尿障碍、后期发生尿道狭窄等有关。

4. 潜在并发症　感染、休克、尿道狭窄。

【护理目标】

1. 疼痛缓解或消失。

2. 排尿困难及尿潴留解除。

3. 休克、感染得到预防或控制。

4. 减少并发症的发生。

【护理措施】

1. 急救措施　防治休克，应及时输液、输血、止血镇静和止痛等，并应用有效抗生素预防感染。严密观察生命体征的变化。

2. 非手术治疗及术前护理

（1）病情观察　每0.5~1小时监测1次意识、体温、脉搏、呼吸、血压的变化。

（2）防治感染　在各项护理中，严格遵守无菌原则，遵医嘱使用抗生素，以防感染。多饮水，维持足够的尿量。

（3）生活护理　合并骨盆骨折者，卧硬板床，不得随意搬动；对排尿困难和尿潴留者，应试插导尿管导尿，导尿失败，可行耻骨上膀胱穿刺或协助医生行耻骨上膀胱造瘘引流尿液。

（4）心理护理　根据患者的文化背景、理解程度，有选择地告知患者，使其消除手术前的恐惧心理，以良好的心态面对手术。

（5）其他　尽快完善术前准备。

3. 术后护理

（1）一般护理　病情观察。

（2）生活护理　术后3天内卧床休息，避免过度活动，合并骨盆骨折的泌尿系统损伤患者，术后需加强皮肤护理，防止褥疮的发生。鼓励患者多饮水，一个作用是维持体内水、电解质平衡，另一个作用是有利于尿路的清洁，达到内冲洗的目的。

（3）饮食护理　手术以后要吃流食，如奶类、果汁、菜汁、肉汤、各种营养液等，要求高营养、高热量、高蛋白、低纤维素。这样既有利于切口的愈合，又能适当控制排便。要反复向患者及其家属讲明限制饮食的必要性。

（4）排尿护理　最初排尿时有些疼痛，要鼓励患者勇敢面对。术后坚持定期做尿道扩张，防止尿道狭窄。

（5）各种引流的护理　注意引流的量、色、性状、气味，敷料浸湿时应及时更换；一般术后2~3日拔除引流管，1~2周可拔除留置尿管，如为尿道修补或吻合术后，需延长留置时间至2~3周；尿道会师术后留置的三腔气囊导尿管，须维持牵拉2周方可解除，解除牵拉后再留置1~2周；暂时性的膀胱造瘘口，一般保留7~14天，如要长期保留，每隔2周更换造瘘管1次；拔除尿管后，配合医生定期扩张尿道。

【护理评价】

1. 镇痛措施的效果如何，疼痛有无减轻。

2. 患者卧床期间的日常生活护理是否到位。

3. 休克是否得到改善。

4. 患者术后伤口及损伤脏器的愈合情况、尿外渗的恢复情况如何，体温及血白细胞计数是否正常，伤口有无感染。

5. 排尿困难及尿潴留是否解除。

6. 合并骨盆骨折者的骨折愈合情况如何。

【健康指导】

1. 对骨盆骨折者解释需长时间卧床的必要性及注意事项。

2. 解释后期扩张尿道的重要性，嘱患者坚持扩张尿道。

3. 告诉患者多饮水的作用。

4. 宣讲导尿管及引流管的注意事项。

【各种引流管的护理原则】

1. 妥善固定，严防脱落。

2. 定时观察尿液的颜色、性状、量（分别记录）。

3. 保持引流通畅，勿扭曲、折叠、受压或堵塞。

4. 防止逆行感染，低位、清洁，定时放、定时换，无菌操作，定时化验，多饮水。

5. 肾造瘘管术后常规 12 日以后拔管，膀胱造瘘管于术后 10 日以后拔管，留置尿管者根据病情拔管。

第三节　泌尿系统结石患者的护理

病案引导

男性，30 岁，在一次剧烈运动后，突发右腰部绞痛，伴恶心、呕吐，继之出现血尿，查体见右腰部叩击痛，无肌紧张。应考虑什么情况？

【解剖生理概要】

泌尿系结石是泌尿外科最常见的疾病之一。因结石形成机制还未完全阐明，使多数结石的预防措施不理想而使尿石症的复发率较高。

尿结石（图 19-6）是泌尿系统各部位结石病的总称，是泌尿系统的常见病。根据结石所在部位的不同，分为肾结石、输尿管结石、膀胱结石、尿道结石，复发率较高。好发于 25～40 岁之间，男性多于女性，男女之比为（4～5）：1。在我国，长江以南地区的发病率较高。近 30 年来，我国上尿路（肾、输尿管）结石的发病率显著提高，原发性膀胱结石明显少于继发性结石。近年来，尿路结石的治疗方法有了迅速发展，90%

左右的尿路结石可不再采用传统的开放手术治疗。

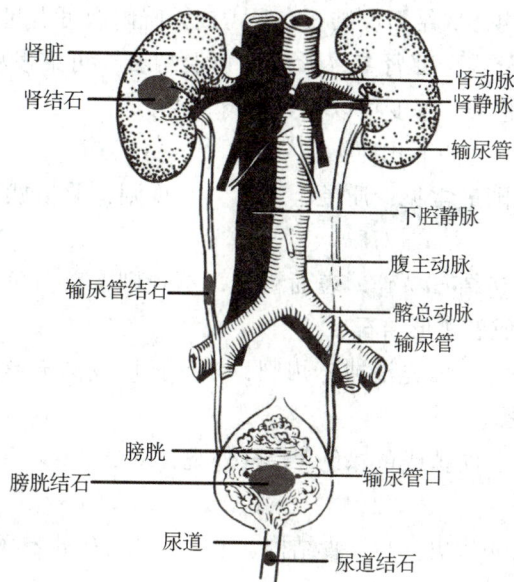

图 19 - 6 尿结石示意图

【病因与发病机制】

1. 流行病学因素 包括年龄、性别、职业、社会经济地位、饮食成分和结构、水分摄入量、气候、代谢和遗传等因素。上尿路结石好发于 20 ~ 50 岁。男性多于女性。与经济收入和饮食结构变化有关。饮食中动物蛋白、精制糖增多，纤维素减少，促使上尿路结石形成。高温环境、气候干燥、水质问题及活动减少等亦为影响因素。

2. 尿液因素

（1）形成结石物质排出过多 尿液中的钙、草酸、尿酸排出量增加。长期卧床、甲状旁腺功能亢进、特发性高尿钙症、其他代谢异常及肾小管酸中毒等，均使尿钙的排出增加。痛风、慢性腹泻及噻嗪类利尿剂均使尿酸的排出增加，引起高草酸尿症。

（2）尿 pH 改变 酸性尿液→尿酸结石、胱氨酸结石；碱性尿液→磷酸镁铵、磷酸钙结石。

（3）尿量减少 使盐类和有机物质的浓度增高。

（4）尿中抑制晶体形成物质含量减少 如枸橼酸、焦磷酸盐、镁、酸性黏多糖、某些微量元素等。

3. 解剖结构异常 如尿路梗阻，导致晶体或基质在引流较差的部位沉积，尿液滞留而继发尿路感染，有利于结石形成。

4. 尿路感染 大多数草酸钙结石的原因不明。磷酸钙和磷酸镁铵结石与感染和梗阻有关。尿酸结石与痛风等有关。胱氨酸结石是罕见的家族性遗传性疾病，尿中排出大量的胱氨酸所致。

【病理类型】

结石可损伤尿路黏膜而导致出血、感染。在有梗阻时更易发生感染。感染与梗阻又可促使结石迅速长大或再形成结石。结石在肾盂或膀胱内偶可引起恶变。结石在肾内逐渐长大，充满肾盂及部分或全部肾盏，形成鹿角形结石。可继发感染，亦可无任何症状。所以损伤、梗阻、感染、恶变可以相互影响。

结石的成分和性质分为如下几种：

1. 草酸盐结石在我国最常见，质硬，粗糙，不规则，桑椹状，棕褐色，X线平片显影。

2. 磷酸钙、磷酸镁铵结石易碎，表面粗糙，不规则，灰白色、黄色或棕色，X线平片上呈分层影，多形成鹿角形结石。

3. 尿酸盐结石质硬，表面光滑或不规则，多呈圆形或椭圆形，常为多发，发黄或红棕色，X线平片不显影。

4. 胱氨酸结石光滑，淡黄或黄棕色，蜡样外观，X线平片不显影。

【护理评估】

1. 健康史 相关疾病病史，与饮食结构、地区、职业等也有关。

2. 身体状况

（1）上尿路结石 多见于青壮年。有些患者可无任何症状，体检时才发现。

1）疼痛是上尿路结石的主要症状，常表现为腰部或腹部疼痛。轻则感腰部酸胀或不适，重则呈严重的刀割样疼痛，称为肾绞痛。常突然发作，疼痛常向下腹部、腹股沟、股内侧放射，发作时，患者常表情痛苦异常，双手紧压腹部和腰部，卷曲在床，呻吟大汗。发作常持续数小时，但亦可数分钟即自行缓解。

2）血尿是上尿路结石的另一主要症状，多为镜下血尿，严重者可为肉眼血尿。

3）消化道症状，如恶心、呕吐等。

4）膀胱刺激征，伴感染时，有畏寒、发热等。双侧上尿路结石或独肾上尿路结石导致梗阻，可出现无尿，若未行及时处理，可出现尿毒症症状。

5）肾积水及肾功能不全。

（2）下尿路结石

1）膀胱结石：膀胱结石有原发性与继发性两种。原发性膀胱结石多见于营养不良、低蛋白饮食的儿童，目前我国已不多见。继发性膀胱结石可来自于上尿路结石；也可因长期尿潴留疾病（如前列腺增生、神经源性膀胱等）及膀胱异物、憩室引起。①排尿突然中断与疼痛为典型症状，排尿过程中因结石阻塞尿道内口而产生尿流中断，向阴茎头放射性疼痛，所以小儿常出现搓揉阴茎现象。改变体位，结石退出尿道内口，尿流又可排出。若排尿极为困难，常发生尿潴留。②排尿困难和膀胱刺激症状，在继发性感染时出现。③常为终末血尿，因排尿末结石损伤膀胱黏膜。④小男孩可致脱肛或疝。

2）尿道结石：尿道结石大多数为肾、输尿管及膀胱结石排出所致。尿道存在憩室或狭窄亦可产生结石。主要表现为排尿困难，点滴状排尿及尿痛而致急性尿潴留，会阴部疼痛，尿道口见流血。

3. 辅助检查

（1）常规检查 ①尿常规：可见到红细胞，合并感染时可见到脓细胞。②尿细菌培养。③尿液生化检查：可测定钙、磷、尿酸、草酸等，有助于结石原因的分析。尿pH 在草酸盐及尿酸盐结石患者中常为酸性；磷酸盐结石常为碱性。④肾功能测定：BUN、Scr。

（2）影像学检查 主要靠 B 超及 X 线确诊。①泌尿系平片（KUB）：显示 95% 为阳性结石，为首选检查，辅以排泄性或逆行性肾盂输尿管造影，可确定结石的部位、有无梗阻及梗阻程度、对侧肾功能是否良好、区别来自尿路以外的钙化阴影、排除上尿路的其他病变、确定治疗方案以及治疗后结石部位、大小及数目的对比等。显影密度低的和部分阴性结石可加以输尿管、肾盂充气造影。②B 超：在结石部位可探及密集光点或光团，合并肾积水时可探到液平段。同时也是复诊的常规检查手段。③CT、MRU：作为其他检查的补充。

（3）直肠指诊 用于诊断膀胱结石和后尿道结石，可扪及大的结石，成人用金属探条可触及结石。

（4）尿道触诊 可触及前尿道结石。

（5）膀胱镜 上述方法不能确诊时可用。

4. 治疗要点与反应 应根据结石的大小、数目、位置及功能和全身情况，结合不同的病因、代谢异常、梗阻、感染的程度，综合考虑治疗方案。

（1）上尿路结石

1）非手术疗法：适用于结石直径 <0.6cm、光滑、无尿路梗阻、无感染的结石。①肾绞痛治疗：阿托品、哌替啶肌内注射，并输液。轻者可给予 654-2、心痛定、消炎痛、黄体酮；双氯芬酸钠栓剂肛塞、针刺和耳针等。②大量饮水：增加尿量以冲洗尿路，促进结石向下移动，促进结石排出，稀释尿液，减少晶体沉淀，保持每天尿量在 2000ml 以上，尤其是睡前饮水，保持夜间尿液呈稀释状态。③饮食调节：少食含钙及草酸成分丰富的食物。④控制感染：可根据尿细菌培养结果选用针对性的抗菌药物；去除结石，酸化尿液。⑤调节尿液 pH：对尿酸和胱氨酸结石可以碱化尿液，药物有枸橼酸钾、碳酸氢钠。口服氯化铵使尿液酸化，有利于防止感染性结石生长。⑥中西医结合治疗：包括中药排石治疗、镇痛利尿、多饮水、针刺等，有助于结石的排出。⑦体外冲击波碎石（ESWL）：是将冲击波在体外聚焦后，作用于经 X 线或 B 超定位的上尿路结石，将其击碎排出。适用于肾内结石 <2.0cm、输尿管结石 <1.0cm 者。

禁忌证：结石远端有尿路梗阻；妊娠；出血性疾病；严重心脑血管疾病或安装心脏起搏器；血肌酐 ≥265μmol/L；急性尿路感染；育龄妇女下段输尿管结石；肥胖或严重的骨关节畸形；血尿、疼痛、感染、"石街形成"。

2）手术治疗：术前必须了解双侧的肾功能情况，有感染者先用抗生素控制感染。有梗阻因素时应同时纠正。输尿管结石患者术前摄尿路平片，做结石的最后定位。

上尿路结石手术的治疗原则：①双侧输尿管结石：先处理梗阻严重侧。②双侧输尿管结石、对侧肾结石：先处理输尿管结石。③双侧肾结石：先处理易于取出和安全的一侧；肾功能差、梗阻严重、全身情况差→肾造瘘。④双肾或孤立肾上尿路急性完全性梗阻：全身情况许可→及时手术治疗；病情重→输尿管插管引流或肾造瘘。

手术治疗分为非开放性手术和开放性手术两种：①非开放性手术：输尿管肾镜取石或碎石术（ESWL），适用于输尿管中、下段结石；经皮肾镜取石或碎石术（PCNL），适用于 >2.5cm 的肾盂结石及下肾盏结石；复杂性肾结石：ESWL + PCNL。②开放性手术：适应于结石直径 >1cm，有梗阻、肾积水，经过非手术治疗无效并有血尿，感染严重，甚至癌变者。手术方法有输尿管切开取石、肾盂切开取石、肾窦肾盂切开取石、肾实质切开取石、无萎缩性肾切开取石、肾部分切除、肾切除（用于肾结石引起癌变、并发严重感染、积脓、肾功能丧失，而对侧肾脏功能正常者）。

(2) 膀胱结石　①经膀胱镜经尿道碎石术：碎石钳、超声、液电、激光等碎石。适用于结石 <2.0cm。②耻骨上膀胱切开取石术：较大结石或上述方法碎石失败者，根据情况行膀胱造瘘术。同时处理引起膀胱结石的病因，如膀胱憩室、前列腺增生等。

(3) 尿道结石　①前尿道结石：可从尿道口用取石钳推剂、钩取、钳夹、腔内器械碎石。尽量不做尿道切开取石。②后尿道结石：可用尿道探子将结石推回后再按膀胱结石处理。

护考链接

患儿，男，10 岁，突然尿频、尿急、尿痛、排尿困难，有时排尿突然中断，有终末血尿，应考虑为（　　）

A. 肾结石　　　　　B. 膀胱结石　　　　　C. 输尿管结石

D. 尿路感染　　　　E. 肾结核

【护理诊断及合作性问题】

1. 疼痛　与结石刺激、平滑肌痉挛、黏膜损伤有关。

2. 排尿障碍　与下尿路结石梗阻有关。

3. 血尿　与结石粗糙、损伤肾及输尿管黏膜有关。

4. 有感染的危险　与结石梗阻、尿潴留、非手术治疗和手术治疗措施有关。

5. 焦虑　与疼痛、尿潴留有关。

6. 知识缺乏　缺乏有关病因和预防复发的知识。

7. 潜在并发症　血尿、尿潴留、感染。

【护理目标】

1. 减轻疼痛。

2. 血尿减轻或消失。

3. 患者情绪稳定，焦虑感减轻。

4. 让患者知道形成尿路结石的因素，了解预防结石复发的方法。

【护理措施】

1. 非手术治疗的护理　结石 <0.6cm、光滑、无尿路感染、梗阻等患者，大量饮水

并配合适当运动、口服利尿剂、排石中草药和溶石药物等，结石多能排出。

（1）**解痉止痛**　肾绞痛发作时，可使用阿托品。绞痛剧烈者加服哌替啶。疼痛和恶心呕吐、不能进食者静脉输液。

（2）**体位**　膀胱结石可采取适当体位（如侧卧位）排尿。

（3）**促进排石**　大量饮水是预防尿路结石形成和生长最有效的方法，在病情允许的情况下，适当做一些跳跃或其他体育运动，改变体位，以增强患者代谢，促进结石排出。应保持尿量在 2000ml/d 以上，可有效降低尿中形成结石物质的浓度，减少晶体沉积。

（4）**病情观察**　每次排尿时注意有无结石排出并收集，以便分析其成分。同时观察有无血尿及尿路感染等。

（5）**防治感染**　给予适当的抗生素防治感染，必要时做尿液细菌培养及药物敏感试验以指导用药。有肾功能受损者，应注意避免应用有肾毒性的抗生素。

（6）**心理护理**　泌尿系结石急性发作时疼痛剧烈，患者焦虑、恐惧、烦躁不安，除需要立即进行解痉止痛外，应讲明所施行的医疗、护理措施的意义，消除患者的紧张情绪，使其配合治疗和护理。

（7）**调节尿液 pH**　碱化尿液，可口服碳酸氢钠、枸橼酸钾，防治尿酸盐、胱氨酸结石；酸化尿液，应用脲酶抑制剂，口服氯化铵；口服氢氧化铝可抑制肠道对磷酸的吸收。

（8）**调整饮食**　根据结石成分、饮食习惯、生活条件等调整。①草酸盐结石：不宜食马铃薯、菠菜等。②尿酸盐结石：不宜食动物内脏、豆类（高嘌呤）。③含钙结石：限制含钙丰富的食物。

2. 体外冲击波碎石（ESWL）的护理　其原理是利用液电效应，通过一高电压、大储能电容，产生冲击波。通过 X 线或超声波对结石进行定位，将冲击波聚焦作用于结石，将结石击碎，碎石随尿液排出或用内镜取出。

适应证：对上尿路结石有很好的疗效，特别适用于结石直径 < 2.5cm 者。具有安全、无创伤、治愈率高、可反复使用等特点，使许多上尿路结石患者免于手术。

禁忌证：结石下段有梗阻、大鹿角状结石、妊娠期、严重心脑血管疾病、安置心脏起搏器和过于肥胖的患者不宜使用。

并发症：过大的结石一次不易击碎，可形成"石街"；有些患者术后可能出现血尿和一过性肾绞痛等并发症。

反复使用者，治疗间隔时间不少于 7 天。

ESWL 手术前后的主要护理措施如下：

（1）治疗前排空膀胱尿液。

（2）胃肠道准备。术前 3 日禁食易产气食物（肉、蛋、奶、麦乳精等）；术前晚服缓泻剂或灌肠，术晨禁饮食。

（3）根据 B 超或 X 线定位要求安置体位。告诉患者碎石中不可移动体位（定位非常重要）。术后取患侧在下的侧卧位，肾下盏结石取头低足高位；适当活动，少数有并发症者，卧床休息。

（4）一般碎石 4~6 周才排完，坚持连续观察。每次排尿，用纱布等过滤，以便观察碎石排出的情况。

（5）无异常则正常饮食，多饮水，每日 3000ml 以上。保证尿量在 2000ml/d 以上，必要时静脉补液，以促进碎石排出。

（6）术后碎石通过输尿管时，可能出现肾绞痛，可用解痉镇痛剂对症处理。血尿经 1~2 日多自行消失，不需特殊处理。

（7）定期摄泌尿系平片或 B 超检查，以了解结石排出情况和以后是否有新的结石生成。

（8）如果碎石大量涌入输尿管而形成"石街"时，需用输尿管镜取出或采用其他方法排出。

（9）两次 ESWL 间隔时间不少于 7 日。

（10）如出院时碎石尚未完全排出者，需定期到医院复查。出院后如出现肾绞痛、发热、血尿等异常情况时应立即复诊。

3. 手术治疗患者的护理

（1）术前护理 ①心理护理。②术前应协助医生做好必要的检查，如心、肝、肾等功能测定，泌尿系造影及结石定位摄片等。③手术当日晨送患者进手术室前，应再照一张泌尿系平片，以了解结石的位置是否移动。如有结石移位，需及时报告手术医师，以便重新考虑手术切口与手术方式。④对合并有泌尿系感染者，应待感染控制后再行手术。

（2）术后护理

1）体位及活动：上尿路结石，患侧卧位，48 小时后半卧位，利于引流和呼吸；肾实质切开取石、肾部分切除，绝对卧床休息 2 周以上，防止继发性出血和防止肾下垂；内镜取石，卧床休息至血尿消失，多饮水；膀胱镜碎石，适当变换体位，促进结石排出。

2）饮食和输液：术后禁食禁饮，肠蠕动恢复，肛门排气后，进高热量、高蛋白、高维生素、易消化的流食。鼓励多饮水，使摄水量达 3000~4000ml/d。血压稳定后，可用利尿剂，增加尿量以冲刷尿路。

3）病情观察：保持呼吸道的通畅，定时测量血压、脉搏，观察切口有无渗血及漏尿。术后尿量一般应 >50ml/h，若 <30ml/h 要及时报告医生，可能为肾功能障碍。一般肾、输尿管和膀胱手术在术后 2~3 天可有少量血尿，以后尿液颜色逐渐变清。如有持续性血尿，应查明原因并做出相应处理。

4）使用抗生素控制感染。

5）引流管的护理：了解各引流管的部位及目的，注意观察引流液的量、颜色、有无出血。引流袋要低于肾或膀胱，直立位低于髋，以免逆流；肾盂造瘘管引流不畅应行低压冲洗，每次冲洗量 <5ml，注入时压力要低，患者腰部胀痛时，立即停止；肾盂、膀胱造瘘管一般留置 10 天以上，肾盂造瘘管拔管前应夹管 1~2 天，观察有无漏尿、腰痛、发热等现象。或经造瘘管注入造影剂摄 X 线片，证明上、下尿路通畅时方可拔管；拔管后向健侧卧位，以防尿瘘；耻骨上膀胱切开取石或经尿道切开取石术后常需做膀胱

造瘘，术后护理同膀胱损伤中膀胱造瘘管的护理。

【护理评价】

1. 患者的疼痛程度是否减轻或消失，有无痛苦表情。

2. 患者有无感染的征象，有无体温升高及血白细胞计数增高。

3. 患者的体液是否维持在正常范围，尿量以及肾功能恢复情况如何。

4. 患者是否已掌握形成尿路结石的致病因素、预防复发的方法。

【健康指导】

1. 经常向患者宣传卫生知识，使患者了解尿石症的病因、病理、症状及预防知识，加强患者康复的信心。

2. 平时多饮水、多运动，每天饮水 3 ~ 4L，尤其强调夜间饮水（结石形成最危险的时刻是凌晨），保证成人尿量 >2000ml/d。大量饮水是预防尿路结石形成和生长最有效的方法。

3. 对手术患者宣传手术的目的、术式、患者放置引流管、卧床、活动、血尿等知识。

4. 嘱肾实质切开取石、肾部分切除患者，出院后 3 个月内不能参加劳动和剧烈的活动，并注意保持大便通畅，防止继发性出血。

5. 根据结石成分调节饮食。草酸盐结石患者应少吃动物蛋白和动物脂肪、高糖、芦笋、海带、核桃、菠菜、番茄、浓茶、土豆、甜菜、龙须菜、果仁、可可、巧克力、牛奶等；尿酸盐结石患者应进食低嘌呤饮食，禁食动物内脏、酒类，少吃动物肉类、海鲜、豆类、咖啡等食品；磷酸盐结石患者应服用氯化铵，酸化尿液，服用氢氧化铝等，降低磷酸盐的吸收。

6. 及时解除尿路梗阻并防治感染；长期卧床者应多翻身、尽量活动；去除尿道异物，及时取出或更换尿路中的导管。

7. 按规定时间定期到医院复查。

护考链接

女性，45 岁，行 ESWL，分析结石成分为尿酸结石，为防止结石复发，出院医嘱中不应包括以下哪项（   ）

A. 碱化尿液　　　　　　B. 少饮牛奶　　　　　　C. 少食食盐

D. 多吃动物蛋白、少吃蔬菜　　E. 少吃蔬菜、多吃动物蛋白

第四节　泌尿系统结核患者的护理

病案引导

患者，男，25 岁，脓尿经一般抗感染治疗无效，普通培养有细菌生长，首先考虑的疾病是什么？

一、肾结核

【解剖生理概要】

泌尿系统结核包括肾、输尿管、膀胱和尿道结核，是全身结核病的一部分，是由结核杆菌引起的慢性、进行性、破坏性病变。结核杆菌自原发感染灶经血行播散引起肾结核，如未及时治疗，结核杆菌随尿流下行可播散到输尿管、膀胱、尿道而致病，可无任何症状而在尿常规检查时才被发现。肾结核在泌尿系结核中占重要位置，泌尿系其他部位的结核大多来自肾脏结核。含有结核杆菌的尿液还可以通过前列腺导管、射精管进入生殖系统，引起前列腺、精囊、输精管、附睾和睾丸结核，男性生殖系统结核也可以经血行直接播散引起。泌尿、男性生殖系统结核病往往在肺结核发生或愈合后 3～10 年或更长时间才出现症状。

肾结核常发生于 20～40 岁的青壮年，男性较女性多见。儿童和老年人发病较少，儿童发病多在 10 岁以上，婴幼儿罕见。约 90% 为单侧性。由于本病发病较为缓慢，早期常无明显症状及影像学改变，只是尿检查有少量红细胞、白细胞及蛋白，呈酸性，尿中可能发现结核杆菌。

【病因与发病机制】

原发灶多在肺，少数继发于骨关节结核或消化道结核。

男性主要是通过肾结核尿中的结核杆菌经后尿道前列腺小管和射精管口进入前列腺和精囊，再由输精管至附睾及睾丸，也可通过血行播散至这些器官。

【病理类型】

泌尿系统结核的病理特点是组织破坏和修复同时存在。机体抵抗力弱而结核杆菌量大、毒力强时，病理改变以破坏为主，形成溃疡和脓肿；抵抗力增强或使用抗结核药后，则修复反应较为明显，表现为纤维化和钙化。

病理型肾结核：早期结核杆菌约 80% 经血行进入双肾皮质肾小球血管丛内。由于该处血运丰富，修复力较强，若机体抵抗力强，大部分能够自愈，不出现症状，也没有影像学改变，但尿中可查出结核杆菌。病灶被瘢痕或钙化点取代，称为病理型肾结核。

临床型肾结核：从病理型肾结核发展为临床型肾结核的病程相当长，约 2/3 的病例超过 5 年，甚至长达 10～20 年，临床型肾结核 90% 为单侧，左、右侧的发病率无明显区别，但对侧可能存在病理型肾结核。

如细菌数量多，毒性大且患者的免疫力较差，一侧肾内病灶向髓质播散，在局部形成结核性空洞，并向尿路蔓延而出现症状，即为临床型肾结核。随着病情的进展，肾组织发生干酪样坏死和钙化。病变晚期，肾常因实质破坏和瘢痕收缩而萎缩，表面高低不平，肾功能大部分甚至完全丧失。病变向下蔓延，可累及输尿管、膀胱和尿道。输尿管受累后狭窄可引起患侧肾积水或积脓；如输尿管完全闭塞，膀胱刺激症状好转，肾却因坏死物质积聚而被广泛破坏，功能完全丧失，出现所谓的"肾自截"现象。结核累及膀胱可形成结核性膀胱炎、膀胱溃疡、膀胱挛缩，甚至可致患侧肾积脓和健侧肾积水。男性泌尿系结核可经后尿道引起生殖系结核。

【护理评估】

1. 健康史 泌尿系结核多发生于 20～40 岁的青壮年，男性较女性多 1 倍左右。肾结核绝大多数有肺结核病史，少数有骨、关节或消化道结核病史。患者常因体质较差，全身抵抗力较低而发病。

2. 身体状况 肾结核早期常无症状及影像学改变，只是尿检查有少量红细胞、白细胞及蛋白，呈酸性，尿中可能发现结核杆菌。

随着病情的发展，可出现下列典型的临床症状：

（1）尿频、尿急、尿痛 肾结核的病源在肾脏，症状在膀胱。尿频往往最早出现。继之出现尿急和尿痛，晚期因膀胱挛缩，尿频更加严重，每日排尿达数十次，甚至出现尿失禁。

（2）血尿 肾结核的血尿常在尿频、尿急、尿痛症状发生以后出现，但也有以血尿为初发症状者。血尿是肾结核的重要症状，系膀胱收缩时结核溃疡出血所致，故常为终末血尿。而由肾结核病灶侵蚀血管引起的肉眼全血尿较少见。血块通过输尿管偶可引起肾绞痛。

（3）脓尿 尿液混浊并伴有絮状物，严重者尿如洗米水样，为肾结核的常见症状，肾结核病灶排出干酪样坏死物，使尿液混浊，镜检有白细胞，尿沉淀抗酸染色可检出结核杆菌。

（4）肾区疼痛和肿块 结核性脓肾或继发肾周感染，或输尿管被血块、干酪样物质堵塞时，可引起腰部钝痛或绞痛。肾积水或肾积脓时腰部可出现肿块并有钝痛。当膀胱挛缩而引起对侧肾积水时，也出现对侧腰痛。

（5）男性生殖系统结核的临床表现 肾结核男性患者中有 50%～70% 合并生殖系统结核。虽然病变主要从前列腺、精囊开始，但临床上表现最明显的是附睾结核，附睾可触及不规则的硬块。输精管结核病变时，变得粗硬并呈"串珠"样改变。

（6）全身症状 一般不明显。严重的肾结核或合并其他器官活动结核时，可以有发热、盗汗、消瘦、贫血、虚弱、食欲不振和血沉快等结核中毒症状。偶可发生 40℃ 以上的严重高热。晚期肾功能损害严重者可出现尿毒症。严重的双肾结核或肾结核对侧肾积水时，可出现贫血、浮肿、恶心、呕吐、少尿等慢性肾功能不全的症状，甚至突然发生无尿。少数肾结核患者可并发高血压，诊断为泌尿系统结核，尤其在早期往往缺乏典型的临床表现和特异性的检查手段，是最易误诊的泌尿外科疾病之一。下列情况是提示泌尿系统结核的重要线索：①慢性尿路感染并进行性加重，且经抗生素长期治疗无效者。②青壮年反复出现无痛性夜尿增多或原因不明的血尿。③有结核病接触史，或有肺或生殖系统（尤其是附睾）结核证据。

护考链接

肾结核的最早表现是（　　　）

A. 尿频　　　　B. 血尿　　　　C. 脓尿　　　　D. 结核中毒症状

3. 辅助检查

（1）尿常规　尿呈酸性，尿蛋白阳性，有较多的红细胞和白细胞。

（2）尿细菌学检查　以清晨第一次尿的阳性率最高，至少连续检查 3 次，尿结核杆菌培养阳性率可达 90%，这对肾结核的诊断有决定性意义，但一般需 6 周左右。

（3）影像学检查

1）B 超：简单易行，对于中、晚期病例可初步确定病变部位，常显示病肾结构紊乱，有钙化则显示强回声，也较容易发现对侧肾积水及膀胱有无挛缩。

2）X 线检查：泌尿系统平片（KUB）可能见到病肾局灶或斑点状钙化影或全肾广泛钙化。当出现全肾钙化时，肾可萎缩变小，肾功能很差或无功能，这种全肾弥漫性钙化称为"自截肾"，常见于晚期肾结核。前列腺、精囊、输精管也有散在或弯曲的致密线点状阴影。

3）静脉尿路造影（IVU）：可以了解分侧肾功能、病变程度与范围，对肾结核治疗方案的选择必不可少。早期表现为：肾盏边缘不光滑，如虫蛀状，随着病变的进展，肾盏失去杯形，不规则扩大或模糊变形。若肾盏颈纤维化狭窄或完全闭塞时，可见空洞充盈不全或完全不显影。

4）CT 和 MRI：CT 对中、晚期肾结核能清楚地显示扩大的肾盏肾盂、皮质空洞及钙化灶。三维成像还可以显示输尿管全长病变。MRI 成像对诊断肾结核对侧肾积水有独到之处。在双肾结核或肾结核对侧肾积水、静脉尿路造影显影不良时，CT、MRI 诊断价值高于 IVU。

5）膀胱镜检查：可观察膀胱内病变，并可钳取活组织做病理检查。膀胱黏膜充血、水肿、浅黄色结核结节、结核性溃疡、肉芽肿及瘢痕等病变以膀胱三角区和病侧输尿管口周围较为明显。病侧输尿管口可呈高尔夫"洞穴"状，有时可见混浊尿液喷出。膀胱挛缩容量小于 50ml 或有急性膀胱炎时，不宜做膀胱镜检查。

4. 治疗要点与反应

（1）非手术治疗　临床型肾结核是进行性发展的疾病，如不予抗结核治疗，患者生存 5 年者不足 30%，生存 10 年者不足 10%。如能早期诊断并给予及时、足量的抗结核治疗，则可被治愈，且多不需手术治疗，复发率仅约 1%。患者病死率低于 1%。①全身支持疗法：加强营养，给予高蛋白、高营养食物。②药物治疗。

适应证：主要用于早期肾结核，首选药物有吡嗪酰胺、异烟肼、利福平和链霉素等药物，治疗应早期、联合、足量、规律、全程。早期病例用药 6~9 个月，连续半年尿中无结核杆菌为稳定阴转。5 年不复发即可认为治愈。

（2）手术治疗　凡药物治疗 6~9 个月无效，肾结核破坏严重者，应在药物治疗的配合下行手术治疗。肾切除术前抗结核用药一般 1 个月，至少 2 周。保留肾组织的手术，术前用药 3 ~ 6 个月，术后用药 3 ~ 6 个月，以防复发。

手术包括以下几种：

1）肾切除术指征：①无功能肾。②肾实质破坏 2/3 或两个大盏以上，且化疗无效。③肾结核并发难以控制的高血压。④肾结核合并输尿管（尤其是 UPJ）严重梗阻。术中应尽量低位切除输尿管。术后通常不置引流，以减少窦道形成的机会。

2）肾部分切除术：现代抗结核化疗对肾局限性结核相当有效，肾部分切除术已不常用，目前只用于有钙化灶的病例：①肾一极局限性钙化病灶经 6 周化疗无好转者。②钙化病灶逐渐增大者。术后应长期随访。

3）病灶清除术：适用于与集尿系统不相通的肾内局限性结核性脓肿。在超声或 X 线引导下经皮肾穿刺吸除内容物，然后留置导管 1 ~ 2 周，每日向脓腔内灌注抗结核药物。它是一种补充化疗的姑息性手术，治疗效果良好。术后每半年随访 1 次，至少连续 5 年。

4）成形手术：①针对膀胱挛缩的手术：膀胱挛缩是膀胱结核的晚期并发症。在决定手术前，必须区别膀胱痉挛和膀胱挛缩。前者是由结核病变刺激引起，化疗能使膀胱容量恢复，症状可减轻乃至消失，故无需手术治疗；后者是瘢痕收缩所致，药物治疗无法逆转。膀胱活动性结核不是膀胱扩大术的禁忌证，但尿失禁和尿道狭窄的患者不宜施行此项手术。用于扩大膀胱的材料有盲肠或结肠等。②尿流改道术：使尿液不从正常尿道排出体外的手术称为尿流改道术，有暂时性和永久性之分。

护考链接

关于早期肾结核，下列叙述错误的是（　　　）

A. 早期肾结核病变局限在肾皮质，并无临床症状

B. 尿中可以发现结核杆菌

C. 影像学检查不能发现病变

D. 尿常规检查可发现大量蛋白

E. 病变发展到肾髓质时成为临床型肾结核

【护理诊断及合作性问题】

1. **营养失调，低于机体需要量**　与疾病消耗及不能摄入足够营养有关。

2. **有药物中毒的危险**　与药物的毒副作用大和疗程长有关。

3. **执行治疗方案无效**　与疗程长、药物毒副作用大、医疗费用困难等因素有关。

4. **有感染的危险**　与结石梗阻、尿潴留、非手术和手术治疗措施有关。

5. **焦虑**　与疼痛、尿潴留、病情迁延不愈、担心手术预后有关。

6. **知识缺乏**　缺乏有关病因、用药和预防复发的知识。

7. **潜在并发症**　肾功能衰竭、手术后出血、手术后感染。

【护理目标】

1. 减轻患者的疼痛。

2. 血尿减轻或消失。

3. 稳定患者的情绪，焦虑感减轻，对治愈疾病有信心。

4. 让患者知道形成尿路结核的因素，了解预防结核复发的方法。

5. 营养不良的情况改善，机体的抵抗力增强。

6. 药物的毒副作用及时得到防治。

7. 获得了抗结核药物应用和康复的有关知识，患者及亲属能主动配合治疗。

8. 并发症发生时，能够被及时发现和处理。

【护理措施】

1. 非手术疗法的护理

（1）心理护理　体贴、安慰患者，使其树立战胜疾病的信心，鼓励患者主动配合治疗。

（2）全身支持　给予高蛋白、高热量、高维生素、易消化的饮食，注意饮食色味的调节。注意休息，适当进行户外活动。

（3）鼓励和指导患者坚持治疗　早期肾结核患者，多可通过系统的抗结核药物治疗而愈，但由于疗程长等因素，患者若不能坚持服药而会影响治疗结果。须告诉患者及亲属，坚持治疗的重要性和必要性。指导、监督患者严格执行治疗方案的服药要求。

（4）观察药物的治疗效果及反应　由于抗结核药的疗程长，为 6 个月以上，所以在治疗过程中，应定期复查尿常规、尿细菌学、血沉、X 线尿路造影、B 超及肝、肾功能等，以观察治疗效果。当出现细菌耐药或肝、肾功能损害和听神经损害等不良反应时，应及时报告医生并协助处理。

2. 手术疗法的护理

（1）手术前护理　肾结核手术前需用抗结核药物准备，肾全切除术前需用药 2 周以上，而肾部分切除术前需用药 3～6 个月，以控制感染灶；检查重要脏器的功能，有功能不全者应予纠正；注意休息，加强营养，以提高患者对手术的耐受力；做好术前常规准备。

（2）手术后护理　基本与肾损伤术后的护理相同，须注意有无手术后出血和感染等并发症发生，观察排尿情况。术后 24 小时禁食；肾切除术后卧床 2～3 天；部分切除者卧床 10～14 天；加强引流管的常规护理等。手术后应继续进行抗结核治疗 3～6 个月，以防复发。

【护理评价】

1. 患者的疼痛程度是否减轻或消失，有无痛苦表情。

2. 患者有无感染的征象，有无体温升高及血白细胞计数增高。

3. 患者的体液是否维持在正常范围，尿量以及肾功能恢复情况如何。

4. 患者是否已掌握形成尿路结石的致病因素、预防复发的方法。

【健康指导】

1. 指导患者加强营养，进行适当的活动，避免劳累，提高机体抵抗力，促进泌尿系统结核的康复。

2. 强调长期用药的意义，定期复查，疗程结束后还应分别在第 3、6、12 个月时进行复查。

3. 告诫患者勿用或慎用对肾脏毒害的药物。

4. 加强宣传预防结核的知识，养成良好的卫生习惯。

二、男性生殖系统结核

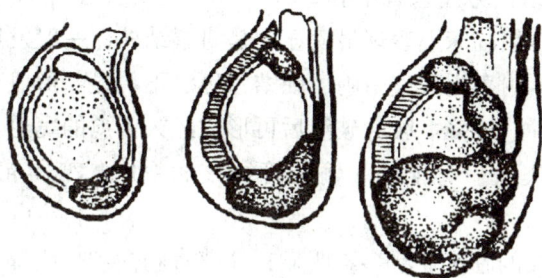

图 19 – 7　附睾结核示意图

【解剖生理概要】

男性生殖系统结核与肾结核患者的发病年龄相同，绝大多数为 20~40 岁。男性生殖系统结核包括附睾结核、输精管结核、前列腺结核、精囊结核，其中附睾结核最常见（图 19 – 7）。

附睾结核多数来自前列腺、精囊、输精管的感染，从尾部开始，逐渐延及整个附睾，甚至睾丸。如血行感染则多从头部开始。输精管结核表现为增粗、变硬，可形成串珠样结节。前列腺、精囊结核来自后尿道。

肾结核患者可将含有结核杆菌的尿液通过前列腺导管、射精管进入生殖系统，引起前列腺、精囊、输精管、附睾和睾丸结核，男性生殖系统结核也可以经血行直接播散引起，往往在肺结核发生或愈合后 3~10 年或更长时间才出现症状。

【病因与发病机制】

原发灶多在肺，少数继发于骨关节结核或消化道结核。

肾结核尿中的结核杆菌经后尿道前列腺小管和射精管口进入前列腺和精囊，再由输精管至附睾及睾丸，也可通过血行播散至这些器官。

【病理类型】

男性生殖系统结核的病理改变主要为结核结节、干酪样坏死、空洞形成和纤维化等，钙化极少见。

输精管结核常致管腔堵塞，输精管变粗、变硬，呈"串珠"状改变。

附睾结核病变常从附睾尾开始，呈干酪样变、脓肿及纤维化，可延及整个附睾。少数血行感染引起的附睾结核，病变多从附睾头部开始。附睾结核常侵及鞘膜和阴囊壁，脓肿破溃后可形成经久不愈的窦道。

睾丸结核常是附睾结核直接扩展蔓延所致，男性泌尿系统结核可经后尿道引起生殖系统结核。

【护理评估】

1. 健康史 男性生殖系统结核绝大多数有肺结核病史，少数有骨关节或消化道结核病史。患者常因体质较差、全身抵抗力较低而发病。

2. 身体状况 肾结核男性患者中有50%～70%合并生殖系统结核。虽然病变主要从前列腺、精囊开始，但临床上表现最明显的是附睾结核，一般发病缓慢，表现为阴囊部肿胀不适或下坠感，附睾尾或整个附睾硬结，疼痛不明显。形成寒性脓肿，如继发感染，阴囊局部出现红肿、疼痛。脓肿破溃后可形成经久不愈的窦道。可合并轻度睾丸鞘膜积液，双侧病变则失去生育能力。输精管结核病变时，变得粗硬并呈"串珠"样改变。

前列腺、精囊结核的临床症状多不明显，偶感直肠内和会阴部不适，附睾结节，严重者可出现血精、精液减少、性功能障碍和不育等。直肠指诊可扪及前列腺、精囊硬结，一般无压痛。

3. 辅助检查

（1）**尿常规、尿细菌学检查** 前列腺液或精液中有时也可出现结核杆菌。

（2）**影像学检查** ①B超：简单易行，对于中、晚期病例可初步确定病变部位。②X线检查：前列腺、精囊、输精管也有散在或弯曲的致密线点状阴影。骨盆平片偶可发现前列腺结核钙化。③尿道造影：可显示前列腺部尿道变形或扩大，造影剂可进入前列腺空洞内。④CT和MRI：静脉尿路造影显影不良时，CT、MRI的诊断价值高于IVU。

（3）**病理学检查** 主要用于鉴别诊断。常规尿找抗酸杆菌、尿结核杆菌培养和静脉尿路造影等检查以除外肾结核。尿道造影、精囊造影的价值不大，极少应用。

4. 治疗要点与反应 前列腺、精囊结核一般用抗结核药物治疗，不需要用手术方法，但应清除泌尿系统可能存在的其他结核病灶，如肾结核、附睾结核等。

早期附睾结核应用抗结核药物治疗，多数可以治愈。如果病变较重、疗效不好，已有脓肿或阴囊皮肤窦道形成，应在药物治疗的配合下做附睾及睾丸切除术。手术应尽可能保留睾丸组织。

手术前后抗结核治疗，术前检查精液常规。

【护理诊断及合作性问题】

1. 药物中毒的危险 与药物的毒副作用大和疗程长有关。

2. 行治疗方案无效 与疗程长、药物毒副作用大、医疗费用困难等因素有关。

3. 有感染的危险 与结石梗阻、尿潴留、非手术和手术治疗措施有关。

4. 焦虑 与疼痛、担心手术预后有关。

5. 知识缺乏 缺乏有关病因、用药和预防复发的知识。

6. 潜在并发症 手术后出血、手术后感染。

【护理目标】

1. 减轻患者的疼痛。

2. 稳定患者的情绪，焦虑感减轻，对治愈疾病有信心。

3. 让患者知道形成尿路结核的因素，了解预防结核复发的方法。

4. 药物的毒副作用及时得到防治。

5. 并发症发生时，能够被及时发现和处理。

【护理措施】

1. 非手术治疗的护理

（1）休息与营养 保证足够的睡眠，加强营养，多饮水，以减轻结核性脓尿对膀胱的刺激。

（2）合理用药 遵医嘱给予抗结核药物，定期进行尿常规、尿结核杆菌、泌尿系造影等检查，以判断治疗效果。还应密切观察药物的毒副作用，一旦发现异常应及时通知医生，并协助处理。

（3）心理护理 减轻患者的焦虑情绪，使其配合治疗。

2. 手术治疗的护理

（1）手术前 抗结核治疗至少2周以上，做好常规术前准备。

（2）手术后 ①卧位与休息：术后，血压平稳后取半卧位，应卧床1~2周，减少活动，避免继发性出血。②观察病情：生命体征、意识、面色、尿量和尿色、引流液的量和颜色等。应警惕术后出血。③饮食与营养：术后有腹胀，一般禁饮食2~3日。禁饮食期间行静脉补液，维持水、电解质平衡，必要时行肠外营养支持。④预防感染：使用对肾无损害的抗菌药物，预防感染。观察体温及血白细胞计数变化。

【护理评价】

1. 患者的疼痛程度是否减轻或消失，情绪是否稳定。

2. 患者有无感染的征象，有无体温升高及血白细胞计数增高。

3. 药物的毒副作用是否得到防治。

4. 及时发现和处理并发症。

【健康指导】

1. 指导患者加强营养，进行适当的活动，避免劳累，提高机体抵抗力，促进泌尿系统结核的康复。

2. 强调长期用药的意义，定期复查，5年不复发可认为治愈。

3. 告诫患者勿用或慎用对肾脏有毒害的药物。

4. 加强宣传预防结核的知识，养成良好的卫生习惯。

第五节 泌尿系统梗阻患者的护理

泌尿系统梗阻也称尿路梗阻，是指肾盂至尿道外口存在各种梗阻性病变，引起尿液的正常排出，造成泌尿系统梗阻性疾病，是泌尿系最常见的疾病，泌尿系本身及周围的许多疾病都可引起。上尿路梗阻最常见的是肾积水；下尿路梗阻常见的是尿潴留和前列腺增生症。

一、肾积水

【病因与发病机制】

肾积水可分为原发性和继发性两种。

原发性肾积水又称为先天性肾积水、自发性肾积水、特发性肾积水。最主要的病因是肾盂输尿管连接部的梗阻，其原因主要有：①异位血管：如来自肾下极的迷走血管压迫。②纤维条索。③输尿管肾盂高位插入。④肾盂输尿管连接部狭窄和瓣膜。⑤膜性粘连造成的局部输尿管迂曲。

继发性肾积水多由于泌尿系统的其他疾病所致，主要有上、下尿路的梗阻性病变，如肿瘤、息肉、结石、炎症、损伤、前列腺增生症、尿道狭窄等；上尿路外部的压迫，腹部、盆腔或腹膜后的肿块，特发性腹膜后纤维化，异位血管等。

【护理评估】

1. 健康史 主要了解梗阻的部位、时间、发生的快慢、有无继发感染及原发病变的性质，对于儿童间歇性腹块与多尿者更应重视。

2. 身体状况 肾积水常无典型的临床表现，主要表现为原发病的症状和体征。

（1）腰痛 为持续性钝痛或坠胀不适。

（2）腰腹部肿块 起初始于肋缘下，逐渐向侧腹部及腰部延伸，大者可越过中线，为表面光滑的囊性肿块，边缘规则，有波动感，压痛不明显。

（3）血尿 一般为镜下血尿。并发感染、结石或外伤后血尿加重。

（4）少尿或无尿 见于双侧肾脏、孤立肾或仅一侧有功能的肾脏出现积水。

（5）少尿与多尿交替出现 见于一部分原发性肾积水的患者。可于一次大量排尿后肿块骤然缩小，疼痛减轻，尿量减少时则肿块迅速增大，疼痛加重。

（6）高血压 重度肾积水患者中，约1/3出现高血压，呈轻度或中度升高。可能由于扩张的肾盂肾盏压迫小叶间动脉而引起肾实质缺血所致。

（7）自发性肾破裂 在无创伤的情况下，因继发感染致肾盂破溃，造成肾周围血肿及尿外渗。

（8）发热 继发感染时体温升高。

（9）消化道症状 可有腹痛、腹胀、恶心、呕吐，大量饮水后上述症状加重。

（10）其他 双侧梗阻出现慢性肾功能不全、尿毒症。

3. 辅助检查

(1) 尿常规检查 在肾盏扩大后常出现红细胞和蛋白。

(2) 肾功能检查 包括尿素氮、肌酐测定以及廓清试验等。双侧肾积水、肾功能严重受损时，血肌酐、尿素氮升高。

(3) 影像学检查

1) X线尿路平片：可显示增大的肾影和结石。

2) B超：肾脏体积增大，皮质变薄，肾实质内有大小不等的液性暗区。

3) 尿路造影在诊断中有重要价值：①排泄性尿路造影：可了解一侧或双侧肾积水、梗阻的部位、梗阻的程度（部分或完全）等情况。当积水严重影响患侧肾功能时可能显影不佳。典型表现之一为实质显影时间延长。②逆行肾盂造影：可显示梗阻的部位、性质。如积水严重可在逆行造影后保留输尿管导管引流尿液，以缓解患侧肾功能，以待进一步处理。③肾穿刺造影：适用于IVU显影不满意、逆行肾盂造影失败的患者。可见肾盂呈椭圆形扩张、边缘光滑。轻度积水时肾小盏杯口饱满呈杵状，重度积水时呈圆形，膨大犹如棉桃，肾实质变薄。

4) CT、MRI：可清楚地显示肾脏大小、轮廓、肾实质、肾积水及尿路以外的病变。CT强化造影，可了解肾脏的功能、肾脏病变的鉴别。

5) 肾盂灌注试验：用于诊断尿路梗阻难以确定的病例，是近年来认为有价值的检查方法。

(4) 肾图 呈梗阻型肾图曲线。若采用利尿肾图对判断是否有明确的梗阻及是否需要手术治疗有帮助。

4. 治疗要点与反应 首选病因治疗，针对病因解除梗阻，改善肾功能，缓解症状，消灭感染，尽可能修复其正常的解剖结构。

(1) 非手术治疗 适应于以下几种情况：①肾积水较轻，病情进展缓慢，肾功能已达平衡和稳定状态，可予观察，但应定期检查和了解积水的进展情况。②可自行解除的梗阻，如孕妇生理性肾积水。

(2) 局部处理 对于梗阻部位的病变可用局部处理解决者，如粘连分离、纤维索带切断、血管移位再吻合、结石摘除等。对于局部压迫过长已造成输尿管局部发育严重受损时，应将此段输尿管切除再吻合。

(3) 造瘘引流 情况危急或积水原因不能去除时，应先引流，控制感染，缓解肾功能，如无法除去原因则行永久造瘘。

(4) 手术治疗

1) 手术指征：肾积水进行性加重，临床症状明显，肾功能不断下降，梗阻病因明确，有并发症存在，应手术治疗。肾积水严重，剩余的肾实质过少，或伴有严重感染（即肾积脓）时，如对侧肾功能良好，可切除病肾。

2) 整形手术：注意正常的肾、输尿管的解剖关系，保持肾、输尿管的畅通引流，吻合处应在肾盂的最低处。整形手术的方式很多，但目前从病因病理学的角度出发，认为以将病段切除再吻合为佳。

3）术后问题及处理：①梗阻后利尿：上尿路急性梗阻缓解后的 1～3 天内，患者 24 小时尿量可为 3000～8000ml，必然会造成水、电解质、酸碱平衡的失调，严重者还会威胁患者的生命。随着病程的进展，肾小管的功能逐渐得到恢复，尿量会逐渐恢复正常。②对抗平衡问题：如果两侧肾脏均有梗阻时，在保证患者全身情况许可的情况下，可先解除肾功能相对较好的一侧肾脏的梗阻，然后再尽快解除另一侧肾脏的梗阻。③梗阻对肾脏的影响：梗阻后由于水钠潴留，可导致高血压。在梗阻解除或切除患肾后，部分患者的血压即可随之下降。肾积水时由于肾脏产生的红细胞生成素增加，可导致红细胞增多症，肾切除后也会恢复正常。

护考链接

男，9 岁，因腰腹疼痛就诊，排尿尚可，有恶心、呕吐，经当地医院检查诊断为先天性肾盂输尿管交界处狭窄，右肾积水。查体：右腰腹肿块，有波动感，无压痛。尿常规化验正常。肾图示右肾呈梗阻曲线，功能中度受损，左肾正常。根据临床表现及检查应采取何种治疗措施（　　　）

A. 肾部分切除　　　　　　　B. 肾切除

C. 肾造瘘　　　　　　　　　D. 肾盂输尿管成形

E. 无需治疗

【护理诊断及合作性问题】

1. 疼痛　与手术创伤有关。

2. 感染　与手术创伤、留置尿管有关。

3. 有皮肤受损的危险　与术后卧床有关。

4. 便秘　与卧床有关。

【护理目标】

1. 减轻患者的疼痛。

2. 稳定患者的情绪，焦虑感减轻，对治愈疾病有信心。

3. 药物的毒副作用及时得到防治。

4. 并发症发生时，能够被及时发现和处理。

【护理措施】

1. 病情观察　主要观察生命体征和尿量。

2. 基础护理　应用抗生素抗感染，注重皮肤的清洁，衣物定期更换清洗，不要随意穿别人的衣服，可以防止皮肤受到感染。

3. 饮食护理　给予高蛋白质和高维生素的饮食，以提高抵抗力。禁忌高脂肪、高糖、高盐的食物。如果是单侧的肾积水，不用控制饮水量，但是如果是双侧的，并伴有肾功能障碍的现象，就要对日常的饮水量加以控制。

4. 休息和活动　不要做剧烈的活动，要尽可能地多休息，如果感觉水肿情况比较重的话，可以适当地做一些利于血液循环的措施，不要一味地保持一个姿势，要多多变换体位。

5. 做好尿液引流的护理

（1）固定　引流管、引流袋不能高于膀胱平面，避免逆行感染。

（2）通畅　引流管避免弯曲、受压、打折，尤其在翻身时要特别注意。

（3）无菌　引流袋每日更换。

（4）观察　观察尿量、颜色。

护考链接

老年泌尿系统梗阻最常见于（　　）

A. 尿道狭窄　　　　　　　　　B. 前列腺增生

C. 膀胱结石　　　　　　　　　D. 膀胱肿瘤

E. 神经源性膀胱功能障碍

【护理评价】

1. 患者的疼痛程度是否减轻或消失，情绪是否稳定。

2. 患者有无感染的征象，有无体温升高及血白细胞计数增高。

3. 药物的毒副作用是否得到防治。

4. 及时发现和处理并发症。

【健康指导】

1. 指导患者加强营养，进行适当的活动，避免劳累，提高机体的抵抗力。

2. 积极治疗原发病，定期到医院复查。

3. 告诫患者勿用或慎用对肾脏有毒害的药物。

4. 加强宣传，养成良好的卫生习惯。

二、良性前列腺增生

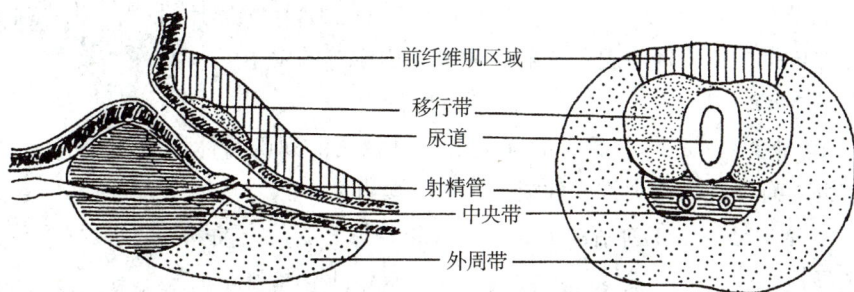

图 19-8　前列腺正常解剖

【病因与发病机制】

良性前列腺增生简称前列腺增生，亦称良性前列腺肥大，为老年男性的常见病。该病的病因和发病机制目前尚不十分清楚，一般认为老龄及有功能的睾丸存在是必备条件。随着年龄的增长，睾酮、双氢睾酮雌激素改变并失去平衡。

前列腺分为中央带（射精管穿过该部位）、移行带（前列腺增生起始部位）、外周带（前列腺癌发生部位）（图19-8）。

前列腺增生开始于尿道周围黏膜下腺体区域及移行区，形成多中心性的基质结节，外周组织退行性变，形成包膜，最终尿道受压、变窄。

梗阻长期未解除可出现残余尿、尿失禁、膀胱输尿管反流，继发感染和结石，最终引起肾积水和肾功能损害。

【护理评估】

1. 健康史　包括年龄、发病诱因，既往排尿困难情况及治疗经过，有无其他伴随疾病。

2. 身体状况　一般在50岁以后出现症状。症状与前列腺增生后的体积并不成比例，而是和梗阻的程度、病变发展速度，以及是否合并感染、结石、肾功能损害等有关。病变一般进展缓慢，症状时轻时重，在增生不引起梗阻或者仅引起轻度梗阻时可全无症状。

（1）尿频　是最常见的早期症状，开始多为夜尿次数增多，随后白天也出现尿频。

（2）排尿困难　进行性排尿困难是最重要的症状。

（3）尿潴留　梗阻加重到一定程度，排尿时不能排尽膀胱内的全部尿液，出现残余尿，过多的残余尿可使膀胱失去收缩能力，逐渐发生慢性尿潴留，并可出现充溢性尿失禁。残余尿大于150ml时，肾积水的发生率为55%。

（4）血尿　发生率约为20%。镜下血尿、肉眼血尿甚至血块，引起急性尿潴留。

（5）感染　BPH引起下尿路梗阻时，可导致尿路感染，尤其在有残余尿时，诱发感染的机会更多。

（6）膀胱结石　由于膀胱残余尿的长期存在，尿液中的晶体将沉淀形成结石。

（7）腹压增高所引起的症状　在BPH引起膀胱出口梗阻的情况下，出现排尿困难，长期增加腹压排尿，将促使腹股沟疝、脱肛、内痔等的发生。

3. 辅助检查

（1）直肠指检　是最重要的检查项目，可触及前列腺腺体增大、边界清楚、表面光滑、质韧、有弹性，中央沟变浅或者消失、隆起。

（2）实验室检查　①血清前列腺特异性抗原（PSA）：有助于诊断或排除前列腺癌，有助于选择适当的治疗方案。②尿常规、血常规、生化检查。

（3）影像学检查　①经腹或经直肠前列腺B超检查：是无损伤、无痛苦及可重复的检查方法，可测定前列腺的体积及观测前列腺的形态和结构，了解膀胱的改变和残余尿，并可提供鉴别诊断的依据。②CT和MRI检查：可清楚显示前列腺的形态及凸入膀胱的程度，可区分前列腺各区域的结构。③静脉肾盂造影。

（4）尿动力学检查　检查前列腺增生是否已造成尿流受阻，确定前列腺增生患者排尿的梗阻程度。检查要求排尿量为 150～200ml，最大尿流率 <15ml/s 表明排尿不畅，最大尿流率 <10ml/s 则表明梗阻较为严重，常是手术指征之一。

（5）残余尿量测定。

4. 治疗要点与反应

（1）病因治疗　最理想的治疗是去除肾积水的病因，保留患肾。如梗阻尚未引起严重的不可恢复的病变，在去除病因后，可获得良好的效果。手术方法取决于病因的性质。例如，先天性肾盂输尿管连接部狭窄可做肾盂成形术，肾、输尿管结石可行碎石或取石术，这些手术近年可用内腔镜进行。术后肾积水及肾功能会有所改善。

（2）药物治疗　①肾上腺素受体阻滞剂：酚苄明、特拉唑嗪（高特灵）、哌唑嗪。②5α-还原酶抑制剂：保列治。③植物药（抑制成纤维细胞生长因子，如舍尼通）。

（3）手术治疗　①经尿道前列腺切除手术（TURP）：适用于绝大多数良性前列腺增生需手术治疗者，但需要特殊的设备和经验。②良性前列腺增生开放手术：趾骨上经膀胱或趾骨后前列腺切除术。如膀胱内有结石，适宜行经膀胱手术。③经尿道前列腺切开术：适用于前列增生不严重或正常大小者。

（4）激光治疗。

（5）高强度超声聚焦　常用经直肠超声聚焦，使前列腺发生凝固坏死，其周围温度不足以损伤直肠。

（6）热疗　微波、射频。

（7）球囊扩张术。

（8）前列腺支架　主要适用于前列腺增生伴尿道严重梗阻而全身状况不容许手术者。现在应用比较多的是永久性网状支架，可深入上皮内，支架不易移位，也很少发生血尿、感染和结石。支架系编织，牵其一头即可取出。

护考链接

男，75岁，排尿困难5年，尿线细，射程短，排尿时间延长。一天前突发不能自行排尿，下腹区胀痛难忍，应先行（　　）

A. 输液抗感染　　B. 导尿　　C. 前列腺切除术

D. 针刺　　E. 理疗

【护理诊断及合作性问题】

1. 排尿形态问题　与膀胱出口梗阻、逼尿肌损害、留置导管和手术刺激有关。

2. 疼痛　与手术、导管刺激引起的膀胱痉挛有关。

3. 有感染的危险　与尿路梗阻、留置导尿、伤口引流不畅、术后免疫能力低下有关。

4. 潜在并发症　肺炎、压疮、急性尿潴留、手术后大出血，与术后膀胱痉挛、尿液引流不畅、凝血功能不良、便秘有关。

5. 恐惧/焦虑 与长期排尿困难、自我观念（老年人）和角色地位受到威胁、担忧手术及预后有关。

【护理目标】

1. 患者的异常排尿形态消失。
2. 排尿疼痛减轻或消失。
3. 患者感染的危险性下降或未发生感染。
4. 患者未发生出血之并发症。
5. 患者的恐惧或焦虑感减轻。

【护理措施】

1. 非手术疗法和术前护理

（1）做好心理护理，解除焦虑情绪，耐心向患者及家属解释各种手术方法的特点。

（2）饮食护理。为避免急性尿潴留的发生，嘱患者吃粗纤维、易消化的食物，以防便秘；忌饮酒及辛辣食物；鼓励患者多饮水，勤排尿。

（3）观察用药效果。

（4）体位和活动。指导患者在床上运动，鼓励下床活动；练习呼吸功能；防治感染。

（5）配合心、肺、肝、肾等有关功能的检查和相关的术前准备。

（6）残余尿量多者宜先留置导尿，持续引流或耻骨上膀胱造瘘；合并感染者使用抗生素，并定时进行膀胱冲洗。

2. 术后护理

（1）**病情观察** 密切观察病情，注意意识、生命体征、重要器官功能、呼吸和泌尿系统感染、引流情况等。老年人多有心血管疾病，加上麻醉及手术刺激可引起血压下降或诱发心脑血管并发症，应严密观察患者的意识状态及生命体征。

（2）**体位** 平卧2日后改半坐位，固定或前拉气囊尿管，患者坐起或肢体活动时，气囊移位而失去压迫膀胱颈口之作用，导致出血。

（3）**饮食护理** 术后6小时无恶心、呕吐，可进流质饮食，鼓励多饮水，1～2日后无腹胀即可恢复正常饮食，TUR术后多饮水，每日＞3000ml，食易消化、营养丰富、粗纤维食物，利于排便，必要时使用缓泻剂。术后5日内禁止灌肠或肛管排气，以免造成前列腺窝出血。对腹泻或便秘者使用其他方法治疗。

（4）**止血** 做好压迫止血的护理。

（5）**做好膀胱冲洗的护理** ①密切观察冲洗的颜色，保持冲洗、引流管道畅通，勿牵拉、打折、受压等，引流袋应低于引流处。术后用生理盐水持续冲洗膀胱3～7日。冲洗速度可根据尿色而定，色深则快、色浅则慢。前列腺切除术后都有肉眼血尿，随着时间的延长，血尿颜色逐渐变浅，若血尿色深红或逐渐加深，说明有活动性出血，应及时通知医师处理。②确保冲洗管道通畅，若引流不畅应及时施行高压冲洗并抽吸血块，以免造成膀胱充盈、膀胱痉挛而加重出血。③准确记录冲洗量和排出量，尿量＝排出量－冲洗量。

（6）**保持伤口和各种引流管的清洁，避免污染**　气囊导尿管 7～10 天，耻骨上膀胱造瘘管 2 周左右拔出。耻骨后引流管术后 3～4 日待引流量很少时拔除；耻骨上前列腺切除术后 5～7 日、耻骨后前列腺切除术后 7～9 日拔除导尿管；术后 10～14 日，若排尿通畅则拔除膀胱造瘘管，然后用凡士林油纱布填塞瘘口，排尿时用手指压迫瘘口敷料以防漏尿，一般 2～3 日愈合。

（7）**加强基础护理**　每日用 0.2% 碘伏棉球消毒擦拭尿道口 1～2 次，并使用抗生素，预防感染。加强老年人的基础护理及生活护理，防止压创发生，预防心肺并发症。

（8）**经尿道前列腺电切（TUR－P）或气化术（TUV－P）后的护理**　观察 TUR 综合征，TUR－P 或 TUV－P 术中通常需用冲洗液 1 万～3 万 ml，大量的冲洗液被吸收，使血容量急剧增加，形成稀释性低钠血症。患者可在术后几小时内出现烦躁不安、恶心呕吐、抽搐、昏迷，严重者出现肺水肿、脑水肿、心衰等。此时应注意病情观察、控制输液速度，必要时应用利尿剂、脱水剂对症处理。TUR 术后 3～5 日尿液颜色清澈，可考虑拔除尿管。拔管后嘱患者多饮水，勤排小便，避免腹压增高而出现继发性出血。教会患者提肛肌锻炼，以减轻或预防拔管后的尿失禁或排尿困难的现象。

（9）**膀胱痉挛的护理**　膀胱痉挛可引起阵发性剧痛，诱发出血，多因逼尿肌不稳定、导管刺激、血块堵塞冲洗管等原因引起。术后留置硬脊膜外麻醉导管，按需定时注射小剂量吗啡有良好的效果；也可口服硝苯地平、丙胺太林、地西泮，或用异搏定30mg 加入生理盐水内冲洗膀胱。

（10）**预防感染**　患者留置导尿管，加之手术所致的免疫力低下，易发生尿路感染和精道感染，术后应观察体温及白细胞的变化，若有畏寒、发热症状，应观察有无附睾肿大及疼痛。早期应用抗生素，每日用消毒棉球擦拭尿道外口 2 次，防止感染。

【护理评价】

1. 患者的排尿形态是否恢复正常，排尿是否通畅，能否节制。
2. 患者疼痛是否减轻，有无疼痛症状。
3. 患者有无感染的发生，有无体温升高、伤口红肿及尿液混浊。
4. 患者是否有血尿，血尿的程度如何，生命体征是否平稳。
5. 患者的恐惧或焦虑感是否消失，情绪是否稳定。

【健康指导】

1. 介绍康复的有关知识，说明术后各种引流管的作用和注意事项。有留置尿管留无菌尿袋的患者，每日用 0.2% 碘伏棉球擦拭尿道口 1～2 次，尿袋每周更换 1～2 次，注意引流管及尿管勿牵拉、打折、堵塞、脱落，尿袋应低于引流处。按医嘱定时定量服用抗生素，预防感染。

2. 出院后多饮水，不憋尿，进易消化、含纤维多的食物，预防便秘；忌烟酒、咖啡浓茶及辛辣等不良刺激；加强营养。

3. 术后 1～2 个月内避免剧烈活动，如跑步、骑自行车、性生活等，防止继发性出血。

4. 指导患者提肛肌锻炼以及永久性膀胱造瘘管的家庭护理方法。

5. 3个月后门诊复查，若出现血尿、排尿不畅等情况应及时就诊。

三、急性尿潴留

【病因与发病机制】

引起尿潴留的病因很多，可分为机械性和动力性梗阻两类。其中以机械性梗阻病变最多见，如良性前列腺增生、前列腺肿瘤；膀胱颈梗阻性病变，如膀胱颈挛缩、膀胱颈部肿瘤；先天性后尿道瓣膜、各种原因引起的尿道狭窄、肿瘤、异物和尿道结石。此外，盆腔肿瘤、处女膜闭锁的阴道积血、妊娠的子宫等均可以引起尿潴留。动力性梗阻是指膀胱出口、尿道无器质性梗阻病变，尿潴留系排尿动力障碍所致。最常见的原因为中枢神经和周围神经系统病变，如脊髓或马尾损伤、肿瘤、糖尿病等，造成神经源性膀胱功能障碍所致。直肠或妇科盆腔根治性手术损伤副交感神经分支；痔疮或肛瘘手术以及腰椎麻醉术后可出现排尿困难，引起尿潴留。此外，各种松弛平滑肌的药物，如阿托品、普鲁苯辛、654-2等，偶尔亦可致排尿困难而引起尿潴留。

护考链接

急性尿潴留最常见的原因是（　　　）

A. 下尿路梗阻　　　B. 神经源性膀胱功能障碍　　　C. 药物性因素

D. 精神性因素　　　E. 以上都不是

【护理评估】

1. 健康史　主要询问麻醉、手术史、药物史，以及引起下尿路梗阻的前列腺和尿道的相关病史。

2. 身体状况　急性尿潴留发病突然，膀胱内充满尿液而不能排出，胀痛难忍，辗转不安，有时从尿道溢出部分尿液，但不能减轻下腹疼痛。

3. 辅助检查　体格检查时耻骨联合区常可见到半球形膨胀的膀胱，用手按压有明显的尿意，叩诊为浊音。B超检查可以明确诊断。尿潴留应与无尿相鉴别，后者是指肾衰竭或上尿路完全梗阻，膀胱内空虚无尿，两者的含义不同，不能混淆。

4. 治疗要点与反应　治疗原则是立即解除病因，排空膀胱和预防感染。预防感染可采用相应的抗生素药物，恢复排尿。

（1）对于功能性尿潴留，首先采用暗示、诱导、热敷的方法，针刺疗法对反射性尿潴留有良效，一般采用的主穴为关元、中极、曲骨、水道等，配穴为足三里、三阴交等。手法多用轻刺激，留针15~20分钟。必要时每1~2分钟捻动1次。

（2）病因不明或梗阻一时难以解除，应先引流膀胱尿液，解除病痛，急诊处理可行导尿术，这是解除急性尿潴留最简便常用的方法。尿潴留短时间不能解除者，应放置导尿管持续引流，1周左右拔除。

（3）急性尿潴留患者在不能插入导尿管时，可采用粗针头于耻骨上膀胱穿刺的方法吸出尿液，可暂时缓解患者的痛苦。

（4）导尿失败或禁忌导尿者，可在局麻下或 B 超引导下行耻骨上膀胱穿刺造瘘，持续引流尿液。常用 20 号腰椎穿刺针。膀胱膨胀时，进针处应选择在正中线距耻骨联合上 1.5～2cm 部位，过高易穿破腹膜及肠腔，进针勿用力过猛和过深，应取垂直方向穿刺。如梗阻病因不能解除，可以永久引流尿液。

（5）无条件做耻骨上膀胱造瘘时，可用 15～18 号针头按上述方法穿刺膀胱，再以塑料管或输尿管插管经针头腔插入膀胱，退出针头，将导管留置于膀胱内引流。

（6）因前列腺肥大、前列腺肿瘤、尿道狭窄而致的急性尿潴留，需要进一步手术治疗时，首选膀胱造瘘术。

急性尿潴留放置导尿管或膀胱穿刺造瘘引流尿液时，应间歇缓慢地放出尿液，避免快速排空膀胱，造成内压骤然降低而引起膀胱内大量出血。腰麻、直肠肛管术后尿潴留，针灸或穴位注射新斯的明 0.25mg。

【护理诊断及合作性问题】

1. 排尿形态问题　与膀胱出口梗阻、逼尿肌损害、留置导管和手术刺激有关。

2. 疼痛　与手术、导管刺激引起的膀胱痉挛有关。

3. 有感染的危险　与尿路梗阻、留置导尿、伤口引流不畅、患者害怕饮水有关。

4. 恐惧/焦虑　与排尿困难、急切排尿、担忧预后有关。

【护理目标】

1. 患者的恐惧或焦虑感减轻。

2. 稳定患者的情绪，对治愈疾病有信心。

3. 患者感染的危险性下降或未发生感染。

4. 并发症发生时，能够被及时发现和处理。

【护理措施】

1. 心理护理　患者发生急性尿潴留时，往往出现紧张、急躁的情绪。应尽量稳定患者和家属的情绪，做好心理护理，并配合医生尽快地采取措施，解除尿潴留。

2. 排尿的护理　首先应选择一个安静的排尿环境，采取适当的体位排尿，同时配合诱导排尿，如按摩膀胱区、下腹部热敷、听流水声等方法，以缓解尿道括约肌痉挛，促使患者自行排尿。应注意控制尿液放出的速度，对于膀胱过度充盈的患者，第 1 次放出的尿液不可超过 600ml，应分数次放尽尿液，如一次放出过多尿液可出现冷汗、面色苍白、低血压、膀胱出血等情况。

3. 留置导尿管的护理　①严格无菌操作，保持导尿管的通畅，防止扭曲、受压或折叠。②注意观察引流尿液的性质、尿量、颜色及尿袋的位置等，患者下床活动时注意尿袋的高度不应超过耻骨联合的水平。③预防感染，每日用碘伏棉球擦洗会阴部 2 次，尽量减少导尿管与储尿袋接口的拆卸次数，尽量避免冲洗膀胱，尿袋 3 天更换 1 次，以减少尿路感染的机会；嘱患者多喝水，保证尿量每日不少于 2500ml，增加尿液对尿路的冲洗作用，减少尿路感染、结石的发生率。④间歇开放引流和训练逼尿肌的功能，每2~3小时开放1次，可预防膀胱萎缩。⑤定期更换导尿管，尿液 pH 值 <6.8 者每4周更换尿管，pH 值 >6.8 者每2周更换导尿管，以防止导尿管堵塞或与组织粘连。

【护理评价】

1. 患者的疼痛程度是否减轻或消失，情绪是否稳定。

2. 患者有无感染的征象，有无体温升高及血白细胞计数增高。

3. 及时发现和处理并发症。

【健康指导】

1. 告诉患者定期随访，积极治疗原发病，避免病情逐渐加重而引起肾功能损害。

2. 教会患者及家属饮水的方法，不能一次摄入过多水分或限制饮水，防止诱发尿潴留或加重尿路感染、尿路结石等并发症。

3. 教会患者及家属诱导排尿的方法，如听流水声，刺激肛门、股内侧，热敷、按摩下腹部等，不可憋尿过久。

4. 饮食宜清淡、易消化，忌辛辣刺激性食物，戒烟、戒酒，养成良好的生活习惯，防止便秘和憋尿等，劳逸结合。禁用或慎用某些易引起尿潴留的药物。

5. 留置尿管的患者，应教会患者和家属导尿管护理的注意事项。

第六节 泌尿、男性生殖系统肿瘤患者的护理

病案引导

患者，男，63岁，印染厂退休工人。因尿频、尿急、尿痛1个月，无痛性血尿3天入院。体格检查：体温 38.5℃，肾区无叩击痛。B 超检查：膀胱腔内见新生肿物。提示患者可能患什么疾病？

泌尿系肿瘤（Urologic Tumors）是泌尿外科的常见病，多为恶性。在我国，成人最常见的泌尿系肿瘤是膀胱癌（Carcinoma of Bladder），其次为肾癌（Renal Carcinoma），少数为肾盂癌（Carcinoma of Renal Pelvis）；婴幼儿最常见的是肾母细胞瘤（Nephroblastoma Wilms Tumor）。

一、肾癌

【护理评估】

1. 健康史 肾癌的高发年龄为50~60岁，男女之比为2∶1，可经血行和淋巴转移。

2. 身体状况 有30%~50%的肾癌患者缺乏早期临床表现。血尿、疼痛和肿块是肾癌的主要症状，出现任何一项，即应考虑肾癌的可能。

（1）血尿 是最常见和最早出现的症状。多为间歇性无痛肉眼全程血尿，可自行

减轻或停止，再次发作后，病情逐渐加重，表明肿瘤已侵犯肾盂、肾盏。出血量多少与肿瘤大小、数目及恶性程度不成比例。

（2）肿块　肿瘤较大或伴肾积水者可有肿块。

（3）疼痛　早期不明显，牵拉肾包膜或侵犯邻近组织可有腰部钝痛；血尿严重时血块通过或堵塞输尿管，可致肾绞痛。

（4）全身表现　副瘤综合征（肾外表现）、发热、血压升高、消瘦、贫血、ESR 增快、恶病质、转移表现。

（5）其他　左肾肿瘤可伴继发性左侧精索静脉曲张，癌栓侵及下腔静脉时可出现下肢水肿，病灶远处转移患者，可出现转移病灶的症状，如肺转移可出现咳嗽、咳血，骨骼转移可出现病理性骨折等。

护考链接

肾癌的早期症状是（　　）

A. 无痛性血尿　　　　B. 腰部疼痛　　　　C. 腰部包块

D. 蛋白尿　　　　　　E. 全身水肿

3. 辅助检查

（1）尿常规　血尿是重要的症状，部分患者尿细胞学检查可找到癌细胞，但阳性率较低。近年发展起来的肿瘤标记物检查，是一项新的检查方法，但缺乏特异性的肾癌标记物。

（2）B 超　超声检查是最简便、无创伤的检查方法，肾脏内超过 1cm 的肿块即可被超声扫描。

（3）X 线　X 线造影术为诊断肾癌的主要手段。X 线平片可以见到肾外形增大，轮廓改变，偶有肿瘤钙化，在肿瘤内局限的或广泛的絮状影亦可在肿瘤周围成为钙化线壳状，多见于年轻人肾癌。

（4）静脉肾盂造影　通过排泄性尿路造影，不但能看到肾癌引起的肾盂、肾盏受压的情况，而且能了解对侧肾脏的功能情况，这对决定切除病肾是一个重要的先决条件。

（5）肾动脉造影及栓塞　肾动脉造影目前一般作为肾肿瘤动脉栓塞前的一种辅助性诊断措施，动脉栓塞后可使瘤体缩小，术中减少出血，易分离及使癌栓扩散，亦可降低手术难度。

（6）肾动脉造影　一旦确诊为肾癌，造影的同时即行肾癌动脉栓塞，可减少手术中出血。肾癌不能手术切除而有严重出血者，可行肾动脉栓塞术作为姑息性治疗。

（7）CT 扫描　CT 对肾癌的诊断有重要作用。可以发现未引起肾盂、肾盏改变和无症状的肾癌，准确测定肿瘤的密度，并可准确进行分期。

（8）病理学检查　尿细胞学检查要取新鲜尿进行。活体病理组织检查用于确诊。

4. 治疗要点与反应　以手术为主的综合治疗。

（1）**手术治疗**　肾癌一经确诊，应尽早行肾切除。手术首选根治性肾切除术。

（2）**放疗**　放疗主要用于以下几种情况：①患者年龄轻、病史短、肿瘤增长快、毒性症状明显者，行术前放疗可缩小肿瘤的体积。②癌肿已扩展到邻近器官或肿瘤切除不彻底的病例，术后放疗可减少局部复发。③晚期肾癌不能手术切除者，放疗可减轻疼痛、血尿及肿瘤毒性症状。

（3）**化疗**　化疗对肾细胞癌的效果较差，联合化疗可提高疗效，较好的组合为：长春新碱＋氨甲蝶呤＋博来霉素；长春新碱＋阿霉素＋白介素；长春花碱＋阿霉素＋羟基脲。

（4）**激素治疗**　黄体酮、睾酮对转移性肾癌能起到缓解病情的作用。

（5）**免疫治疗**　卡介苗、转移因子、免疫 RNA、扰素、白介素等对预防复发或缓解病情发展有一定的用处。

护考链接

男性，44 岁，体检时 B 型超声波发现右肾下极有一 2cm×2cm 的占位性病变，排泄性尿路造影未见右侧肾盂、肾盏形态改变，CT 示右肾恶性肿瘤。检查左肾形态和功能均正常。以下各项治疗方案，哪项正确（　　　）

　　A. 根治性右肾切除　　　　　　B. 右肾切除

　　C. 右肾下极切除　　　　　　　D. 右肾动脉栓塞

　　E. 右肾部分切除、放射治疗和化学治疗

【护理诊断及合作性问题】

1. 营养失调，低于机体需要量　与疾病消耗及不能摄入足够营养有关。

2. 有药物中毒的危险　与药物的毒副作用大和疗程长有关。

3. 执行治疗方案无效　与疗程长、药物毒副作用大、医疗费用困难等因素有关。

4. 焦虑　与疼痛、担心手术预后有关。

5. 知识缺乏　缺乏有关病因、用药和预防复发的知识。

6. 潜在并发症　肾功能衰竭、手术后出血、手术后感染。

【护理目标】

1. 减轻患者的疼痛。

2. 血尿减轻或消失。

3. 稳定患者的情绪，焦虑感减轻，对治愈疾病有信心。

4. 营养不良的情况改善，机体抵抗力增强。

5. 药物的毒副作用及时得到防治。

6. 获得了康复的有关知识，患者及亲属能主动配合治疗。

7. 并发症发生时，能够被及时发现和处理。

【护理措施】

主要是手术治疗的护理，放、化疗护理见肿瘤章节。

1. 术前护理

（1）心理护理　应关心、体贴患者，向患者讲解疾病的相关知识，解除患者的疑虑，鼓励家属与患者交谈能使其高兴的话题。

（2）饮食护理　给予易消化的食物，改善营养；适当多饮水以稀释尿液，减轻膀胱刺激征，减少血块堵塞。

（3）血尿护理　血尿较轻的患者，无需特殊处理，应安慰并告诉患者术后血尿症状会消失；血尿较重的患者，指导其卧床休息、多饮水，同时注意观察血尿的颜色及量，遵医嘱应用止血药和输血治疗。

（4）疼痛护理　多为胀痛，一般无需处理；若疼痛较重、难以忍受时，可遵医嘱给予止痛药，同时指导患者卧床休息，注意询问患者疼痛的性质。

（5）发热护理　发热是肿瘤产生内生致热原所致。可嘱患者多饮温水，防止受凉感冒。若体温超过38℃，以物理降温为主。

（6）术前准备　做好各项术前常规准备工作。

2. 术后护理

（1）体位和活动　术后6小时，患者生命体征平稳后，可给予半卧位，以利于患者的呼吸，并促进充分引流。根治性肾切除术后卧床5～7天，避免过早活动而引起出血。术后第2天可指导患者在床上活动，术后第3天以后可以协助患者离床活动。

（2）饮食　一般肛门排气后可逐渐进流食、软食，最后过渡到普食。多饮水，起冲洗作用。

（3）预防感染　保持伤口清洁、干燥；定时翻身、拍背，指导正确咳嗽、深呼吸；每日做好口腔、会阴等基础护理。

（4）引流管护理　肾癌术后引流管：无引流液流出，2～3天即可拔除。输尿管支架管：术后2周拔除。

（5）病情观察　①监测患者的生命体征：由于根治性肾癌切除术对患者的创面大，术后可能渗血较多，因此要严密监测术后患者的脉搏、血压等生命指标的变化情况，根据病情，每15～60分钟测量一次，直至平稳后每日两次。②观察术后有无出血：观察刀口局部敷料的渗出情况。③记录24小时尿量，观察肾脏功能，保证患者每天尿量在1000ml以上。④观察并记录引流液的颜色和量，保持引流通畅，每2小时挤压引流管一次，并检查引流管有无打折、受压等情况，防止逆流而引起感染。若引流量每小时超过100ml、连续3小时，说明有活动性出血，应及时通知医生。

【护理评价】

1. 患者的疼痛程度是否减轻或消失。

2. 患者的情绪是否得到控制。

3. 患者的肾功能恢复情况如何。

4. 患者是否已掌握预防复发的方法。

5. 并发症的发生情况。

【健康指导】

1. 注意休息,术后 3 个月内不要做剧烈运动。适当进行体育锻炼,增强抗病能力。

2. 戒烟,加强职业防护,减少直接接触化工产品、染料等致癌物质。

3. 健康饮食,禁忌高脂饮食。不食用霉变、腐烂、腌制食品。

4. 术后患者应定期复查,每 1~3 个月复查一次,情况良好者每半年到一年复查一次,如出现血尿、乏力、消瘦、疼痛、腰腹部肿块应立即到医院就诊。

二、膀胱癌

【护理评估】

1. 健康史 多见于 50~70 岁的男性,男女之比为(4~5):1,是泌尿系统中最常见的肿瘤。主要询问患者的遗传史、药物史、生活环境、职业等。

2. 身体状况

(1)血尿 是最常见和最早出现的症状。多为间歇性无痛性肉眼全程血尿,终末加重,可自行减轻或停止,易造成“好转”或“治愈”的错觉而贻误治疗。出血量多少与肿瘤大小、数目及恶性程度不成比例。非上皮性肿瘤者,血尿一般较轻。

(2)膀胱刺激症状 膀胱刺激征。

(3)尿路梗阻症状 排尿异常、尿潴留为膀胱癌的晚期表现。

(4)肿块及疼痛 肿瘤较大或伴肾积水可出现腰部包块。疼痛在早期不明显,牵拉肾包膜或侵犯邻近组织可有疼痛;血块通过或堵塞输尿管可致肾绞痛。

(5)全身表现 发热、血压升高、消瘦、贫血、恶病质、转移表现。浸润癌晚期,在下腹部耻骨上区可触及肿块,坚硬,排尿后不消退。广泛浸润盆腔或转移时,出现腰骶部疼痛。阻塞输尿管可致肾积水、肾功能不全,出现下肢浮肿。晚期肿瘤组织还会出现坏死、溃疡和感染。

护考链接

膀胱癌最重要的检查方法是(   )

A. 实验室检查 B. X 线尿路造影检查

C. B 超 D. 膀胱镜检查

E. CT

3. 辅助检查

(1)尿常规及尿脱落细胞检查 尿脱落细胞学检查:在患者新鲜尿液中,易发现脱落的肿瘤细胞,可作为血尿的初步筛选,反复多次以提高检出率。

(2)影像学检查 ①经腹壁 B 超检查:简便易行,能发现直径 0.5cm 以上的肿瘤,可作为患者的最初筛选。能了解肿瘤的部位、大小、数目及浸润深度,初步确定临床分期。②IVU:可了解肾盂、输尿管有无肿瘤以及膀胱肿瘤对上尿路的影响,如有患侧肾积水或肾显影不良，常提示肿瘤已侵及输尿管口。膀胱造影可见充盈缺损。③CT 和 MRI：多用于浸润性癌，可以发现肿瘤浸润膀胱壁深度以及局部转移肿大的淋巴结。④膀胱镜检查：为膀胱癌最重要的检查方法，能直接看到肿瘤的部位、数目、大小、形态等，并可取活组织检查。

4. 治疗要点与反应 以手术治疗为主，化疗、放疗和免疫治疗为辅。

（1）**手术治疗** 常用的手术方式为经尿道电灼或电切法、经尿道激光肿瘤切除术、膀胱切开肿瘤切除术、膀胱部分切除术及全膀胱切除术等。保留膀胱者，术后需进行膀胱内药物灌注。若行膀胱全切除术者，则需行尿流改道及重建手术，即输尿管皮肤造口术或肠管代膀胱术。同时放疗及化疗，用以配合手术。术后 2 年 50%～70% 患者复发，每 3 个月膀胱镜检一次。①经尿道膀胱肿瘤电切术：适用于表浅乳头状肿瘤——非肌肉浸润性肿瘤。②膀胱部分切除术：适用于特殊部位的浅表性肿瘤。③全膀胱切除术：在男性是将膀胱、前列腺和精囊一并切除，在女性是将膀胱和尿道一并切除。根治性全膀胱切除是整块切除膀胱、前列腺、精囊、盆腔腹膜、盆腔侧壁和血管的周围组织（包括淋巴结和淋巴管）；在女性则另外包括阔韧带、子宫、子宫颈和部分阴道。

（2）**化学治疗** 膀胱腔内灌注化学药物：常规术后 1 周开始用丝裂霉素 20～40mg 加生理盐水或蒸馏水 20～40ml 进行膀胱灌注，每周 1 次，连续 8 周，后改每月一次至满一年，且每 3 个月复查一次膀胱镜检。全身化疗主要采用 MVAC 方案和 GC 方案。

（3）**放射治疗**。

（4）**免疫治疗** 包括膀胱腔内灌注免疫药物和全身免疫疗法。膀胱内灌注 BCG、白介素等，全身治疗常用干扰素、白介素等。

护考链接

膀胱肿瘤主要的临床表现是（　　　）

A. 镜下血尿　　　B. 终末血尿　　　C. 间歇性无痛性肉眼血尿

D. 腰痛伴血尿　　E. 血尿伴膀胱刺激症状

【护理诊断及合作性问题】

1. 恐惧/焦虑 与担心手术创伤和对生命的威胁、手术后排尿模式改变有关。

2. 自我形象紊乱 与术后留置导尿管有关。

3. 知识缺乏 缺乏术后灌注化疗药物的相关知识。

4. 排尿异常 与肿瘤浸润膀胱坏死组织、血块、瘤体、刺激有关。

5. 有感染的危险 与下尿路梗阻、肿瘤坏死脱落和术后免疫力低下有关。

6. 疼痛 与癌肿晚期及手术有关。

7. 营养失调，低于机体需要量 与癌症慢性消耗、血尿及放疗、化疗的副作用有关。

8. 潜在并发症 手术后出血、感染、尿外渗、尿瘘、体液失衡。

【护理目标】

1. 患者的情绪稳定。

2. 营养状况得到改善。

3. 体液维持平衡。

4. 维持正常的排尿功能。

5. 手术并发症发生时，可得到及时处理。

【护理措施】

主要是手术治疗的护理，放、化疗护理见肿瘤章节。

1. 术前护理

（1）心理护理　应关心、体贴患者，向患者讲解疾病的相关知识，解除患者的疑虑，鼓励家属与患者交谈能使其高兴的话题。

（2）饮食护理　嘱患者多食高蛋白、易消化、营养丰富的食品，必要时输血、补液；术前 3 日给予无渣饮食，每晚灌肠 1 次，术前一日晚禁食，清洁灌肠，适当多饮水以稀释尿液，减轻膀胱刺激征，减少血块堵塞。

（3）血尿护理　血尿较轻的患者，无需特殊处理，应安慰并告诉患者术后血尿症状会消失；血尿较重的患者，指导其卧床休息、多饮水，同时注意观察血尿的颜色及量，遵医嘱应用止血药和输血治疗。

（4）疼痛护理　多为胀痛，一般无需处理；若疼痛较重、难以忍受时，可遵医嘱给予止痛药，同时指导患者卧床休息，注意询问患者疼痛的性质。

（5）发热护理　发热是肿瘤产生内生致热原所致。可嘱患者多饮温水，防止受凉感冒。若体温超过 38℃，以物理降温为主。

（6）肠道准备　膀胱全切后肠管代膀胱术的患者，按结肠直肠手术进行肠道准备；女患者术前 3 天开始冲洗阴道，每天 1~2 次；手术日早晨常规插胃管，做好其他常规准备。

（7）术前准备　术前备皮、下胃管、留置导尿、备血、注射术前针。术前行体检、直肠检查和腹部双合诊、肿瘤活组织检查以及胸透等，明确膀胱肿瘤的性质、侵犯深度以及有无远距离转移。

（8）膀胱内药物灌注护理　①准备药物、稀释液、导尿包等，配合医生。②插入尿管后先排空膀胱，再将生理盐水稀释的抗癌药灌入。③灌入后协助患者每 15 分钟更换体位一次，平卧、俯卧、左侧卧、右侧卧，使药物与膀胱各壁充分接触。④每次灌注液在膀胱内保留 1~2 小时后排出，时间到，即排净，并大量饮水（避免膀胱黏膜被化疗药灼伤）。⑤每周灌注 1 次，8 次为 1 疗程。

2. 术后护理

（1）体位　病情平稳，取半卧位。膀胱全切术后卧床 8~10 天，以免引流管脱落而引起尿瘘。

（2）饮食　胃肠减压 3~5 日，直到肠蠕动恢复方可进流食、半流食和普食，多饮水。肠代膀胱术，按肠吻合术后处理。经尿道膀胱肿瘤电切，术后 6 小时即可正常饮食。

（3）预防感染 保持伤口清洁、干燥。定时翻身、拍背，指导患者正确咳嗽、深呼吸。术后因留置尿管常导致分泌物的排出增多，因此做好尿道口的护理尤为重要。常规用 0.1% 苯扎溴铵棉球擦拭尿道外口，预防感染，同时给予抗生素预防感染。

（4）病情观察 观察生命体征、切口、尿量、尿色及性质、造口肠管颜色、光泽等，了解肠管的血运情况。定时测电解质和 pH（肠代膀胱尿中的电解质易被肠黏膜吸收）。

（5）引流管护理 辨明各种引流管在体内引流的部位，标识清楚。将引流管妥善固定于床旁，引流管不可高于耻骨联合水平，防止扭曲、折叠。随时观察引流液的性状，保持气囊导尿管引流通畅，术后持续膀胱冲洗 3 天，使膀胱处于空虚状态，不积存血凝块，发现引流不通畅或堵塞，应及时查找原因，是否为血凝块阻塞或管道被折叠、扭曲，如有血块，应用 50～100ml 注射器取生理盐水低压冲洗尿管，直至引流通畅。保持管道清洁干燥，每日更换引流袋。置入耻骨联合后间隙的负压乳胶管若术后 2～3 天无明显引流，可拔除。代膀胱内的引流管术后 1 周可拔除。输尿管支架管术后 2 周拔除。拔管后鼓励患者多饮水，一般白天饮水量应在 3000ml 以上，以起到机械冲洗的作用，避免感染的发生。

（6）造口护理 选多个合适的造口集尿袋交替使用。及时清空袋内尿液，清洗、消毒后再用。鼓励患者尽快养成定时排尿的习惯，最终达到不佩戴集尿袋。可控膀胱术后，开始每 2～3 小时导尿 1 次，逐渐延长间隔时间，每 3～4 小时 1 次。避免集尿器的边缘压迫造瘘口，造口处皮肤保持清洁，涂氧化锌保护。应经常观察造瘘口成形皮肤乳头的血运情况，如出现回缩、颜色变紫等血运障碍表现，应立即报告医生处理。

（7）止痛泵护理 观察麻醉药的副作用及止痛效果，防止脱落。

（8）预防并发症发生 经尿道膀胱肿瘤电切术后，主要并发症为出血，其主要原因由于肿瘤电切处焦痂脱落而致继发性出血。除密切检测生命体征外，护理时一定要注意观察冲洗液的颜色，若冲洗液鲜红，加快冲洗液的速度仍无改变，且伴有血压下降，血红蛋白降低，应立即通知医生，给予输血、输液。

【护理评价】

1. 患者的疼痛程度是否减轻或消失。
2. 患者的情绪是否得到控制。
3. 患者的排尿功能恢复情况如何。
4. 患者是否已掌握预防复发的方法。
5. 并发症的发生情况如何。

【健康指导】

1. 从事染料、橡胶皮革、塑料制品、油漆及有机化学加工等职业的人员应做好劳动保护，避免直接接触有害物质。戒烟，减少咖啡的饮用量，避免食用糖精，慎重应用镇痛药，如非那西丁和环磷酰胺等药物。及时治疗膀胱慢性炎症、尿路结石等疾病。

2. 直肠代膀胱术后，养成定时排尿的习惯，每小时排尿 1 次，渐至每 2 小时排尿 1 次，间隔时间也不宜过长。对尿流改道的患者，应教会其护理的方法。

3. 注意保持大便的松软通畅，勿用力排便，预防再出血，必要时可口服一些软化大便的药物，多吃一些蔬菜、水果。饮食宜清淡，避免煎、炒、炸的食物，养成多饮水的习惯，并禁止吸烟、饮酒及食用腌制食物。

4. 告知患者膀胱癌易复发，术后 3 年内应定期复查。每 3 个月复查 1 次。

5. 告知患者术后定期化疗、放疗、免疫治疗的意义。

三、前列腺癌

【护理评估】

1. 健康史　在欧美等发达国家和地区，前列腺癌是男性最常见的恶性肿瘤，其死亡率居各种癌症的第二位，以北美、北欧为高发区。多见于 50 岁以上的男性。

2. 身体状况　早期症状主要表现为尿频、尿急、尿痛、尿潴留以及尿路梗阻等。

（1）尿液排出梗阻症状。

（2）局部浸润症状。

（3）转移症状（骨转移）。

3. 辅助检查

（1）实验室检查　①血清前列腺特异性抗原（PSA）升高，如与直肠指诊（DRE）结合使用会明显提高检出率。②血清酸性磷酸酶升高与前列腺癌转移有关，但缺乏特异性。近年用放射免疫测定可提高其特异性。

（2）影像学检查　①B 超检查前列腺内低回声结节，但须与炎症或结石相鉴别。②核素骨扫描较 X 线拍片常能早期显示转移病灶。③CT 或 MRI 检查可显示前列腺形态改变、肿瘤及转移。

（3）直肠指检　在前列腺癌的早期诊断中极为重要，其准确率可达 50% ~ 70%。由于前列腺紧贴在直肠的前面，因此，通过直肠指诊可以摸到前列腺的大小、质地等状况，如前列腺表面突起的肿瘤结节（如果肿瘤的体积较大，整个前列腺的质地都会变得很坚硬，像一块石头一样）。

（4）前列腺穿刺活检　可作为确诊前列腺癌的方法。未能穿刺取出肿瘤组织不能否定诊断。

4. 治疗要点与反应

（1）手术治疗　外科手术是目前最常用的治愈性治疗方法，称为前列腺癌根治术，将前列腺和肿瘤完整切除。前列腺癌根治术可采用经耻骨后途径（切口从脐到耻骨上缘）、经会阴途径（切口位于阴囊和肛门之间）和腹腔镜或机器人辅助的下前列腺癌根治术。

（2）其他治疗

1）放疗：包括体外适型放射治疗和放射性粒子种植治疗，通过提高前列腺部位的最大照射剂量，将放射性粒子经过会阴部皮肤种植到前列腺中，可减少不良反应，提高治疗效果。

2）化疗：常用多西他赛和卡巴他赛。阿比特龙是其中最具临床应用价值的新药，对于治疗抵抗性前列腺癌的有效率颇高。

3）前列腺癌内分泌治疗：是一种姑息性的治疗手段，包括注射、口服等暂时抑制前列腺癌细胞的生长，延缓疾病的恶化进展。

4）冷冻治疗：是一种微创治疗手段，将 -96℃ 的液氮注入探针，以冷冻并杀死肿瘤细胞。目前，冷冻治疗常作为外照射治疗后无效的前列腺癌患者的二线治疗。

5）核素治疗：是一种用于治疗前列腺癌骨转移骨痛患者的姑息性治疗手段。静脉注射或口服二膦酸盐类药物也可用于治疗骨转移导致的骨痛。

护考链接

女性，50 岁，间断性无痛性肉眼血尿 3 月余，膀胱镜检查发现膀胱右侧壁有直径约 2cm 大小的浅红色绒毛样肿瘤，似水草样在水中漂浮。B 超提示右侧壁肿瘤，约 2.0cm×1.5cm 大小，有蒂。肿瘤后方膀胱完整。该患者最适合的治疗方法是（　　）

A. 膀胱部分切除术　　　　　B. 膀胱全切术、尿流改道术
C. 经尿道膀胱镜电灼　　　　D. 经尿道膀胱肿瘤切除术
E. 膀胱灌注化疗

【护理诊断及合作性问题】

1. 焦虑/恐惧　与排尿形态改变、手术后担心大出血和住院经费较多有关。

2. 疼痛　与手术后伤口疼痛、晚期癌细胞侵受力下降和恶病质机体的耐受力下降有关。

3. 预感性悲哀　与疾病预后不良、威胁生命有关。

4. 排尿异常　与膀胱颈梗阻有关。

5. 营养失调，低于机体需要量　与患者食欲下降、摄食减少、发热有关。机体处于高代谢状态，消耗增多和化疗的不良反应致剧烈呕吐、味觉异常。

6. 潜在并发症　出血、感染、放化疗的副反应。

【护理目标】

1. 患者的恐惧与焦虑感减轻或消除。

2. 尿路梗阻症状有所缓解。

3. 经治疗后肿瘤进展得到控制，消耗减少，营养状态好转。

4. 潜在的放、化疗副反应得到有效预防。

【护理措施】

主要是手术治疗的护理，放、化疗护理见肿瘤章节。

1. 术前护理

（1）心理护理　积极与患者沟通交流，耐心做好解释工作，给予患者关心、鼓励，

使其树立信心，保持稳定的心态。

（2）**肠道准备** 术前 12 小时禁食，4 小时禁水，术日晨清洁灌肠，保证肠道清洁，防止感染。

（3）**其他护理** 注意休息与活动适度。加强基础护理，监测生命体征的变化。适应术后状态的锻炼，如有效咳嗽练习、缩肛运动练习等。

2. 术后护理

（1）**体位** 按全麻术后护理常规，平卧位，头偏向一侧，麻醉清醒、术后血压平稳后，取低半坐卧位。

（2）**病情观察** 严密监测生命体征的变化，做好记录，如有异常立即报告医生。注意观察手术切口有无渗血，有无腹胀，若出现恶心呕吐、腹痛加剧、血便等，警惕肠管损伤的可能。

（3）**引流管的护理** 患者术后留置尿管及腹腔引流管，注意保持引流管通畅，防止扭曲、折叠、受压或脱出。密切观察引流液的颜色、性质，准确记录引流量。

（4）**生活护理** 清醒后协助患者翻身，叩背以利排痰，保持会阴部清洁，每天坚持缩肛运动。

（5）**饮食护理** 待肠蠕动恢复，肛门排气后，可进食清淡的流质饮食，后由半流质饮食逐渐过渡到普通饮食。注意少食多餐，以易消化、含有丰富营养的食物为主，并附加多纤维食物，以利排便。

【护理评价】

1. 患者的营养状况有无改善。

2. 患者的恐惧与焦虑感是否减轻或消除。

3. 并发症是否得到有效的预防或处理。

【健康指导】

1. 注意休息，劳逸结合，适当锻炼，术后 3 个月内避免剧烈活动，如负重、骑车，以免发生继发性出血。

2. 合理健康饮食，加强营养，忌食辛辣刺激性食物，避免高脂饮食。戒烟酒，并保持大便通畅。

3. 有尿失禁者，保持会阴部干燥清洁，定时训练收缩盆底肌。

4. 注意有无腰痛、骨关节疼痛等骨转移的发生。

5. 定期随诊复查。若出现血尿、排尿困难或尿线变细等征象时，需及时就诊。

小　　结

尿石症是一种常见病、多发病，是危害人类健康的主要疾病之一。很多患者经过手术或非手术治疗，结石暂时得以去除，但不久又会生成新的结石，患者十分痛苦。因此，做好预防结石复发的工作至关重要。包括饮食饮水、生活环境、运动等。目前，尿路结石的治疗方法已有很大的变化，特别是由于 ESWL 和腔内泌尿外科技术的广泛应用，使得 90% 以上的结石患者可不必采用开放性手术而获得治愈。

同步训练

1. 我国泌尿男性生殖系统肿瘤多发于（　　）
    A. 肾脏　　　　　　　　　　B. 膀胱
    C. 输尿管　　　　　　　　　D. 睾丸
    E. 前列腺

2. 膀胱肿瘤最常发生的部位是（　　）
    A. 膀胱三角区　　　　　　　B. 颈部
    C. 两侧壁及后壁　　　　　　D. 底部
    E. 顶部

3. 肾肿瘤的血尿特点是（　　）
    A. 间歇性无痛性肉眼血尿　　B. 全程肉眼血尿初始加重
    C. 全程肉眼血尿终末加重　　D. 腰部剧痛后出现血尿
    E. 血尿伴膀胱刺激症状

4. 肿瘤性血尿多是（　　）
    A. 初始血尿　　　　　　　　B. 终末血尿
    C. 全程血尿　　　　　　　　D. 痛性血尿
    E. 无痛血尿

第二十章　骨及关节疾病患者的护理

　　骨与关节疾病是指发生在骨、关节、肌肉、韧带、肌腱、软骨以及营养和支配它们的血管、神经的疾病。这些疾病主要影响人的活动，给患者的日常生活、工作、劳动、学习带来一定的困难，严重时造成肢体残疾，给社会和家庭造成一定的负担。护理骨与关节疾病的目的是要充分调动患者及家属的积极性，使他们共同参与疾病的治疗、护理，使患肢功能得到最大程度的恢复，以提高患者的生存质量，减轻家庭和社会的负担。

第一节　骨折概述

　　骨折是指骨的连续性和（或）完整性的中断。以外伤性骨折较为常见，常合并有周围软组织的损伤；少数患者可因骨质的严重病变而并发骨折。

【骨折的分类】

1. 根据骨折性质分类　分为外伤性骨折和病理性骨折。

（1）外伤性骨折　①直接暴力伤：骨折发生在受力的部位，多为横断型骨折和粉碎型骨折。②间接暴力伤：骨折发生在远离暴力作用的部位，多为斜型骨折、螺旋型骨折和压缩型骨折。③牵拉暴力伤：当肌肉猛烈收缩时，牵拉其附着处的骨质，使其发生骨折。④疲劳应力伤：力量较弱，但长期反复作用于骨的某个部位而导致骨折，如长途行军所致的第二、三跖骨骨折。

（2）病理性骨折　骨质被肿瘤、结核、骨髓炎等疾病所破坏，一旦在轻微的外力作用下即可导致骨折，称为病理性骨折。

2. 根据骨折端是否与外界相通分类　分为闭合性骨折和开放性骨折。

（1）闭合性骨折　皮肤黏膜完整，细菌不易侵入骨折端。

（2）开放性骨折　皮肤黏膜的完整性破坏，骨折端与外界相通，易发生感染。

3. 根据骨折时间的长短分类　分为新鲜性骨折和陈旧性骨折。2 周以内为新鲜性骨折，2 周以上为陈旧性骨折。

【骨折的愈合】

　　骨折的愈合过程可分为三个阶段：①血肿机化期：这一过程持续 2~3 周才能初步完成，是骨折后的初期阶段。②原始骨痂形成期：骨折后 4~8 周。X 线片上可见骨干

第二十章　骨及关节疾病患者的护理　359

骨折四周包围有梭形骨痂阴影，骨折线仍隐约可见。患者可拆除外固定，进行功能锻炼，逐渐恢复日常活动。③骨痂改造塑形期：原始骨痂逐渐被改造成为永久骨痂，具有正常的骨结构。骨髓腔可再通，恢复骨的原形，此时可进行正常的劳动。这一过程成人大约需要 8～12 个月。

【影响骨折愈合的因素】

影响骨折愈合的因素很多，包括全身因素、局部因素和治疗因素。

1. 全身因素　有年龄、性别、发育、营养及健康状况等。

2. 局部因素　有骨折的类型和数量、引起骨折的原因、骨折部位的血运情况、周围软组织损伤程度、神经功能障碍程度、有无感染、软组织的嵌入情况等。

3. 治疗因素　有无过度牵引、复位是否及时或复位是否得当、固定是否妥当、手术或手法操作是否得当、功能锻炼时间、程度是否得当等。

【护理评估】

1. 健康史　需要评估患者的外伤情况，受伤的部位，受伤时身体所处的姿势，暴力的大小、性质，受伤时间，伤后的急救处理经过等；患者的年龄、性别、发育、营养状态；有无骨结核、骨髓炎、骨肿瘤、骨质疏松等骨骼疾病史；有无心血管疾病、糖尿病、甲状旁腺功能亢进史。

2. 身体状况　骨折患者的表现与骨折的部位、骨折的类型、有无并发症等有关。

（1）**一般表现**　局部可有肿胀、疼痛、瘀血、肢体活动障碍等表现。开放性骨折患者可见到伤口流血并有骨质外露。

（2）**临床表现**　肢体畸形、反常活动、骨擦音或骨擦感。畸形是由于骨折段的移位所致。反常活动是指在没有关节的部位发生了类似关节样的活动。骨擦音或骨擦感是指在活动骨折端时可以感觉到粗糙物体之间的摩擦感觉或听到粗糙物体之间摩擦的声音。在临床上只要有骨折的特有体征，就表示有骨折发生，但是，没有骨折的专有体征不能排除骨折，如青枝骨折和裂纹骨折。在检查骨折的专有体征时，切忌反复检查，以免增加患者的痛苦或造成神经血管的损伤。

（3）**并发症的评估**　骨折损伤的并发症较多，早期并发症有休克、血管损伤、神经损伤、脂肪栓塞、骨筋膜室综合征、内脏损伤、骨感染等；晚期并发症有关节僵直、骨折端延迟愈合或不愈合、畸形愈合、损伤性骨化、骨形成异常、创伤性关节炎、缺血性骨坏死等。特别需要重点关注的并发症如下：

1）神经、血管损伤：如果骨折端刺破神经或压迫神经，可使支配肢体的感觉减退或消失，肌力减退，肢体运动功能障碍，生理反射减弱或消失。邻近的血管被骨折端刺破或压迫，可使肢体远端的血液循环障碍，出现皮肤苍白、发凉、脉搏减弱或消失，继续发展则导致肢体坏死，早期可出现肢体肿胀、青紫、水疱等。

2）感染：多见于开放性骨折，细菌进入伤口内，引起化脓性骨髓炎或脓毒症。早期局部出现红、肿、热、痛、流脓。全身症状为高热、头痛、乏力、不适。

3）骨筋膜室综合征：最常见于前臂和小腿闭合性骨折。由于骨折时出血、水肿，导致该部位骨筋膜室内的压力增高，压迫血管而造成急性缺血。主要表现是局部剧烈疼痛、肿胀、皮肤张力增高，有时可见到水疱，所累伤肢（指）主动活动功能受限，肢体被动伸展时剧痛，远端动脉搏动减弱或消失。

4）关节僵直：属于晚期并发症，长期固定关节而得不到活动，韧带、关节囊、肌肉、肌腱发生挛缩，使关节处于一种固定的状态，活动范围明显减少，达不到恢复功能的要求。

3. 心理状态　伤者对突如其来的骨折、疼痛、行动障碍，往往表现出忧虑、失眠、烦躁、情绪异常。家庭及社会对伤者治疗的经济支持力度及骨折的并发症、后遗症也会影响伤者的心理承受力。

4. 辅助检查

（1）**血、尿常规检查**　可了解骨折是否合并感染及泌尿系损伤。

（2）**X 线检查**　了解是否发生骨折，掌握骨折的程度及分类，判断治疗的效果及骨折愈合的情况。

（3）**其他检查**　CT、MRI 可以了解骨折的损伤程度及形态。

5. 治疗要点及反应　骨折的四大治疗原则是：复位、固定、功能锻炼及药物辅助治疗。①复位：有手法复位、手术复位、牵引复位。②固定：方法有外固定和内固定。外固定包括小夹板、石膏、外固定架、牵引固定（皮牵引、骨牵引、牵引带牵引）；内固定包括螺丝钉、钢板、髓内针、克氏针、张力带内固定等。③功能锻炼：分为三个阶段，早期（2 周内）、中期（2 周~2 个月）、后期（2 个月以上）锻炼。④此外，内、外用药（主要是用活血化瘀的药物）对骨折愈合有一定的促进作用。

【护理诊断及合作性问题】

1. 疼痛　由于骨折端的刺激、肢体肿胀、血肿的压迫、固定不当、感染等导致伤肢疼痛。

2. 躯体活动障碍　由于骨的连续性中断、制动、石膏固定、牵引等，导致肢体躯干的正常肌力不能行使而造成功能障碍。

3. 有感染的危险　与皮肤受损、开放性骨折、长期卧床等有关。

4. 焦虑　与疼痛、生活不能自理、担心肢体残废有关。

5. 潜在并发症　休克、感染、压疮、骨筋膜室综合征、关节僵直。

6. 末梢神经血管功能障碍的危险　与骨折或骨折未及时处理而损伤末梢神经血管有关。

【护理目标】

患者的疼痛得到缓解并逐渐消除；能在不影响固定的前提下得到有效的活动，生活得到照顾；未发生感染；焦虑感减轻或消失，积极配合医疗与护理。

【护理措施】

1. 急救护理

（1）**抢救生命护理**　如果骨折患者出现呼吸心跳停止、休克、大出血、窒息、张力性或开放性气胸时，护理人员要配合医生或独立进行现场急救，包括人工呼吸、胸外按压、压迫止血、给氧、输液等处理。注意观察呼吸、脉搏、血压、神志情况，并做详细记录。使用止血带止血时，注意标明止血带的使用时间，每 1 小时放松 1～2 分钟，以防止肢体长时间的缺血而坏死（图 20－1）。

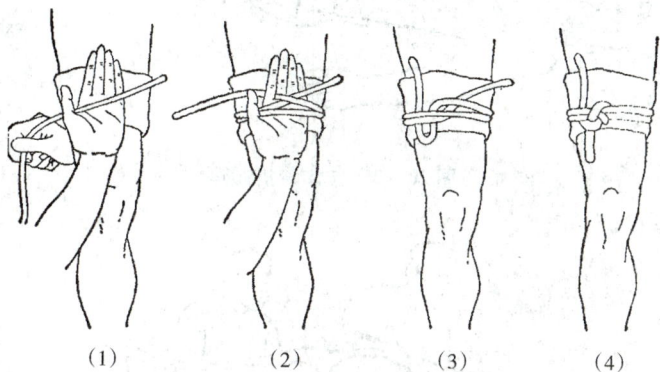

（1）　　　　　（2）　　　　　（3）　　　　　（4）

图 20－1　止血带的应用

（2）保护伤口护理　对于开放性骨折，用无菌辅料或比较干净的衣物进行包扎，以压迫止血和避免伤口进一步污染；如果骨折端外露，远端肢体动脉搏动减弱，可沿肢体方向稍作牵拉，使压迫解除，但不能使骨折端复位，以免细菌侵入。

（3）固定骨折护理　现场用简单的方法做骨折肢体的固定，最好用小夹板固定，也可利用人体进行固定，上肢用纱布绷带固定于躯干上，下肢患侧用纱布绷带固定于健侧，以达到防止继续损伤、减轻疼痛、便于搬运的目的。

（4）搬动转运护理　经过简单的现场处理后，应该快速将患者送往医院进行治疗。转运患者应选用合适的转运工具，如救护车等。搬动骨盆骨折者，在搬动时，先行骨盆兜固定，平拉下肢翻动或将患者平行托起，防止骨盆分离和上移。脊柱骨折者，尽量减少搬动，必须搬动时，几个人平行托起，平行放下，始终保持脊柱中立位，切忌背驮、抱托或坐立。颈椎骨折者，须用双手牵引头部，使颈椎维持中立位，平置患者于硬板上，在头颈两侧填塞沙袋或布团以限制头颈活动，现场有条件者可在牵引下安放颈托。保持头颈躯干平直，不能屈曲、旋转，防止发生移位而损伤脊髓（图 20－2、图 20－3）。

2. 一般护理

（1）心理护理　骨折患者及家属的心理变化比较复杂，多与患者进行交流，耐心听患者诉说，同情患者的心理感受，及时了解患者的心理状况，针对性地消除患者产生焦虑的因素，鼓励患者从事力所能及的活动，尽早进行功能锻炼，树立治疗信心，尤其要帮助遗留有残疾的患者，使其树立战胜伤残的勇气。

（2）卧床护理　骨科患者需长时间卧硬板床。卧床期间要做好生活护理，如洗漱、进食、排尿、排便，经常进行皮肤护理，勤翻身，预防压疮，鼓励患者进行主动运动，指导患者做深呼吸，预防下肢静脉血栓形成及呼吸系统并发症。

（3）饮食护理　供给患者高蛋白、高能量、高纤维饮食，多吃水果蔬菜，防止便

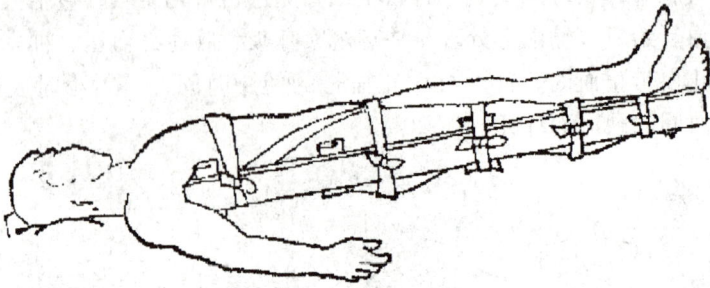

图 20 - 2 肢体骨折搬运

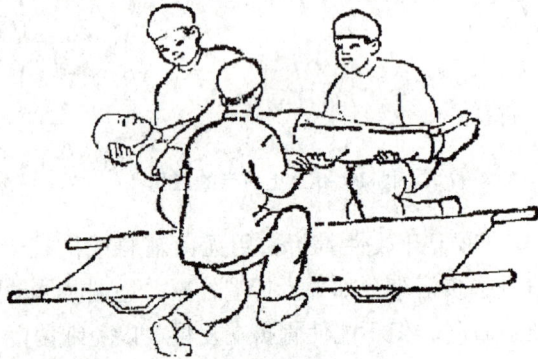

图 20 - 3 脊柱骨折搬运

秘；多饮水，预防泌尿系结石形成与感染。

（4）**防止畸形** 肢体长时间外固定而卧床的患者，应注意保持肢体功能位，如肘关节应屈 70°～90°，前臂中立位；截瘫患者，足部使用石膏托或支架，以防止垂足畸形。

（5）**病情观察**：①生命体征：创伤严重者观察体温、脉搏、呼吸、血压。②肢端血运状况：观察患者末梢皮肤的色泽、温度，了解有无肿胀、青紫、感觉异常及肢体运动障碍情况；对比双侧肢体的周径，评估患肢的肿胀程度，是否发生骨筋膜综合征。③伤口情况：对于开放性损伤或手术者，观察伤口渗血情况，有无红、肿、热、痛、流脓等感染迹象。

（6）**手术护理** ①手术前护理：除一般术前护理外，重点是皮肤准备，术前 2～3 日开始备皮，每日用肥皂水擦洗手术区皮肤，并用 70% 乙醇或碘伏消毒 1 次，再用无菌布单包裹局部，术前 1 日剃毛后，再进行消毒包扎。对于开放性骨折，给予紧急处理后，进行清创术，遵医嘱注射 TAT 以及抗生素。②手术后护理：制动并抬高患肢，促进血液循环，减轻水肿；如有感染，遵医嘱使用有效的抗生素。

（7）**并发症的预防及护理** ①压疮：包扎石膏前，加好衬垫，包扎石膏时严禁指尖按压，协助患者翻身，更换体位。②失用性骨质疏松和关节僵硬：加强功能锻炼。③骨筋膜室综合征：因骨筋膜内压力或石膏包扎过紧所致，应立即切开减压。④石膏综合征：大型石膏或包扎过紧，患者呼吸费力，进食困难等。预防方法是：包扎石膏时适当留有余地，食量不要过多，上腹开窗等。

经常与患者沟通，向患者讲清石膏固定的原理，固定过程中可能出现的并发症，告诉患者可能出现的不适情况并及时寻找当班医护人员。鼓励患者多做运动，促进早日康复。

【健康指导】

1. 向患者及家属介绍骨折的有关知识，使患者以良好的心态面对目前的状态，积极配合治疗；加强营养，促进骨折的愈合；调整饮食结构，防止发生便秘。

2. 多向患者解释有关骨折治疗、功能锻炼及预后的知识，骨折固定后根据内、外固定情况制订确切、可行的锻炼计划。功能锻炼要遵循动静结合，主动与被动结合，循序渐进的原则，切勿操之过急。早期的功能锻炼是指伤后 2 周内，主要任务是促进血液循环，消除肿胀，固定关节进行肌肉等长舒缩运动。中期功能锻炼指伤后 3 周到 2 个月，主要任务是防止肌肉萎缩和关节粘连，骨折已达临床愈合，在早期锻炼的基础上，在不影响固定的前提下，进行主动锻炼，运动重点是以患肢骨折的远近关节运动为主。后期功能锻炼在伤后 2 个月到 1 年期间进行，任务是促使功能全面恢复，此时骨折已愈合，解除外固定，进行功能锻炼，增强肌力，恢复劳动能力，运动重点是以关节为主的全身锻炼，此期是关键阶段，前两期的不足在此期可以给予弥补。

3. 注意患者的思想动态，鼓励其克服疼痛、焦躁等情绪，正确引导患者正视伤残现实，鼓励患者树立起正确的人生观和价值观。

4. 指导患者最大限度地自理，积极参加社会各项活动，使其生活丰富多彩。

知识链接

康复指导——功能锻炼方法

1. 被动运动　适应于瘫痪严重的患者，注意不要过度，防止损伤。
2. 主动运动　是功能锻炼的主要方法，适用于有活动能力的患者。
3. 助力运动　借助辅助器件进行锻炼。
4. 手法治疗　用按摩等方法协助治疗。

【护理评价】

患者的疼痛是否消失；是否能在有效固定下适度活动，生活能否得到照顾；是否发生感染；焦虑感是否减轻和消失，能否主动配合医护操作。

第二节　骨科患者的一般护理

一、牵引术与护理

【适应证】

骨科牵引的范围较广，四肢骨折、躯干骨折（如骨盆骨折）、关节脱位及部分骨病

（如椎间盘突出症）均可应用牵引术治疗。

【禁忌证】

对于脊髓损伤患者、牵引部位肢体有感染者、牵引部位皮肤过敏而需用胶布牵引者慎用。

【牵引方法】

牵引术是利用适当的持续牵引力和对抗性牵引力达到整复和维持复位的治疗方法。对复位、固定、预防或矫正挛缩畸形都有一定的作用。牵引分为以下几种：

1. 皮肤牵引 借助胶布粘贴在伤肢皮肤上，或用海绵牵引带包压伤肢皮肤，利用肌肉在骨骼上的附着点，将牵引力传递到骨骼，又称为间接牵引（图20-4）。

此种牵引方法操作简便，但不能承受较大的牵引重量，通常只适用于小儿及老年人的骨折，或用以纠正肢体的挛缩。牵引重量一般不超过3~4kg。

2. 骨牵引 利用不锈钢针穿过骨骼的坚硬部位进行牵引。将牵引力直接传递到骨骼，又称直接牵引。骨骼可以承受较大的牵引力，但有引起骨质感染的可能，故需严格无菌操

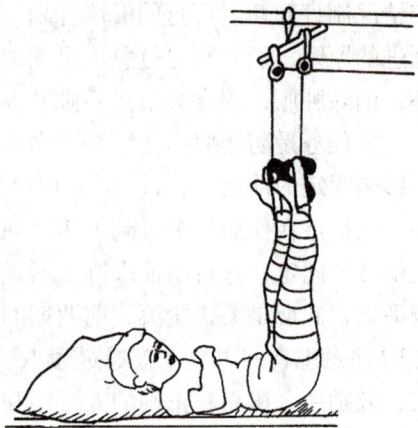

图20-4 皮肤牵引

作，适用于需要较大牵引力的成人骨折和脱位。常用于胫骨结节、跟骨牵引，颈椎骨折脱位及合并脊髓损伤的颅骨牵引等。

3. 吊带牵引 用厚布按局部体形制成各种吊带，常用的有颌枕吊带牵引和骨盆悬吊牵引。

【护理评估、合作性问题、护理措施】

1. 保持对抗牵引 向患者讲清牵引的原理，使其能够配合牵引治疗。

2. 保持有效牵引 牵引绳不应脱离滑轮的滑槽；被毯不应压迫牵引绳；牵引重量不能触地或中途受阻，牵引肢体远端不能抵住床栏。皮肤牵引时注意胶布有无松脱。

3. 定时检查肢体牵引力方向 如有异常改变应及时调整；定时测量肢体长度，以免过度牵引，如用胶布粘贴皮肤牵引者，应注意有无皮肤过敏或出现水疱、糜烂。

4. 防止骨牵引钢针左右移动 针孔处每天滴75%乙醇1~2次，切勿去除针孔处血痂。

5. 做好皮肤护理 注意肢体保暖。

二、石膏绷带固定术与护理

目前石膏绷带有高分子石膏和普通石膏，对于四肢骨折患者用石膏固定要求长度跨越骨折端远、近两个关节，石膏托固定要求其周径为伤肢肢体的2/3为妥，普通石膏固定的厚度要求上肢12~14层、下肢14~16层。高分子石膏夹板选择长度合适的夹板并

做适当修剪即可。

【护理评估、合作性问题、护理措施】

1. 抬高患肢，有利于患肢的血液回流，减轻水肿。

2. 观察肢体远端的血液循环，注意皮肤色泽、温度、感觉、活动及肿胀等情况，并注意保暖。

3. 石膏固定期间应进行固定范围内肌肉舒缩活动及固定范围外的关节伸屈活动。

4. 注意局部压迫症状，石膏型内肢体局部疼痛时，应及时开窗或更换石膏，不可填塞异物。

第三节　常见四肢骨折患者的护理

一、锁骨骨折

【护理诊断、护理评估】

多见于青壮年，常见于胸部、肩部或上肢外伤后，出现局部肿胀畸形、压痛或骨擦感。内侧 1/3 骨折往往由于直接暴力伤所致，常常合并第一、二肋骨骨折，偶然并发锁骨下神经、血管损伤，要仔细检查，防止漏诊。外侧 1/3 骨折应该判断有无喙锁韧带损伤，骨折端有无移位。

大约 80% 的锁骨骨折发生在外侧 1/3 部位。

【护理措施、护理评价及健康指导】

锁骨骨折用"8"字绷带固定，内侧 1/3 骨折用三角巾固定，锁骨中 1/3 骨折不强调解剖复位，即使畸形愈合也不影响上肢功能。

手术指征：开放性骨折，合并有神经、血管损伤，骨不连接。

骨折损伤锁骨下神经、血管不常见，一旦发生则后果严重，应该引起注意。"8"字绷带固定后要检查是否有血管、神经压迫症状。并告诉患者如果出现上肢麻木、疼痛等症状，要及时放松"8"字绷带。"8"字绷带固定时间为 4~6 周，拍 X 线片复查，根据骨折的愈合情况决定是否继续固定。

解除患者的后顾之忧，每日检查绷带的固定状况及末端血运，鼓励患者定时做肘、腕、指关节的功能活动。

二、肱骨干骨折

【护理诊断、合作性问题及护理评估】

1. 有外伤病史，局部肿胀、瘀斑、畸形、压痛、纵向叩击痛都比较明显。

2. 肱骨干骨折可分为上 1/3、中 1/3 和下 1/3 骨折。肱骨中、下 1/3 骨折容易并发桡神经损伤，应检查有无腕下垂，伸指、伸拇和外展拇指的功能是否丧失，并做详细记录。

3. 摄正侧位 X 线片，明确骨折的部位、程度和移位情况。

由于骨折造成患者疼痛、恐慌，首先安定患者的情绪，讲清骨折损伤的程度、治疗方法、恢复方向，增强患者的信心，协助医师治疗。

【护理措施、护理评价及健康指导】

肱骨干骨折复位要求不高，接触面达 1/4～1/3、成角畸形不超过 20°都可以获得良好的功能和外观。多次复位是肱骨干骨折不连的原因之一。

1. U 型石膏夹　是一种大型石膏托，超自腋下，经上臂内侧绕过肘部，反转紧贴在上臂的外侧方，终止于肩部。U 型石膏夹可防止肱骨成角畸形，允许主动屈肘活动，由于肌肉的收缩可以防止横断型骨折断端的分离，固定期限为 6 周。

2. 悬吊石膏　管型长臂石膏悬吊于胸前，利用石膏的重量做持续地牵引，因此，石膏固定后 2 周内，患者只能取坐位，不能平卧，可通过改变石膏的厚度来调整牵引力量，应注意防止断端分离。本法适用于肱骨中、下段螺旋形或长斜形骨折，不适宜用于横断形骨折和中、上 1/3 处骨折。

3. 胸肱石膏　用于粉碎性、极不稳定的肱骨干骨折，仅限于年龄较轻的伤员。

4. 尺骨鹰嘴突牵引　外固定架固定，有开放式和闭放式两种。

手术治疗：可闭合复位（外固定架固定），也可切开复位（钢板、髓针等固定）。

无论是石膏固定还是切开复位内固定，均应该做早期功能锻炼，术后 2 周医护人员要帮助患者做患肢被动活动，以及手指主动握拳锻炼。2 周后逐步做肩关节功能锻炼。

三、肱骨髁上骨折

肱骨髁上骨折是指肱骨髁上约 2cm 以内的骨折，常发生于 10 岁以下的儿童。

【护理诊断、护理评估】

1. 间接暴力所致，多有手着地受伤史。伤肘肿胀明显、疼痛、畸形、功能障碍，但肘后三角关系正常，与外伤有关。

2. 分为伸直型和屈曲型两种。摄肘关节正侧位 X 线片，注意骨折线的方向和骨折远段的位置（图 20-5）。

3. 肱骨髁上骨折时，血管、神经损伤的发生率高，特别在伸直型骨折中，必须注意伤肢远端的血循环、脉搏和神经功能，并做详细记录。

4. 手法复位外固定，必要时先行尺骨鹰嘴悬吊牵引。切开复位、加压螺钉或交叉钢针内固定，必要时行神经、血管探查，松解或修复术。

5. 患儿产生恐惧心理，与患儿惧怕治疗操作有关，家长担心孩子出现意外，所以要安慰家长，做好患儿的思想工作，协作治疗。

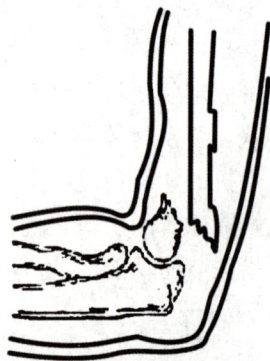

图 20-5　肱骨髁上骨折

【护理措施、护理评价及健康指导】

石膏固定术或受伤治疗术后，采用上肢制动抬高，促进静脉回流，减轻患肢肿胀和疼痛。观察上肢末梢血运情况，有无疼痛、麻木、肿胀、苍白或发绀；开发性骨折和手术后患者注意伤口有无红、肿、热、痛、分泌物等。观察神经损伤和恢复情况；预防骨筋膜室综合征。加强上肢的功能锻炼，向患儿及家长说明功能锻炼的重要性，取得家长的重视、理解和合作。早期进行手指及腕关节的屈伸活动；4～6周后进行肘关节的屈伸活动。定期复查，了解骨折的愈合情况，便于及时调整固定，防止畸形愈合。

四、肱骨下端骨骺分离

肱骨下端骨骺分离系指肱骨小头骨骺、肱骨滑车骨骺、肱骨内上髁骨骺、肱骨外上髁骨骺同时与干骺端分离者。小儿多见。

【护理诊断、护理评估及合作性问题】

1. 临床症状及体征与肱骨髁上骨折类似。移位明显者似肘关节脱位，但肘后三角关系无变化。

2. X线片上直接征象少，主要靠间接征象诊断。①肱骨小头骨骺与桡骨头骨骺关系正常。②上尺桡关节关系正常。③肱骨干骺端与肱骨远端任一骨骺间的关系均有改变。

诊断确定后及时与患儿家长沟通，决定治疗方法，告诉可能出现的并发症，闭合复位石膏固定者按照石膏固定护理，开放复位手术治疗者按照手术后护理。

【护理措施、护理评价及健康指导】

1. 与肱骨髁上骨折相同，容易复位。但有时维持复位困难，可根据稳定情况采用屈肘或伸肘位固定。

2. 闭合整复失败或陈旧性骨折，应行手术整复（克氏针内固定）。石膏夹板固定于屈肘 $90°～100°$ 位，持续 4～5 周。

术后伤肢肌肉等长收缩锻炼，观察末梢血运。定期复查。

五、前臂双骨折

【护理诊断、护理评估】

1. 伤后前臂肿胀、疼痛，可出现畸形及旋转活动受限。局部压痛，除青枝骨折外，多可发现异常活动及骨擦音。

2. 摄片可确定骨折。在摄片时应包括上尺桡或下尺桡关节，以判断骨折端的移位情况及有无损伤。

3. 应密切注意是否并发骨筋膜室综合征。

主动与患者沟通，打消患者的恐惧、焦虑心理，告诉其治疗方法及病情转归，取得患者的配合。

【临床分型】

前臂骨折有三种类型。

第Ⅰ型：直接暴力所致，两骨折线在同一平面。

第Ⅱ型：间接暴力所致，桡骨骨折线为横断或短斜形，位置高于尺骨骨折线。

第Ⅲ型：扭转暴力所致，尺骨骨折线高于桡骨骨折线，都是螺旋形或斜形骨折。

【护理措施、护理评价及健康指导】

1. 闭合整复外固定

（1）青枝骨折用手法矫正，切忌用力过猛，以免折断移位。复位满意后，以长石膏托固定前臂中立位。3 周后拆除石膏，练习活动。

（2）闭合性尺、桡骨骨折均可采用闭合复位。桡骨干上 1/3 骨折时，骨折线位于旋前圆肌止点以上，近骨折段受肱二头肌及旋后肌之牵拉而处于屈曲及旋后位，远骨折段则受旋前圆肌及前方肌的牵拉而旋前，应旋后复位并固定于旋后位。桡骨干中、下 1/3 骨折时，骨折线位于旋前圆肌止点以下，近段因旋前圆肌和旋后肌的牵拉力量相抵消而排中立位，远段则受旋前方肌的影响而旋前，应在中立位复位和固定。

（3）双骨折不能同时整复时，可先整复稳定的一骨，然后再整复另一骨折。一般可先使桡骨复位，再整复尺骨。

（4）外固定器材可选用小夹板或石膏夹板固定，固定时应及时调整压垫及分骨垫的松紧度。应密切观察远端的血供情况。

（5）儿童外固定时间为 6~8 周，成人为 8~12 周，应根据临床及 X 线片显示骨折愈合情况，决定去除固定的最适宜时间。

2. 外固定器固定 先行透视，定好骨折端标志，在桡骨与尺骨分别安装外固定器后，调整各部件，使骨折端复位。复位满意后紧固外固定器。术后即可进行功能锻炼。骨折愈合后去除固定器。

3. 切开整复内固定 切开复位可采用接骨板或髓内针内固定。手术指征：①开放性骨折。②多段或不稳定骨折，不能得到满意的整复或不能维持复位者。③多发骨折，尤其同一肢体的多发骨折。手术内固定后可简化外固定并可开始功能锻炼。④对位不良的陈旧性骨折，或畸形愈合而影响功能者。

向患者讲明骨折情况、治疗措施、非手术或手术治疗方法，解除患者的担忧，术后协助大夫做好患者的功能锻炼。定期复查，一般术后 2 周、1 个月、3 个月、6 个月复查摄片，以了解骨折愈合情况。

六、孟氏骨折

孟特吉亚（Monteggia）骨折为尺骨干上 1/3 骨折伴上尺桡关节脱位。

【护理诊断、护理评估及临床分型】

孟氏骨折分型见图 20 - 6。

第Ⅰ型：尺骨干中、上 1/3 骨折，骨折向前成角，合并上尺桡关节向前脱位，本型最多见。

第Ⅱ型：尺骨干中、上 1/3 骨折，骨折向后成角，合并上尺桡关节向后脱位。

第Ⅲ型：尺骨的骨折线紧贴在喙突的远端，桡骨头向外侧脱位，本型多见于儿童。

第Ⅳ型：除有尺骨干上 1/3 骨折外，还有桡骨干上 1/3 骨折和桡骨头向前移位。

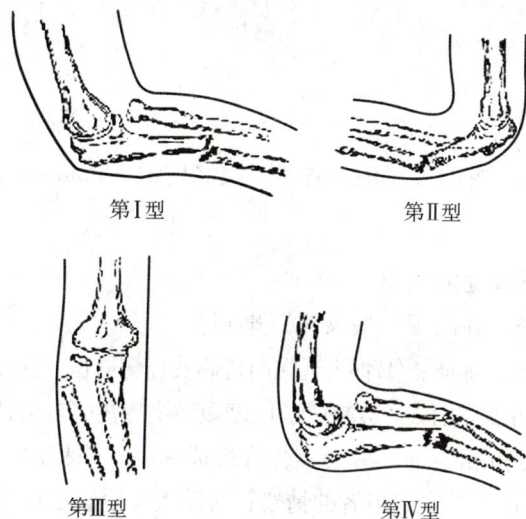

第Ⅰ型　　　　　　　　第Ⅱ型

第Ⅲ型　　　　　　　　第Ⅳ型

图 20 - 6　孟氏骨折分型

【护理措施、护理评价及健康指导】

1. 第Ⅰ、Ⅱ型

（1）首先采用闭合复位。复位时先使桡骨头复位，同时纠正尺骨的成角畸形。

（2）复位后用长臂管型石膏固定。肘关节屈曲 90°，前臂置于旋后位。

（3）石膏固定中容易再移位，必须勤随访，石膏固定一般 8～10 周。

（4）复位失败者需切开复位内固定。

2. 第Ⅳ型　手法复位困难，应做切开复位内固定。

保守治疗者应该参照石膏固定术后护理，手术治疗者根据内固定情况早期功能锻炼，定期复查。手术治疗者按照手术后护理并定期复查。

七、盖氏骨折

盖莱阿齐（Galeazzi）骨折为桡骨干中、下 1/3 骨折伴下尺桡关节脱位。

【临床治疗、护理评价及康复指导】

1. 先做闭合复位，常发生再移位，需勤随访。

2. 闭合复位失败者需切开复位。先用解剖板固定桡骨干，下尺桡关节即可自行复位，术后屈肘位管型石膏固定，前臂固定于旋后位。固定时间 8～10 周。如下尺桡关节不稳定，可用两根克氏针交叉固定。对陈旧性损伤且下尺桡关节复位困难时，可切除远端尺骨或施 Sauve's 手术（儿童不宜）。

保守治疗参照石膏固定后护理，手术治疗者术后伤肢早期功能锻炼，出院后定期复查。

八、桡骨远端骨折

（一）伸直型骨折

伸直型骨折是桡骨远端 3cm 以内的骨折，又名柯雷（Colles）骨折。

【护理诊断、护理评估】

1. 有跌倒时用手掌撑地的病史。

2. 伤后有腕部肿胀，并出现"餐叉样"畸形。

3. X 线片上具有三大特征：①骨折远端向背侧及桡侧移位。②桡骨远端关节面改向背侧倾斜，向尺侧倾斜的角度亦消失。③桡骨长度缩短，桡骨茎突与尺骨茎突处于同一平面。

4. 必须与屈曲型骨折相鉴别，后者桡骨骨折远端向掌侧移位。

桡骨骨折是常见的骨折，安定患者的情绪，协助大夫手法复位并行石膏固定是护理工作的重点。

【护理措施、护理评价及健康指导】

1. 无移位的柯雷（Colles）骨折用短臂石膏固定 3～4 周。

2. 有移位者先行手法复位。

3. 复位完毕后，上臂用短石膏托或小夹板固定，腕关节略掌屈与尺偏。1～2 周肿胀消退后更换功能位石膏托，固定期限为 4～6 周。

4. 复位后位置不良的年轻患者，或骨折涉及关节且难以复位时，可手术切开内固定或应用骨外固定器治疗。

手术者术后伤肢早期功能锻炼，观察血运情况，定期拍片复查。

（二）屈曲型骨折

又名史密斯（Smith）骨折。致伤机制与伸直型骨折相反，摔跤时手背着地。骨折后畸形，复位手法和固定位置也与伸直型骨折相反。

（三）巴通骨折

巴通（Barton）骨折为桡骨远端背侧骨折，骨折线通腕关节，远端骨折片向背侧和近侧移位。如为桡骨远端掌侧骨折，远端骨折片向掌侧和近侧移位，则称为反巴通骨折。

治疗前先采用闭合复位，如获成功，石膏托固定腕关节于伸直或略掌屈位。如为反巴通骨折，固定于腕背伸位。如闭合复位失败，应做切开复位内固定。

术后伤肢早期功能锻炼，观察末梢血运情况，定期复查。

九、股骨颈骨折

股骨颈骨折多数为关节囊内骨折，是老年人最常见的损伤，尤以女性或骨质疏松者多见。由于局部血供因素，常可导致骨不连接或股骨头缺血性坏死等并发症。

【临床分型】

股骨颈骨折见图 20 - 7。

1. 按骨折线的部位，可分为头下骨折、经颈骨折、基底骨折。

2. 按骨折移位程度（Garden 分类），可分为不完全骨折（Ⅰ 型）、无移位的完全骨折（Ⅱ 型）、部分移位的完全骨折（Ⅲ 型）、完全移位的完全骨折（Ⅳ 型）。

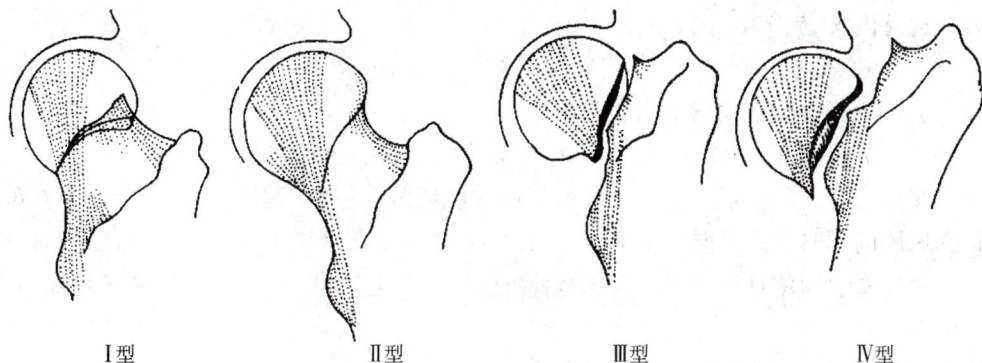

Ⅰ型　　　　　Ⅱ型　　　　　Ⅲ型　　　　　Ⅳ型

图 20 - 7　股骨颈骨折

【护理诊断、护理评估及合作性问题】

1. 症状

（1）外伤后引起髋部疼痛。

（2）髋关节主动活动受限。

（3）除少数外展嵌顿型骨折以外，多数患者伤后站立、行走功能即刻消失。

2. 体征

（1）伤髋轻度屈曲、内收位。

（2）下肢外旋、短缩。

（3）髋部前方压痛。

（4）大转子上移并有叩痛。

（5）下肢纵向叩击痛。

诊断并不困难，髋关节 X 线正侧位片可明确诊断。如早期 X 线摄片阴性，而临床症状明显，怀疑有骨折的可能，可用 CT 检查。

股骨颈骨折多系中、老年人，家属往往担心发生并发症，心理焦虑，护理人员要多做安慰工作，及时与患者沟通。

【护理措施、护理评价及健康指导】

1. 无移位（Ⅰ、Ⅱ型）或外展嵌顿型骨折

（1）可采用患肢外展位皮肤牵引 6~8 周。

（2）卧床 3~6 个月后可扶腋杖下地行走。

（3）老年人不宜长期卧床者，可以用空心钉内固定。

2. 有移位（Ⅲ、Ⅳ型）或内收型骨折 明确诊断后，应做胫骨结节或股骨髁牵引，择期手术。手术治疗方案应根据患者的具体情况，包括年龄、体质、内科疾病、外伤持续时间、骨折移位程度以及手术医师的经验与条件，选择下列手术：

（1）闭合复位内固定。内固定可选用多钉或单钉固定，如3枚螺纹钉、加压空心螺钉内固定，或采用滑槽钉（Richard钉）内固定。

（2）切开复位内固定。对闭合复位失败患者，可采用切开复位并选择上述任何一种方法进行内固定。

（3）带肌蒂或带血管骨块移植加内固定术。

（4）人工股骨头或全髋关节置换术。

（5）对年龄过大、体力较差、伴有严重的内科疾病而不宜采用手术治疗者，或拒绝进一步治疗者，如骨折无移位，可做下肢皮肤或骨牵引。牵引时下肢外展、中立位，在抬高床脚的同时，患者取半卧位，加强护理，避免并发症的发生。如骨折已有移位则不可能通过牵引而使骨折愈合，应放弃骨折治疗，早期坐起，有条件时即离床用双拐或轮椅活动。

3. 儿童和青少年股骨颈骨折 骨骼牵引、闭合复位、细圆针或螺纹钉内固定。

4. 陈旧性股骨颈骨折骨不连接

（1）伤后2~3个月的骨折，闭合复位内固定，疗效甚差。通常可切开复位，加植骨（骨肌蒂或血供）内固定。

（2）年龄轻或伤后时间长、股骨颈已明显吸收者，做转子间截骨术加内固定。

（3）年龄较大者，应采用人工股骨头或全髋关节置换术。①术前护理：由于该病多为老年人，常合并心、脑血管疾病，护理人员要多巡视，发现问题及时报告医师；骨牵引的患者要向患者及家属讲明正确肢体的位置及重要性，并经常检查，及时纠正。②术后护理：骨牵引的患者维持患肢外展中立位，避免外旋、内收；由于骨牵引患者卧床时间长，并发症相对较多，指导患者多做床上活动，以减少并发症的发生；应用内固定治疗的患者，避免患肢术后做旋、扭、剪动作，根据医嘱帮助患者下地活动。③股骨颈骨折多见于老年人，护理与术后康复显得尤为重要。除了一般的骨折护理和术后康复外，更应注意肺部感染、尿路感染、褥疮的防治。④术后定期随访：出院后3个月、6个月、9个月及以后每年1次随访摄片。

十、股骨转子间骨折

股骨转子间骨折指股骨颈基底到小转子下平面区域内的骨折。常可引起髋内翻畸形。

【临床分型】

分类方法很多，通常按照骨折后的稳定程度分类：

1. Ⅰ型骨折 指骨折线自外上方向内下方延伸。

（1）骨折沿股骨转子间线延伸，自大转子到小转子骨折但无移位，属稳定性骨折。

（2）骨折复位后，骨折部位股骨内、后侧皮质可获得稳定接触，属稳定性骨折。

（3）骨折复位后，骨折端股骨内、后侧皮质未接触，属不稳定性骨折。

（4）粉碎骨折，复位后不稳定，属不稳定性骨折。

2. Ⅱ型骨折　指骨折线从外下方向内上方延伸，属不稳定性骨折。

【护理诊断、护理评估】

股骨转子间骨折的临床表现与股骨颈囊内骨折相似，区别在于：①平均年龄较股骨颈囊内骨折的患者高10岁。②转子部位压痛、叩痛更为明显，局部可有皮下瘀血。③下肢外旋畸形明显，可达90°。结合临床症状、特有体征及X线片可明确诊断。

对疑有骨折的患者均应拍摄髋部正侧位X线片，以明确诊断和分型。

【护理措施、护理评价及健康指导】

1. 稳定性骨折　下肢骨骼牵引6～8周。亦可做闭合复位固定，术后早期离床活动。

2. 不稳定性骨折

（1）权衡手术与非手术治疗的利弊，对无明显手术禁忌证的患者，应采用闭合复位外固定架固定或切开复位内固定，以保证早期离床。固定方法有动力型髋螺钉、Gamma钉、135°角接骨板或DHS、锁钉板等。

（2）不宜或拒绝手术者，可采用骨骼牵引6～10周，而后皮肤牵引2周。

3. 并发症处理　髋内翻畸形为常见的并发症，如年龄较轻、全身情况较好，可考虑施行转子间外展截骨术。

股骨粗隆间骨折，通常2～3个月后骨折可愈合。应尽早离床做不负重或部分负重活动，临床愈合后弃拐。

十一、股骨干骨折

【临床分类】

最常用的是以骨折部位为基础，结合其他参数来命名分类，如股骨上1/3斜形骨折、股骨中1/3开放性粉碎性骨折等。

1. 股骨上1/3骨折　骨折近段因股骨受髂腰肌、臀中肌、臀小肌和其他外旋肌群的牵拉而有屈曲、外展、外旋移位，而骨折远段因受内收肌群的牵拉而向上、向后、向内移位，造成骨折部向外成角及肢体短缩畸形。

2. 股骨中1/3骨折　骨折移位畸形由主要暴力的传递方向而定，远骨折段受内收肌的牵拉而向外成角。

3. 股骨下1/3骨折　远骨折段受腓肠肌的牵拉而向后倾倒。

【护理诊断、护理评估】

1. 典型的股骨干骨折，诊断并不困难。局部剧烈疼痛、肿胀、肢体畸形、功能障碍，甚至有骨擦音。

2. 股骨正侧位X线片可为最终诊断确立依据。

3. 有较严重损伤史的患者，应全面检查，以排除其他器官合并损伤，或同侧髋关节脱位。并应注意有无血管、神经损伤的可能，股骨下 1/3 骨折时尤应注意。

【临床治疗、护理措施、护理评价及康复指导】

1. 急救处理 由于该类骨折出血多，应做急救和抗休克处理，转运时应对患肢做超关节的夹板临时固定。

2. 非手术治疗

（1）1 周岁以内婴幼儿骨折 无移位者用夹板固定 2~3 周即可。髋关节应屈曲 90° 以上。

（2）5 岁以下儿童骨折 可采用膝关节伸直、屈髋 90° 悬吊牵引（Bryant 法）。牵引治疗过程中需注意足部血供情况，牵引时间为 3~4 周。缺点为患者需长期卧床。

（3）13 岁以下儿童骨折 下肢皮肤牵引 4~6 周。

（4）成年人稳定性或无移位股骨干骨折 患肢可放置在 Brown 架或 Thomas 架上，骨骼牵引 6~8 周，改皮肤牵引 4~6 周。骨牵引重量为患者体重的 1/7~1/8，皮肤牵引重量为 2kg。牵引后应不断复查，注意有无过度牵引，或骨折移位。

3. 手术治疗 切开复位内固定有利于早期功能锻炼。根据治疗方法确定护理措施，如果是骨牵引治疗则参照骨牵引篇章，接受手术治疗者参照术后护理措施及评价。

【健康指导】

不论是采用非手术固定还是切开复位内固定，均应尽早进行股四头肌锻炼，并根据伤情尽早开始膝关节被动活动锻炼（CPM）和主动功能锻炼。

十二、胫、腓骨干骨折

胫、腓骨骨折是最常见的损伤之一。因胫骨位于皮下，常致开放性骨折，可伴有骨筋膜室综合征、骨髓炎、骨不连接等严重并发症。

【临床分型、护理诊断、护理评估】

胫骨干骨折分类方法很多，可从损伤能量大小、骨折线类型、骨折稳定程度、开放与闭合等方面进行分类。

局部疼痛、肿胀、畸形较显著，骨折可有成角和重叠移位，X 线摄片检查有助于了解骨折类型，应常规检查足背动脉、胫后动脉、腓总神经有无损伤。皮肤是否完整决定临床分型，应该仔细观察；脂肪栓塞综合征、骨筋膜综合征也是其常见的并发症，应该注意观察评估。

【护理措施、护理评价】

1. 无移位的胫骨干或胫腓骨骨折 可采用大腿石膏或小夹板固定。有移位的稳定性骨折，闭合复位后也可用石膏固定，或闭合复位外固定架固定。

2. 不稳定性骨折 虽可在闭合复位后用夹板和跟骨骨牵引维持骨折的稳定性，但多数需采用切开复位、螺钉与接骨板内固定，此外，还可采用交锁髓内钉内固定。

3. 胫腓骨开放性骨折 十分常见。需特别注意软组织创伤处理，尽早变开放性骨折为闭合性骨折，并改善骨折部的血液循环。跟骨骨牵引在某些开放操作患者可采用，而外固定支架更具独特优点。髓内钉、接骨板螺钉内固定应谨慎使用。

如果采用手术治疗，应该做好术前、术后护理工作，向患者讲明治疗方法，解除患者的心理压力，争取患者协助治疗。

【健康指导】

1. 骨折稳定、内固定良好者不必再加外固定，早期锻炼膝、踝关节，允许早期部分负重。

2. 不稳定性骨折，如切开复位内固定后仍不能获得可靠的稳定性，可应用长腿石膏固定，立即开始股四头肌锻炼，根据骨折愈合情况确定部分负重和外固定时间。

3. 开放性骨折患者注意术后伤口护理，避免感染发生。

4. 出院后定期复查。

第四节　脊柱骨折及脊髓损伤患者的护理

一、脊柱骨折

脊柱骨折和脱位比较常见，伤情也较为严重复杂，不少患者可并发脊髓损伤而导致截瘫，甚至危及生命。

【临床分型、临床诊断、护理评估】

绝大多数患者是由间接暴力损伤所致，如高空坠落或弯腰时背部遭受猛力冲击，使脊柱急剧屈曲旋转，造成骨折，也有少数是直接暴力所致。脊柱骨折脱位可从不同的角度进行分类。

1. 根据暴力作用方向分类　可分为屈曲型损伤、过伸型损伤、垂直压缩损伤、单一方向损伤同时伴旋转暴力损伤。

2. 根据损伤的部位和程度分类

（1）颈椎骨折或骨折脱位　根据颈椎骨折发生的解剖部位和骨折脱位严重程度而分为寰枢椎骨折与脱位、椎体骨折、小关节半脱位、脱位等。

（2）胸腰椎骨折与脱位　包括胸腰椎椎体骨折、棘突骨折、横突骨折、关节突骨折、椎弓骨折、椎板骨折等。

3. 根据损伤后脊柱稳定程度分类

（1）脊柱稳定型骨折　包括椎体单纯压缩，其压缩程度不超过原高度1/3者，腰4~5以上的单纯附件骨折和腰3以上椎板骨折。

（2）脊柱不稳定型骨折　凡椎体发生1/3以上的压缩或粉碎骨折，小关节的骨折脱位，第1颈椎前脱位或半脱位，以及腰4~5的椎板骨折、关节突骨折、椎弓根骨折。

4. 根据有无脊髓损伤分类　可分为无脊髓损伤、伴有不同程度脊髓损伤。

外伤性脊柱骨折患者均有严重的外伤史。外伤后局部剧烈疼痛、肿胀，站立和翻身困难。如有后腹膜血肿，可引起肠蠕动减慢、腹胀、腹痛、便秘等症状，需与腹内脏器损伤相鉴别。如脊柱骨折脱位引起脊髓损伤，可出现损伤平面以下的运动、感觉和大小便功能障碍。

脊柱骨折脱位诊断并不困难，外伤病史、脊柱局部畸形、血肿、压痛、叩击痛常可为诊断提供线索。X线检查包括特殊体位摄片，CT、MRI检查有重要诊断价值。

【急救处理、护理措施、护理评价】

1. 搬运注意　对疑有脊柱骨折脱位患者进行急救和搬运时，切忌使脊柱发生屈曲、扭转等动作，以免加重骨折移位而损伤脊髓。搬运前要与患者沟通，明确损伤部位，并对其进行保护，鼓励患者协助搬运，并对患者搬运后症状、体征作简单评价。

2. 颈椎损伤

（1）对无神经症状的寰椎及枢椎骨折脱位、齿状突骨折、颈椎椎体骨折或颈椎小关节半脱位或脱位，可采用非手术治疗，包括颅骨牵引，牵引下复位后石膏固定2~3个月。

（2）如伴有神经症状，应根据具体情况采用颅骨牵引，或手术切开复位、植骨内固定，后期对不稳定骨折患者采用植骨融合术。

3. 胸腰椎骨折脱位

（1）稳定型胸腰椎骨折、椎体轻度压缩骨折、腰椎横突骨折、腰3以上椎弓根骨折等患者可采用保守性治疗，复位后石膏背心固定，立即加强腰背肌锻炼。后期如遗有腰痛症状，可考虑施行脊柱融合术。

（2）不稳定型胸腰椎骨折脱位而无神经症状，特别是有关节骨折、交锁、闭合复位未成功者应手术切开复位，脊柱内固定加植骨。

【健康指导】

脊柱损伤发生后，应注意功能重建，包括心理治疗与护理。急性症状减轻后即开始上肢与腰肌力量锻炼，骨折稳定性重建后即在支架或石膏保护下起坐，在双下肢支架保护下扶双腋杖站立、行走和坐轮椅训练。

二、脊髓损伤

脊髓损伤多是脊柱损伤的后果，可致身体残疾。

【临床分型、临床诊断、护理评估】

1. 完全性脊髓损伤　伤后损伤水平以下的脊髓功能完全丧失。其表现为脊髓遭受强烈刺激后而产生的实质性损伤状态，其机能丧失，多难以恢复。

2. 不完全性脊髓损伤（即脊髓挫伤）　最为常见，是由于脱位的骨块、韧带、椎间盘等挤压所致，挫伤后的水肿，血液循环障碍，继而发生一系列的代谢紊乱，导致神经细胞坏死。即使创伤未直接造成不可逆损害，仅是微循环带来的继发损害，也可能使脊髓功能受到损害。损伤平面以下的脊髓运动或感觉功能仍部分保留。由于脊髓受损伤的部位不同而表现为四种不完全性脊髓损伤综合征，可单独或复合存在。

（1）脊髓前部损伤综合征　损伤平面以下自主运动和痛温觉消失，位置觉、振动觉等良好。

（2）脊髓中央管周围综合征　见于颈髓损伤受损平面上肢运动丧失，下肢运动存在，或上肢运动功能丧失而下肢严重。损伤平面以下感觉部分缺失，损伤平面的腱反射消失而其以下的腱反射亢进。

（3）脊髓半侧损伤综合征　损伤平面以下同侧的上运动神经元性瘫，伴深感觉、识别觉障碍。对侧痛温觉障碍，同侧损伤平面以上出现带状全部感觉消失区或过敏区。

（4）脊髓后部损伤综合征　见于椎板骨折，损伤平面以下深感觉全部或部分丧失。痛温觉、轻触觉和运动功能完全正常。

3. 圆锥马尾损伤　表现为下肢部分或全部呈软瘫，股骨以下或鞍区感觉、括约肌功能及性功能障碍。

（1）Ⅰ型　完全性圆锥马尾损伤。

（2）Ⅱ型　完全性圆锥损伤伴一侧或两侧的神经根撕脱损伤。

（3）Ⅲ型　不完全性圆锥损伤伴神经根撕脱。

4. 脊髓震荡　此为最轻的脊髓损伤，系暂时性生理阻滞，可在数周内恢复。脊髓休克表现为损伤平面以下呈弛缓性瘫痪，感觉和神经反射都消失，由于膀胱反射消失而发生尿潴留。经数日或 3~6 周后，则逐渐恢复，不留任何神经系统后遗症。

脊髓损伤要对患者受伤时间、暴力性质、大小、部位、体位进行评估，同时对损伤平面、搬运方式及搬运前后的病情进行评估。此外，了解患者对功能丧失的感性认识及心理承受能力，以及患者家属对疾病的治疗态度。

【合作性问题】

护理人员需要认识的问题：①体温调节无效与自主神经功能紊乱有关。②躯体移动障碍与神经损伤有关。③自理能力缺陷与瘫痪后功能受限有关。④观察潜在并发症的出现，如压疮、呼吸道感染、泌尿系统感染、下肢静脉血栓形成等，并给予相应措施。

【护理目标】

1. 患者维持良好的通气状态。
2. 体温恢复正常。
3. 最大限度地恢复肢体功能。
4. 生活自理能力逐渐恢复。
5. 并发症得到及时发现和处理。
6. 有计划地进行功能锻炼。

【治疗要点】

1. 开放性损伤　及早进行清创，去除异物及骨块，解除压迫，固定脊柱。

2. 闭合性损伤　脊柱骨折脱位的复位减压内固定术，重建脊柱的稳定性。

【护理措施】

脊髓损伤的护理措施必须周密、认真，并预防并发症的发生，具体如下：

1. 维持呼吸平稳

（1）观察患者的呼吸形态、频率、深浅，听诊肺部呼吸音，以了解有无呼吸困难及呼吸道梗阻。

（2）患者床旁应备好各种急救药品和器械，如呼吸兴奋药、氧气、气管切开包、人工呼吸器、电动吸引器等。

（3）鼓励患者定时进行深呼吸及有效咳嗽训练，以利于肺部膨胀和排痰。对于有肋间肌麻痹的患者，鼓励用膈肌呼吸。咳嗽时，用双手按压上腹部"帮助咳嗽"。吸气时，护士协助患者胸部向上用力，以帮助患者肺部扩张和有效咳嗽。教会患者使用呼吸训练器的方法，每2~4小时锻炼1次，用后注意评估效果。

（4）指导并协助患者每2小时翻身1次，轻轻叩击胸背部，便于痰液排出。对于痰液黏稠者，可给予雾化吸入，使痰液稀释。必要时，用吸引器吸痰，或经气管镜吸痰，以保持呼吸道通畅，防止感染。

（5）用呼吸机辅助呼吸的患者，应监测动脉血气分析，以作为调整各项参数的依据。

（6）高位颈部脊髓损伤的患者，应早期行气管切开，减少呼吸道梗阻和防止肺部感染。气管切开的患者应按气管切开术后常规护理。

（7）遵医嘱持续或间断吸氧，以增加血氧饱和度。

2. 病情观察

（1）在伤后48小时内应严密观察患者的生命体征，每4小时测心率、血压1次，防止低血压和心动过缓的出现。观察患者是否有心动过缓等迷走神经刺激反应，尤其是在翻身后或排痰后，观察患者心血管的反应。

（2）在伤后24小时内，每隔几小时要检查患者的感觉、运动、反射等功能有无变化，观察病情有无加重或减轻，如有变化立即通知医生。

（3）留置导尿管，监测尿量，准确记录每日出入量。

（4）维持体温正常。①严密监测体温变化：患者丧失了调节和适应能力，常出现高热（40℃以上），或低温（35℃以下）。②高温时，应用物理降温法，如使用冰袋冷敷、乙醇擦浴、冰水灌肠，同时调节环境温度，降低室温、通风散热等。③低温时应注意对患者进行保暖，如加盖毛毯，关闭门窗，升高室温。

3. 生活护理

（1）增强自理能力 ①协助患者活动关节，按摩肢体。保持双足呈功能位，防止足下垂。②配合医生、理疗师，帮助患者进行康复锻炼，防止肌肉萎缩、关节僵直。③护士与医生合作，利用多种辅助工具，教会患者自行完成从床上移至轮椅、进食、穿衣、沐浴等基本活动，以提高患者独立生活的能力。④损伤后完全丧失行走能力而必须依靠拐杖及轮椅者，应掌握拐杖及轮椅的使用技巧。根据每个患者的特点定做合适的轮椅。四肢瘫痪者，需使用特殊的电动轮椅。使用拐杖时，一般拐杖的高度为患者直立时腋窝到地面的距离。行走时，应以上肢臂力及腋下拐顶共同支撑身体的重量。拐杖顶端以软垫包裹，底端应有橡胶垫，以防滑倒。使用轮椅时，应注意选择适合患者身材的型号。乘坐轮椅时，坐姿应正确，身体置于座位中部，抬头，背向后靠。当从轮椅上站起后移动时，应先将闸制动。长期使用轮椅者，应注意预防压疮。

（2）训练规律排便　要求患者每天固定时间排便；如无禁忌应摄入足够的液体，每天至少2000ml，以利于排便；增加膳食纤维的摄入，多食粗粮、粗纤维蔬菜、新鲜水果等，以刺激肠蠕动；必要时，可应用栓剂或缓泻剂进行治疗。对于便秘者，可沿结肠方向从右向左做腹部按摩，每日2～3次，以促进蠕动和肠内容物移动。如2～3天未排便时，可给予缓泻剂，必要时灌肠。对6～7天未排便的患者，其粪便常不易排出，可戴手套，手指涂润滑剂将干粪块掏出。

（3）促进规律排尿　①仔细观察并记录尿量、颜色及清晰度，定期检查腹部体征，评估患者膀胱功能的受损情况。②急性期后，应用诱导方法刺激排尿，如听流水声、会阴部热敷、腹部按摩等。③损伤初期，应留置导尿，每隔3～4小时开放1次，以防止尿潴留，维持膀胱功能。④在可能的情况下，进行膀胱反射性动作训练。当膀胱胀满时，可用手由外向内，由轻至重，均匀按摩下腹部，待膀胱收缩为球状时，紧按膀胱底，向前下方挤压，使膀胱排尿。排尿后可再次加压，尽量将尿排尽。还可加强会阴肌、腹肌的功能训练，以辅助排尿。⑤对于长期留置导尿患者，定时做尿道口周围轻拭及膀胱冲洗。教会患者及家属导尿管的护理方法，注意预防尿路感染。

4. 改善营养状况　保证充足的营养和水分的摄入。进食时，安排患者尽量保持舒适坐位。鼓励患者摄入含蛋白丰富的食物，如瘦肉、鱼肉、鸡肉、豆类等。饮食中应多用植物油，以利于润滑肠道，缓解便秘。多进食富含纤维素的食物，如粗纤维蔬菜、水果等，以促进肠蠕动。鼓励患者少食多餐，细嚼慢咽，以利于食物的消化和吸收。

5. 并发症护理

（1）压疮　脊髓损伤的患者因为长期卧床，皮肤感觉减弱或消失，自主神经功能紊乱，导致局部缺血，身体的骨隆突处容易发生压疮且极难愈合。防治措施：每2～3小时翻身1次，有条件者可使用特制的翻身床或气垫床，以减轻局部压迫。保持床单清洁、无折叠；或用气垫或棉垫使骨突部位悬空，定期按摩受压部位。

（2）泌尿系统感染　脊髓损伤的患者因为膀胱功能障碍、尿潴留及长时间留置尿管，或因为液体量摄入不足，容易发生泌尿系统感染。防治办法有以下几种：①保持会阴部清洁。②尿潴留或尿失禁的患者，插尿管时应严格无菌操作。③观察尿管有无扭曲、堵塞、受压，以保持尿管通畅。④损伤早期所留置的尿管应持续开放，使膀胱排空，减少感染的机会；2～3周后应该夹闭尿管，每4～6小时开放1次，以训练膀胱的自主节律性，避免膀胱萎缩。⑤长期留置尿管者，每5～7天更换导尿管1次，防止尿管堵塞或引流不畅导致的逆行性感染。硅胶管可延长留置时间。⑥定时进行膀胱冲洗，以冲出膀胱内积存的沉渣。⑦有些患者可采用手法按摩的方法刺激膀胱排尿，教给患者每2～3小时在腹部由外向内均匀按压小腹部，压出尿液。⑧鼓励患者多饮水，争取每日饮水3000ml，排尿在1500ml左右，利于尿液稀释，避免结石形成。

（3）肺部感染　鼓励患者定时做深呼吸及有效咳嗽训练，定时翻身、拍背，以利于痰液排出，或给予雾化吸入，对于年龄较大、呼吸道分泌物多且痰液排出困难者，及早行气管切开术。

【康复指导及健康教育】

根据患者的情况制订合理的训练计划。

1. 指导和协助患者进行未瘫痪肌肉的主动锻炼，如腰背肌、上肢肌肉功能锻炼。对瘫痪肢体，应指导患者及家属做关节的全范围被动活动和肌肉按摩，每日 2～3 次，每次 20～30 分钟。

2. 指导患者利用床上拉手做引体向上等动作。

3. 鼓励患者按照计划训练，定时、定量，运动量从小到大，运动频率逐渐恢复正常。

4. 指导患者培养生活自理能力。

5. 指导患者及家属进行膀胱、直肠功能训练，以及预防压疮的方法。

【护理评价】

1. 患者是否能够维护良好的通气状态，特别是对高位截瘫者。

2. 患者体温是否维持在正常范围之内。

3. 患者能否最大限度地恢复肢体功能。

4. 患者生活自理能力是否逐渐恢复。

5. 患者是否掌握了有关器官功能训练的知识，并能按计划进行功能锻炼。

第五节　关节脱位患者的护理

一、概述

组成关节的各骨面失去正常的对合关系称为关节脱位。关节脱位好发于儿童、青壮年。上肢脱位多于下肢。

【临床分型】

1. 按病因分类　引起关节脱位的原因较多，可分为以下几种：

(1) 创伤性脱位　由于暴力作用于正常关节而引起的脱位。

(2) 病理性脱位　因关节病变，破坏关节的相关结构，使关节囊松弛，关节头变小，关节腔增大所引起的脱位。常见于关节结核、肿瘤、类风湿性关节炎、化脓性关节炎等。

(3) 习惯性脱位　创伤性关节脱位后，关节囊、韧带尚未愈合，再次发生脱位，反复脱位使关节囊的破口愈合不良，韧带断裂，关节失去稳定性，在轻微外力的作用下即可发生脱位，称为习惯性脱位。以肩关节和颞下颌关节较为多见。

(4) 先天性脱位　胚胎发育异常或胎儿在生长发育过程中受到母体某些有害因素的影响，使关节头发育不全，关节窝过大而引起的脱位。多见于髋关节。

2. 按脱位程度分类

(1) 全脱位　完全失去对合关系的称为全脱位。

(2) 半脱位　部分失去对合关系的称为半脱位。

3. 按脱位后关节腔是否与外界相通分类　可分为开放性脱位和闭合性脱位。开放性脱位是指关节腔与外界相通，细菌已进入关节腔而发生感染。闭合性脱位是指关节脱位后，关节腔与外界不相通，不易发生感染。

4. 按脱位发生的时间长短分类

（1）新鲜脱位　关节脱位发生在 2 周以内，关节腔内无肉芽生长，手法复位容易成功。

（2）陈旧脱位　关节脱位发生在 2 周以上，关节内长满肉芽组织，手法复位较困难，常需要手术切开复位。

【护理评估】

1. 受伤的经过　暴力的大小、性质、受伤部位、受伤的时间及治疗情况；评估有无化脓性关节炎、关节结核、骨关节肿瘤病史。

2. 身体状况

（1）一般表现　关节肿胀、疼痛、瘀血斑，局部压痛，关节功能障碍。有时可见伤口，有血液流出。

（2）专有表现　①畸形：关节脱位后骨端移位导致外形的改变，产生各种畸形，脱位后可在关节附近的部位触及关节头，肢体的长度发生改变，有些变长、有些变短。②弹性固定：脱位产生疼痛，疼痛使关节周围肌肉发生痉挛，加之关节囊和周围韧带的牵拉，使患肢处于某种异常位置，当被动活动时又被弹回或有弹性感。③关节腔空虚：关节脱位后在体表触摸关节腔，其内空虚，附近异常位置触及移位骨端。

（3）并发症　脱位的关节头压迫血管时，出现远端肢体皮肤苍白或水肿、缺血性疼痛、动脉搏动减弱或消失，严重时肢体坏死。

3. 心理 - 社会状况　脱位后关节疼痛、功能障碍以及关于预后和治疗费用的忧虑，常使患者产生焦虑和烦躁情绪。对于肿瘤等原发病变所导致的关节脱位，肢体的功能可暂时或永久丧失，患者常产生悲观、失望情绪，甚至产生轻生念头。

4. 辅助检查

（1）X 线检查　了解脱位的程度、类型，是否合并骨折，指导复位，判断疗效。此为关节脱位诊断最常用、最简便的方法。

（2）CT 检查　主要用于髋关节，通过三维成像，可明显地看到是否合并有髋臼骨折及股骨头坏死。

5. 治疗要点及反应　脱位治疗的总原则是复位、固定、功能锻炼。对于新鲜的闭合性脱位，采用手法复位外固定。对于开放性脱位，及早进行复位后清创缝合，预防感染并进行固定。对于陈旧性脱位、手法复位失败或合并关节内骨折者，应切开复位外固定。

【护理诊断】

1. 急性疼痛　与关节周围软组织损伤有关。

2. 躯体活动障碍　与脱位后关节功能丧失有关。

3. 潜在并发症　周围神经、血管损伤。

【护理目标】

1. 急症护理　对于开放性的关节脱位，积极做好清创前的准备，及时配合医生实施清创术。对于闭合性脱位，及时配合医生进行复位、固定，固定期间做好常规的护理工作。

2. 非手术治疗的护理及手术前的护理

（1）病情观察　观察局部肿胀和血肿情况，复位后症状和体征是否消失，有无再脱位的危险。伤后神经、血管损伤者，复位后病情有无好转，如感觉、运动、反射是否正常，末梢血运有无改变，动脉搏动是否恢复。

（2）治疗配合　包括以下几点：

1）解除疼痛：对于外伤性脱位，有效止痛的方法是及时复位，只要妥善复位和固定，疼痛将会减轻或消失。如果复位后疼痛不减轻，查无特殊原因，伤后当天可冷敷，能减轻肿胀及疼痛；24 小时后进行热敷，解除肌肉痉挛，缓解疼痛；必要时遵医嘱使用止痛剂。对于病理性脱位，主要是治疗原发病，必要时遵医嘱使用止痛剂。进行各种护理操作时动作要轻柔，避免造成患者痛苦。

2）固定：肩关节、肘关节外伤性脱位复位后，选用三角巾悬吊固定并抬高患肢，固定 2 周，2 周后进行功能锻炼。过早进行功能锻炼，容易形成习惯性脱位。髋关节外伤性脱位复位后，选用皮牵引固定于外展位 3 周，3 个月内不能负重，6 个月内不能劳动，避免髋关节内收、内旋、屈曲，防止发生再脱位。病理性脱位、陈旧性脱位、习惯性脱位，选用手术复位石膏外固定，石膏固定的护理详见本章第一节。

（3）心理护理　对于不同的脱位类型，患者的心理反应不同。与患者多交流，了解其心理感受，正确引导患者正视疾病。介绍疾病发生、治疗、预后、康复锻炼的目的等，给予患者精神安慰，减轻其紧张心理，使其树立起战胜疾病的信心，配合医疗、护理治疗和各项操作。

（4）其他　需要切开复位者手术前常规准备，详见本章第一节。

3. 手术后的护理

（1）一般护理　肩、肘关节脱位术后，功能位石膏固定并稍抬高患肢，以利于静脉回流，减轻肿胀。髋关节脱位术后，肢体于外展位并稍抬高，防止髋关节屈曲、内收、旋转。

（2）病情观察　手术后密切观察生命体征，直至平稳；观察伤口有无渗血，以及渗血的量和速度；伤口红、肿、热、痛、流脓等情况；末梢血运、肢体远端动脉搏动、肿胀情况；末梢感觉和运动情况，了解神经是否损伤。

（3）治疗配合　伤口出血较多，协助医生包扎止血；伤口有感染迹象，及时进行换药，必要时遵医嘱使用有效的抗生素。

【健康指导】

1. 功能锻炼　向患者及家属解释功能锻炼的目的、意义、方法、重要性，正确指导患者进行功能锻炼。在固定期间，非固定关节进行功能锻炼，固定关节进行肌肉舒缩活动。在外固定解除后，逐渐进行肢体功能的主动锻炼，防止肌肉萎缩及关节粘连。肩关节主要锻炼前屈、后伸、旋转、环转、上举等功能；肘关节锻炼屈、伸功能；髋关节锻炼屈、伸、内收、外展、负重、行走功能。

2. 家庭护理 对于门诊患者，向家属和患者交代要坚持固定，肩、肘关节固定2周后进行功能锻炼，预防习惯性脱位，4周后进行主动功能锻炼。观察局部肿胀、疼痛情况，如有异常及时来医院复诊。习惯性脱位者要注意保护，避免再发生脱位。

【护理评价】

患者疼痛是否消失；脱位的关节功能是否恢复正常。

二、常见关节脱位患者的护理

临床上常见的关节脱位有肩关节、肘关节、髋关节脱位。其中以肩关节脱位最多见。

1. 肩关节脱位 男性多于女性，好发于20～50岁青壮年，约占全身关节脱位的50%，根据脱位后肱骨头的位置，可分为前脱位、后脱位。以肩关节前脱位者多见。肩关节脱位如在初期治疗不当，过早活动，可发生习惯性脱位。

肩关节脱位后主要表现为伤肢轻度外展，伤肢呈弹性固定于轻度外展内旋位，肘屈曲，用健侧手托住患侧前臂。肩关节外观呈"方肩"畸形，Dugas征阳性（患肢肘部紧贴胸部时，其手搭不到健侧肩部，或手搭在健侧肩部时，肘部不能贴近胸壁）。脱位时牵拉或肱骨头压迫腋神经或臂丛神经内侧束，患侧上肢出现运动障碍、感觉异常、反射减弱或消失。也可以损伤腋动脉，引起上肢血液循环障碍。

治疗要点：肩关节脱位常用足蹬法（Hippocrates）复位、旋转法（Kocher法）复位。

护理要点：协助医生及时复位，复位后用三角巾悬吊固定2周，2周内活动腕及指关节，2周后进行肩、肘关节功能锻炼，切忌过早活动，以免发生习惯性脱位。

2. 肘关节脱位 肘关节脱位居关节脱位的第二位，仅次于肩关节。多发生于青壮年。根据肱骨滑车位置可分为前脱位和后脱位，可合并肱骨内上髁骨折、尺骨的冠状突骨折、尺骨鹰嘴骨折。主要表现为肘部明显畸形，肘窝部饱满，当发生后脱位时，肘关节弹性固定于120°～140°的半伸位，前臂外观变短；前脱位时前臂延长。肘关节脱位后，肘后三角关系失常。在正常情况下，肘伸直时，尺骨鹰嘴和肱骨内、外上髁三点呈一直线，屈肘时则呈一等腰三角形，脱位时上述关系被破坏。这与肱骨髁上骨折时三角关系保持正常不同。

治疗要点：常用推拉法复位。

护理要点：及时复位，复位后固定2周，2周后进行功能锻炼。

3. 髋关节脱位 多发生于青壮年。根据股骨头脱位后的位置分为前、后脱位和中心脱位三种类型，后脱位最常见。暴力所致多见。也可由髋关节结核、化脓性髋关节炎、肿瘤等导致髋臼和股骨头破坏，引起病理性脱位。髋关节先天发育不良，出生后就发生脱位，形成先天性后脱位。髋关节后脱位主要表现为下肢弹性固定于屈曲、内收、内旋位，足尖触及健侧足背，患肢外观变短。腹股沟部关节空虚，髂骨后可摸到隆起的股骨头，大转子上移。

治疗要点：髋关节脱位常用推拉法（Allis 法）、旋转法（Bigelow 法）复位。

护理要点：协助医生进行及时复位，复位后皮牵引 2 周，防止股骨头发生无菌性坏死，牵引期间保持下肢中立位，防止足下垂。3 个月后下地活动，但不能负重，6 个月后进行负重劳动。卧床期间加强基础护理，防止并发症发生。

第六节　颈、肩痛与腰腿痛患者的护理

一、颈痛

【病因与发病机制】

颈痛多由于颈椎病引起。颈椎病是中老年人的常见病、多发病之一。据统计，其发病率随年龄的升高而升高。在颈椎病的发生发展中，慢性劳损是首要罪魁祸首，长期的局部肌肉、韧带、关节囊的损伤，可以引起局部出血水肿，发生炎症改变，在病变的部位逐渐出现炎症机化，并形成骨质增生，影响局部的神经及血管。外伤是颈椎病发生的直接因素。往往在外伤前人们已经有了不同程度的病变，使颈椎处于高度危险状态，外伤直接诱发症状发生。不良的姿势是颈椎损伤的另外一大原因。长时间低头工作，躺在床上看电视、看书，喜欢高枕，长时间操作电脑，剧烈地旋转颈部或头部，在行驶的车上睡觉，这些不良的姿势均会使颈部肌肉处于长期的疲劳状态，容易发生损伤。颈椎的发育不良或缺陷也是颈椎病发生不可忽视的原因之一，亚洲人种相对于欧美人来说椎管容积更小，更容易发生脊髓受压，产生症状。在单侧椎动脉缺如的患者，椎动脉型颈椎病的发生率几乎是 100%，差别的只是时间早晚的问题。另外，颅底凹陷、先天性融椎、根管狭窄、小椎管等均属先天发育异常，也是本病发生的重要原因。

颈椎病的基本病理变化之一是椎间盘的退行性变。颈椎间盘运动范围较大，容易受到过多的细微创伤和劳损。其主要病理改变是：早期为颈椎间盘的脱水，髓核的含水量减少和纤维环的纤维肿胀，继而发生变性，甚至破裂。颈椎间盘变性后，耐压性能及耐牵拉性能减低。可以发生局限性或广泛性向四周隆突，使椎间盘间隙变窄、关节突重叠、错位，以及椎间孔的纵径变小。

椎间盘退变常会引起继发性的椎间不稳定，椎体间的活动度加大和使椎体有轻度滑脱，继而出现后方小关节、钩椎关节和椎板的骨质增生，黄韧带和项韧带变性，软骨化和骨化等改变。而在椎体与突出的椎间盘及韧带组织之间形成的间隙，由于有组织液积聚，再加上微细损伤所引起的出血，使这种血性液体发生机化，然后钙化、骨化，于是形成了骨赘。

椎体前后韧带的松弛，又使颈椎不稳定，更增加了受创伤的机会，使骨赘逐渐增大。骨赘连同膨出的纤维环、后纵韧带和由于创伤反应所引起的水肿或纤维疤痕组织，在相当于椎间盘部位形成一个突向椎管内的混合物，对颈神经或脊髓产生压迫作用。钩椎关节的骨赘可从前向后突入椎间孔而压迫神经根及椎动脉。

椎体前缘的骨赘一般不会引起症状，但文献上也有这种前骨赘影响吞咽或造成嘶哑的报告。脊髓及神经根受压后，开始时仅为功能上的改变，如不及时减轻压力，逐渐会产生不可逆的变化。因此，如果非手术治疗无效，应及时进行手术治疗。

【护理诊断、合作性问题及护理评估】

颈肩酸痛可放射至头枕部和上肢；一侧肩背部沉重感，上肢无力，手指发麻，肢体皮肤感觉减退，手握物无力，有时不自觉地握物落地。其严重的典型表现是：下肢无力，步态不稳，两脚麻木，行走时如踏棉花的感觉。最严重者甚至出现大、小便失控，性功能障碍，甚至四肢瘫痪。常伴有头颈肩背手臂酸痛，脖子僵硬，活动受限。有的伴有头晕，房屋旋转感觉，重者伴有恶心呕吐，卧床不起，少数可有眩晕、猝倒。当颈椎病累及交感神经时可出现头晕、头痛、视力模糊、两眼发胀、发干、两眼球睁不开、耳鸣、平衡失调、心动过速、心慌、胸部紧束感，有的甚至出现胃肠胀气等症状。也有吞咽困难、发音困难等症状。

多数起病时轻且不被人们所重视，多数能自行恢复，时轻时重，只有当症状继续加重而不能逆转时，影响工作和生活时才引起重视。如果疾病久治不愈，会引起心理伤害，产生失眠、烦躁、发怒、焦虑、忧郁等症状。

1. 颈椎 X 线片　颈椎病 X 线片常表现为颈椎正常生理曲度消失或反张，椎间隙狭窄，椎管狭窄，椎体后缘骨赘形成，在颈椎的过伸过屈位片上还可以观察到颈椎节段性不稳定。

2. 颈椎 CT　可更清晰地观察到颈椎的增生钙化情况，对于椎管狭窄、椎体后缘骨赘形成具有明确的诊断价值。

3. 颈椎 MRI　可以清晰地观察到椎间盘突出而压迫脊髓，常规作为术前影像学检查的证据，用以明确手术的节段及切除范围。

4. 椎－基底动脉多普勒　用于检测椎动脉血流的情况，也可以观察椎动脉的走行，对于以眩晕为主要症状的患者来说鉴别价值较高。

5. 肌电图　适用于以肌肉无力为主要表现的患者，主要用途为明确病变神经的定位，与侧索硬化、神经变性等神经内科疾病相鉴别，但对检查条件要求较苛刻，常常会出现假阳性结果。

颈椎病是慢性病，安慰患者并提供准确的临床资料，以便大夫进一步做辅助检查。早日确诊，并制订出相应的治疗方案。

【护理措施、护理评价】

1. 口服药物治疗　主要用于缓解疼痛、局部消炎、放松肌肉治疗，对于颈椎不稳等继发的局部软组织劳损等疗效较明确，但不能从根本上治疗颈椎病。对于伴有四肢无力或麻木的患者来说，还可以使用神经营养药物辅助康复，促进受压神经的恢复。

2. 牵引法　通过牵引力和反牵引力之间的相互平衡，使头颈部相对固定于生理曲线状态，从而使颈椎曲线不正的现象逐渐改变，但其疗效有限，仅适于轻症神经根型颈椎病患者；且在急性期禁止做牵引，防止局部炎症、水肿加重。

3. 理疗 理疗法是物理疗法的简称。就是应用自然界和人工的各种物理因子，如声、光、电、热、磁等作用于人体，以达到治疗和预防疾病的目的。但其作用也较微弱，不能从根本上治疗，且经常理疗易对皮肤产生烫伤。

对颈椎病诊断明确，神经根压迫症状严重，保守治疗后症状无明显好转者，应采取手术治疗。而对于脊髓型颈椎病患者，即主要表现为双下肢走路无力、步态不稳等症状的患者，则应尽早实行手术治疗，以获得良好的恢复效果，因为这类患者的治疗效果与神经压迫时间长短有密切的关系。而对于椎动脉和交感神经兴奋型的患者，手术效果相对来说就不太确切。

【健康指导】

1. 树立正确的心态，掌握用科学的手段防治疾病，配合医生治疗，减少复发。

2. 加强颈肩部肌肉的锻炼，在工作空闲时，做头及双上肢的前屈、后伸及旋转运动，既可缓解疲劳，又能使肌肉发达，韧度增强，从而有利于颈段脊柱的稳定性，增强颈肩顺应颈部突然变化的能力。

3. 纠正不良的姿势和习惯，避免高枕睡眠，不要偏头耸肩，谈话、看书时要正面注视，要保持脊柱的正直。

4. 注意颈肩部保暖，避免头颈负重物，避免过度疲劳，坐车时不要打瞌睡。

5. 及早彻底治疗颈肩、背部软组织劳损，防止其发展为颈椎病。

6. 劳动或走路时要避免挫伤，避免急刹车时头颈受伤，避免跌倒。

二、腰腿痛

【病因及发病机制】

腰腿痛多由于椎间盘退行性变和腰椎间盘突出症引起。随着年龄的增长，纤维环和髓核含水量逐渐减少，使髓核张力下降，椎间盘变薄。同时，透明质酸及角化硫酸盐减少，低分子量糖蛋白增加，原纤维变性及胶原纤维沉积增加，髓核失去弹性，椎间盘结构松弛，软骨板囊性变。MRI 证实，已发现 15 岁青少年有椎间盘退行性变，以下因素值得注意：

1. 损伤 积累伤是椎间盘变性的主要原因，也是椎间盘突出的诱因。积累损伤中，反复弯腰、扭转动作最易引起椎间盘损伤，故本症与某些职业、工种有密切的关系。

2. 遗传因素 有色人种的发病率低；小于 20 岁的青少年患者中，约 32% 有阳性家族史。

3. 姿势不当 当腰部处于屈曲位时，如突然加以旋转则易诱发髓核突出。

4. 突然负重 在未有充分准备时，突然使腰部负荷增加，易引起髓核突出。

5. 腰部外伤 急性外伤时可波及纤维环、软骨板等结构，促使已退变的髓核突出。

6. 职业因素 如汽车驾驶员长期处于坐位和颠簸状态，易诱发椎间盘突出。

7. 环境因素　如受凉、湿冷。

腰椎间盘突出症的病理变化过程大致可分为三个阶段：①髓核因退变和损伤可变成碎块，或呈瘢痕样结缔组织；变性的纤维环可因反复损伤而变薄变软或产生裂隙。这些变化可引起腰部不适和疼痛。青少年患者可在无退变时，因强大暴力引起纤维环破裂和髓核突出。②椎间盘膨出后，外伤或正常的活动使椎间盘内压力增加时，髓核从纤维环薄弱处或破裂处突出。突出物刺激或压迫神经组织而引起腰腿痛，严重者引起大、小便功能障碍。在老年患者中，整个纤维环变得软弱松弛，椎间盘可向周围膨出，该平面椎管前后径变小。③腰椎间盘突出后，病程较长者，其椎间盘本身和其他邻近结构均可发生各种继发性病理改变。

【护理诊断、护理评估及合作性问题】

多数患者先有腰痛后有腿痛，部分患者腰痛和腿痛同时发生，少数患者只有腿痛。腰椎间盘突出引起腰腿痛具有下列特点：

1. 症状

（1）疼痛

1）根性放射痛：①腰 4～5 椎间盘突出压迫腰 5 神经根，疼痛沿臀部、大腿后侧放散至小腿前外侧、足背和趾。②腰 5～骶 1 椎间盘突出压迫骶 1 神经根，疼痛放射至小腿后外侧、足跟、足底和足外侧。因腰 5 和骶 1 神经根参与坐骨神经构成，腿痛又称坐骨神经痛。③腰 3～4 椎间盘突出压迫腰 4 神经根，引起股神经痛，疼痛放射至大腿前外侧、膝前部和小腿前内侧。

2）疼痛与腹压有关：使腹压和脑脊液压力增高的动作可使腰腿痛加重，如咳嗽、打喷嚏、排便、用力等。

3）疼痛与活动有关：活动和劳累后加重，卧床休息则减轻，严重者活动困难。

4）疼痛与体位的关系：为了缓解疼痛，患者常被迫采取某一体位，多为健侧卧位并屈髋屈膝，少数患者采取患侧卧位屈腿、仰卧位屈腿、床上跪位、下蹲位等。

5）疼痛与天气变化的关系：部分患者遇到刮风下雨或气温骤降时加重，遇暖减轻。

（2）麻木无力　受累神经根受到较重损害时，所支配的肌肉力量减弱，感觉减退，轻者可出现痛觉过敏，重者肌肉瘫痪，出现无力症状。

（3）大、小便功能变化　椎间盘突出压迫硬膜囊较重时，马尾神经损害可引起便秘、排便困难、尿频、尿急、尿潴留或尿失禁，会阴部感觉减退或消失，以及性功能障碍。

2. 体格检查　由于是间歇性发病，腰椎间盘突出患者查体时所见可能是多种多样的。通常在疼痛急性发作时表现为椎旁肌肉明显痉挛，肌肉痉挛在行走活动时仍持续存在。腰椎可出现侧弯或倾斜，许多患者腰椎正常生理前凸消失。急性期过后，肌痉挛明显减轻。腰前凸可能成为唯一的体征。

（1）步态　较重的患者常有跛行，严重者扶拐或不能站立和行走。

（2）腰部畸形和活动范围受限　腰部畸形包括生理前凸变小、消失、后凸或侧弯。活动受限程度因不同方向而异。

（3）**坐骨神经牵拉试验** 患者平卧位，检查者为其先后做下肢抬高拉直运动，在此过程中患侧可出现疼痛症状。

（4）**增加腰椎管压力试验（挺腹试验）** 以枕部、双肘部和双足跟为着力点，用力挺腹抬臀，使腹压和椎管内压力升高，出现根性放射痛为阳性。

（5）**股神经牵拉试验** 在髋和膝关节伸直位被动抬腿，过伸髋关节，牵拉股神经，出现股前部放射痛为阳性。腰 2～3 和腰 3～4 椎间盘突出多呈阳性。

尽管可通过病史和物理检查作出腰椎间盘突出的诊断，但仍需要进行影像学检查以排除其他病变，如肿瘤或感染等。

3. 辅助检查

（1）**X 线平片** 一般需要常规拍腰椎正侧位 X 线片，疑有腰椎弓峡部不连者，还需拍腰椎左、右斜位片。在腰椎 X 线平片上，部分腰椎间盘突出患者可无异常变化，部分患者可有一些非特异性变化。因此，不能依靠 X 线平片作为诊断腰椎间盘突出症的依据，但可以借助 X 线片排除一些脊椎骨性疾患，如结核、肿瘤、脊柱滑脱等。

（2）**CT** 高分辨率的 CT 检查图像，可清楚地显示椎间盘突出的部位、大小、形态和神经根、硬膜囊受压移位的情况，同时可显示椎板及黄韧带肥厚、小关节增生肥大、椎管及侧隐窝狭窄等情况。CT 对椎间盘突出诊断的准确率为 80%～90%。CT 检查对患者的照射剂量小，可列为基本无害的诊断手段。

（3）**MRI** 目前，腰椎间盘突出最有效的检查手段是 MRI。

（4）**其他检查** 如脊髓造影等。

【护理措施、护理目标】

腰腿痛的非手术治疗方法多种多样，从简单的卧床休息至使用昂贵的牵引设备，其目的是使椎间盘突出部分和受到刺激的神经根的炎性水肿加速消退，从而减轻或解除对神经根的刺激或压迫。

1. 非手术治疗 主要适用于以下几种情况：年轻、初次发作、病程较短者；休息后症状可自行缓解者；X 线检查无椎管狭窄。

（1）**卧床休息** ①急性腰痛最简单的治疗方法是休息。卧床休息 2 天比长期卧床休息的效果更好。屈膝屈髋侧卧位并将一枕头垫于两腿之间，能明显解除椎间盘和神经根的压力。②绝对卧床休息，强调大、小便均不应下床或坐起，卧床 3 周后带腰围起床活动，3 个月内不做弯腰持物动作。

（2）**药物治疗** ①可选用肌肉松弛、止痛、镇静药物，也可应用舒筋活血的中药制剂。②用于治疗腰腿痛综合征的药物多种多样，其疗效也各不相同。

（3）**牵引** ①采用骨盆牵引：脊椎滑脱、活动型肝炎、孕妇、高血压和心脏病患者禁用。②间断牵引：每日 2 次，每次 1～2 小时。

（4）**理疗** 应慎重应用，练习的内容要适合患者的症状，而不是强迫患者进行一系列一成不变的活动。

（5）**推拿和按摩** 具体方法繁多，国内这方面的从业人员甚多，水平参差不齐，故疗效差异较大。应注意的是，暴力推拿按摩往往弊多无利。

（6）**激素硬膜外注射**　腰椎的激素硬膜外注射显然有一定的临床趋势。

2. 手术治疗　当非手术治疗失败时，就应考虑手术治疗。

微创外科是当今外科的发展方向，随着社会活动快节奏和高效率的发展，腰椎间盘突出患者有更高的要求，即要求最小创伤，在最短时间内解除病痛，达到康复。随着高科技的发展，腰椎间盘的微创手术使这一愿望变成现实。

（1）**介入方法治疗**　如射频消融等。

（2）**内窥镜的方法**　如椎间盘镜、椎间孔镜等。

（3）**开放性椎间盘手术**　①单纯开窗腰椎间盘摘除术：适合单纯间盘突出，包括膨出型、破裂型及脱出游离型。②多节段开窗侧隐窝减压术：适合老年人多节段椎间盘突出合并严重椎管狭窄，包括轻度椎间盘突出（常为多节段）、黄韧带肥厚、小关节增生肥大内聚、腰椎滑脱、侧突畸形。③全椎板切除回植椎管成形术：适合老年性全椎管狭窄症。

（4）**椎间盘切除和融合**　如 Mixter 和 Barr。

术后护理：术后一段时间内要卧床休息，手术后的患者常规卧床两三天。床铺最好是硬板床，上面铺厚垫。卧床期间，翻身应该由别人协助，肩膀和臀部要同时翻过去，腰部不能扭转，以免影响腰部肌肉、韧带等的愈合。使用尿壶和一次性尿布，在床上解大、小便，尽量不要抬高臀部。卧床休息阶段结束后，可开始逐渐下地在室内活动，但一开始仍需佩戴腰围大约 6 周，对腰部进行保护。

术后功能锻炼：从手术后拔除引流管开始，患者就应该逐步加强腰背肌肉锻炼，恢复日常活动后更应坚持不懈。可以朝天躺着，用双侧足跟和肩背部作为支点，收缩腰背部的肌肉，将臀部抬离床面，屏住几秒钟后再缓慢放下，反复练习。也可以趴在床上，利用腹部作为支点，双腿伸直，双手抱在脑后，主动收缩腰骶部肌肉，努力将头部和腿部同时抬离床面，屏住几秒钟再缓慢放下，有利于早日康复。

【合作性问题及健康指导】

戒烟非常重要，尤其对做腰椎融合手术的患者。可以饮少量红酒。室内活动没有问题后可以转向室外活动，到小区和附近的街道走走。始终要避免弯腰搬运重物、肩挑手提重物等活动。日常生活中要避免弯腰弓背等不良姿势，避免剧烈的体育运动。对于年轻尚未生育的妇女，应在术后完全恢复一段时间（比如术后一年）再考虑怀孕生育，否则易导致术前症状的复发甚至加重。

三、肩痛

【病因及发病机制】

肩痛多由于肩周炎引起。肩周炎是肩关节周围肌肉、韧带、肌腱、滑囊、关节囊等软组织损伤、退变而引起的关节囊和关节周围软组织的一种慢性无菌性炎症。它的临床表现为起病缓慢，病程较长，病程一般在 1 年以内，较长者可达到 1～2 年。发病年龄大多在 40 岁以上，女性发病率略高于男性，且多见于体力劳动者。本病大多发生在 40

岁以上的中老年人，软组织退行病变，对各种外力的承受能力减弱是基本因素；上肢外伤后肩部固定过久，肩周组织继发萎缩、粘连；肩部急性挫伤、牵拉伤后治疗不当等；颈椎病，以及心、肺、胆道疾病发生的肩部牵涉痛，因原发病长期不愈，使肩部肌肉持续性痉挛、缺血而形成炎性病灶，转变为真正的肩周炎。

肩关节是人体全身各关节中活动范围最大的关节。其关节囊较松弛，关节的稳定性大部分靠关节周围的肌肉、肌腱和韧带的力量来维持。由于肌腱本身的血液供应较差，而且随着年龄的增长而发生退行性改变，加之肩关节在生活中活动比较频繁，周围软组织经常受到来自各方面的磨擦挤压，故而易发生慢性劳损并逐渐形成原发性肩周炎。

肩关节周围的病变主要发生在盂肱关节周围，其中包括以下几种：

1. 肌和肌腱 可分两层。外层为三角肌，内层为冈上肌、冈下肌、肩胛下肌和小圆肌四个短肌及其联合肌腱。联合肌腱与关节囊紧密相连，附着于肱骨上端如袖套状，称为旋转肩袖或肩袖。肩袖是肩关节活动时受力最大的结构之一，易于损伤。肱二头肌长腱起于关节盂上方，经肱骨结节间沟的骨纤维隧道，此段是炎症好发之处。肱二头肌短头起于喙突，经盂肱关节内前方到上臂，受炎症影响后肌肉痉挛，影响肩外展、后伸。

2. 滑囊 有三角肌下滑囊、肩峰下滑囊及喙突下滑囊。其炎症可与相邻的三角肌、冈上肌腱、肱二头肌短腱相互影响。

3. 关节囊 盂肱关节囊大而松弛，肩的活动范围很大，故易受损伤。上述结构的慢性损伤主要表现为增生、粗糙及关节内、外粘连，从而产生疼痛和功能受限。后期粘连变得非常紧密，甚至与骨膜粘连，此时疼痛消失，但功能障碍却难以恢复。

肩周炎按不同的发病部位及病理变化可分成四大类：①肩周滑液囊病变：包括滑囊的渗出性炎症、粘连、闭塞及钙质沉积等病理变化，可累及肩峰下滑囊或三角肌下滑囊、喙突表面的滑囊等。②盂肱关节腔病变："冻结肩或继发性粘连性关节挛缩症"早期均可有腔内的纤维素样渗出，晚期出现关节腔粘连、容量缩小。③肌腱、腱鞘的退化性病变：肱二头肌长头肌腱及腱鞘炎、冈上肌腱炎（疼痛弧综合征）、钙化性肌腱炎、肩袖断裂及部分断裂、撞击综合征等。④其他肩周围病变：如喙突炎、肩纤维组织炎、肩胛上神经卡压征、肩锁关节病变等。

【护理诊断、护理评估及合作性问题】

外伤或过度活动后肩关节周围疼痛，肩关节活动范围逐渐受限，并逐渐加重。在排除其他疾病后诊断相对简单。

不同的肩周炎患者，临床表现也不尽相同，病情有轻重之分。

1. 轻型 肩部酸痛，夜间不影响睡眠，肩关节功能活动轻度受限，前屈、后伸正常。

2. 中型 肩部疼痛较重，可影响夜间睡眠，个别体位可引起剧烈疼痛，肩关节功能活动中度受限。

3. 重型 肩部疼痛严重，夜间影响睡眠，多个体位均可引起剧烈疼痛，活动受限，影响日常生活和工作。

【护理措施、护理评估及健康指导】

本病起病缓慢，无明显诱因，疼痛可为钝痛、刀割痛，夜间加重，甚至痛醒。疼痛常放射至颈、背、前臂及手部，广泛性疼痛而无局限性压痛。因肩周围软组织广泛性粘连而使关节活动受限，以外展、外旋、内旋障碍最明显，如不能梳头、洗脸、穿脱衣服，患侧手不能摸背等。

肩周炎是慢性病，能逐渐好转而痊愈，治疗是以止痛、功能锻炼、促进关节功能恢复为原则，可采用理疗、热敷、按摩或推拿，可以帮助止痛，促进肩关节活动范围增加。在压痛部位，可用醋酸强的松龙做局部封闭，每次剂量为醋酸强的松龙 25mg + 0.5% 普鲁卡因。

一些中药可以起到活血化瘀、舒筋活络、消炎止痛的作用，进而达到标本兼治的目的。治疗期间应注意保暖，注意休息。此外，中医的拔罐、刮痧、针灸等也能缓解部分疼痛症状。

目前，对肩周炎的治疗，多数学者认为，服用止痛药物只能治标，暂时缓解症状，停药后多数会复发。若患者能坚持肩关节功能锻炼，预后相当不错。

1. 前后摆动练习 躯体前屈（即弯腰），上肢下垂，尽量放松肩关节周围的肌肉和韧带，然后做前后摆动练习，幅度可逐渐加大，做 30～50 次。此时记录摆动时间，然后挺直腰，稍作休息。休息后再做持重物（0.5～2kg）下垂摆动练习，做同样时间的前后摆动（30～50 次），以不产生疼痛或不诱发肌肉痉挛为宜。开始时，所持的重物不宜太重，可以先用 0.5kg，再逐步添加到 1kg，慢慢再添加到 2kg。

2. 回旋画圈运动 患者弯腰垂臂，甩动患臂，以肩为中心，做由里向外或由外向里的画圈运动，用臂的甩动带动肩关节活动。幅度由小到大，反复做 30～50 次（图 20-8）。

3. 正身双手爬墙 患者面向墙壁站立，双手上抬，扶于墙上，用双侧的手指沿墙缓缓向上爬动，使双侧上肢尽量高举，达到最大限度时，在墙上做一记号，然后再徐徐向下返回原处。反复进行，逐渐增加高度。

4. 单手爬墙 患者侧向墙壁站立，用患侧的手指沿墙缓缓向上爬动，使上肢尽量高举，达到最大限度，在墙上做一记号，然后再徐徐向下返回原处。反复进行，逐渐增加高度（图 20-9）。

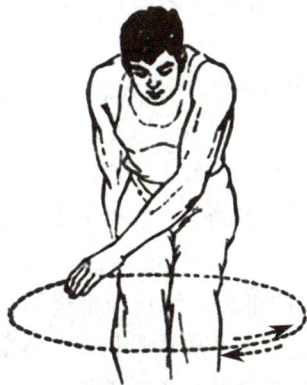

图 20-8 回旋画圈运动

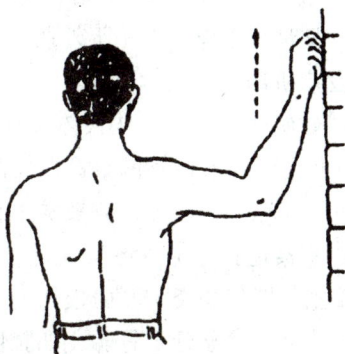

图 20-9 单手爬墙

5. 肩内收及外展 患者仰卧位，两手十指交叉，掌心向上，放在头后部（枕部），先使两肘尽量内收，然后再尽量外展。

6. 拉滑车 滑车位于头顶，患者将滑车下两绳头抓住，做左、右、上、下拉动作（图 20 – 10）。

7. 梳头 患者站立或仰卧均可，患侧肘屈曲，做梳头动作。

以下几点需要注意：①急性期或早期最好对患肩采取一些固定和镇痛的措施，以解除患者疼痛，如用三角巾悬吊，并对患肩做热敷、理疗或封闭等治疗。②慢性期主要表现为肩关节功能障碍。这时以功能锻炼和按摩为主，配合理疗进行治疗。肩周炎康复治疗的方法主要是医疗体操。

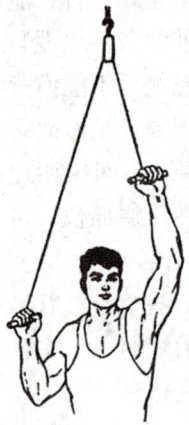

图 20 – 10　拉滑车活动

从现在的医疗技术来看，想通过一种方法一劳永逸地治愈肩周炎，是不可能做到的。肩周炎属于一种慢性无菌性炎症，起病缓慢，症状明显时，可能已经有几个月甚至几年的病史。而且，肩周炎与肩关节周围肌肉长期劳损、持续紧张有关，短时间或者一次性的治疗，是无法永久改善肩关节肌肉状态的。不过，可以通过较长时间的康复治疗来改善肌肉状态，控制症状复发。

第七节　化脓性骨髓炎患者的护理

化脓性骨髓炎是骨髓、骨质、骨膜的化脓性感染。按病程及病理改变分为急性骨髓炎和慢性骨髓炎，按病因分为血源性骨髓炎和外伤性骨髓炎，以急性血源性骨髓炎最常见。

【病因及发病机制】

1. 病因

（1）**细菌入侵** 急性血源性骨髓炎以溶血性金黄色葡萄球菌最多见，其次是乙型链球菌、大肠埃希菌、肺炎双球菌等。

（2）**抵抗力下降** 常见于外伤失血、营养不良、全身性疾病等。

2. 发病机制

（1）**好发部位** 细菌从人体其他部位的感染性病灶进入血液，到达干骺端，感染骨组织。儿童干骺端血管网丰富，血流缓慢，细菌易于滞留繁殖，此处靠近关节，易受损伤而使局部抵抗力下降，故易发生感染。

（2）**感染途径** ①身体其他部位的化脓性病灶中的细菌，经过血液循环扩散到骨骼，形成血源性骨髓炎。②由损伤的通道直接感染引起，如开放性骨折等。③邻近组织的化脓性感染直接蔓延至骨骼，如脓性指头炎引起的指骨骨髓炎等。

（3）**蔓延扩散** 干骺端急性感染后形成脓肿，通过 3 条途径扩散蔓延：①穿破骨皮质形成骨膜下脓肿，脓肿剥离骨膜及骨组织感染，造成骨缺血坏死。②干骺端病灶直接扩散至骨髓腔致弥漫性骨髓炎，或骨膜下脓肿经骨小管蔓延至骨干骨髓腔，同时骨膜下脓肿破裂后引起软组织感染或形成窦道。③干骺端脓肿穿入关节，继发化脓性关节炎。

（4）**转归**　急性骨髓炎有三种转归方式，即痊愈、脓毒症、慢性骨髓炎。

（5）**病理改变**　急性骨髓炎以骨破坏为主。慢性骨髓炎多继发于急性血源性骨髓炎，常为急性感染未能彻底治疗，反复发作演变成慢性骨髓炎；或为低毒细菌性感染，发病即为慢性骨髓炎；开放性骨折后感染，亦可致慢性骨髓炎。病变骨出现死骨、死腔和窦道是慢性骨髓炎的标志。

【护理诊断】

1. 健康史

（1）了解患者的年龄及性别；询问急、慢性感染病史及骨关节外伤史；了解全身疾病及营养状况。

（2）对慢性骨髓炎患者，询问急性血源性骨髓炎病史以及诊疗经过和疗效。

2. 身体状况

（1）急性血源性骨髓炎

1）全身症状：起病急骤，全身中毒症状明显，出现寒战、高热，体温可达 39℃ 以上，脉率加快，头痛，食欲缺乏，重者可发生感染性休克。

2）疼痛：早期局部剧痛，患肢呈半屈曲状，动则痛甚；当骨膜下脓肿穿破骨膜形成深筋膜脓肿时，疼痛可减轻。

3）局部炎症表现：早期局部红、肿、热不明显；形成骨膜下脓肿时，局部压痛明显；当脓肿破溃，脓液进入周围软组织时，有明显的红、肿、热、痛。

4）病理性骨折：发病后如得不到及时治疗或治疗不当，可在发病后 1～3 周并发病理性骨折。

（2）慢性骨髓炎

1）静止期：可无全身中毒症状。患肢增粗变形，缩短畸形，局部皮肤色素沉着，窦道口肉芽组织突起，常有脓液、死骨片流出。

2）急性感染发作期：表现为发热，患肢疼痛，局部软组织红、肿、热及压痛，窦道口排出脓液和死骨。常随机体抵抗力的变化而反复发作。

3. 心理 - 社会状况　患者常因发热、患肢疼痛及变形，病程迁延不愈而产生恐惧、焦虑、自卑等心理。儿童患者心理脆弱，对病痛的承受力差，易致情绪低落、哭闹、不配合治疗。其家属也常因对本病缺乏了解以及对患者的担忧而焦虑。

4. 辅助检查

（1）实验室检查

1）血液检查：急性期血液中白细胞计数增高，可达 10×10^9/L 以上，中性粒细胞可达 90% 以上。病情危重者，白细胞计数降低，并出现中毒颗粒。慢性骨髓炎者，红细胞计数下降，血红蛋白含量下降，血中清蛋白降低，白球比倒置。

2）细菌学检查：脓液和分泌物涂片检查可发现脓细胞和细菌；血液细菌培养阳性；排出脓液应做细菌培养及药物敏感试验，以供治疗时选择敏感的抗生素。

（2）穿刺　局部分层穿刺可抽出脓液。

（3）影像学检查

1）X 线检查：急性骨髓炎早期 X 线片无特殊表现。2 周后，可见长骨的干骺端有散在的虫蚀样骨质破坏，向骨髓腔蔓延，骨皮质变薄，有死骨形成，骨膜呈洋葱皮样增生。慢性骨髓炎者 X 线片显示：骨膜下有大量的新骨形成，骨质硬化，患骨变形、增粗、包壳形成并有死骨，骨髓腔不规则；经窦道口造影可显示脓腔。

2）CT 检查：可发现骨膜下脓肿。

5. 治疗要点与反应

（1）非手术治疗　包括患肢制动，早期、足量、联合应用抗生素，全身支持疗法。

（2）手术治疗　急性期钻孔引流或开窗减压，伤口闭式灌洗引流。慢性期手术清除死骨和炎性肉芽组织，消灭无效腔以闭合伤口，还可采用二期植骨或肌瓣堵塞消除无效腔。

【护理评估及合作性问题】

1. 体温过高　与细菌感染、毒素吸收、中毒有关。

2. 急性疼痛　与炎性介质刺激有关。

3. 躯体活动障碍　与疼痛及患肢制动有关。

4. 焦虑　与担心手术预后有关。

5. 潜在并发症　病理性骨折、脓毒血症。

【护理目标】

患者的体温恢复正常；疼痛缓解或减轻；肢体最大限度地恢复功能；情绪稳定，焦虑感减轻或消失。

【护理措施】

1. 一般护理

（1）体位　卧床休息，维持肢体功能位，限制患肢活动，必要时抬高患肢，或固定于功能位，以减轻疼痛，促进炎症吸收，防止关节畸形和病理性骨折。患者需移动躯体时，协助支撑与支托患肢上、下关节，动作要轻稳，以避免患肢发生病理性骨折。手术后根据麻醉的需要，采取适当位置，详见麻醉护理；麻醉过后，根据关节情况固定、抬高患肢。

（2）饮食　给予高蛋白、高能量、高维生素、富含纤维饮食，每日热量应为 2000～3000kcal；每日每千克体重应供给蛋白质 2g，以牛奶为主，也可为豆浆、鸡蛋、豆腐、鱼、肉等；多吃水果和蔬菜，既可补充维生素，又可防止便秘；高热期间，给予流质或半流质饮食，以利于消化和吸收；手术晨禁饮禁食。

（3）其他　出汗较多者，及时擦洗，更换床单及衣裤；加强皮肤、呼吸道、大小便的护理。

2. 病情观察　观察生命体征，尤其是体温的变化；观察局部红、肿范围，了解治疗效果；观察畸形、反常活动，判断病理性骨折；测量肢体的周径，了解肌肉萎缩或骨骼增粗变形的情况；观察邻近关节运动度，了解关节强直情况；了解引流管的通畅程度，以及引流液的量、性状；同时注意灌洗引流后患肢肿痛情况，体温是否趋于正常，治疗后引流液细菌培养是否转为阴性；观察抗生素的毒副作用。

3. 治疗配合

（1）控制体温　高热者予物理降温；必要时遵医嘱予药物降温。

（2）合理应用抗生素　遵医嘱早期、足量、联合、有效、全程应用抗生素。使用抗生素前采血送检，做细菌培养及药物敏感试验。采血宜在寒战、高热时进行，采血后及时送检。使用抗生素注意其配伍禁忌，合理安排用药时间，注意观察治疗效果，谨防药物的不良反应。发现不良反应时，应及时通知医师。体温正常后继续使用抗生素3周，以巩固疗效。

（3）全身支持　遵医嘱补液，纠正水、电解质及酸碱平衡紊乱。少量多次输新鲜血液或血浆，以提高患者的机体抵抗力，纠正贫血、低蛋白血症。

（4）缓解疼痛　抬高患肢，减轻肿胀，缓解疼痛；皮牵引或石膏固定，解除肌肉痉挛，减轻疼痛；在护理操作时，动作轻柔，减少刺激，避免诱发疼痛；疼痛严重时遵医嘱使用镇痛剂。

（5）闭式灌洗引流的护理

1）明确目的：闭式灌洗引流的目的是局部灭菌和引流脓液，由于引流将持续2～3周，因此，应向患者及家属说明目的，争取他们的积极配合。

2）合理灌洗：①灌洗管和引流管的闭式连接：灌洗管上连灌洗液瓶（或袋），引流管下接一次性负压引流袋或负压引流瓶，并保持负压状态；引流袋（或瓶）的位置应低于患肢50cm。②灌洗液的种类和滴入速度：灌洗液有两种，即含抗生素的等渗氯化钠溶液、不含抗生素的等渗氯化钠溶液，前者遵医嘱浓度配制，慢慢滴入，以利药物在局部吸收，后者用于快速灌注，两者快慢灌滴交替进行；术后24小时内滴入速度要快，以后逐日减慢滴速和灌洗液量。

3）通畅引流：应避免扭曲、压迫引流管，如为血块脓栓堵塞，可用20～50ml注射器在无菌条件下从引流管处进行抽吸，以通畅引流。

4）拔管：引流通畅已达3周，引流量减少，体温正常，且连续3次引流液细菌培养阴性，说明效果良好，可以考虑拔管。

（6）换药　有窦道者，手术前应及时换药，待局部条件改善后，才可手术。手术后按时换药，保持局部清洁、干燥，使伤口及时愈合。

4. 心理护理　护士应亲切和蔼地对待患者，耐心细致地做好护理，动作轻柔，安慰和稳定患者及家属的情绪。

【健康指导】

1. 指导患者使用拐杖、助行器等支具，减轻患肢负重。

2. 慢性骨髓炎患者，每日进行肌肉的等长收缩练习，以感到肌肉轻微酸痛为度，未固定的关节和肢体做全方位的活动，避免患肢功能障碍。

3. 加强营养，提高机体抵抗力，防止疾病复发。

4. 慢性骨髓炎易复发，出院后应继续抗感染治疗，定期复诊。

【护理评价】

患者的体温是否恢复正常；疼痛是否缓解或减轻；肢体功能是否恢复正常；情绪是否稳定，焦虑是否减轻或消失。

第八节　骨关节结核患者的护理

骨与关节结核常继发于肺结核或消化道结核，好发部位依次为脊柱、膝关节、髋关节及肘关节。病变初为单纯滑膜结核或骨结核，逐渐发展为全关节结核，严重时致关节毁损。

【护理诊断】

1. 健康史　评估年龄、性别、发育、营养状况，有无结核病史，有无外伤史。

2. 身体状况

（1）**全身症状**　起病缓慢，有低热、乏力、消瘦、盗汗等结核中毒症状。

（2）**局部表现**

1）疼痛：随着病情进展加剧，活动后尤甚，儿童常因痛而"夜啼"。

2）肿胀：浅表关节结核可有肿胀和积液，压痛，后期肌肉萎缩，关节呈梭形肿胀。

3）结核性脓肿：病灶局部结核性脓肿形成，但无红、热等急性炎症反应，故称为"寒性脓肿"；脓肿破溃将形成窦道，有干酪样的坏死组织反复流出，周围皮肤色素沉着，瘢痕形成；脊柱结核冷脓肿可压迫脊髓而导致肢体瘫痪，也可流注到腰背部、腹股沟区。

4）后遗症：病变静止后，主要后遗症有病变关节屈曲挛缩畸形、脊柱结核致后凸畸形、关节功能障碍、患肢缩短等。

5）试验：膝关节结核可有浮髌试验阳性；髋关节结核可有托马斯（Thomas）征阳性、"4"字试验阳性；脊柱结核可有拾物试验阳性。

3. 心理－社会状况　结核病程缓慢，治疗时间较长，需要长时间连续服药，治疗效果多不理想，严重者留有后遗症，患者常有不同程度的焦虑、恐惧、悲观等不良情绪。

4. 辅助检查

（1）**实验室检查**　①血液检查：血红蛋白和红细胞计数下降，白细胞计数一般正常，红细胞沉降率在病变活动期明显增快。②结核杆菌培养：单纯冷脓肿穿刺，结核杆菌培养阳性率约为70%。

（2）**影像学检查**　MRI 具有早期诊断价值。起病 2 个月后，X 线检查才可发现改变。CT 能显示冷脓肿及骨关节病灶。

5. 治疗要点与反应

（1）**支持疗法**　包括休息和加强营养。

（2）**抗结核治疗**　目前以异烟肼、利福平和乙胺丁醇为第一线药物。联合用药可提高疗效和防止耐药性，常用组合为异烟肼＋利福平，或异烟肼＋乙胺丁醇，严重病例可三药合用。利福平对肝功能有一定损坏，异烟肼可引起末梢神经炎，乙胺丁醇偶见视神经损害。

（3）**局部制动**　包括石膏固定与皮肤牵引制动。

（4）**局部注射**　主要用于早期单纯性滑膜结核，常用药物为链霉素 0.25～0.5g 或异烟肼 0.1～0.2g，每周注射 1～2 次。

（5）**手术治疗**　①脓肿切开引流术：适用于冷脓肿有混合感染者。②病灶清除术：适用于骨与关节结核，有死骨或较大脓肿形成，或窦道流脓经久不愈，脊柱结核引起脊髓受压，以及滑膜结核药物治疗效果不佳者。③其他手术：包括关节融合术、关节置换术、接骨融骨术等。

【护理评估】

1. 疼痛　与炎症反应有关。

2. 营养失调，低于机体需要量　与长期慢性消耗有关。

3. 活动无耐力　与营养失调、疼痛、关节功能障碍有关。

4. 皮肤完整性损伤　与脓肿破溃、窦道经久不愈等有关。

5. 潜在并发症　关节功能障碍、畸形、病理性骨折等。

【护理目标】

患者的疼痛减轻或消失；营养状态得到改善；体力得到恢复；局部皮肤愈合。

【护理措施】

1. 非手术治疗及手术前护理

（1）**一般护理**

1）休息与制动：脊柱结核需卧床休息，必要时用颈托、腰围或石膏背心保护。髋、膝关节结核应卧床制动，行皮肤牵引或石膏固定，固定期为 1～3 个月。

2）加强营养：充足的营养是促进骨关节结核康复的重要措施之一，要指导和鼓励进食高蛋白、高热量、富含纤维素的食物。肝功能和消化功能不良者，给予低脂、优质蛋白、清淡的膳食，以减轻胃肠道及肝脏的负担。有贫血者可考虑输新鲜血，保持血红蛋白在 100g/L 以上。

3）皮肤护理：骨与关节结核患者，由于长期卧床、营养低下等原因，极易出现皮肤破溃。应保持患者床单的整洁，常擦浴、更衣，鼓励床上活动肢体，做好预防压疮的护理。

（2）**病情观察**　观察生命体征，特别是体温的变化；注意局部脓液的变化，重点是脓液色泽、性状、气味、量的改变，局部疼痛、肿胀的变化，以观察治疗效果；并发症的观察，如肌肉的萎缩、关节的强直、病理性骨折等；注意观察抗生素、抗结核药物的毒副作用，例如定期复查肝功能，防范利福平对肝功能的损害，观察末梢感觉，警惕异烟肼引起的末梢神经炎，乙胺丁醇偶见视神经损害，也应予以注意。

（3）**治疗配合**

1）遵医嘱使用抗结核药物：骨与关节结核手术前，常规联合应用抗结核药物至少 2～4 周，以改善全身症状，避免术后病变反复或扩散，应督促患者按时服药。

2）缓解疼痛：保持病房清洁、舒适、空气流通，有充足的阳光；卧床休息，减少活动，减轻肢体负荷，缓解疼痛；局部制动，防止病理性骨折和截瘫，以减轻疼痛；多参加娱乐活动，室内放音乐和看电视，以分散患者的注意力。

（4）心理护理　骨与关节结核病程长，体能消耗大，生活自理能力下降，易产生焦虑。用药可长达2年左右，且药物可出现不良反应，对患者的心理均有一定影响，护理工作应耐心细致，解除患者的顾虑，树立其战胜疾病的信心，积极配合治疗。

2. 术后护理

（1）一般护理

1）体位：根据麻醉及手术方式选择体位。颈椎结核术后需用颈托或沙袋固定颈部，髋、膝关节结核者，术后保持功能位。

2）饮食：给予高蛋白、高能量、高纤维素、易消化吸收的食物。

3）其他：加强生活护理、皮肤的护理、大小便的护理等。长期卧床患者，应做好压疮护理和呼吸道护理。

（2）病情观察

1）严格检测生命体征：如有脉率增快、血压下降等情况，可能有出血或血容量不足，应适当加快输液并报告医生；如胸椎结核病灶清除术后出现呼吸困难，可能为气胸所致，也应及时通知医生并协助处理。

2）局部观察：髋、膝关节术后应注意观察肢端的温度、色泽改变，及时发现并处理患肢缺血性或瘀血性改变。

（3）治疗配合

1）抗结核药物应用：继续按疗程使用抗结核药物。

2）并发症护理：防止肌肉萎缩及关节僵直，长期卧床的患者，在不影响病情的情况下及早进行肢体的被动、主动活动，主动练习翻身、坐起、下床活动。对脊柱不稳定者，切忌随意搬动。对瘫痪患者，实施相应的护理。

【健康指导】

1. 指导出院后的功能锻炼。

2. 出院需继续抗结核治疗，要向患者及家属讲解抗结核药物的剂量、用法、副作用及药物的保存方法。

【护理评价】

患者疼痛是否消失；营养状态是否得到改善；体力是否恢复；局部皮肤有无破损。

第九节　颈、腰椎退行性疾病患者的护理

颈、腰椎退行性疾病主要指颈椎病和腰椎间盘突出症。

一、颈椎病

因颈椎间盘退行性变及其继发性改变，刺激或压迫相邻脊髓、神经、血管等组织并

引起症状或体征者称为颈椎病。颈椎病主要分为神经根型、脊髓型、椎动脉型及交感型，以神经根型最常见。

【病因及发病机制】

1. 颈椎间盘退行性变　是最基本的原因。退行性变引起颈椎之间不稳定、骨质增生与椎间盘突出，导致椎间孔与椎管狭窄，刺激与压迫神经根、脊髓及椎动脉。

2. 损伤　急性损伤加重已退行性变的颈椎和椎间盘损害而诱发颈椎病；慢性损伤加速颈椎退行性变的过程。

3. 颈椎先天性椎管狭窄　在颈椎先天性椎管狭窄基础上的轻微退行性变，都可出现压迫症状。

【护理评估】

1. 健康史　了解患者的年龄、职业等情况，其职业是否与头颈部的频繁活动或长期伏案工作有关。询问有无躺在床上看书、看电视等不良的生活习惯，有无颈部损伤史、伤后治疗及康复情况。了解患者平常的睡姿及枕头使用情况。

2. 身体状况

（1）神经根型　由颈椎退行性变压迫或牵拉脊神经根所致。主要表现为与脊神经根分布区相一致的感觉、运动及反射障碍。其典型表现为颈肩痛、前臂桡侧痛、手的桡侧三指痛。检查颈部活动受限，颈肩部有压痛；相应的神经根支配区出现感觉异常、肌肉萎缩；腱反射早期活跃，中后期减退或消失。臂丛神经牵拉试验（Eaton 试验）：检查者一手扶患侧颈部，一手握患腕外展，双手反向牵引，使臂丛神经受牵拉，若患者感到放射痛或疼痛加重为阳性。压颈试验（Spurling 征）：患者头后仰及偏向患侧，检查者用手压迫头部，出现颈痛并向患手放射为阳性。

（2）脊髓型　因颈椎退行性变结构压迫脊髓，此型最严重。缓慢起病，先有双下肢无力，发麻及步态不稳，踩棉花感，随病情加重出现自下而上的上运动神经元性瘫痪；躯干有束带感；大、小便功能障碍。检查肢体有不同程度的瘫痪，手内在肌间隙活动障碍；腱反射亢进，Babinski 征阳性，髌阵挛、踝阵挛阳性。

（3）交感型　交感神经链受刺激或压迫，表现为交感神经兴奋或抑制。兴奋症状有：头痛或偏头痛、视物模糊、畏光、眼窝胀痛、心跳加快、耳鸣、听力障碍、多汗。抑制症状有：心动过缓、血压下降、头昏、眼花、流泪、鼻塞。

（4）椎动脉型　眩晕是主要症状，转动头部时眩晕加重，有时出现猝倒；视觉障碍表现为弱视或失明、复视，短期可恢复。

颈椎病若有两种或多种类型的症状同时出现，称为"复合"型。

3. 心理－社会状况　颈椎病症状复杂，反复发作，患者常因此而焦虑或烦躁。

4. 辅助检查

（1）颈椎 X 线检查　正、侧位片可见颈椎病变椎间隙狭窄或增生，颈椎生理前凸减少或消失；斜位片可见椎间孔变形、缩小；过伸、过屈位片可见颈椎不稳。

（2）CT、MRI 检查　可了解神经根受压程度。

5. 治疗要点与反应

（1）通常首选非手术治疗，包括牵引治疗、应用颈托、理疗、药物治疗、推拿按摩等。

（2）严重病例可手术治疗，采用经颈椎前路椎间盘摘除加椎体间植骨术，或经后路椎板切除或椎管扩大椎板成形术。因手术部位解剖位置特殊，手术有一定的风险。

【护理诊断及合作性问题】

1. 慢性疼痛 与神经根受刺激或压迫、交感神经兴奋、椎动脉供血不足等有关。

2. 焦虑 与担心治疗效果不佳、手术风险较大有关。

3. 躯体活动障碍 与脊髓受压或术后活动受限有关。

【护理措施】

1. 术前护理

（1）一般护理 ①脱位：自由体位，避免长久静坐。椎动脉型避免头颈急速旋转，以防猝倒。②饮食：进食高热量、高蛋白、丰富维生素与粗纤维食物，多饮水，以预防便秘。

（2）病情观察 观察牵引效果、头颈痛的变化、肢体运动和感觉改变。观察药物的疗效及副作用。

（3）治疗配合

1）牵引治疗：常用颌枕带牵引，适用于脊髓型以外的各型颈椎病。取坐位或卧位，头微屈。牵引重量2~6kg，每次0.5~1小时，每日1~2次，15日为1疗程，牵引后加重者，应改用其他方法。

2）应用颈托：适用于慢性病例，能限制颈椎过度活动，不影响患者行动。

3）物理治疗：可加速炎性水肿消退和松弛肌肉，如超短波、红外线热疗等。

4）遵医嘱用药：非甾体抗炎药、肌肉松弛剂及镇静剂等均属对症治疗药物，但长期使用可产生一定的副作用，故宜在症状剧烈、严重影响生活及睡眠时才短期交替使用。

5）推拿按摩：对减轻肌痉挛、改善局部血液循环有一定的效果，但对脊髓型颈椎病易导致脊髓损伤，因而要慎用。

（4）心理护理 由于病情较重，手术风险较大，患者及家属均担忧预后，恐惧手术，应做好心理疏导，使其有充分的思想准备，同时也应向他们说明手术的必要性；解除脊髓、神经根和动脉的压迫，稳定脊柱，以减轻症状、预防瘫痪或防止瘫痪加重，从而增强信心，配合治疗。

2. 术后护理

（1）一般护理 ①体位：平卧位或半卧位，颈部两侧置沙袋或佩带颈围，松紧适度，搬动患者或翻身时切勿旋转颈部。②其他：做好自理能力缺陷患者的生活护理、皮肤护理、呼吸道护理、大小便护理。

（2）病情观察 术后观察生命体征：观察切口出血情况，出血较多者应报告医生；

密切观察呼吸情况，呼吸困难多系喉头水肿或局部血肿所致，床旁应备气管切开包、气管插管、呼吸机、吸引器、氧气等，一旦发现异常，及时报告医生并协助处理；观察肢体感觉、运动功能，术后脊髓水肿反应，可致肢体感觉、运动功能障碍，术后 48 小时为水肿高潮期，应每 1 小时观察一次，发现肢体麻木、肌力减退时，立即报告医生并做相应处理；观察引流液的量、性状、色泽，如有异常及时报告医生处理。

（3）**治疗配合**　术后如有感染迹象，遵医嘱使用抗生素；及时更换引流袋，协助医生进行局部换药。

【健康指导】

1. 鼓励患者生活自理　病情许可时，帮助和指导患者做颈部功能锻炼，逐渐加大活动范围，促进其恢复自理能力。

2. 协助保持正确的睡眠姿势　枕头宜选用透气性好、松软适宜的材料，中间低、两头高，长度以超过肩宽 10～16cm，高度以头颈部枕后 10cm 高为宜，睡姿以保持颈胸腰自然屈曲，髋膝略屈曲为佳。

3. 避免颈部受伤　长期伏案工作者应间歇远视以缓解颈部肌肉慢性劳损，乘车时应抓好扶手，系好安全带，以防急刹车时扭伤颈部。

二、腰椎间盘突出症

腰椎间盘突出症是因下腰椎椎间盘变性，纤维环破裂和髓核突出，刺激或压迫脊神经或脊髓而引起的一系列症状和体征的疾病，是腰腿痛最常见的原因之一。好发于腰 4～5 和腰 5～骶 1 椎间隙。可分为膨隆型、突出型、脱垂游离型。腰椎间盘退行性变和损伤是腰椎间盘突出症的主要原因。

【护理评估】

1. 健康史　了解受伤情况、治疗经过及疗效；排除结核病史；了解有无其他部位的肿瘤、治疗经过及疗效。

2. 身体状况

（1）**腰痛**　是最早出现的症状，为急性剧痛或慢性隐痛，向下肢放射。弯腰负重、咳嗽、打喷嚏、长时间强迫体位时加重，休息后可减轻。

（2）**坐骨神经痛**　约95%的患者出现坐骨神经痛，这是由于腰椎间盘突出多发于腰 4～5 及腰 5～骶 1 椎间隙的缘故。痛初为痛觉过敏或钝痛，逐渐加重，放射至臀部、大腿后外侧、小腿外侧至足跟部或足背，严重者相应区域感觉迟钝或麻木。咳嗽、打喷嚏等增加腹内压的行为都可使腿痛加重。腿痛重于腰背痛是椎间盘突出症的重要表现。

（3）**马尾综合征**　中央型或脱垂游离型腰椎间盘突出症常压迫马尾神经，出现大、小便障碍，鞍区感觉异常。

（4）**腰椎检查**　生理曲度改变，变直、侧凸，是一种为减轻疼痛的姿势性代偿畸形。腰部活动受限，其中以前屈受限最为明显。腰部及骶棘肌痉挛，棘间及椎旁1cm 处多有压痛，压痛可沿坐骨神经放射。

（5）直腿抬高及加强试验　直腿抬高及加强试验阳性。

（6）神经系统检查　下肢感觉异常，小腿痛触觉减退，肌力下降，踝反射减弱或消失；马尾神经受压时肛门放射减弱或消失。

3. 心理－社会状况　患者病程较长，呈慢性过程，时轻时重，迁延不愈，给生活和工作带来不便，患者常焦虑或抑郁。

4. 辅助检查

（1）X 线平片　腰椎正、侧位 X 线片主要用来鉴别有无结核、肿瘤等骨病。

（2）CT 和 MRI　CT 可显示骨性椎管形态，黄韧带是否增厚及椎间盘突出的大小、方向等，有较大的诊断价值。MRI 可全面地观察各腰椎间盘是否病变，也可在矢状面上了解髓核突出的程度和位置，并鉴别是否存在椎管内其他占位性病变。

（3）肌电图检查　对定位诊断和鉴别诊断有一定的帮助。

5. 治疗要点与反应　早期症状较轻，通常采用非手术治疗。治疗措施包括：卧床休息、骨盆牵引、理疗和推拿按摩、应用腰围、皮质激素硬膜外注射、髓核化学溶解法。症状较重时可采取手术治疗，常见的手术有经皮髓核切吸术和髓核摘除术。

【护理评估】

1. 疼痛　与髓核压迫引起的炎症有关。

2. 躯体活动障碍　与神经功能障碍有关。

3. 知识缺乏　缺乏腰椎间盘突出的预防及功能锻炼知识。

【护理目标】

1. 一般护理

（1）体位与休息　急性期应严格卧硬板床休息，3～4 周后多数可好转，起床活动时须戴腰围，以防扭伤加重。卧床期间坚持做深呼吸和四肢肌肉关节的功能锻炼，以促进血液循环，预防肺内感染及肌肉萎缩。3 个月内不做弯腰持物动作。手术后平卧 2 周，戴腰围起床活动，以防神经根粘连。

（2）饮食　卧床期间给予易消化与吸收的食物，多饮水，以防泌尿系发生感染。

（3）其他　卧床患者注意皮肤、呼吸道、大小便的护理。

2. 病情观察　牵引期间，观察牵引是否有效，牵引带有无松动，疼痛是否减轻。手术后观察生命体征，切口出血情况，引流液的性质和引流量的大小。

3. 治疗配合

（1）骨盆牵引　牵引增宽椎间隙，促进突出物回缩，减轻对神经根的刺激或压迫。根据个体差异，牵引重量在 7～15kg 之间，抬高床足，做反牵引，共 2 周。孕妇、高血压和心脏病患者禁用。

（2）理疗和推拿　可缓解肌肉痉挛，对某些早期病例有较好的效果。

（3）应用腰围　一般在急性期过去后使用，起床活动时用作临时保护措施，不宜久用。

（4）引流护理　手术后放置引流管的患者，保持引流通畅，及时更换引流瓶。

（5）**换药**　手术后保持局部清洁，及时进行换药。

（6）**指导腰背肌功能锻炼**　腰背肌功能锻炼有利于增加脊柱的内在稳定性，应指导患者进行锻炼。非急性期患者及手术后恢复期均可进行。术后第 7 日即可开始，先用飞燕式、五点支撑法，1～2 周后改为三点支撑法。循序渐进，逐渐增加次数。但腰椎有破坏性改变、内固定物植入、感染性疾患、年老体弱及心肺功能不佳者不宜进行腰背肌锻炼。

4. 心理护理　向患者解释手术的必要性和重要性，病情加重的原因，常用的非手术治疗方法及注意事项，使患者解除焦虑心理。

【护理评价】

患者的疼痛是否减轻；日常生活是否能够自理；能否叙述预防椎间盘突出的预防要点及功能锻炼要点。

【健康指导】

1. 避免慢性损伤　长期坐位工作者需注意桌、椅高度，定时改变姿势；常弯腰劳动者，应定时伸腰、挺胸活动，并使用宽腰带。

2. 腰背肌训练　继续加强腰背肌训练，以增加脊柱的稳定性。

3. 弯腰取物时注意姿势　最好常用屈髋、屈膝下蹲方式，减少对椎间盘后方的压力。

第十节　骨肿瘤患者的护理

骨肿瘤是发生于骨质、骨髓、骨膜及其附属结构（血管、神经、脂肪、淋巴等）的肿瘤。病因不明。男性多于女性。按来源可分为原发性和继发性，来自于骨组织及其附属结构者称为原发性；来自于其他组织的恶性肿瘤者称为继发性。按组织学可分为良性骨肿瘤和恶性骨肿瘤，良性骨肿瘤生长较慢，预后良好；恶性骨肿瘤发展迅速，容易发生转移，死亡率高。护理骨肿瘤患者时，尤其是恶性肿瘤患者，不仅要注意身体的护理，更应注意心理护理。

一、概述

【护理诊断与合作性问题】

1. 健康史　评估年龄、性别、发育、营养状况；了解生活与工作环境以及放射性物质的接触情况；有无癌前病变和其他器官的肿瘤；家族中有无类似疾病发生。

2. 身体状况　有些肿瘤平时表现不被人发现，一旦发生病理性骨折和功能障碍时才被发现。

（1）**肿块**　是肿瘤最常见、最早、最重要的症状。表现为肢体或躯干的异常隆起，多见于膝关节上下，有肿块应注意肿块的部位、大小、局部皮肤温度、质地、边界、有无压痛、表面性质、活动度及其生长速度。

（2）**疼痛**　是恶性骨肿瘤的最常见、最主要的症状。早期疼痛较轻，可以忍受，呈间歇性疼痛。随着病程的进展，疼痛逐渐加剧且呈持续性疼痛，以夜间疼痛为重。

（3）浸润、压迫症状　压迫神经和血管，可使神经支配范围内的运动、感觉、反射、自主神经功能障碍。侵犯到邻近关节，关节出现肿胀、疼痛、功能障碍。侵犯压迫脊髓，出现压迫部位以下截瘫。转移到其他器官，出现相应功能障碍。

3. 心理－社会状况　骨肿瘤患者对于预后、手术、康复知识了解很少，害怕手术，害怕肢体缺如，引起焦虑心理；担忧巨额医疗费用，家庭经济承担困难，得不到社会的有效支持，担忧残疾、化疗、放疗引起的自我形象改变以及社会的遗弃，对生活丧失信心，产生悲观、绝望心理。

4. 辅助检查

（1）影像学检查

1）X线检查：①良性骨肿瘤的肿块形态规则，与周围正常骨组织界限清楚，以硬化边为界，骨皮质因膨胀而变薄，但仍保持完整，无骨膜反应。②恶性肿瘤的肿块不规则，边缘模糊不清，融骨现象较明显，骨质破坏、变薄、断裂、缺失；原发性恶性肿瘤常出现骨膜反应，如骨肉瘤患者，其形状可呈日光放射状、葱皮样及 Codman 三角。

2）CT、MRI 检查：可检查骨盆、脊柱等部位的肿瘤。

（2）生化检查　融骨性的肿瘤，血钙浓度增高。成骨性的肿瘤，如骨肉瘤，血中碱性磷酸酶明显升高。男性酸性磷酸酶升高，要注意前列腺癌发生骨转移。尿液中出现本－周蛋白，要考虑浆细胞性的骨髓瘤。

（3）病理学检查　病理学检查是骨肿瘤的确定性诊断检查。骨肿瘤的病理学检查主要是活组织检查。在手术中进行活组织检查，可决定手术方式。

5. 治疗要点与反应　良性肿瘤多以局部刮除、灭活、植骨或肿瘤切除为主，预后良好。恶性肿瘤的治疗尚无特效方法，多采用以手术为主，辅助放疗、化疗、中医药、免疫治疗的综合方法，旨在挽救生命，最大限度地保留肢体功能。截肢、关节离断是最常用的手术方法。有人做瘤段切除或全骨切除，用人工假体置换，近期效果较好，但远期效果仍很差。

【护理评估】

1. 焦虑　与肢体功能障碍和对预后担忧有关。

2. 慢性疼痛　与肿瘤浸润和压迫神经有关。

3. 潜在并发症　病理性骨折、关节脱位。

【护理措施】

1. 一般护理

（1）体位与休息　患肢置于舒适的体位，关节保持功能位，必要时进行固定、制动。手术后根据不同的麻醉采取不同的体位，麻醉过后采取制动，抬高患肢，促进血液循环，减轻水肿。如为下肢，应屈膝15°，屈踝90°，髋关节外展中立位。

（2）饮食　肿瘤的消耗较大，化疗、放疗的副作用使患者的营养低下，应合理供给高蛋白、高能量、高维生素、高纤维饮食，必要时进行静脉补充营养。

（3）皮肤护理　向卧床患者讲解翻身、拍背、局部按摩的方法，以保护皮肤，防止压疮发生。加强放疗患者的皮肤护理，防止发生糜烂和溃疡。

2. 病情观察

（1）**非手术及手术前观察**　注意局部有无疼痛、肿胀和畸形。如果疼痛、畸形明显，可能是病理性骨折，及时报告医生采取相应的措施。患者如有体温升高，胸痛、咳嗽、呼吸困难或有神经系统表现时，应警惕肺、脑转移。

（2）**手术后观察**　手术后密切观察体温、脉搏、呼吸、血压，直至生命体征平稳。观察伤口有无出血，出血量的多少；伤口有无红、肿、热、痛等感染迹象。观察引流管的引流情况，如通畅程度、引流量和引流液的形状。远端肢体有无肿胀、感觉有无障碍、运动反射有无异常等。查明原因，做出针对性处理。截肢后注意有无髋、膝关节挛缩，有无幻肢痛。

3. 治疗配合

（1）**协助检查**　骨肿瘤患者需要做许多诊断性检查，耐心向患者及家属解释检查的目的、意义、检查过程、注意事项，减轻患者及家属的焦虑心理，使其主动配合治疗。

（2）**手术前准备**　详见骨折手术前的准备。

（3）**化疗、放疗护理**　详见本书肿瘤患者的护理中的化疗、放疗护理。

（4）**缓解疼痛**　采取舒适的体位；分散患者的注意力；压迫引起者，解除压迫；必要时遵医嘱使用镇痛剂，采用三级镇痛（详见本书第九章肿瘤患者的护理）。

4. 心理护理　了解患者的心理变化，给予安慰和心理支持，消除其恐惧和焦虑感，正视肢体的缺如、放化疗的副作用，保持乐观的人生，积极配合医护治疗。

【健康指导】

根据患者的情况制订功能锻炼计划，使用各种助行器。锻炼协调性、平衡性，最大程度地促进患者的生活自理能力。出院后继续坚持放疗和化疗，定期门诊检查，防止复发。

对骨质无破坏的良性肿瘤，伤口愈合后，即可继续进行功能锻炼；对骨质有破坏或恶性肿瘤切除术后，均需固定，固定期间均需肌肉舒缩锻炼，固定解除后进行功能锻炼；截肢术后，鼓励患者利用辅助设备（如轮椅、拐杖、吊架）进行功能锻炼，早期下床活动，保持平衡，为安装假肢做好准备。

【护理评价】

患者情绪是否稳定，能否积极主动配合治疗，疼痛是否缓解或消失。

二、常见的骨肿瘤

（一）骨软骨瘤

【护理诊断及合作性问题】

骨软骨瘤好发于四肢干骺端，为良性肿瘤，生长缓慢，一般体检时发现。偶有肿块生长渐大，皮肤下有突起感而被发现者。

X线检查是主要的诊断手段，股骨、胫腓骨骨端可见疣状突起（正位片），即可诊断。如果发现该病，要向患者仔细解释，消除患者的恐惧心理，告诉患者要定期复查，在适当的时候手术治疗。

【护理目标、护理措施、护理评价及健康指导】

解除患者的恐惧心理是护理的主要目标，手术后护理措施为一般常见术后护理措施。正确指导受累肢体的术后恢复及功能锻炼，有利于患肢早日康复。

（二）骨巨细胞瘤

【护理诊断】

好发部位为股骨下端和胫骨上端（膝关节周围），其次为肱骨近端和桡骨远端，其他部位有椎体、骶骨、髂骨、腓骨近端、胫骨远端等。一般体检时发现。偶有肿块生长渐大，皮肤下有突起感而被发现者。

1. 症状 主要表现为局部疼痛，逐渐加重，随着病情的进展，可有肿胀、压痛。如果发生骨折，则表现为突然剧痛、肿胀、畸形、不能活动。骨折的诱因往往是轻微外伤。无发热、消瘦等全身表现。

2. 辅助检查

（1）X线平片 是最基本的检查，表现为骨端的溶骨性破坏，偏心，可有膨胀，无钙化和成骨。

（2）CT 要做强化CT，可以看肿瘤的边界、范围，以及肿瘤的血运。

（3）MRI 可以更好地显示肿瘤的边界，但不能代替CT。

（4）ECT 骨巨细胞瘤个别情况有多发的可能，全身骨扫描可以除外多发病灶。

（5）胸部CT 骨巨细胞瘤有肺转移的可能，需要做胸部CT。

3. 化验检查 骨巨细胞瘤化验无特异性指标。

4. 病理检查 组织学检查包括大体标本肉眼所见、镜下所见、免疫组化以及分子生物学。最基本的是HE切片。骨巨细胞瘤的主要成分是巨细胞和梭形细胞，以前依此将骨巨细胞瘤分为三级（Jaffe分级），由于对临床没有指导作用，现已不再分级。

【护理措施、护理评价及健康指导】

1. 功能锻炼 无论是刮除术后还是人工假体置换术后，只有进行正确的功能锻炼，才能恢复良好的功能。具体的锻炼方案取决于手术方式、肿瘤部位、术中骨质情况。所以，患者要完全依照手术医生的指示进行功能锻炼。

2. 复查 切除术后仍有一定的复发率，所以必须要定期复查，监测局部。骨巨细胞瘤虽然是良性肿瘤，仍然有3%以上的转移率，主要转移部位是肺，也有极少多发病例，所以全身监测很有必要。

（1）复查内容 局部X线平片、CT、B超、全身骨扫描、胸部CT。

（2）复查时间 术后2年内每3个月1次；2~5年间每半年1次；5年后每年1次。每次复查内容根据具体情况决定，并非将所有检查都做一遍。

另外，有十几年后复发、恶变的病例，所以骨巨细胞瘤的随访应该是终身的。

3. 饮食　无特殊要求。

（三）骨肉瘤

【护理评估】

骨肉瘤是恶性的成骨性肿瘤，骨肉瘤的总发病率约占人类恶性实体肿瘤的 0.2%。发病年龄多在 15～25 岁之间。男性多于女性。好发部位是长管状骨的干骺端，股骨远端和胫骨近端最多见，其次是肱骨和腓骨近端，其他部位如股骨上端、脊椎、髂骨等骨组织均可发生。骨肉瘤的发病率在原发性恶性骨肿瘤中占据首位。该瘤恶性程度甚高，预后极差，特点是肺部转移早，在临床作出骨肉瘤诊断时，其中大部分已经发生肺的微小转移，这可能是既往骨肉瘤单纯截肢术后患者的 5 年生存率低至 5%～20% 的原因之一。骨肉瘤多数为溶骨性，也有少数为成骨性，骨肉瘤组织含有不同成分的软骨、纤维组织及增生骨组织。骨膜下骨皮质及髓腔内部均可发生浸润扩散。早期骨肉瘤的主要部分在骨膜下，融合于骨皮质，溶骨性瘤组织软骨成分少，骨破坏较快，血液循环丰富，骨坏死区可形成包裹，肿瘤向邻近软组织扩散，轻微外力可发生病理性骨折，少数骨肉瘤组织骨质坚硬。一般骨肉瘤不侵入关节，偶有破坏骨皮质或病理性骨折后累及关节。由于骨肉瘤的生长侵袭及骨膜反应，常将骨膜掀起而形成三角形，称"Codman 三角"，并有与长骨干呈垂直的日光样放射状影。组织学特点是肿瘤细胞直接成骨和产生骨基质。显微镜下可见许多瘤细胞，细胞及细胞核大小、形状不一，有小型多核巨细胞、梭形细胞、不成熟的软骨细胞及恶性成骨细胞，细胞核大，染色很深。几乎所有骨肉瘤转移均经血液转移至肺，少数转移至脑、肾等内脏器官及经淋巴结转移。

【护理诊断】

最早出现的临床症状是疼痛，偶有局部创伤史，起初多为间断性、隐性疼痛，活动后加重；渐渐变为持续性、剧烈的疼痛，且夜间疼痛较白天明显，患者有时半夜痛醒或无法睡眠。恶性程度越高的骨肉瘤，患者的疼痛发生越早且较剧烈。

患部出现包块，多位于近关节处，肿块大小不等，硬度不一，局部伴有压痛，如骨肉瘤穿破骨皮质，可出现固定的软组织肿块，表面光滑或者凹凸不平，常于短期内形成较大的肿块。少数骨肉瘤如果向骨骺蔓延，甚至突破关节软骨，侵入关节囊，可导致关节功能障碍。

局部温度高，静脉扩张，有时可扪到搏动。

轻微外伤可导致病理性骨折，骨折部位肿胀、疼痛剧烈，脊椎骨肉瘤发生病理性骨折时，常压迫脊髓神经，导致功能障碍，如截瘫等。

早期全身情况良好，疾病后期出现发热、体重减轻、贫血等症状，最终出现器官功能衰竭、恶病质表现。

转移症状：多数骨肉瘤患者在一年内出现肺部转移症状。最初肺部可以没有症状，晚期患者出现咳血、憋气和呼吸困难等表现。几乎所有转移均经血液转移至肺，少数转移至脑、肾等内脏器官及经淋巴结转移。

临床上对青少年有近关节的无外伤的骨性疼痛、肿胀等应认真检查，根据病史、体征及典型的 X 线片表现，结合活体组织检查多可确诊；胸片、核素骨扫描、CT、MRI 和血管造影等对判断骨肉瘤有无远处转移、跳跃性转移、骨肉瘤对周围组织侵犯及沿髓腔蔓延的范围，是进行外科分期和制订治疗方案不可缺少的检查。鉴别诊断主要有：骨化性肌炎、骨结核、急慢性骨髓炎、骨囊肿与骨巨细胞瘤等。

骨肉瘤患者的预后与组织类型、原发部位、诊断时肿瘤大小及转移状况、手术前后血清碱性磷酸酶的变化以及是否累及局部淋巴结等有关。影响预后的关键在于就诊早，手术前后的化疗和放疗反应敏感。低分化的骨肉瘤预后差，肢体远端骨的预后好于近端骨，发生于脊柱的骨肉瘤预后较其他部位的差。

【护理评价】

重点是肿瘤相关医学知识的普及，使人们增加对骨肉瘤的认识和了解，提高警惕性。卫生条件、医疗保健质量的提高是早期发现的保障。临床出现无外伤史的近关节处疼痛，特别是青少年应尽快就诊，排除骨肉瘤。本病可能与一些外界的刺激有关，如 X 射线等，应避免接触和注意防护。某些良性病变亦可转变为骨肉瘤，如骨软骨瘤、骨巨细胞瘤、骨纤维异常增殖症等，患有这些疾病的患者，应遵医嘱定期复查。

【护理措施、健康指导】

骨肉瘤患者应注意休息，避免劳累。患者的心理支持尤为重要，家属及护理人员应该帮助患者克服不良的心理反应，防止外伤，防止发生病理性骨折。根据不同的疼痛程度，按照 WHO 癌症疼痛的三阶梯疗法给予适量止痛药。改变不良的生活习惯，少吃或不吃亚硝酸浓度高的酸菜、咸鱼等，少吃烘烤及油炸食品，少吃带有较高黄曲霉素、发霉、发酵的食品。骨肉瘤患者每 3~6 个月复查 1 次，以便早期发现肿瘤复发或转移。

小　结

在日常生活中，骨与关节疾病发生的主要原因是外伤引起的骨折、脱位等，其次是感染和肿瘤等。主要表现为患处疼痛、肿胀、畸形和功能障碍。辅助检查中，X 线检查为基本检查项目。由于骨骼的愈合时间较长，常会影响病人的生活、工作和学习。在临床护理中要根据骨折、脱位等不同的临床表现，尽早选用合适的复位（包括手术复位、手法复位、石膏固定、皮牵引和骨牵引等）及固定方式（小夹板固定、石膏绷带固定、牵引等）。对于非手术治疗者，要做好有效牵引和固定的护理，并指导病人加强功能锻炼，促进血液循环，以利于骨折愈合。对于手术治疗者，要避免术中损伤神经、血管，避免并发症的发生。此外，还要注意及时告知病人预防疾病的相关知识，调动病人的积极性，主动配合治疗，促进病人早日康复。

同步训练

1. 患者，女性，38 岁，车祸后出现下列损伤，必须首先处理的伤情是（　　）
　　A. 右侧胫骨开放性骨折　　　　　　B. 头皮裂伤
　　C. 锁骨骨折　　　　　　　　　　　D. 张力性气胸
　　E. 鼻出血

2. 患儿，男，10 岁，玩耍时不慎绊倒，手掌、手腕部、膝盖部挫伤。下列局部处理方法错误的是（　　）
　　A. 早期局部热敷　　　　　　　　　B. 局部止痛
　　C. 加压包扎　　　　　　　　　　　D. 抬高患肢，局部制动
　　E. 血肿若进行性增大，应切开止血

3. 最易发生骨折的肋骨是（　　）
　　A. 第 1~3 肋　　　　　　　　　　　B. 第 4~5 肋
　　C. 第 4~7 肋　　　　　　　　　　　D. 第 7~10 肋
　　E. 第 11~12 肋

4. 骨折患肢最常用的检查项目是（　　）
　　A. 尿常规检查　　　　　　　　　　B. X 线片
　　C. PET 检查（正电子发射断层显像）　D. B 超
　　E. 磁共振

5. 最易引起股骨头坏死的骨折是（　　）
　　A. 股骨上段骨折　　　　　　　　　B. 股骨头下骨折
　　C. 股骨中段骨折　　　　　　　　　D. 股骨开放性骨折
　　E. 股骨颈基底骨折

6. 骨折现场急救，不正确的是（　　）
　　A. 止血带或压迫止血　　　　　　　B. 开放性骨折应现场复位
　　C. 若有呼吸困难及窒息时，就地抢救　D. 就地取材，固定伤肢
　　E. 平托法搬移脊柱骨折患者

7. 小夹板固定适用于（　　）
　　A. 前臂骨折　　　　　　　　　　　B. 胸骨骨折
　　C. 脊柱骨折　　　　　　　　　　　D. 多发骨折
　　E. 股骨转子间骨折

8. 患者，女性，15 岁，外伤后出现肘部关节肿胀，鉴别肱骨髁上骨折和肘关节脱位的是（　　）
　　A. 手臂功能障碍　　　　　　　　　B. 局部有无瘀血、水肿
　　C. 是否可摸到尺骨鹰嘴　　　　　　D. 肘后三点是否失去正常关系
　　E. 跌倒后因肘部撑地而受伤

第二十一章 皮肤病、性病患者的护理

皮肤病是指发生于人体皮肤、黏膜及其附属器的疾病。病因复杂，种类繁多，治疗各异。

性病是指通过性接触而传染的一组泌尿生殖系统疾病的简称，又统称为性传播疾病。传统的"经典性病"是指梅毒、淋病、软下疳、性病性淋巴肉芽肿和腹股沟肉芽肿5种。现代性病是指凡与性行为、性接触密切相关的各种传染病。本章主要介绍淋病患者的护理。

第一节 皮肤病概述

皮肤是人体的基本组成部分，覆盖于人体的表面，与身体内部有着密切的联系。一方面既保护体内各组织器官，抵御外界有害因素的侵袭，另一方面，体内的一些疾病也可反映于皮肤，成为全身性疾病的皮肤表现。

【解剖生理概要】

皮肤从外到内是由表皮、真皮和皮下组织组成，其中含有丰富的血管、淋巴、神经、肌肉以及附属器。皮肤是人体最大的器官，具有保护、感觉、调节体温、分泌排泄和代谢等生理功能。

【病因与发病机制】

皮肤病的病因很多，但归纳起来不外有内因和外因两种。

1. 病因

（1）内因 遗传因素、免疫学因素、代谢障碍、内分泌紊乱、神经精神因素、系统性疾病等。

（2）外因 物理性因素、化学性因素、生物性因素等。

此外，皮肤病还与很多因素有关，如患者的年龄、性别、职业、季节、种族、个人卫生习惯及社会因素等。并且有些因素会促进或加重某些皮肤病，如热水洗烫、肥皂擦洗、搔抓、饮食不节、用药不当及日晒等。

2. 发病机制 皮肤在致病因素的影响下，可发生炎症、充血、变性、坏死、增生、萎缩、瘢痕形成、代谢物质及肿瘤等。

【护理评估】

1. 健康史 了解患者与皮肤病有关的疾病史，同时根据不同皮肤病的特点，有针对性地进行重点评估。如有遗传倾向性皮肤病要重点评估家族史，过敏性皮肤病要重点评估过敏史、接触史及用药史，传染性皮肤病要重点评估接触史，反复发作的皮肤病应重点评估既往史、个人史。

2. 身体状况

(1) 主观症状　是指患者主观感觉到的不适感，最多见的症状是瘙痒，其次是疼痛、灼热、麻木、异物感、对湿度及接触刺激的敏感性增加或降低等。

(2) 客观症状　是指皮肤形态学的改变，即皮肤损害，简称为"皮损"，通过视诊和触诊收集皮肤客观变化，是诊断皮肤病的主要依据。包括原发性损害和继发性损害。

1）原发性损害：是皮肤病理变化直接产生或初次出现的皮损。①斑：为局限性皮肤颜色的改变，局部既不隆起，也不凹陷，大小不一，形态各异，边界清楚。②丘疹：为局限性、实质性、高出皮面的隆起，直径一般小于0.5cm。如丘疹继发于红斑之上则为斑丘疹，如丘疹顶部有小水疱则称为丘疱疹。③风团：又称风疹块，是真皮浅层水肿引起的一过性局限性隆起，发生快，消退也快，退后不留痕迹，大小不一，边缘不规则，伴剧烈瘙痒，有红色与白色之分。④结节：为大小不一、境界清楚、深在性的圆形或椭圆形的实质性损害，质较硬，可隐没于皮下，也可高出皮面。⑤疱疹：指具有腔隙的局限性隆起，高出皮面，腔隙内含有液体，根据液体的不同分别有水疱、脓疱、血疱。

2）继发性损害：是由原发性损害转变而来，或由于治疗、机械性损伤等引起。①鳞屑：是脱落的表皮细胞。鳞屑的大小、厚薄、形态不一，可呈糠秕状、蛎壳状或大片状。②糜烂：为局限性的表皮缺损所显露的红色湿润面，因损害表浅，愈合较快，且不留疤痕。③溃疡：为皮肤或黏膜的局限性缺损形成的创面，大小、形状不一，因损害破坏基底细胞，修复时需结缔组织填充，愈后留有疤痕。④痂：是皮肤创面上的渗出液（浆液、脓液、血液）与脱落组织、细菌、药物等混合干燥后而形成，与皮肤粘连。有脓痂、血痂、浆液痂之分。⑤抓痕：由机械性损伤表皮或真皮浅层而形成的线状或点状损害。⑥皲裂：为皮肤上沿皮纹的线形裂隙，通常深达真皮。常见于足跟、手掌等皮脂较少处，也可见于各种使皮肤弹性降低的皮肤病及角质层过度增厚所致。⑦苔藓样变：为局限性皮肤粗糙增厚、皮嵴隆起、皮沟加深、边界清楚的片状损害，可有轻度色素沉着和少量鳞屑。常为一些慢性瘙痒性皮肤病的主要表现。⑧色素沉着：为皮肤的颜色加深所致，可呈褐色、暗褐色或黑褐色。⑨瘢痕：为真皮或深部组织损伤后，由新生结缔组织增生修复而成。分为增生性和萎缩性。前者呈隆起的表面光滑的无毛发的索状或不规则的暗红略硬斑块；后者较正常皮肤略凹陷，表皮变薄，皮肤光滑，局部血管扩张。

(3) 全身症状　一般性皮肤病可无全身症状，但如伴发感染、癌变或内脏及功能损伤者，可出现相应的症状。

3. 心理－社会状况　对于反复发作、病程长、重症及毁容性皮肤病患者，要重点评估患者对皮肤病相关知识的掌握状况；对疾病诊断的了解、反应和适应程度；患者的自我概念、自我形象要求、生活条件、家庭经济状况、社会支持情况等；患者的婚姻状况；患者及其家属对健康的看法等。

4. 辅助检查

（1）**实验室检查**　常用实验室检查包括三大常规、生化检查、组织病理学检查、免疫学检查、细菌培养等，临床应用时可根据诊治需要选择进行。

（2）**其他临床检查**　①压诊：用玻片压迫皮损来区分出血性和充血性损害。充血时将玻片压在皮损上至少 10～20 秒，红斑会在压力下消失，出血斑、色素沉着斑不消失。②刮诊：用钝器或指甲轻刮皮疹表面，以了解皮损性质。③皮肤划痕试验：用钝器以适当压力划过皮肤，可出现以下三联反应：划后 3～15 秒，在划过处出现红色线条；15～45 秒后，在红色线条两侧出现红晕；划后 1～3 分钟，在划过处出现隆起、苍白色风团状线条。此三联反应称为皮肤划痕症。

5. 治疗要点与反应　皮肤病的治疗包括内服药物疗法、外用药物疗法、物理疗法和手术治疗。

（1）**内服药物疗法**　常用的内服药物有抗组胺药、糖皮质激素、抗细菌类药物、抗病毒类药物、抗真菌类药物等。其他还有维 A 酸类药物、免疫抑制剂、免疫调节剂、维生素类药物和其他药物。

（2）**外用药物疗法**

1）常用的外用药物：清洁剂、保护剂、止痒剂、抗菌剂、抗真菌剂、抗病毒剂、糖皮质激素等。此外，还有杀虫剂、角质成剂或剥脱剂、收敛剂、腐蚀剂、遮光剂、脱色剂等。

2）常用的外用药物剂型：对于不同皮损选择不同的外用药物剂型对皮肤病的治疗有重要的意义。常用的外用药物剂型有溶液、粉剂、洗剂、油剂、软膏（油膏）、酊剂和醑剂、乳剂、糊剂、硬膏、涂膜剂等。

3）外用药物的剂型选择原则：①急性炎症性皮损：无糜烂而仅有红斑、丘疹和水疱者，可选用洗剂或粉剂；如炎症较重，出现渗液时则用溶液湿敷。②亚急性炎症性皮损：渗出甚少者可用糊剂；若皮损已干燥脱屑，使用乳剂比较合适。③慢性炎症性皮损：可选用软膏、硬膏、涂膜剂、乳剂、酊剂。④单纯瘙痒而无皮损者，可用酊剂、醑剂或乳剂。

4）外用药物的使用原则：①正确选用外用药物的种类。②根据不同的皮损选择不同的剂型。③皮损伴有感染时应先控制感染，然后再针对原来的皮损选用药物。④正确使用外用药物的浓度，要先用低浓度，再按需要渐至高浓度。尤其要考虑患者的性别、年龄、部位和皮损的性质。一般女性、婴幼儿、面部及外阴等浓度宜较低。⑤用药后一旦出现过敏反应，应立即停用致敏药物，并给予及时的抗过敏处理。

（3）**物理疗法**　即通过物理的方法，去除皮肤表面病灶的一种方法。包括电疗法、光疗法、微波疗法、放射疗法、冷冻疗法等。

（4）**手术治疗**　是为了弥补使用药物治疗达不到治疗目的外科手术方法。适用于体表的肿瘤、创面的处理、活体组织的提取、弥补某些容颜缺陷、改善或恢复某些皮肤病变造成的功能缺失等。常用的皮肤外科手术有体表外科手术、切割术、拉皮术或磨削术、腋臭手术疗法等。

【护理诊断及合作性问题】

1. 恐惧／焦虑　与对疾病的反复发作、迁延不愈、局部瘙痒、皮肤损害、担心预后、由疾病引起的日常生活方式的改变等有关。

2. 自我形象紊乱　与皮肤损害、患者对自身形象的心理要求有关。

3. 皮肤完整性受损　与局部皮肤损害、瘙痒有关。

4. 睡眠形态紊乱　与局部瘙痒、疼痛、心情烦躁有关。

5. 疼痛　与神经受损及精神因素有关。

6. 知识缺乏　缺乏对疾病的病因、治疗方案及调护知识的了解。

7. 潜在并发症　与继发性感染、组织器官损害及功能障碍有关。

【护理措施】

1. 一般护理

（1）保持病室的清洁、整齐、安静和舒适，及时清除脱落的皮屑和更换污染的床单和衣被；保持空气流通，不宜放置花草和喷洒带香味的空气清新剂；床单、衣被要干净、干燥、柔软，以棉制品为佳；传染性皮肤病要进行床旁隔离。

（2）有体温升高、系统、组织及脏器的损害，要注意密切观察并做好相应的记录和处理，及时向医师汇报。

2. 心理护理　听取、了解及承认患者的感受；主动向患者解释有关疾病的问题；劝导患者，避免其情绪波动。

3. 皮肤护理

（1）避免强力搔抓、摩擦、热水洗烫。

（2）对过敏性皮肤病者，应避免皮肤直接接触化纤、皮毛等。

（3）对化脓性皮损，应用清洁剂清除分泌物后再涂药；有大疱时，应用消毒空针将疱液抽出，并保护疱壁，必要时局部包扎，防止感染，利于愈合。

4. 瘙痒护理　通过听音乐、看小说或电视、聊天等方式分散患者的注意力，或轻拍局部，减轻瘙痒，避免局部刺激，必要时适当给予镇静剂止痒。

5. 疼痛护理

（1）观察及记录疼痛的性质、程度、时间、伴发症状及变化规律，出现异常时应及时向医师汇报。

（2）按摩局部以降低肌肉张力，增加患者的舒适度。

（3）遵医嘱给予止痛药物。

6. 饮食护理　针对疾病的性质采取不同的饮食护理。

（1）过敏性皮肤病患者禁食海鲜和动物蛋白质类的食物。

（2）感染性皮肤病患者饮食要清淡。

（3）瘙痒性皮肤病患者要忌食酒、葱、蒜等辛辣刺激性食物。

（4）发热的皮肤病患者应多饮开水，进易消化的食物。

（5）渗出性或全身衰竭性皮肤病，应鼓励患者进食营养丰富的食物，以增强机体的抵抗能力。

7. 睡眠护理 主要是采取各种方法，以帮助患者入睡、延长睡眠时间和保证睡眠质量。

（1）创造良好的睡眠环境。

（2）保证充足的睡眠时间。

（3）睡前保持情绪的稳定，可用温水泡足或喝一杯热牛奶，有助于入睡。

（4）指导患者使用放松术，如有规律、缓慢地深呼吸，全身肌肉放松等。

（5）适当缓解患者的皮肤瘙痒感或疼痛感，可用镇静剂或止痛剂。

8. 用药护理

（1）换药时，操作要轻巧迅速，减少患者的痛苦；注意室内的温度，防止患者受凉；严格无菌操作，预防继发性感染。

（2）应先将原残留在皮肤上的药物、痂皮、鳞屑清除，再重新涂擦新药。

（3）禁用致敏性药物，如一旦过敏，应立即停用致敏药物和可疑致敏药，并向医师汇报，症状严重者及时抢救。

（4）对于光敏性皮肤病，应根据需要注意避光或日照。

【护理评价】

1. 患者的恐惧、焦虑感是否减轻，情绪是否稳定。

2. 患者能否面对现实，逐渐适应外界环境。

3. 皮肤损害是否减轻或消退，有无继发性感染。

4. 睡眠质量和时间是否满足机体的需要。

5. 疼痛是否减轻或消失。

6. 能否讲述疾病的病因、治疗方案及相关的康复知识。

7. 能否及时发现和有效处理继发性感染、系统组织及功能的障碍。

【健康指导】

1. 加强身体锻炼，提高机体的抵抗能力。

2. 保持良好的卫生习惯，勤换衣被，勤洗浴，勤剪指甲。

3. 适当增加营养，禁食能诱发或加重疾病的食物。

4. 对某些慢性皮肤病或反复发作的皮肤病，要坚持治疗。

5. 生活起居要有规律，必要时节制生育和房事。

6. 必要时遵医嘱进行相关的康复训练。

第二节　变态反应性皮肤病患者的护理

病案引导

患者，男，40岁，因参加朋友聚会食用了大量的海鲜。晚上回家后，全身皮肤上出现局限性水肿隆起，时消时起，消退后不留痕迹，剧烈瘙痒。该患者最有可能患有何种疾病？该如何处理？

一、荨麻疹

荨麻疹是一种常见的瘙痒性、过敏性皮肤病。典型表现是皮肤上出现瘙痒性风团。

【病因及发病机制】

1. 病因 荨麻疹病因复杂，有时难以完全明确。

(1) 食物 指动物性蛋白食物、植物性食物和某些食物添加剂等。

(2) 药物 很多药物都可引起荨麻疹，常见的有青霉素、血清制剂、各种疫苗、痢特灵、磺胺类等；组织胺释放物的药物，如阿司匹林、吗啡、可待因、奎宁、肼苯达嗪等。

(3) 动物及植物 昆虫叮咬、花粉吸入、动物皮毛、灰尘、气体等吸入均可发生荨麻疹，且这些患者常常伴有呼吸道症状。

(4) 感染 指细菌、病毒、真菌、寄生虫等。

(5) 物理因素 如冷、热、日光、摩擦及压力等物理性刺激。

(6) 精神因素 如精神紧张、感情冲动等可引起乙酰胆碱释放。

(7) 其他慢性疾病 单纯性红斑狼疮、风湿病、恶性肿瘤、甲状腺功能亢进、代谢障碍、内分泌功能紊乱等。

(8) 遗传因素 如遗传性家族性荨麻疹综合征、家族性冷荨麻疹等。

2. 发病机制 荨麻疹的发病机制有变态反应性和非变态反应性两种。

(1) 变态反应性 多数属I型变态反应，其次为II型及III型变态反应。I型变态反应，其抗体通常是IgE，吸附于肥大细胞，当再次接触抗原后便在这些细胞表面发生抗原抗体反应。II型变态反应，为IgG或IgM与抗原在红细胞上起反应，激活补体，引起红细胞破碎及过敏性休克和荨麻疹。其抗原抗体免疫复合物沉积于血管壁，激活补体，使肥大细胞及中性粒细胞释放组胺等炎症介质，引起血管通透性增加而产生荨麻疹型血管炎。III型变态反应使补体 C_3 及 C_5 分解，产生 C_{3a} 及 C_{5a} 等过敏毒素或直接刺激肥大细胞释放组胺，激肽等所引起。

(2) 非变态反应性 某些物质进入人体内，使补体 C_3 及 C_5 分解，产生 C_{3a} 及 C_{5a} 等过敏毒素或直接刺激肥大细胞释放组胺，激肽等所引起。

【护理评估】

1. 健康史 了解患者有无相关病史，尤其是过敏史、家族史；发病时的情况；寻找发病原因，但有时可能由于荨麻疹的病因复杂，难以完全明确。

2. 身体状况

(1) 一般类型 根据病程，荨麻疹一般分为急性和慢性两类。

1) 急性荨麻疹：起病较急，自觉皮肤突然瘙痒，很快出现大小不等、形态不一的鲜红色风团，可持续数分钟至数小时后消退，消退后不留痕迹，皮疹反复成批出现，病情严重者伴有心慌、烦躁、恶心、呕吐甚至血压降低等过敏性休克症状，还可出累及胃肠，引起黏膜水肿，出现腹痛类似急腹症的表现。如累及喉头黏膜，则呼吸困难，甚至窒息。如合并严重感染（如败血症），可出现高热、寒战，脉速等全身中毒症状。

2）慢性荨麻疹：全身症状一般较轻，风团时多时少，反复发生，常达数月或数年之久。

（2）特殊类型 ①皮肤划痕症：亦称人工荨麻疹。患者对外来的机械性刺激（如用手抓应或钝器）反应性增强，于皮肤划痕处发生条状隆起，伴有瘙痒，不久则自动消退。②寒冷性荨麻疹：好发于暴露部位，多在接触冷空气或冷物体后出现淡红色或苍白色风团，自觉瘙痒。③胆碱能性荨麻疹：多在青春期发病。在体温升高，进食刺激性食物、情绪紧张、剧烈运动后，即可出现红色风团，瘙痒剧烈。④压力性荨麻疹：机制不明，可能与皮肤划痕症相似。皮肤受压后4~8小时，局部发生肿胀，累及表皮及皮下组织，持续8~12小时消退。

3.心理-社会状况 由于该病皮损时隐时现，可能反复发作，故需了解患者对皮损变化的心理反应；评估患者因瘙痒而产生的焦虑、易怒、失眠等。

4.辅助检查 皮肤划痕试验阳性；血常规检查示嗜酸性粒细胞增高。若伴感染时，白细胞总数和中性粒细胞增高。

5.治疗要点及反应
（1）首先寻找和去除病因，避免各种诱发因素。
（2）内服药物治疗。对症处理，可服用抗组织胺药物，如钙剂、硫代硫酸钠等；重症者，止痛、给氧、糖皮质激素，必要时气管切开。有休克者，应立即皮下注射0.1%肾上腺素。
（3）外用药物治疗。局部皮损可外涂炉甘石洗剂或糖皮质激素类霜，以减少瘙痒引起的不适。

【护理诊断及合作性问题】
1.焦虑/恐惧 与疾病反复发作，局部瘙痒有关。
2.皮肤完整性受损 与局部风团及反复搔抓有关。
3.潜在并发症 喉头水肿、休克等。
4.知识缺乏 缺乏对本病病因的了解及防治知识。

【护理目标】
1.患者恐惧或焦虑感减轻或消失。
2.患者皮损的减轻或完全消退。
3.患者的病情变化得及时发现和有效控制。
4.了解本病的病因及防治知识。

【护理措施】
1.一般护理
（1）注意寻找诱发因素，一旦确认应立即避免接触。
（2）饮食上要注意禁食引起本病的食物，给予清淡的食物。

（3）保持室内一定的温度和湿度；不宜放置花草，不宜使用空气清新剂等。

（4）内衣要柔软，以棉织品为宜。

2. 心理护理 向患者讲解情绪波动与疾病发展的关系，避免患者因情绪变化而诱发或加重病情。

3. 皮肤护理

（1）避免局部强力搔抓，可使用外用药物止痒。

（2）局部瘙痒明显时，可轻拍局部，或采取一些方法分散患者的注意力，如聊天、听音乐、看小说等。

4. 急救护理

（1）对于急性荨麻疹且皮损泛发者，应密切观察病情。

（2）出现声音嘶哑、呼吸困难、喉头水肿时，应保持呼吸道通畅，防止窒息，并及时报告医师。

（3）有休克时，应立即注射0.1%的肾上腺素。

【护理评价】

1. 患者是否自诉焦虑或恐惧感减轻。

2. 患者皮损是否减轻或消退。

3. 患者的病情变化是否能够被及时发现和处理。

4. 患者是否了解本病的病因及防治知识。

【健康指导】

1. 加强锻炼，增强自身的抗病能力。

2. 指导患者避免一切可引起本病的因素。

3. 指导患者有效地控制瘙痒。

4. 如在发病过程中出现呼吸困难，一定要及时就诊。

二、湿疹

湿疹是由多种内、外因素所引起的表皮及真皮浅层的炎症。其特点是：急性期对称分布，多形损害，剧烈瘙痒，有渗出倾向；慢性期以苔藓样变为主，反复发作。

【病因及发病机制】

1. 病因 湿疹的病因尚不清楚，可能与下列因素有关：

（1）内因 受遗传因素影响的过敏性体质，这是发病的重要因素。另外，还与慢性消化系统疾病和胃肠道功能障碍、病灶感染、内分泌功能失调、代谢障碍、过度疲劳、精神紧张、忧郁、失眠等因素有关。

（2）外因 包括物理因素（如日光、寒冷、炎热、干燥、多汗、搔抓等）和化学因素（如化妆品、肥皂、人造纤维等），此外，还有各种皮毛、植物、食物刺激等。

2. 发病机制 湿疹患者多具有过敏体质，但又受健康、环境等因素的影响，是由复杂的内、外因素所引起的一种迟发型变态反应性疾病。

【护理评估】

1. 健康史

（1）评估家族史、过敏史、接触史等，特别是有无湿疹病史。

（2）了解有无精神紧张、胃肠功能障碍、感染病灶。

（3）了解患者的年龄、职业及特殊的生活环境。

2. 身体状况

（1）一般表现　根据发病过程可将湿疹分为急性、亚急性、慢性三期。其中，急性湿疹起病快，呈进行性加剧，有反复发作或发展成慢性的倾向；亚急性湿疹是由急性湿疹未能及时治疗或处理不当，病程迁延所致，也可在起病初期即呈亚急性表现；慢性湿疹可由急性湿疹处理不当，长期不愈，或反复发作所致，也可初起即呈慢性表现。

（2）皮损表现

1）急性湿疹：皮损多呈对称分布，或泛发全身，尤其多见于头面、耳后、手足、阴囊、外阴、肛门等处，边界不清，皮损呈多形性，发病过程表现为红斑、丘疹、丘疱疹、水疱、糜烂、滋水浸淫、结痂等，同一时期可有多种皮损出现。

2）亚急性湿疹：皮损以丘疹、结痂、鳞屑为主，同时有少量水疱及轻度糜烂。

3）慢性湿疹：皮损多呈对称分布，范围局限，边界清楚，好发于小腿、阴囊、肛周、腘窝等部位。皮损表现为浸润肥厚、粗糙、色素沉着、鳞屑、苔藓样变，常因搔抓表面而呈现糜烂或少量渗出。

（3）自觉症状　急性湿疹自觉瘙痒剧烈，外界刺激可加重瘙痒和皮损，夜间加剧，甚至影响睡眠；亚急性湿疹自觉剧烈瘙痒；慢性湿疹则是阵发性瘙痒，并以夜间、精神紧张、饮酒或过食刺激性食物而加剧。

（4）全身表现　心烦、失眠、不适感；如并发感染时，可伴有局部淋巴结肿大、发热、食欲减退等。

3. 心理－社会状况

（1）患者对相关知识的了解、社会支持状况等。

（2）评估患者因瘙痒而产生的焦虑、易怒、失眠等。

4. 辅助检查　对各型湿疹主要进行组织病理检查。如伴感染，可做相关的实验室检查。

5. 治疗要点及反应　湿疹的病因复杂，又因人而异，因此要详细询问病史，避免各种可疑的致病因素。最重要的治疗原则是控制瘙痒。

（1）内服药物治疗　常用抗组胺药和镇静剂。对急性或亚急性、皮损范围广泛者，可选静脉注射钙剂或硫代硫酸钠等。也可短期服用糖皮质激素，如强的松。有继发性感染时，选用有效的抗生素。剧烈瘙痒者可用普鲁卡因静脉封闭。

（2）外用药物治疗　皮损处用药应遵循外用药物的使用原则。对糜烂渗出多者，用溶液冷湿敷，如用 3% 硼酸溶液；急性无渗出者，用炉甘石洗剂等；有少量渗出者，则选用氧化锌油、松馏油等；慢性肥厚损害者，多采用软膏，如 50% 松馏油软膏、20% 黑豆馏软膏或糖皮质激素；对顽固性局限性皮损，可用糖皮质激素局部皮内注射。

【护理诊断及合作性问题】

1. 焦虑/恐惧　与疾病反复发作、担心预后、局部瘙痒有关。

2. 皮肤完整性受损　与皮肤多形损害及反复搔抓有关。

3. 睡眠形态紊乱　与皮肤剧烈瘙痒有关。

4. 潜在并发症　继发性感染。

【护理目标】

1. 患者自诉焦虑或恐惧感减轻。

2. 皮损减轻或消退。

3. 患者睡眠改善，质量提高，精力充沛。

4. 继发性感染能及时控制。

【护理措施】

1. 一般护理

（1）室内保持清洁、干燥，不放置鲜花和喷洒空气清新剂。

（2）避免一切可疑的致敏物质接触皮肤，如毛皮、化纤、染料等。

（3）内衣、床单宜柔软，如因大量渗出而浸湿衣被时，要及时更换。

2. 心理护理

（1）告之患者情绪波动对疾病发生发展的影响。

（2）向患者介绍本病的相关知识，增强患者的信心，坚持治疗。

3. 皮肤护理

（1）勤剪指甲，避免抓破皮肤。如为婴儿，最好用纱布包住患儿的双手。

（2）保持皮肤清洁。不宜用热水烫洗，忌用盐水、花椒水、肥皂水清洗患处。如有结痂时，可用纱布蘸生理盐水湿润后再轻轻擦去。对渗出或糜烂的皮损，要严格无菌操作。

（3）如瘙痒剧烈，可间歇性地给予冷湿敷，每日 2～3 次，每次持续 15 分钟。也可适当给予止痒剂。

（4）急性湿疹不宜外用高浓度、刺激性强的药物，特别是婴儿皮肤娇嫩，更宜选用低浓度、刺激性小的药物。

4. 饮食护理

（1）饮食宜清淡，多食蔬菜、水果，进食易消化的食物。

（2）避免刺激性食物及异体蛋白，如辛辣食物、酒、鱼、虾等。

【护理评价】

1. 患者情绪是否稳定，是否配合治疗和护理。

2. 皮损是否减轻或消退。

3. 患者的睡眠质量和时间是否满足需要。

4. 继发性感染是否被及时发现和得到处理。

【健康指导】

1. 让患者了解本病的病因和预防方法，有目的地避免复发。

2. 忌食致敏和刺激性食物。

3. 避免外界的各种刺激，如搔抓、热水洗烫、环境温湿度变化、刺激性药物等。

4. 鼓励患者坚持治疗，特别是反复发作者，要增强患者治疗的信心，按时用药，直至康复。

第三节   感染性皮肤病患者的护理

一、脓疱疮

脓疱疮是一种常见的由金黄色葡萄球菌或乙型溶血性链球菌引起的急性化脓性皮肤病。其特点有：接触传染或自身接种传染，夏、秋季节多见，好发于儿童。典型的皮损为水疱、脓疱、破溃、脓痂。

【病因及发病机制】

本病的致病菌主要是金黄色葡萄球菌，其次为乙型溶血性链球菌，亦可为葡萄球菌与链球菌混合感染。当机体抵抗力下降，皮肤屏障功能受损时，病原菌入侵，在皮肤上繁殖生长而致病。

【护理评估】

1. 健康史

（1）评估患者的生活环境是否是高温、潮湿。

（2）是否患有其他全身性疾病或局部皮肤破损后导致身体抵抗力的下降。

（3）了解患者生活环境是否有本病的流行，特别是托幼所里婴幼儿中最易引起流行。

2. 身体状况   根据临床表现的不同，脓疱疮主要分为寻常型、大疱型、新生儿型等。

（1）*寻常型脓疱疮*   常为金黄色葡萄球菌感染或溶血性链球菌混合感染。皮损好发于头面、颈和四肢等暴露部位。在红斑的基础上出现薄壁水疱，迅速转变为脓疱，周围有红晕，脓疱破溃后，露出红色糜烂面，脓液干燥，结成黄色厚痂，因搔抓后向周围蔓延，融合成片，自觉瘙痒。病程约1周左右，干燥、脱痂后不留疤痕。重症者可伴发热、淋巴管炎、急性肾小球肾炎及其他全身症状，甚至并发败血症。

（2）*大疱型脓疱疮*   主要由金黄色葡萄球菌引起。好发于面部、四肢和躯干。皮损主要为散在的小水疱，迅速增大而变为大疱，疱内液体渐变混浊而成为淡黄色脓液，且脓液沉积于疱底，呈半月积脓现象。疱破裂后形成大片糜烂面，干燥后结成黄色脓痂，有时大疱中央自愈，脓疱边缘向四周扩展呈环状。患者自觉瘙痒，一般无全身症状。

（3）新生儿型脓疱疮 是新生儿及婴幼儿的急性表皮坏死的严重性皮肤感染。在大片红斑的基础上出现松弛性大疱或大片表皮松解现象，轻轻摩擦可致表皮脱落，呈鲜红糜烂面（即尼克斯基氏征阳性），局部有疼痛。轻者1~2周皮损干燥、结痂、脱屑而痊愈，重者可伴高热、呕吐、腹泻或并发败血症而危及生命。

3. 心理－社会状况 脓疱疮多见于小儿，应了解患儿家长对本病的认知、焦虑、恐惧的程度。

4. 辅助检查

（1）血常规检查 白细胞总数及中性粒细胞增高。

（2）细菌培养 脓液中培养出金黄色葡萄球菌或链球菌。

5. 治疗要点及反应

（1）内服药物治疗 根据药敏试验选择抗生素；对重症患者应注意水、电解质平衡及营养支持疗法。

（2）外用药物治疗 以杀菌、消炎、干燥为原则。疱未破时，可外涂5%~10%硫黄炉甘石洗剂；脓疱较大时，用无菌注射器抽吸脓液，再涂抗生素软膏；结痂时，去除脓痂后用抗生素软膏外涂。

【护理诊断及合作性问题】

1. 皮肤完整性受损 与脓疱破溃、皮肤糜烂有关。

2. 自我形象紊乱 与皮损多发生在暴露部位有关。

3. 潜在并发症 败血症、急性肾炎等。

【护理目标】

1. 促进创面愈合，保持皮肤的完整性。

2. 能够接受并主动应对自我形象的改变。

3. 并发症能得到正确预防、及时发现、有效处理。

【护理措施】

1. 一般护理

（1）保持皮肤的清洁、干燥，增强皮肤的屏障作用。

（2）加强隔离消毒。在儿童集中的地方，如发现本病时，应立即采取隔离措施，消毒病儿的用品。

2. 心理护理 向患者及家属讲解本病的相关知识，消除恐惧，积极配合治疗，增强信心。

3. 皮肤护理

（1）避免搔抓或摩擦，保持皮肤完整性。

（2）皮损局部用0.1%雷弗奴尔溶液湿敷；脓疱较大时，可用无菌注射器抽吸脓液，并尽量保持疱壁的完整性；有脓痂时，用纱布或棉球蘸生理盐水，浸软痂壳后再轻轻去除。

【护理评价】

1. 皮肤创面是否清洁，皮肤症状是否减轻。
2. 患者是否能接受并正确应对皮肤损害。
3. 并发症是否得到正确预防、及时发现和有效处理。

【健康指导】

1. 注意个人卫生，勤洗澡，勤换衣，保持皮肤清洁与干燥。
2. 指导患者及时治疗自身感染性病灶及瘙痒性皮肤病。
3. 指导患者及家属做好个人、家庭、集体单位的消毒隔离工作，以免交叉感染。

二、带状疱疹

带状疱疹是由水痘－带状疱疹病毒（VZV）感染引起的皮肤病。其特点是：某一神经疼痛及该神经支配的皮肤上出现集簇小水疱。

【病因及发病机制】

水痘－带状疱疹病毒经呼吸道黏膜侵入人体内，发生水痘或隐性感染，过后长期潜伏于脊神经后根或神经节的脑神经节内。当宿主免疫功能下降时，潜伏的病毒就被激活，生长繁殖，侵犯神经，使其发炎、坏死而产生神经疼痛，同时病毒沿相应的感觉神经纤维移动到皮肤，产生集簇的水疱。疱疹愈后，可获终身免疫。

【护理评估】

1. 健康史

（1）重点评估既往史，是否曾经有过带状疱疹的病史，特别是了解儿童时期是束患过水痘。

（2）患者此次发病前是否患过相关的其他疾病，如发热、上呼吸道感染等；有无过度劳累、抵抗力下降等。

2. 身体状况

（1）一般表现　好发于春、秋季，以成年人多见，可发生于任何部位，但以肋间神经、三叉神经为主，也可见于腰骶神经支配区域。

（2）皮损表现　皮肤上常先出现潮红斑，继之出现集簇小水疱或丘疱疹，但疱群与疱群之间的皮肤正常，沿神经走向分布，一般不超过人体正中线，疱壁紧张发亮，薄而易破，疱液起初澄清，数日后可混浊，水疱基底为红润的糜烂面。疱疹数日后干涸结痂而痊愈。病程一般为2~3周。发于头面部的皮疹，尤以眼部和耳部的病情较重，不但能引起剧烈疼痛，还会损害眼角膜，甚至引起全眼球炎、溃疡性角膜炎，严重者可失明和听觉受损，也可引起脑膜炎。

（3）自觉症状　神经痛是本病的特征之一，可在皮疹出现前发生，也可伴随皮疹出现，甚至可持续至皮疹消退后的一段时间。其中，老年人或体弱的患者疼痛程度更加剧烈，持续时间更长，病程可达3~4周甚至更长。

（4）全身表现　典型症状发生之前常有轻度的全身症状，如低热、全身不适、食欲不振等，局部淋巴结肿大，患处皮肤自觉灼热或灼痛。

3. 心理 – 社会状况

（1）了解患者的年龄、机体的耐受能力，掌握患者对疾病的认知和疼痛的耐受程度。

（2）了解患者因疼痛而产生的焦虑、恐惧情绪。

4. 辅助检查

（1）血常规检查　白细胞总数可稍有升高，如出现继发感染则可明显升高。

（2）病理检查　表皮内水疱为单房性，疱内为纤维蛋白、炎症细胞和变性细胞，在变性细胞内可见病毒性包涵体，真皮有轻重不等的炎症细胞浸润，严重者可出现血管炎性改变。

（3）细胞学检查　皮损处刮片细胞学检查可见多核巨细胞和核内嗜酸性包涵体。病毒培养是感染 VZV 的确诊依据。

5. 治疗要点及反应

（1）内服药物治疗　首选抗病毒药物治疗，如阿昔洛韦等；老年人且无禁忌者，可适当早期小剂量使用糖皮质激素，如强的松等，可以减轻炎症和后遗的神经痛；对疼痛明显者，可选用止痛药，如止痛片、罗通定等；同时可服用维生素及免疫疗法辅助治疗。

（2）外用药物治疗　以干燥、消炎及局部保护为主。如水疱未破，一般用炉甘石洗剂外擦，也可用抗病毒软膏外擦，如阿昔洛韦软膏、无环鸟苷霜等；眼部可用疱疹净眼药水；如水疱已破，可用3%硼酸液湿敷，或用莫匹罗星软膏外擦。

【护理诊断及合作性问题】

1. 焦虑/恐惧　与疼痛程度和时间、担心疾病预后有关。

2. 疼痛　与局部皮肤损害、相应的神经受损有关。

3. 皮肤完整性受损　与皮肤红斑、水疱、糜烂及继发感染有关。

4. 潜在并发症　继发性感染、视力和听力降低、颅内感染等。

5. 知识缺乏　缺乏对皮损和疼痛产生原因的认识，以及相关的康复知识。

【护理目标】

1. 患者自诉焦虑、恐惧感减轻，情绪稳定，对疾病的预后有一定的了解。
2. 患者自诉疼痛减轻或消失。
3. 局部水疱干涸，红斑消退，创面愈合。
4. 病情变化能够被及时发现和处理。
5. 患者能够自述如何保护局部皮损，了解疼痛产生的原因及康复知识。

【护理措施】

1. 一般护理

（1）保持床单、衣被的清洁，如被渗出液污染时要及时更换，以免发生继发性感染。

（2）观察病情变化，尤其是水疱、疼痛、视力、听力的变化，对重症患者还要密切观察并记录生命体征的变化。

（3）在发病期间，禁止预防接种，以免加重皮损。

2. 心理护理　体谅患者的痛苦，耐心向患者解释病情，消除思想顾虑，使患者情绪稳定，积极主动配合治疗。

3. 皮肤护理　保持皮肤干燥、清洁，防止继发性感染；保护疱壁，如水疱过大，可用无菌空针抽尽疱液。

4. 疼痛护理

（1）观察并记录疼痛的性质、程度、时间、规律及伴发症状，对患者自诉疼痛要表示理解，并向患者解释疼痛的原因及特点。

（2）疼痛剧烈者，可遵医嘱给予止痛剂；特别是老年患者，疼痛时间较长，故在皮疹消退后仍要坚持治疗一段时间。

5. 眼部护理　疱疹发生于眼部时，应注意眼部的护理，及时清洗眼部的分泌物，滴眼药水并向眼科医师汇报。

【护理评价】

1. 患者的焦虑、恐惧感是否减轻，情绪是否稳定。

2. 患者是否自诉疼痛减轻或消失。

3. 患者局部皮肤水疱是否干涸，红斑是否消退，创面是否愈合。

4. 患者的病情变化是否能够被及时发现和处理。

5. 患者是否能够叙述保护皮损、疼痛产生的原因及处理方法的知识。

【健康指导】

1. 应告之疼痛剧烈、持续时间长的患者，特别是老年患者，要有一定的心理准备，并且经过治疗，皮疹消退后还要坚持治疗一段时间。

2. 加强锻炼，提高机体的抗病能力。

第四节　其他皮肤病患者的护理

一、银屑病

银屑病是一种常见的慢性红斑鳞屑性皮肤病。其典型的皮损是红斑、多层鳞屑，去除鳞屑后有薄膜现象和点状出血现象。病程为慢性，反复发作，多数在冬季复发或加重，夏季缓解。

【病因及发病机制】

银屑病的病因及发病机制尚不清楚，但与一些因素有关。主要与遗传、代谢障碍、感染、免疫功能异常有关，而内分泌紊乱、外伤或手术、情绪紧张、精神创伤、季节、某些药物和食物等因素可能是其诱发或加重的原因，在多种因素的相互作用下，最终引起角质形成细胞增生。

【护理评估】

1. 健康史 本病的病因复杂，与诸多因素有关，应了解与本病相关的因素，如患者的家族史、目前的身体状况、是否有外伤或感染等。

2. 身体状况 根据临床表现，银屑病一般可分为寻常型、脓疱型、关节病型及红皮病型四种。

（1）**寻常型** 最为常见，其基本皮肤损害为炎性斑丘疹，可融合成多种形状的斑片，如点滴状、钱币状、地图状等，边界清楚，表面有多层干燥的银白色鳞屑，轻轻刮去表面鳞屑，露出一层淡红发亮的半透明薄膜，称为薄膜现象，刮去此膜则出现小出血点，称为点状出血现象。多层鳞屑、薄膜现象和点状出血现象是本病的临床特征。皮损好发于头皮、四肢伸侧，以及肘膝伸侧及腰骶部，亦可发生在全身各处，呈对称分布。患者自觉有不同程度的瘙痒。如发生在头皮的鳞屑厚积，头发成簇，但不脱发。如发生在指（趾）甲部，指（趾）甲则呈"顶针样"改变，甲板与甲床分离。按病情发展可分为三期：①进行期：旧皮疹无消退，新皮疹不断出现，皮损颜色潮红，鳞屑较厚，周围有炎性红晕，瘙痒明显。遇机械性刺激（如针刺注射）、外伤摩擦、皮肤破损后，可在患处出现新皮疹，这种现象称同形反应。②静止期：病情稳定，既无新皮疹出现，旧皮疹也不消退。③消退期：红斑浸润逐渐消退，鳞屑减少，皮疹缩小、变平，皮损消退后留有暂时性色素斑。

（2）**脓疱型** 本型在临床上较少见，一般分为泛发性脓疱型及掌跖脓疱型两种。

1）泛发性脓疱型银屑病：是银屑病中最重的一型，大多急性发病，可在数周内泛发全身，常伴高热、关节痛和肿胀不适及白细胞增高等全身症状。皮损在炎性红斑上出现密集的针头至米粒大小的浅在无菌性小脓疱，脓疱常融合，成为片状"脓糊"，并迅速增多增大，全身各处均可发疹，但以四肢屈侧及皱襞部为多见，脓疱于数日后干涸脱屑，但在原处又可再发新的脓疱。口腔黏膜亦可见小脓疱，舌面常有较深的沟纹，称为沟纹舌。患者以中青年居多，病程可达数月或更久，易复发，常并发肝、肾等系统损害。亦可因继发感染、电解质紊乱或衰竭而危及生命。

2）掌跖脓疱型银屑病：皮损局限于掌跖部，常对称发生，在红斑的基础上成批出现小脓疱，疱壁不易破裂，1～2周脓疱干涸、结痂，形成脱屑，以后又出现新皮损。伴有疼痛和瘙痒，病情顽固，反复发作，对一般治疗效果不佳。

（3）**关节病型** 除典型皮损外还出现类风湿性关节炎样症状，表现为关节红肿疼痛，强直变形，活动受限，严重时出现关节畸形，呈进行性发展，引起功能障碍，但类风湿因子常呈阴性。X线示软骨消失、骨质疏松、关节腔狭窄，伴不同程度的关节侵蚀和软组织肿胀。

（4）**红皮病型** 是较少见的一种严重类型，多见于成人，儿童极少见。皮损表现为全身皮肤弥漫性潮红，浸润肿胀，伴大量糠秕样鳞屑，其间可有片状正常皮肤（皮岛）。常伴发热、畏寒等全身不适，浅表淋巴结肿大，低蛋白血症，易并发呼吸道感染和肺炎等。病情顽固，病程慢性，易反复发作。

3. 心理－社会状况

（1）了解患者对本病的认知度。

（2）患者是否由于本病病程长、反复发作、难以根治等原因，产生焦虑、悲观等不良的心理反应。

（3）本病皮肤损害明显，故需了解患者对自我形象的要求，同时也要考虑患者生活、工作性质本身对其形象的要求。

4. 辅助检查

（1）**实验室检查** 泛发性脓疱型银屑病白细胞增多，血沉加快，血钙偏低；关节病型银屑病类风湿因子阴性；红皮病型银屑病可出现低蛋白血症。

（2）**X线检查** 关节病型银屑病X线检查与类风湿性关节炎相似，表现为软骨消失，受累关节面侵蚀性破坏，关节间隙变窄，骨质溶解疏松。

（3）**组织病理学检查** 表皮角化过度伴角化不全。真皮乳头上方棘层变薄，毛细血管扩张充血，可见淋巴细胞和中性粒细胞浸润。红皮病型的真皮浅层血管扩张充血更为明显。

5. 治疗要点及反应 本病难以根治，通常采用局部和全身疗法控制病情，预防病灶恶化，同时避免或及时去除诱发或加重本病的因素。

（1）**内服药物疗法** ①免疫抑制剂：适用于红皮病型、关节型及脓疱型。常用的药物为甲氨蝶呤。由于该药对肝、肾功能有一定的损害，故治疗时要定期做相关的化验检查，对已有肝、肾功能异常者，不宜使用。②维A酸：适用于寻常型、脓疱型及红皮病型。服药期间有副作用，停药后可消失。③抗生素：适用于呼吸道感染、泛发性脓疱型银屑病。

除上述方法外，还可根据情况选用抗组胺药、镇静剂、糖皮质激素等。

（2）**外用药物疗法** 应根据皮损类型或阶段选择药物和浓度。常用糖皮质激素软膏或霜剂、焦油类软膏、皮肤剥脱剂、维A酸霜剂等。

（3）**物理疗法** 银屑病还可用光疗、光化学疗法、浴疗等辅助治疗。

【护理诊断及合作性问题】

1. 焦虑/恐惧 与病情反复发作及担心预后有关。

2. 自我形象紊乱 与皮肤损害有关。

3. 皮肤完整性受损 与明显的皮肤损害、局部搔抓及外用药物刺激有关。

4. 睡眠形态紊乱 与皮肤瘙痒、心情烦躁有关。

5. 潜在并发症 继发性感染、肝肾功能损害。

【护理目标】

1. 患者自诉焦虑、恐惧感减轻，情绪稳定。

2. 患者能面对现实，对皮肤损害能做出应对措施，对生活有积极的态度。

3. 患者皮肤损害好转或消失。

4. 患者采用促进睡眠的方法，提高睡眠质量，保证睡眠时间，精力充沛。

5. 患者能正确描述预防继发感染、肝肾功能损害的有关知识，并能够及时发现和正确处理。

【护理措施】

1. 一般护理

（1）及时处理脱落的鳞屑。

（2）对脓疱型银屑病要及时更换被污染的衣被；密切观察病情，发现感染时应及时向医师汇报。

（3）饮食宜清淡，忌食刺激性强的食物；脱屑多时应给予高蛋白食物。

2. 心理护理

（1）倾听患者的诉说，承认患者的感受，对患者的情绪表示理解，热情耐心地与患者交流，让患者感到安慰和鼓励。

（2）让患者了解精神因素对本病的严重影响，能主动回避不良情绪，保持情绪稳定。

（3）对于过度焦虑的患者，可遵医嘱给予镇静剂。

3. 皮肤护理

（1）注意保护皮肤，避免外伤、搔抓、洗烫等，特别是在进行期，更要避免同形反应的产生。

（2）预防感染。对脓疱型银屑病要注意创面的护理，治疗中应严格无菌操作，避免发生继发性感染。

4. 睡眠护理 提供充足的睡眠时间，创造良好的睡眠环境；保持情绪稳定，有效止痒。

5. 用药护理

（1）外用药宜温和，特别是在进行期内，避免使用强烈刺激性药物，以防红皮病型银屑病的产生。

（2）外搽药物前可用热水去除鳞屑，搽药后要加以适当揉擦，以促进药物的吸收。

【护理评价】

1. 患者是否自诉焦虑、恐惧感减轻，情绪是否稳定。

2. 患者是否能够面对现实，对生活有积极的态度。

3. 皮损是否好转或消失。

4. 患者是否能够采用促进睡眠的方法，睡眠是否充足，精力是否充沛。

5. 患者的病情变化是否能够被及时发现和处理。

【健康指导】

1. 避免过度劳累，保持情绪稳定，生活要有规律。

2. 坚持长期正确的预防和治疗措施，避免感染和外伤。

3. 在季节交替时，特别注意预防感冒、咽炎、扁桃体炎，对反复发作的扁桃体炎伴扁桃体肿大者，可建议手术摘除。

二、神经性皮炎

神经性皮炎又名慢性单纯性苔藓，是一种常见的慢性神经功能障碍性皮肤病，皮损以阵发性剧痒和皮肤苔藓样变为特征。

【病因及发病机制】

本病的病因及发病机制不明确，一般认为可能与神经系统功能障碍、大脑皮层兴奋和抑制功能平衡失调有关。搔抓摩擦是诱发或加重本病的重要因素，而精神因素与本病的发生有着明显的关系，其他还与胃肠功能疾病、内分泌异常、感染性病灶等有关。

【护理评估】

1. 健康史　了解既往有无相关病史及治疗过程；重点了解此次致病的原因，如有无情绪激动、焦虑紧张、失眠、局部刺激、内分泌异常等。

2. 身体状况　本病以青壮年多见，临床上根据皮损范围的大小，分为局限性和播散性两种。

（1）局限性神经性皮炎　皮损局限，好发于颈后及两侧，也可见于背部、肘臂、腰部、股内侧、会阴、阴囊等部位。皮损为正常肤色或浅红色多角形丘疹，针头至米粒大小，表面光滑或有少量鳞屑，久之可融合成片，形成苔藓样变。由于搔抓，表面可有轻度糜烂、血痂或轻度色素沉着。自觉阵发性瘙痒，大多数损害夏重冬轻。

（2）播散性神经性皮炎　皮损与局限性相同，但范围广泛播散于全身。阵发性剧烈瘙痒，夜间尤甚，影响睡眠。

3. 心理－社会状况　因本病可致剧烈瘙痒而影响睡眠，皮损反复发作，导致患者产生烦躁和焦虑不安的情绪；如皮疹发生在暴露部位，还容易使患者产生社交障碍。

4. 辅助检查　组织病理检查可见表皮过度角化，真皮慢性炎细胞浸润，成纤维细胞增生。

5. 治疗要点及反应

（1）内服药物疗法　对泛发性或剧烈瘙痒者，可给予抗组胺或镇静止痒的药物，如扑尔敏、安定等；对播散性神经性皮炎，可用盐酸普鲁卡因静脉封闭。

（2）外用药物疗法　根据皮损类型合理选用外用药物的种类和剂型，常用的有糖皮质激素、焦油类制剂等。

【护理诊断及合作性问题】

1. 焦虑/恐惧　与剧烈瘙痒、皮损反复发作、缺乏信心有关。

2. 睡眠形态紊乱　与夜间剧烈瘙痒有关。

3. 皮肤完整性受损　与皮肤损害有关。

4. 自我形象紊乱　与皮损在暴露部位而影响外观有关。

【护理目标】

1. 患者自诉焦虑感减轻，情绪稳定。
2. 患者有促进睡眠的方法，提高睡眠质量，保证睡眠时间，精力充沛。

3. 患者皮肤损害好转或消失。

4. 患者能面对现实，对皮肤损害能做出应对措施，对生活有积极的态度。

【护理措施】

1. 一般护理　避免精神紧张或过度疲劳；忌烟酒、辛辣食品、浓茶、咖啡等刺激性食物；避免搔抓、多汗及日光照射等局部刺激因素。

2. 心理护理　患者因瘙痒难忍，皮损难以根治，易失去信心，出现精神焦虑不安。应耐心倾听患者诉说，解释情绪与病情的相互影响，保持乐观的情绪，建立信心，结合治疗，病情就能够得到控制。

3. 睡眠护理

（1）提供充足的睡眠时间，创造良好的睡眠环境。

（2）保持情绪稳定，有效止痒。遵医嘱于晚饭后或睡前给予抗组胺药及镇静、安定药物。

4. 瘙痒护理　局部严禁强力搔抓摩擦、热水烫洗等刺激；可通过听音乐、聊天、看小说等方式分散患者的注意力；也可轻拍或冷敷局部，减轻瘙痒；必要时适当给予镇静止痒药物。

【护理评价】

1. 患者是否自诉焦虑感减轻，情绪是否稳定。

2. 患者是否能够采用促进睡眠的方法，睡眠是否充足，精力是否充沛。

3. 患者皮肤有无抓伤，皮损是否好转或消失。

4. 患者是否能够面对现实，对生活有积极的态度。

【健康指导】

1. 向患者讲解情绪变化与本病发生发展的关系，保持乐观的稳定情绪对疾病的转归有良好的促进作用。

2. 建立有规律的生活习惯，保证充足的睡眠，饮食清淡。

3. 避免一切不良的皮肤刺激，忌用碱性肥皂洗浴；勤换衣，衣服应松软；避免搔抓、热水烫洗、晒太阳等机械性刺激等。

第五节　淋病患者的护理

淋病是由淋病双球菌引起的泌尿生殖道的化脓性感染，目前是我国发病率最高的性传播疾病。男、女皆可发生。

【病因及发病机制】

淋病的致病菌为淋病双球菌，又称奈瑟淋球菌，属革兰阴性双球菌，该菌喜潮恶干，在温暖潮湿的环境中易生长，对一般的消毒剂很敏感。人是淋球菌唯一的天然宿主。该病主要通过直接性接触传播，偶可通过接触被淋球菌污染的衣物、被褥、便盆及医疗器械等而间接传染，幼女则主要通过间接途径传染，新生儿通过淋病孕妇的产道，产生新生儿淋菌性眼炎。

【护理评估】

1. 健康史

（1）了解患者的一般情况，如年龄、性别、职业、文化背景、生活环境等情况。

（2）了解患者的接触史，如有无与淋病患者的性接触史、使用被淋病患者污染过的生活用品、新生儿的母亲有无淋病史等，同时了解其发病情况和治疗经过。

2. 身体状况　潜伏期一般为 1～10 天，平均为 3～5 天，好发于性活跃的中青年，有部分患者可无明显症状，特别是女性。根据临床表现可分为单纯性淋病、有淋病并发症、播散性淋病三类。

（1）单纯性淋病

1）男性淋球菌性尿道炎：90% 的感染者有症状。初起为尿道口红肿、发痒、刺痛，并有稀薄透明的黏液流出，约 2 天后，出现典型的尿道刺激症状，尿道口流出黄绿色的脓液，可伴腹股沟淋巴结炎、包皮炎、包皮龟头炎等。如迁延不愈，尿道炎持续 2 个月或反复出现则可成为慢性，表现症状轻微，排尿时尿道有灼热感或轻度刺痛，尿流变细，排尿无力，大部分患者于晨间分泌物增多，糊住尿道口，称为"糊口"现象。

2）女性淋球菌性宫颈炎：大多数无明显症状，有症状时常为脓性白带，妇科检查可见子宫颈充血、水肿、触痛等。

3）女性淋球菌性尿道炎：大多数症状较轻，多能耐受，常在性交后 2～5 天出现尿频、尿急、尿痛、尿道口充血、溢脓等。

4）儿童淋病：可表现为幼女淋病和新生儿淋菌性眼炎。幼女淋病多由于接触含有淋球菌分泌物及其污染的衣物、被褥及便盆等而间接传染，主要表现为急性阴道炎及尿道炎，出现外阴红肿、疼痛、糜烂及渗液，阴道口有黄绿色分泌物，尿道刺症状等。新生儿淋菌性眼炎是分娩时通过淋球菌污染的产道而感染，出生后 2～3 天发病，表现为眼睑肿胀，结膜充血水肿，有大量脓液外溢，若治疗不及时，可引起角膜溃疡、虹膜睫状体炎，导致失明。

（2）有淋病并发症

1）女性有淋病并发症：女性淋病患者还可并发上生殖系统的感染，引起淋菌性盆腔炎、子宫内膜炎、输卵管炎、输卵管卵巢脓肿及腹膜炎。轻者月经量多，下腹疼痛，脓性白带，下腹部压痛，重者可引起腹膜炎，甚至中毒性休克。慢性反复发作的输卵管炎可造成不孕或宫外孕。

2）男性有淋病并发症：男性淋病常并发前列腺炎、精囊炎、附睾炎等，炎症反复发作，形成瘢痕后可引起尿道狭窄，部分发生输精管狭窄或梗阻，也可导致不育。

（3）播散性淋球菌感染　较少见，多为女性，是由淋球菌侵入血液或淋巴管而播散全身。患者可有发热、寒战、全身不适等，若不及时治疗可危及生命。其他表现与感染的淋球菌的菌型有关，可表现为淋菌性皮炎、淋菌性关节炎、淋菌性腱鞘炎、淋菌性心内膜炎、淋菌性脑膜炎及淋菌性肝炎等。

3. 心理－社会状况　了解患者及家属对本病的认知程度，如对预防、治疗及预后的了解；了解患者的恐惧程度；家属对其态度、经济情况及社会的接纳程度。

4. 辅助检查　简便而可靠的方法是涂片和淋球菌培养。男性取尿道分泌物或前列腺液，女性取宫颈分泌物送检，革兰染色直接镜检可找到革兰阴性双球菌。必要时可做糖发酵试验及荧光抗体检查。对淋球菌培养阴性、但病史及体征高度怀疑淋球菌感染者，可应用聚合酶链式反应检测淋球菌 DNA 以协助诊断。

5. 治疗要点及反应　治疗以及时、足量、规则地应用抗生素为原则，通常首选第三代头孢菌素。

（1）**无淋病并发症**　可在头孢三嗪、大观霉素、环丙沙星三种药物中选用一种。

（2）**有淋病并发症**　可在头孢三嗪、大观霉素、氧氟沙星三种药物中选用一种。

（3）**播散性淋病**　选用更有效的抗生素，加大剂量，连续用药，可用头孢曲松或大观霉素。

（4）**儿童淋病**　幼女淋菌性外阴炎可选用头孢三嗪或大观霉素；新生儿淋菌性眼炎可用头孢三嗪或大观霉素，局部用生理盐水冲洗眼部后，再用 0.5% 红霉素眼膏或 1% 硝酸银液滴眼。

【护理诊断及合作性问题】

1. 焦虑/恐惧　与担心别人知道病情后影响交友、家人知道后影响家庭关系、预后不好等有关。

2. 社交障碍　与害怕传染他人有关。

3. 知识缺乏　缺乏相关病情、治疗方案、传染方式、预防复发等的知识。

【护理目标】

1. 患者能述说焦虑、恐惧的原因并提出需要的帮助，自诉焦虑、恐惧感减轻，情绪稳定。

2. 患者能面对现实，在有效的防护下重新面对家人和朋友。

3. 能讲出本病相关的知识，了解治疗方案和传染方式，知道预防复发的措施。

【护理措施】

1. 一般护理

（1）做好消毒隔离工作，对患者使用过的衣被、卫生洁具及日常生活用品要及时消毒处理；淋病患者应禁止与儿童特别是幼女同床或共用浴盆和浴巾等。

（2）保持外生殖器的清洁、干燥，特别是分泌物多者，要及时清洗；勤换内衣、内裤，更换后的衣裤最好烫洗，日光暴晒。

（3）对有淋病产妇所生产的新生儿，出生后要及时给予硝酸银滴眼。

2. 心理护理

（1）同情、理解、安慰患者，倾听患者的诉说，同时也要劝慰家属给予患者精神安慰，消除他们对患者的鄙视和戒备心理。

（2）根据患者的要求，保护隐私，使患者能放下戒备心理，积极配合治疗。

（3）鼓励患者树立治疗和重新生活的信心，开导患者总结过去，面对现在，展望未来。只要积极配合规范的治疗，性病是可以治愈的，并且仍然可以过上幸福的家庭生活。

3. 用药护理 了解患者有无用药过敏史，正确执行药物治疗方案。在药物治疗的过程中，要密切观察病情变化、药物疗效及不良反应等，有异常情况要及时抢救并向医师报告。

【护理评价】

1. 患者的焦虑、恐惧感是否缓解。

2. 患者能否面对现实，重新面对家人和朋友。

3. 患者能否讲出与本病相关的知识、治疗方案及感染方式，是否知道预防复发的措施。

【健康指导】

1. 告知患者本病的病因、预防措施。

2. 向患者解释本病早期诊断、早期规范治疗的重要性。夫妻一方患病，双方应同时及时治疗，治愈后才能进行正常的性生活。

3. 鼓励患者坚持治疗，对已治愈的患者要定期进行追踪复查和必要的处理，防止复发。一般症状或体征消退后，要经连续 3 次检查淋球菌阴性才能确定治愈。

4. 进行性道德观念宣传教育，杜绝不洁的性交方式，正确使用避孕套，以预防为主。

小　　结

皮肤疾病种类较多，在生活中有较高的发病率，并且直接影响人们的生活和工作，因其病因复杂，表现不一，治疗方法亦异。在诊断上，要清楚不同的皮肤病可有相同的症状，而相同的皮肤病也可有不同的临床表现。在护理工作中，有些皮肤病仅有皮损表现，则以局部护理为主；而有些皮肤病除了有皮肤损害外，还有全身症症状，那么这时既要重视局部护理，又不能忽略全身护理。针对不同的皮肤损害，制订不同的护理方案。

性传播疾病的传播途径有直接性行为传播、间接接触传播和血行传播，其中主要是通过直接性行为传播。性病的种类随着社会的变革和性行为方式的变化也不断增多。性病不仅损害性器官，还通过淋巴系统侵犯相应的淋巴结、皮肤黏膜，甚至通过血行播散侵犯全身重要组织、器官，对患者及其家属的心理影响较大，对社会发展也形成了不良的影响。对这类疾病应以预防为主，及早发现、规范治疗对其预后是非常重要的。

同步训练

1. 湿疹急性期皮疹渗液明显者，应外用（　　）
   A. 50% 松馏油软膏　　　　　　　B. 氧化锌油
   C. 水杨酸软膏　　　　　　　　　D. 3% 硼酸液
   E. 氧化锌糊剂

2. 患者近 1 个月来全身皮肤经常瘙痒，用手搔抓或用钝器划过后，会发生条状隆起，不久又可自

行消退，考虑诊断为（　　）

    A. 血管性水肿   B. 皮肤划痕症

    C. 寒冷性荨麻疹   D. 胆碱能性荨麻疹

    E. 日光性荨麻疹

3. 带状疱疹的病原体是（　　）

    A. 细菌   B. 病毒

    C. 螺旋体   D. 霉菌

    E. 球菌

4. 下列哪项不是急性湿疹的临床表现（　　）

    A. 多形性损害   B. 有同形反应

    C. 剧烈瘙痒   D. 境界不清

    E. 渗出明显

5. 皮损表现为簇集水疱，呈带状分布的红斑，多发生在身段一侧，疼痛明显，最有可能的诊断是
（　　）

    A. 神经性皮炎   B. 湿疹

    C. 荨麻疹   D. 脓疱疮

    E. 带状疱疹

6. 下列属于原发性皮肤损害的是（　　）

    A. 鳞屑   B. 结节

    C. 囊肿   D. 风团

    E. 红斑

7. 荨麻疹最典型的皮损是（　　）

    A. 红斑   B. 丘疹

    C. 水疱   D. 风团

    E. 结节

8. 多层鳞屑、薄膜现象、点状出血现象是下列哪个皮肤病的典型皮损（　　）

    A. 湿疹   B. 荨麻疹

    C. 银屑病   D. 神经性皮炎

    E. 脓疱疮

9. 成人淋病的主要传播途径是（　　）

    A. 直接性行为   B. 间接接触

    C. 血行传播   D. 接种注射

    E. 生活接触